ACTA NEUROVEGETATIVA / SUPPLEMENTUM II

BIBLIOGRAPHIA NEUROVEGETATIVA
1900—1950

HERAUSGEGEBEN VON

EGON FENZ
WIEN

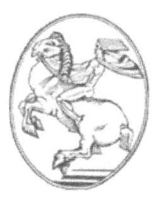

SPRINGER-VERLAG WIEN GMBH / 1953

COPYRIGHT 1953 BY SPRINGER-VERLAG WIEN
URSPRÜNGLICH ERSCHIENEN BEI SPRINGER-VERLAG IN VIENNA 1953

ISBN 978-3-7091-4664-4   ISBN 978-3-7091-4816-7 (eBook)
DOI 10.1007/978-3-7091-4816-7

Vorwort

Die ständig wachsende Erkenntnis von der allgemeinen und grundlegenden Bedeutung der neurovegetativen Vorgänge für das Krankheitsgeschehen hat in den letzten Jahrzehnten eine fast unübersehbare Fülle von Publikationen entstehen lassen. Der Wunsch, diese auf alle medizinischen Fachgebiete verteilten Arbeiten verwertbar zusammenzutragen und übersichtlich zu machen, lag daher nahe. Er war um so begreiflicher, als es gerade auf diesem Gebiete kaum Einzelergebnisse gibt, die nicht auch für andere medizinische Fächer von grundsätzlicher oder anregender Bedeutung sind. Eine bibliographische Zusammenstellung der neurovegetativen Literatur ist unseres Wissens bisher nicht vorhanden.

Der vorliegende bibliographische Band stellt 4000 seit der Jahrhundertwende veröffentlichte Arbeiten aller Sprachen zusammen, die einen Beitrag zur Erforschung des vegetativen Systems und seiner Grenzgebiete enthalten. Diese Arbeiten sind nach Gesichtspunkten geordnet; sie werden daher mehrmals angeführt, wo ihr Thema mehreren Gesichtspunkten entspricht. Innerhalb dieser sind sie alphabetisch gereiht.

Die gewiß nicht kleine Zahl von 4000 Publikationen umfaßt natürlich keineswegs die gesamte vegetative Literatur der letzten fünf Jahrzehnte. Die stets wachsende Bedeutung des universellen Themas führte vielmehr allmählich zu einer immer weiter greifenden Einbeziehung benachbarter Arbeitsgebiete (etwa der Endokrinologie, der Allergie, der Heilanästhesie usw.), so daß es oft zweckmäßig schien, bei der Auswahl der angeführten Arbeiten nicht allzu enge Grenzen zu ziehen. So wird wohl in dieser ersten Rückschau über die vegetative Forschung des letzten halben Jahrhunderts noch manche wichtige Arbeit fehlen, manche andere aber schon jenseits des Themas zu liegen scheinen.

Der vorliegende Band kann daher nicht als abgeschlossene Bibliographie gelten, es besteht vielmehr die Absicht, in etwa jährlichen Zwischenräumen Ergänzungsbände herauszugeben, die nicht nur die bisherige Literatur vervollständigen, sondern vor allem auch die neueste vegetative Forschung berücksichtigen sollen. Auf diese Weise hoffen wir, dem Ziel des Unternehmens, eine aktuelle geordnete Übersicht über die Literatur des vegetativen Systems und seiner Grenzgebiete zu geben, am nächsten zu kommen.

Wie sehr wir dabei auf kritische Ratschläge, vor allem aber auch auf hinweisende Ergänzungen angewiesen sein werden, ist uns durchaus bewußt. Die bisherige Arbeit wäre nicht ohne die tatkräftige Unterstützung einer Reihe von Wiener Forschern zustande gekommen, denen wir im Namen der von *C. Coronini-Cronberg* geleiteten Gesellschaft zur Erforschung des vegetativen Systems besonders danken.

Diese sind: *W. Birkmayer, C. Coronini-Cronberg, H. Fleischhacker, J. Gigl, O. Hauswirth, H. Hoff, G. Kraucher, H. Kunz, F. Mandl, E. Preissecker, L. Schönbauer, J. Smereker, W. Winkler,* sowie die Vorstände der beiden gynäkologischen Kliniken in Wien, *T. Antoine* und *H. Zacherl.*

Für ihre unentbehrliche Mitarbeit habe ich ferner meinen Kollegen Dr. *Inge Jalkotzy* und Dr. *E. Neußer,* für ihre unermüdliche Hilfe Frau *C. Bilek* und Frau *G. Hiller* zu danken.

Besonderer Dank gebührt dem Springer-Verlag Wien, Herrn *Otto Lange,* der sich in großzügiger Weise bereit erklärte, die Fortsetzung dieser Bibliographie zu ermöglichen, die der Förderung dieses wichtigen Forschungsgebietes gewidmet ist.

Wien, im Herbst 1952

Egon Fenz

Berichtigungen

S. V, erste Spalte, Zeile 15 von unten lies: Haut statt: Glomus caroticum.

S. 15, Zeile 17 von unten sind die Angaben 92, 41 zu streichen.

S. 17, Zeile 27 von unten lies: Haut statt: Glomus caroticum.

S. 17, Zeile 9 bis 13 von unten: die Arbeiten *Neubach, L.* und *Spiegel, E.* sind an dieser Stelle zu streichen.

S. 133, Zeile 5 von oben lies: Erythrémie avec accès statt: Erythrémie accés accès.

S. 216, Zeile 25 von oben lies: Stanford statt: Standford.

S. 219, Zeile 25 von oben lies: *Schmincke, A.* statt: *Schminke, R.*

S. 335, zweite Spalte, Zeile 15 von unten, unter *Neubach, L.* ist die Seitenzahl 17 zu streichen.

S. 339, zweite Spalte, Zeile 2 von oben, unter *Schmincke, A.* ist die Seitenzahl 219 dazuzufügen.

S. 340, zweite Spalte, Zeile 16 von oben, unter *Spiegel, E.* ist die Seitenzahl 17 zu streichen.

Inhaltsverzeichnis

Allgemeine Übersichten

Adrian, E. D.: The mechanism of nervous action. Univ. Penn. Press., Oxford-London 1932.

Arloing, F. et *A. Tripier:* Contribution à la physiologie des nerves vagues. Arch. Physiol. et Path. gén. 4, 411 (1871).

Asher, L.: Der augenblickliche Stand der Lehre vom sympathischen und parasympathischen Nervensystem. Klin. Wschr. 3, 600 (1924).

Bänder, A.: Tagesperiodische Schwankungen einiger vegetativer Funktionen. Med. Ges. Marburg a. d. Lahn, Sitzg. v. 10. 11. 48. Ref.: Klin. Wschr. 27, 519 (1949).

Bélak, S.: Schutzstoffbildung als vegetative Funktion. Klin. Wschr. 19, 472 (1939).

Bergmann, G. v.: Diskuss. zu Ref.: Stand der Lehre vom Sympathikus. Dtsch. Z. Nervenhk. 45, 246 (1913).

— Clinic of neuro-vegetative disturbances. Journ. of Egyptian Med. Assoc. 21, 261 (1938).

— Die synthetische Betrachtung in der Klinik. Klin. Wschr. 25, 724 (1947).

Bernhardt, H.: Woran erkennt man einen Sympathikotoniker und einen Vagotoniker? Z. ärztl. Fortbild. 35, 202 (1938).

Birkmayer, W. und *W. Winkler:* Klinik und Therapie der vegetativen Funktionsstörungen. Wien: Springer-Verlag. 1951.

Bishop, G. H. and *J. O'Leary:* Pathways through sympathetic nervous system in bullfrog. J. neurophysiol. 1, 442 (1938).

Bistriceanu, I.: Conditions of neurovegetative disequilibrium and their treatment by physiotherapy. Roman. med. 16, 3 (1938).

Blackwood, W. M., T. C. Dodds and *I. C. Sommerville:* Atlas of Neuropathology. Edinburgh: E. u. S. Livingstone Ltd. 1949.

Bo Rossi, L. del: Autorreferat über das Buch „Il sistema nervoso studiato con una nuova tecnica". Acta neuroveg. 1, 106 (1950).

Braeucker, W.: Der Brustteil des vegetativen Nervensystems und seine klinisch-chirurgische Bedeutung. Beitr. klin. Tbk. 66, 1 (1927).

Brouwker, V.: Opmerkingen over de experimenteele usw. van het hypophysaire-hypothalamische stelsel. Psychol. en neur. Bl. 1 (1939).

Brücke, E. Th. v.: Fortschritte in der Erkenntnis des vegetativen Nervensystems. Naturw. 923 (1928).

Brüning, F.: Weitere Erfahrungen über den Sympathikus. Klin. Wschr. 2, 1872 (1923).

— Vagus und Sympathikus. Klin. Wschr. 2, 2272 (1923).

Cajal, R.: Textura del sistema nervoso del Hombre y de los Vertebrados. II, Parte 1ª, S. 90. Madrid: 1904.

Cannon, W. B.: The story of the development of our ideas of chemical mediation of nerve impulses. Amer. J. med. Sci. 188, 145 (1934).

— and *A. Rosenblueth:* Autonomic neuroeffector systems. New York: McMillan Co. 1937.

Chauchard, A., B. Chauchard et *P. Chauchard:* Influence des agents sympatholytiques sur l'excitabilité dans le domaine du système nerveux autonome. Ann. physiol. (Fr.) 13, 981 (1937).

— Action des agents parasympathomimétiques, parasympatholytiques et sympatholytiques sur l'excitabilité de la rate. C. r. Soc. Biol. 126, 1171 (1937).

Chavany, J. A.: Syndrome névralgique facio-cervico-thoraco-brachial d'étiologie vraisemblement sympathique. Presse méd. 47, 156 (1939).

Claude, H. A.: Maladies du système nerveux, Tome II, S. 679. Baillière et Fils édit. 1932.

Dale, H.: Chemical agents transmitting nervous excitation. Ir. J. med. Sci. 245 (1938).

Döring, G.: Über Syndrome des zerviko-thorakalen sympathischen Nervensystems. Klin. Wschr. 27, 735 (1949).

Eccles, J. C.: Synaptic and neuromuscular transmission. Erg. Physiol. 38, 339 (1936).

Engelloch, F.: Studien über antagonistische Nerven. Z. Biol. 66, 99 (1916).

Eppinger, H.: Die Permeabilitätspathologie als die Lehre vom Krankheitsbeginn. Wien: Springer-Verlag. 1949.

Ernst, P.: Handbuch der allgemeinen Pathologie, Bd. III. 1921.

Forster, E.: Die Beziehungen des Sympathikus zum Vagus. Tagg. d. Ver. f. Psych., Jena, Sept. 1923. Ref.: Klin. Wschr. 3, 40 (1924).

Frank, E.: Über den gegenwärtigen Stand der Lehre von der Vagotonie und Sympathikotonie. Dtsch. med. Wschr. 47, 159 (1921).

Fulton, J. F.: Physiology of the nervous system. 2nd ed. London: Oxford University Press. 1943.

Gagel, O.: Einführung in die Neurologie. Berlin: Springer-Verlag. 1949.

Gaskell, W. H.: The involuntary nervous system. London: Longmans Green & Co. 1916.

Gellhorn, E.: Autonomic regulations, their significance for physiology, psychology and neuropsychiatry XII, 373. New York: Interscience Publishers Inc. 1943.

Georgi, F. und *A. Fischer:* Humoralpathologie. Bumke-Foerster 17, 1 (1935).

Greer, C. M., J. O. Pinkston, J. H. Baxter jun. and *E. S. Brannon:* Norepinephrine ([3, 4-di-hydroxyphenyl] hydroxyethylamine) as a possible mediator in sympathetic division of autonomic nervous systems. J. Pharmacol. (Am.) 62, 189 (1938).

— — — — Norepinephrine as a possible mediator in the sympathetic division of the autonomic nervous system. Kongreß-Bericht XVI. Int. Physiol. Kongr., Zürich. 2, 283 (1938).

Greving, R.: Anteile des vegetativen Nervensystems. In: Möllendorf, Hdb. d. mikroskop. Anat. d. Menschen, Bd. IX. Berlin: Julius Springer. 1928.

— Lebensnerven und Lebenstriebe. In: L. R. Müller, Phyiosol. u. Path. d. veget. Zentren im Zwischenhirn. Berlin: Julius Springer. 1931.

Guillaume, A. C.: Le sympathique et les systèmes associés, 2. Ed. Paris.

Haar, H. und *W. Weritz:* Untersuchungen am peripheren sympathischen Nervengewebe mit Hilfe des Phasen-Kontrastverfahrens (Phkv's). (Vorläufige Mitteilung.) Acta neuroveg. 1, 87 (1950).

Hangarter, W.: Das Erbbild der rheumatischen und chronischen Gelenkerkrankungen. In: „Der Rheumatismus", Bd. 13. Dresden: Th. Steinkopff. 1939.

Head, H., H. R. Rivers and *J. Sherren:* The afferent nervous system from a new aspect. Brain 28, 99 (1905).

Heilig, R. und *H. Hoff:* Über zentrale Beeinflussung der Schutzkräfte des Organismus. Klin. Wschr. II, 2057 (1928).

Hess, W. R.: Das Prinzip des kleinsten Kraftverbrauches. Habil.-Schrift, Zürich 1913.

— Stufen im Aufbau des vegetativen Nervensystems. Schweiz. med. Wschr. 72, 524 (1947).

— Die funktionelle Organisation des vegetativen Nervensystems. Basel: B. Schwabe & Co. 1948.

Hoff, H.: Die physiologische Ära der Neurologie. Wien. klin. Wschr. 62, 257 (1950).

— und *P. Werner:* Über psychovegetative Schaltungen und deren Beeinflussung. Wien. klin. Wschr. 8, 40 (1928).

Jedlowski, P.: Sui presunti centri emoregolatori. Boll. soc. Biol. sper. 2, 649 (1933).

Jesserer, H.: Die Bedeutung des Elektrolytgleichgewichtes für die Reaktionslage des vegetativen Nervensystems. Dtsch. med. Wschr. 68, 857 (1942).

Karplus, J. P.: Die Physiologie der vegetativen Zentren. Bumke und Foerster, Handbuch der Neurologie, Bd. 2. Berlin: Julius Springer. 1935.

Kauders, O.: Vegetatives Nervensystem und Seele, 2. Aufl. Wien: Urban & Schwarzenberg. 1946.

Kehler, E.: Kritische Bemerkungen zur experimentellen Funktionsanalyse des vegetativen Systems. Med. Klin. 44, 753 (1949).

Kourilsky, R., M. Guillot et *Ong Sian Gwan:* Sur le mécanisme des lésions viscérales hémorragiques d'origine neurovégétative. Bull. soc. méd. hop. Par. 54, 1024 (1938).

Kraus, H.: Vegetatives Nervensystem und Individualistik. Klin. Wschr. 1, 2404 (1922).

Kuntz, A.: The evolution of the sympathetic nervous system in vertebrates. J. comp. Neur. (Am.) 21 (1931).

— The autonomic nervous system. London: Baillière & Tindall. 1929.

Landau, E.: Les voies de l'influx nerveux. Lausanne: Librairie de l'université, F. Rouge & Cie. 1948.

Langley, J. N.: Das sympathische und verwandte nervöse System der Wirbeltiere. Erg. Physiol. 2, 818 (1903).

— The nomenclature of the sympathetic and of the related system of nerves. Zbl. Physiol. 27, 149 (1913).

— The autonomic nervous system. Cambridge 1921.

Langworthy, O. R. and *C. P. Richter:* The influence of efferent cerebral pathways upon the sympathetic nervous system. Brain 53, 178 (1930).

Larrabee, M. G.: Die Aktionsströme von Nerven und Muskeln beim Menschen im normalen Zustand und nach Nervenverletzung. Am. J. med. Sci. 212, 887 (1946).

Lehmann, G.: Was leistet die pharmakologische Prüfung in der Diagnostik der Störungen im vegetativen Nervensystem? Z. klin. Med. 81, 52 (1915).

Leriche, R. et *R. Fontaine:* Sur la sensibilité de la chaîne sympathique. Gaz. hop. Nr. 6 (1925).

Leubner, M.: Überblick üb. d. vegetative System und seine Zusammenhänge zwischen veg. Nervensystem, Säure-Basenhaushalt, Calcium-Kaliumquotient und innerer Sekretion. Wissenschaftl. Ärzteges. Innsbruck, Sitzg. v. 16. 6. 1948, zit. Wien. klin. Wschr. 62, 55 (1950).

Lewandowsky, M.: Handbuch der Neurologie. Berlin: Julius Springer. 1910.

— Stand und Aufgaben der allg. Physiologie und Pathologie des sympathischen Systems. Z. Neur. 14, 281 (1913).

Loeckle, W. E.: Über die Wirkung von Schwingungen auf das vegetative Nervensystem und über die Sehnenreflexe. Luftf. med. 5, 305 (1941).

Loman, J., M. F. Lesses and *A. Myerson:* Human autonomic pharmacology; effect of acetylbetamethyl-choline chloride (mecholyl) by iontophoresis on arterial hypertension. Ann. int. Med. 12, 1213 (1939).

Lommel, F.: Nerventrophik und innere Medizin. Ärztl. Wschr. 161 und 199 (1949).

Lugaro, E.: Sul meccanismo delle azioni nervose. Riv. pat. nerv. 29, 26 (1924).

Lunedei, A.: Patologia del sistema nervoso vegetativo. In: Ceconi-Micheli, Medicina interna. Vol. VI, 2ª Ed. Torino: Minerva Medica. 1937.

Menzel, W.: Bedeutung und Probleme der Tagesrhythmik. Ärztl. Verein Hamburg, biolog.-naturwiss. Sektion, Sitzung 12. 11. 1946. Ref.: Ärztl. Wschr. 1, 669 (1947).

— Zum Wesen der Tagesrhythmik. Ärztl. Wschr. 1, 705 (1947).

Metzner, R.: Einiges vom Bau und den Verrichtungen des sympathischen Nervensystems. Sammlg. anat.-physiol. Vortr., Bd. 21 (1913).

Michailow, S.: Leitungsbahnen des sympathischen Nervensystems. Pflügers Arch. 128, 283 (1909).

Müller, L. R.: Über die Physiologie und Pathologie der Triebe. Dtsch. med. Wschr. 72, 359 (1947).

Müller, L. R.: Das vegetative Nervensystem. Berlin: Julius Springer. 1931.
— Die Einteilung des Nervensystems nach seinen Leistungen. Stuttgart:
     G. Thieme. 1950.
Nagel, W.: Reaktionsbereitschaft und vegetatives Nervensystem beim
     Frosch. Dissertation. Zürich 1935.
Neumann, R. W.: Beziehungen des vegetativen Nervensystems und innere
     Medizin. Ther. Gegenw. 60, 241 (1919).
Nonnenbruch, W.: Neuralpathologie. Ärztl. Wschr. 1, 1089 (1947).
Obiditsch-Mayer, I.: Neueres zur pathologischen Histologie des peripheren
     vegetativen Nervensystems mit besonderer Berücksichtigung des neuro-
     vaskulären Systems. Wien. klin. Wschr. 61, 121 1949).
Orbelli, L. A.: Untersuchungen über die sympathische Innervation nicht
     vegetativer Organe. Klin. Wschr. 6, 703 (1927)
Ortner, N. v.: Klinische Symptome innerer Krankheiten. I. Wien 1917.
Pernkopf, E.: Topographische Anatomie des Menschen, Bd. II. Wien: Urban
     u. Schwarzenberg. 1941.
Pieri, G.: Fisiopatologia del simpatico nell'uomo. Roma: Ed. Pozzi. 1935.
Pigalew, I. und *Z. Kusnetzowa:* Über die Bedingungen der Entwicklung be-
     grenzter und diffuser Affektionen „trophischen" Charakters. Z. exper.
     Med. 67, 265 (1929).
Pighini, I.: Neurotropismo e neurocrinia del sistema vegetativo. Athena,
     III. (1926).
Pophal, R.: Das vegetative Nervensystem und seine klinische Bedeutung.
     Erg. inn. Med. 19, 739 (1921).
Porta, V.: Una complessa sindrome neurovegetativa. (Emiatrofia alterna —
     emieritromelalgia — febbre neurogena — disturbi neuroviscerali e circo-
     latorii — azione curativa dell'irradiazione dei centri vegetativi). Rass.
     Neuroveg. 2, 80 (1940).
Regelsberger, H.: Elektrische Vorgänge im Bereich des vegetativen Nerven-
     systems. Klin. Wschr. 2, 661 (1923).
Ricker, G.: Pathologie als Naturwissenschaft. Berlin: Julius Springer.
     1924.
— Die Trophik. Allg. pathol. Schr. 1943.
Roques, R. K. v.: Nervensystem und Krankheit. Dtsch. med. Wschr. 71,
     279 (1946).
Rosenblueth, A.: Transmission of sympathetic nerve impulse. Physiol.
     Reviews 17, 514 (1937).
Rössler, F.: Kann die Medizin von der Prüfung der reflektorischen Akkomo-
     dation eine diagnostische Hilfe erwarten? Wien. klin. Wschr. 61, 711
     (1949).
Roussy, G. et *M. Mosinger:* La systématisation du système nerveux et les
     corrélations entre le système neurosomatique et le système neuro-
     végétatif. J. Physiol. et Path. gén. 34, 486 (1936).
Seitz, L.: Sympathikus und Parasympathikus. Dtsch. med. Wschr. 74, 989
     (1949).
Sheehan, D.: The autonomic nervous system. Ann. Rev. Physiol. 3, 399
     (1941).
Skramlik, E. v.: Über die automatischen Rhythmen. Pflügers Arch. 183,
     110 (1920).
Speranski, A. D.: A basis for the theory of medicine. New York: Internat.
     Publishers. 1935.
— A basis for the theory of medicine. Moscow 1935
Spychala, W.: Clinical importance of vegetative nervous system. Polska gaz.
     lek. 16, 939 (1937).
Sunder-Plassmann, P. und *W. H. Richter:* Grundlagen des neurohormonalen
     Systems. Klin. Wschr. 22, 484 (1943).
Schäffer, H.: Vagus und Sympathikus. Klin. Wschr. 1, 908 (1922).
Scharrer, E.: Neuere Untersuchungen über die Drüsen-Nervenzellen. Forsch.
     u. Fschr. 10, 300 (1934).

Scharrer, E. und *B. Scharrer:* Über Drüsen-Nervenzellen und neurosekretorische Organe bei Wirbellosen und Wirbeltieren. Biol. Rev. **12**, 186 (1937).

Scheidt, W.: Die biologische Bedeutung der vegetativen Funktionen. Sammlung: Das vegetative System, H. 1, S. 28. Hamburg: Richard-Hermes-Verlag. 1946.

Schriever, W.: Über die Spontanerregungen von Nervenzellen und ihre Beeinflussung durch verschieden geformte elektrische Ströme. Pflügers Arch. **249**, 494 (1947).

Stahl, R.: Über Fernwirkung im Organismus. Klin. Wschr. **2**, 1024 (1923).

Stöhr, Ph.: Über Nebenzellen und deren Innervation in Ganglien des vegetativen Nervensystems, zugleich ein Beitrag zur Synapsenfrage. Z. Zellforschg. usw. **29**, 565 (1939).

— Zusammenfassende Ergebnisse über die normale und pathologische Histologie der sympathischen Ganglienzelle und der Endapparate im vegetativen Nervensystem. Erg. Anat. **33**, 135 (1941).

Stöhr, Ph. jun.: Zur normalen und pathologischen Anatomie vegetativer Ganglien. Anatomentag in Bonn, 2.—3. 9. 1946. Ref.: Ärztl. Wschr. **1**, 253 (1946).

— Beobachtungen und Reflexionen zur pathologischen Histologie des vegetativen Nervensystems. Ärztl. Wschr. **1**, 8 (1946/47).

— Zur pathologischen Anatomie des vegetativen Nervensystems. Dtsch. med. Wschr. **72**, 305 (1947).

— Zur pathologischen Anatomie des vegetativen Nervensystems. Niederrhein. Ges. f. Natur- u. Heilkunde. Bonn: 1947. Ref.: Klin. Wschr. **25**, 638 (1947).

— Bemerkungen über die Endigungsweise des vegetativen Nervensystems und über den Aufbau des Organismus. Acta neuroveg. **1**, 74 (1950).

Tinel, J.: Le système nerveux végétatif. Paris: Masson. 1937.

Urbach, E.: Zur Therapie neurovegetativer Störungen. Schweiz. med. Wschr. **68**, 178 (1938).

Weinberg, J.: Ein Versuch zur Darstellung einer psycho-physiologischen Theorie. Z. Jahrber. Neur. **8**, 542 (1924).

White, J. and *R. H. Smithwick:* The autonomic nervous system. New York 1947.

Allgemeine Pathologie

Allgemeines

Collin, R.: Réflexes neuro-endocriniens extéroceptifs. Liège méd. **29**, 949 (1936).

Dresel, K.: Die Erkrankungen des vegetativen Nervensystems. In: Kraus-Brugsch, Spezielle Pathologie der inn. Krankh.

Eppinger, H. und *F. Hess:* Zur Pathologie des vegetativen Nervensystems. Z. klin. Med. **67**, 345 (1909).

Georgi, F. und *A. Fischer:* Humoralpathologie. In: Bumke-Foerster 17, 1 (1935).

Hagen, W.: Periodische, konstitutionelle und pathologische Schwankungen im Verhalten der Blutkapillaren. Arch. path. Anat. u. Physiol. **239**, 504 (1922).

Houssay, B. A.: Hypophysis and resistance to intoxication. New Engld. J. Med. **214**, 1137 (1936).

Kober, L. R.: Autonomic nervous system; its relation to functional disorders. Southwest. Med. **21**, 122 (1937).

Laignel-Lavastine, H.: Allgemeiner Plan der Pathologie des sympathischen Nervensystems. Rev. Méd. **29**, 407 (1909).

— Les sympathoses. Presse méd. **21**, 767 (1913).

Leriche, R. et *J. Heitz:* Essai sur la pathologie du nerf sinuvertébral. Presse méd. **32**, 28 (1924).

Leschke, E.: Erkrankungen des vegetativen Nervensystems. Nachtrag (Leipzig 1931). 16.

Lewandowsky, M.: Handbuch der Neurologie. Berlin: Julius Springer. 1910.
— Stand und Aufgaben der allg. Physiologie und Pathologie des sympathischen Systems. N. Neur. 14, 281 (1913).

Lunedei, A.: Patologia del diencefalo. In: Ceconi-Micheli, Medicina interna, Vol. VI, 2ª Ed. Torino: Min. Med. 1937.
— Patologia del sistema nervoso vegetativo. In: Ceconi-Micheli, Medicina interna, Vol. VI. 2ª Ed. Torino: Min. Med. 1937.
— Patologia del sistema nervoso vegetativo e delle ghiandole endocrine. Parte II et III. In: Ceconi-Micheli, Medicina interna, Vol. VI. 2ª Ed. Torino: Min. Med. 1937.

Mauriac, P.: Le rôle essentiel du système neuro-vegetatif en pathologie. Presse méd. I, 49 (1942).

Mogilnitzky, B.: Zur Frage über die Pathologie und pathologische Anatomie des vegetativen Nervensystems bei Scharlach und Diphtherie. Münch. med. Wschr. 71, 1338 (1924).

Monnier, M.: L'influence du système végétatif central sur les fonctions psychiques normales et pathologiques. L'Encéphale 11, 75 (1937).

Müller, L. R.: Allgemeine Pathologie des vegetativen Nervensystems. Klin. Wschr. 1, 500 (1922).

Neumann, R. W.: Beziehungen des vegetativen Nervensystems und innere Medizin. Ther. Gegenw. 60, 241 (1919).

Pern, S.: Relationship between autonomic nervous system and disease. Med. Rec. 148, 142 (1938).

Pophal, R.: Das vegetative Nervensystem und seine klinische Bedeutung. Erg. inn. Med. 19, 739 (1921).

Pribram, B. O.: Zur Pathologie und Chirurgie der spastischen Neurosen. Arch. klin. Chir. 120, 207 (1922).

Ricker, G.: Pathologie als Naturwissenschaft. Virchows Arch. 231, 1 (1921).
— Pathologie als Naturwissenschaft. Berlin: Julius Springer. 1924.

Scharrer, E.: Die Erklärung der scheinbar pathologischen Zellbilder im Nucleus supraopticus und Nucleus paraventricularis. Z. Neur. 145, 462 (1933).

Siebeck, R.: Die vegetative Regulation des Wasserhaushalts in Pathologie u. Therapie. Med. Welt 11, 1629 (1937).

Spiegel, E.: Beiträge zur Anatomie und Pathologie des autonomen Nervensystems. Arb. Neur. Inst. Wien. Univ. 23, 90 (1920).

Spychala, W.: Clinical importance of vegetative nervous system. Polska gaz. lek. 16, 939 (1937).

Stahl, O.: Über das Wesen der vegetativen Umstimmung des Körpers und ihre Bedeutung für Physiologie, Pathologie und Therapie. Med. Klin. 19, 1625 (1923).

Tendeloo, N. P.: Allgemeine Pathologie. Berlin 1919.

Wade, H. J.: Exogenous cellular content of neurohypophysis in man under pathological conditions. Brain 60, 525 (1937).

Wiedhopf, O.: Der Verlauf der Gefäßnerven in den Extremitäten und deren Wirkung bei der periarteriellen Sympathektomie. Münch. med. Wschr. 72, 413 (1925).

Sympathikus

Abadie, Ch.: Considérations sur la pathologie du grand sympathique. Presse méd. 31, 45 (1923).

Büscher, J.: Die häufigsten pathologischen Erscheinungsformen des vegetativen Nervensystems in ihren klinischen Bildern. Klin. Wschr. 2, 1651 (1923).

Bumke, O.: Die Störungen des sympathischen Nervensystems. In: Lewandowskys Handbuch d. Neurologie. Berlin: Julius Springer. 1910.

Castellino, P. e *N. Pende:* Patologia del simpatico. Milano: Vallardi 1915.

Cecikas, J.: Beitrag zur Pathologie des Sympathikus. Wien. med. Wschr. 62, 2549 (1912).

Depisch, F.: Ein Beitrag zur Pathologie des vegetativen Nervensystems. Wien. Arch. inn. Med. 59, 1045 (1922).

Eletto, L.: Sulla presenza di cellule ganglionari nel tronco del simpatico cervicale dell'uomo. Riv. pat. Nerv. 50, 401 (1937).

Eppinger, H. und *F. Hess:* Zur Pathologie des vegetativen Nervensystems. Z. klin. Med. 67, 345 (1909).

Fischer, Th. v.: Zur Kenntnis der Neurome des Sympathikus. Frankf. Z. Path. 28, 603 (1922).

Fischer, O.: Zur Pathologie des Sympathikus. Z. Neur. 55, 434 (1915).

Hahn, O.: Chronische Sympathikusreizung. Klin. Wschr. 1, 1923 (1922).

Heiligenthal, F.: Zur Pathologie des Halssympathikus. Lit. Ausz.: Berlin. Klin. Wschr. 37, 65 (1900).

Herbet, H.: Le Sympathique cervical. Paris 1900.

Iselin, H.: Chirurgische Beobachtungen über die Mitwirkung des Sympathikus bei der Entstehung von Krankheiten. Schweiz. med. Wschr. 66, 846 (1936).

Jonnesko, Th.: Le sympathique cervico-thoracique. Paris: Masson, 1923.

Kaelin, W.: Über Störungen von seiten des Halssympathikus bei einfacher Struma und im Anschluß an deren operative Behandlung. Dtsch. Z. Chir. 134, 395 (1915).

Karplus, J. P.: Zur Pathologie des Halssympathikus. Wien. klin. Wschr. 31, 551 (1919).

Karplus, J. P. und *A. Kreidl:* Gehirn und Sympathikus. (1. Mitt. Zwischenhirnbasis und Halssympathikus). Pflügers Arch. 129, 138 (1909).

Kober, L. R.: Autonomic nervous system; its relation to functional disorders. Southwest. Med. 21, 122 (1937).

Kümmell, H.: Zur Pathologie des Halssympathikus. Virchows Arch. 246, 397 (1923).

Lapinski, M.: Zur Frage der Degeneration der Gefäße bei Läsion des N. sympathicus. Dtsch. Z. Nervenhk. 16, 240 (1900).

Leriche, R.: De la part du sympathique périveineux dans la production de l'eczéma variqueux. Lyon chir. 16, 651 (1919).

Masson, P.: Les Névromes sympathiques de l'appendicite obliterante. Lyon chir. 18, 281 (1921).

Meige, M. H. et *Athanassio-Bénisty:* Les signes cliniques des lésions de l'appareil sympathique et de l'appareil vasculaire dans les blessures des membres. Presse méd. 24, 153 (1916).

Mendel, K.: Beitrag zur Pathologie des Halssympathikus. Festschrift für J. Hirschberg, S. 174. Leipzig 1905.

Metzner, R. und *E. Wölfflin:* Klinische und experimentelle Untersuchungen über Halssympathikuslähmung. Arch. Ophthalmol. 89, 308 (1915) und 91, 167 (1916).

Milko, W.: Über erhöhten elektrischen Hautwiderstand bei traumatischen Affektionen des Halssympathikus. Z. Neur. 85, 482 (1923).

Müller, L. R. und *H. Meyer:* Stand der Lehre vom Sympathikus. 6. Jahresversammlg. d. Ges. dtsch. Nervenärzte. Hamburg 1912.

Neter, E.: Lähmung des Halssympathikus. Klin. Wschr. 3, 631 (1924).

Paunu, L.: Beiträge zur Histopathologie des sympathischen Grenzstranges. Z. klin. Med. 100, 300 (1924).

Pollak, E.: Über einen Fall von einseitiger angeborener Halssympathikuslähmung. Wien. klin. Wschr. 25, 1310 (1913).

Riese, W.: Zur Pathologie des Sympathikus bei Grippe. Berl. klin. Wschr. 56, 1202 (1919).

Seitz, E.: Die Sympathikustheorie bei Morbus Basedowi. Zbl. inn. Med. 43, 842 (1921).

Stämmler, M.: Anatomische Befunde am sympathischen Nervensystem bei vasomotorischen Neurosen. Dtsch. med. Wschr. 71, 457 (1924).

Takahashi, N.: Hodenatrophie nach Exstirpation des abdominalen Grenzstranges. Pflügers Arch. 196, 237 (1922).
Wiedkopf, O.: Über die elektive Empfindlichkeit der sympathischen Nervenfasern gegen Lokalanaesthetika. Münch. med. Wschr. 71, 1537 (1924).
Wirzuchowski, M.: Isolated rabbit's head preparation for study of cervical sympathetic and cephalic vascular reactions. Arch. internat. Pharmacodynam. 58, 47 (1938).
Ziehen, T.: Die Rolle des Sympathikus in der Pathologie. Ref.: Münch. med. Wschr. 56, 535 (1909).

Allergie und vegetatives Nervensystem

Allgemeines

Abderhalden, R.: Grundriß der Allergie. Basel: B. Schwabe & Co. 1950.
Berger, W.: Endogene Allergie. Med. Klin. II, 893 (1938).
Bienstock: Hypertonie, eine chron. allergische Tierproteintoxikose. Münch. med. Wschr. I, 101 (1932).
Diehl, F. und *W. Heinichen:* Psychische Beeinflussung allergischer Reaktionen. Münch. med. Wschr. I, 1008 (1931).
Dzsinich, A. und *M. v. Pély:* Die Veränderung des Kohlehydratstoffwechsels bei allergischen Zuständen und während der Histaminreaktion. Klin. Wschr. 14, 1499 (1935).
Friedmann, E.: Le rôle du système neuro-végétatif dans les réactions d'hypersensibilité. Thèse de Paris 8, 394 (1936).
Hansen, K.: Allergie. 2. Aufl. Leipzig: G. Thieme. 1943.
Honecker, K.: Die maligne Hautgangrän bei hämorrhagischer Reaktion auf allergischer Grundlage. Dtsch. med. Wschr. 72, 511 (1947).
Horster, H.: Allergie, Parallergie und vegetatives System. Med. Welt 11, 1733 (1937) und Med. Klin. 33, I, 549 (1937).
Kaether, H.: Allergie im Rahmen der Anormergie. Z. Rheumaforschg. 6, 507 (1943).
Kaiserling, H.: Untersuchungen zur Frage der Beziehungen des Nervensystems zur allergisch-hyperergischen Entzündung. Virchows Arch. 299, 253 (1932).
— Allergische Entzündung und autonomes Nervensystem. Dtsch. med. Wschr. I, 469 (1937).
Kalbfleisch, H.: Über experimentelle Allergie. Dtsch. med. Wschr. 64, 1601 (1938).
Kourilsky, R., M. Guillot et *Ong Sian Gwan:* Etudes sur le mécanisme des lésions hémorragiques d'origine allergique et anaphylactique. Rev. Immunol. (Fr.) 4, 230 (1938).
Kreißl, W.: Zur Behandlung des Heuschnupfens mit Benadryl-Hydrochlorid. Dtsch. med. Wschr. 74, 342 (1949).
Lapage, C. P.: Allergy, metabolism and the autonomic nervous system. Brit. med. J. 3856, 985 (1934).
Lintz, W.: Lack of operative indications in asthma and other forms of allergy. Ann. surg. 79, 917 (1924).
Long, D. A. and *A. A. Miles:* Opposite Actions of Thyroid and Adrenal Hormones in Allergic Hypersensitivity. Lancet 6603, 492 (1950).
Mohr, F.: Die Bedeutung der Psyche bei der Manifestierung und Behandlung allergischer Krankheiten. Nervenarzt 10, 13 (1937).
Mumme, C.: Neuroallergische Reaktionen nach Verimpfung von artfremdem Eiweiß. Klin. Wschr. 27, 150 (1949).
Petow, H.: Die konstitutionelle Bedingtheit der Allergie. Dtsch. med. Wschr. II, 1867 (1934).
Rössle, R.: Allergie und Pathologie. Klin. Wschr. 12, 574 (1933).
Schnetz, H. und *H. Mathis:* Herdinfekt und Endoallergie. Med. Klin. 16, 362 (1942).
Schultz, J. H.: Psyche und Allergie. Dtsch. med. Wschr. 60, 1907 (1934).

Szöke, S.: Die Histaminase-Blutbehandlung von allergischen Krankheiten. Orvosi Hetilap 15, 174 (1942).

Thaddea, S.: Allergie u. vegetatives System. Z. inn. Med. 160, 146 (1939).

Udaondo: Die allergischen Erscheinungen am Magen-Darmkanal. Arch. argent. Entferm. Apar. digest. 14, 369 (1939).

Urbach, E. und *P. Fasal:* Vasoallergie und Vasoneuropathie als Ursache von Kälte, Wärme- und Druckurticaria? Wien. klin. Wschr. 46, 1069 (1933).

Waitz, C.: Zur Frage von Immunität und Allergie bei Tuberkulose. Tuberkulosearzt 4, 185 (1950).

Anaphylaxie

Buscaino, V. M.: Dysthyreoidismen, Anaphylaxie und Epilepsie. Münch. med. Wschr. 70, 377 (1923).

Hayashi, T.: Experimentelle Untersuchungen über die Genese des Magengeschwürs und Anaphylaxie. Trans. jap. path. soc. 12, 118 (1922).

Heim, F.: Änderung der Serumcholinesteraseaktivität in der Anaphylaxie. Klin. Wschr. 7, 10 (1946).

Hofmann, H.: Über die Beeinflussung des anaphylaktischen Schocks durch Vitamin C und Nebennierenrindenhormon. Naunyn-Schmiedebergs Arch. 199, 631 (1942).

Kourilsky, R., M. Guillot et *Ong Sian Gwan:* Etudes sur le mécanisme des lésions hémmorragiques d'origine allergique et anaphylactique. Rev. Immunol. (Fr.) 4, 230 (1938).

Marconi, F. e *L. di Marco:* Ricerche sul contenuto adrenalinico delle surrenali in animali allo stato fisiologico e in vari stati morbosi; negli stati di intossicazione e di shock insulinico ed anafilattico. Arch. internat. Pharmacodynam. 56, 49 (1937).

— — Determinazione della adrenalina nelle surrenali di animali sottoposti allo shock insulinico mortale, all'azione combinate dell'insulina e dell'atropina e allo shock anafilattico. Boll. soc. ital. Biol. sper. 12, 169 (1937).

Richet, C.: Arbeiten über Anaphylaxie beim Aktiningift. Soc. Biol. 170 (1902), —246 (1903), —302 (1904), — 112 (1905).

Sturm, A.: Cerebrale Anaphylaxie und Hirnschädigung. Klin. Wschr. II, 1139 (1941).

Tinel, J. et *D. Santenoise:* Vagosympathikus und Anaphylaxie bei Angst- und maniakalischen Zuständen und bei Epilepsie. Presse méd. 30, 321 (1922).

Tonietti, F.: Anaphylaxie-Studien bei Mensch und Tier. Z. exp. Med. 45, 1, 30, 51 (1925).

Asthma

Bartelheimer, H.: Insulinschocks bei Asthma bronchiale. Dtsch. med. Wschr. II, 1254 (1938).

Böttner, A.: Zur operativen Behandlung des Asthma bronchiale. Med. Klin. 21, 197 (1925).

Brems, A.: Beitrag zur Kenntnis der subcutanen Adrenalinreaktion bei der essentiellen Hypertonie und bei Asthma bronchiale. Acta med. scand. 64, 546 (1926).

Brüning, F. und *P. Jungmann:* Zur chirurgischen Behandlung des Asthma bronchiale. Klin. Wschr. 3, 399 (1924).

Cameron, A. J. D. and *J. H. Thompson:* Autonomic nervous system in asthma. Med. Press 195, 580 (1937).

Cantonnet, P. und *L. Lebée:* Des variations de l'équilibre vagosympathique chez les asthmatiques. C. r. soc. Biol. 98, 1295 (1928).

Curschmann, H.: Über die endokrinen Grundlagen des Bronchialasthmas. Dtsch. Arch. klin. Med. 132, 362 (1920).

Danielopolu, D.: Sur la pathogénie de l'asthme et sur son traitement médical et chirurgical. Presse méd. 33, 1585 (1925).

Doll, R.: Helium in the treatment of asthma. Thorax 1, 30 (1946).

Fisher, T. N.: Asthma in childhood. Brit. med. J. 452 (1946).

Flörcken, H.: Kritische Beiträge zur operativen Behandlung der Angina pectoris und des Asthma bronchiale. Arch. klin. Chir. 130, 68 (1924).

Frey, E. K.: Herznervenwirkung und chirurgische Behandlung des Asthma bronchiale. Münch. med. Wschr. 71, 603 (1924).

Galup, J.: Asthme et déséquilibre vago-sympathique. Presse méd. 31, 555 (1923).

Generisch, A. v.: Die Exstirpation des Halssympathikus bei Asthma bronchiale. Klin. Wschr. 3, 2011 (1924).

Glaser, F.: Die Bedeutung des Vagus und Sympathikus für die Therapie des Asthma bronchiale. Ther. Gegenw. 65, 202 (1924).

— Die Wirkung der Sympathektomie bei Angina pectoris und Asthma bronchiale. Med. Klin. 20, 477 (1924).

Godlowski, Z.: Insulin shock treatment of bronchial asthma. Brit. med. J. 4453, 717 (1946).

Gordon, L. v.: Die Bekämpfung des Bronchialasthmas. Schweiz. med. Wschr. 54, 819 (1924).

Gotsev, T.: Über die Vasomotorenzentren; Einfluß der Pharmaca. Arch. ges. Physiol. 237, 609 (1936).

Hesse, E. R.: Die chirurgische Behandlung der Angina pectoris und des Asthma bronchiale. Z. org. Chir. 29, 284 (1925).

— Die chirurgische Behandlung der Angina pectoris und des Asthma bronchiale. Zbl. Chir. 51, 2040 (1924).

Hochrein, M. und G. T. Dinischiotu: Zur Pathogenese des Asthma bronchiale. Z. Kreislforsch. 31, 465 (1939).

Jacquelin, A., F. Joly et R. Soulignac: Les asthmatiques intolérants à l'adrénaline: les asthmes sympathicotoniques. Monde méd. 48, 1 (1938).

Kaess, F. W.: Zur operativen Behandlung des Asthma bronchiale. Klin. Wschr. 3, 880 (1924).

— Zur operativen Behandlung des Asthma bronchiale. Vereing. Niederrheinisch-Westfäl. Chir. 22. 3. 1924.

Kappis, M.: Zur Frage der operativen Behandlung des Asthma bronchiale. Med. Klin. 20, 1349 (1924).

Kibler, M.: Beitrag zur Behandlung des Bronchialasthmas. Med. Klin. 41, 320 (1946).

Kümmell, H.: Zur chirurgischen Behandlung des Asthma bronchiale. Arch. klin. Chir. 127, 716 (1923).

— Über die Behandlung des Asthma bronchiale durch Exstirpation des Halssympathikus. Ref.: Klin. Wschr. 2, 1480 (1923).

— Die operative Heilung des Asthma bronchiale. Klin. Wschr. 2, 1825 (1923).

— Weitere Erfahrungen über Halsganglienexstirpation bei Asthma. Ref.: Klin. Wschr. 3, 859 (1924).

— Weitere Erfahrungen über operative Behandlung des Asthma bronchiale. Ref.: Zbl. f. Chir. 51, 989 (1924).

Läwen, A.: Resektion des Halssympathikus wegen Asthma bronchiale. Ref.: Klin. Wschr. 3, 860 (1924).

Lampen, H.: Therapeutische Möglichkeiten bei Asthma bronchiale unter besonderer Berücksichtigung der intravenösen Novocainbehandlung. Ärztl. Wschr. 1, 1040 (1947).

Lintz, W.: Lack of operative indications in asthma and other forms of allergy. Ann. Surg. 79, 917 (1924).

Sturm, A.: Das cerebrale (diencephale) Asthma. Dtsch. Arch. klin. Med. 188, 368 (1942).

— Das cerebrale (diencephale) Asthma. Dtsch. Arch. klin. Med. 1941.

Wegierko, J.: Influence de l'état hypoglycémie sur l'évolution de l'asthma bronch. Presse méd. 43, 1379 (1935).

— Le traitement de l'asthma bronch. par les chocs insuliniques. Presse méd. 44, 731 (1936).

Witzel, O.: Das chirurgische Experiment der einseitigen Exhairese des Halssympathikus bei Asthma bronchiale. Ref.: Zbl. Chir. 51, 1238 (1924).
Zuppa, A.: Roentgenterapia delle glandole surrenali per la cura dell'asma
bronchiale essenziale. Arch. Radiol. 9, 1117 (1934).

Ekzem

Marquezy, R. A., Th. Alajouanine, M. Ladet et T. Hornet: La mort rapide au
cours de l'eczéma du nourrisson. Rôle du système neuro-végétatif. Bull.
Soc. Pédiatr. Par. 36, 165 (1938).
— et *M. Ladet:* La mort rapide au cours de l'eczéma du nourrisson; le rôle
du système neurovégétatif. Nourrisson 26, 154 (1928).
Ramel, E.: Neuropatic eczema. Brit. J. Derm. 49, 307 (1937).

Urtikaria

Cernea, R.: Über Kälteurtikaria — vegetative Dystonie. Zbl. Htkrkh. H. 11
(1946).
Ebbecke, U.: Kapillarerweiterung, Urtikaria und Schock. Klin. Wschr. 2,
Nr. 37/38 (1923).
Lindars, D. C.: Schwere Urtikaria als Komplikation bei Streptomycinbehandlung. Lancet 6595, 110 (1950).
Urbach, E. und *P. Fasal:* Vasoallergie und Vasoneuropathie als Ursache
von Kälte-, Wärme- und Druckurtikaria. Wien. klin. Wschr. II, 1069
(1933).

Allgemeine Therapie und vegetatives Nervensystem

Allgemeines

Babilotte, J.: Zur medikamentösen Behandlung der vegetativen Dystonien.
Fschr. Ther. 15, 15 (1939).
Birkmayer, W. und *W. Winkler:* Klinik und Therapie der vegetativen Funk-
tionsstörungen. Wien: Springer-Verlag. 1951.
Bistriceanu, I.: Conditions of neurovegetative disequilibrium and their
treatment by physiotherapy. Romania med. 16, 3 (1938).
Klapp, R. und *H. Hösslin:* Vagustherapie. Ref.: Klin. Wschr. 3, 600
(1924).
Kroll, M. B.: Various therapeutic procedures action through sympathetic
nervous system. Clin. med. 15, 1236 (1937).
Oppenheim, H.: Trattato delle malattie nervose. Milano: Soc. edit. libraria.
1904.
Pero, C.: L'istamina intradermica nella terapia della sciatica e di altre
affezioni reumatiche. Suo meccanismo d'azione. Rass. Neuroveg. 1,
123 (1938).
Reich, L.: Neue Bestrebungen zur Behandlung seniler Ernährungsstörungen
der Gliedmaßen. Klin. Wschr. 1, 2164 (1922).
Roussy, G. et *M. Mosinger:* La régulation nerveuse du fonctionnement hypophysaire; ses conséquences physio-pathologiques et thérapeutiques.
Presse méd. 44, 1521 (1936).
Siebeck, R.: Die vegetative Regulation des Wasserhaushalts in Pathologie
und Therapie. Med. Welt 11, 1629 (1937).
Stahl, O.: Über das Wesen der vegetativen Umstimmung des Körpers und
ihre Bedeutung für Physiologie, Pathologie und Therapie. Med. Klin.
19, 1625 (1923).
Stahl, R.: Die Bedeutung der Haut und des vegetativen Nervensystems für
Herdreaktion, besonders bei der Bäder- und Reiztherapie. Münch. med.
Wschr. 71, 1340 (1924).
Vilas, H. v.: Die nicht chirurgische Sympathikustherapie. Wien. med.
Wschr. 88, 1218 (1938).
Wenckebach, K. F.: Klinik der Angina pectoris und therapeutische Frage-
stellung. Ref.: Klin. Wschr. 3, 766 (1924).

Westphal, K.: Über Physiologie, Pathologie und Therapie der Bewegungsvorgänge der extrahepatischen Gallenwege. Klin. Wschr. 3, 1105 (1924).

Badekur

Schoger, G. A.: Vegetatives Nervensystem und Badekur. Dtsch. med. Wschr. 75, 506 (1950).

Eigenbluttherapie

Perret, P. E.: L'autohémothérapie dans le traitement de l'hypertension artérielle. Schweiz. med. Wschr. 68, 265 (1938).

Entspannungstherapie

Faust, J.: Aktive Entspannungsbehandlung. Neue Wege zur Behandlung der Nervosität und Neurasthenie sowie anderer funktioneller Neurosen mit Berücksichtigung der Atmung und Sprache. 4., verb. u. erweit. Aufl. Stuttgart: Hippokrates. 1949.

Fiebertherapie

Rosenhagen, H.: Heilfieberbehandlung bei entzündlicher Polyneuritis. Klin. Wschr. H. 13/16 (1947).
Schmengler, F. E.: Über die Wirkung der Fieberschockbehandlung akuter rheumatischer und allergischer Krankheitsbilder und ihre Bedeutung für die Theorie des akuten Rheumatismus. Klin. Wschr. 27, 627 (1949).

Folsäuretherapie

Fleischhacker, H.: Folsäuretherapie. Vortrag v. 26. 11. 1948, Ges. d. Ärzte, Wien. Ref.: Wien. klin. Wschr. 61, 32 (1949).

Hochfrequenzströme

Lepskiy, S. S.: Modern concept of pain and analgesic effect of high frequency currents. Clin. med. 15, 955 (1937).

Hormontherapie

Allen, A. A. and *J. S. Stokes:* Cure of diabetes insipidus coincident with bilateral correction of abdominal cryptorchism by gonadotropic factor from pregnancy urine. J. amer. med. Assoc. 106, 780 (1936).
Aradszky, G.: Die Behandlung des Diabetes insipidus mit Hypophysenhinterlappenextrakt. Orvosi hetilap 1036 (1936).
Benda, L. und *E. Rissel:* Wasserhaushalt und Mineralsalzausscheidung bei Leberkranken und ihre Beeinflussung durch Desoxycorticosteron. I. Mitt. Wien. klin. Wschr. 62, 397 (1950).
Benda, L. und *E. Rissel:* Wasserhaushalt und Mineralsalzausscheidung bei Leberkranken und ihre Beeinflussung durch Desoxycorticosteron. II. Mitt. Wien. klin. Wschr. 62, 456, 476 (1950).
Biro, G.: Oestrogentherapie bei Diabetes mellitus. Wien. klin. Wschr. 62, 562 (1950).
Bock, H. E. und *H. Meinrenken:* Grenzen der Nebennierenrindenhormonbehandlung bei Magen- und Zwölffingerdarmgeschwür. Dtsch. med. Wschr. 72, 149 (1947).
Gülzow, M. und *C. A. Brüsch:* Elektrokardiogrammveränderungen durch einen Follikelhormonstoß. Med. Klin. 4, 140 (1947).
Mühlbock, O., H. Knaus und *F. Tscherne:* Die weiblichen Sexualhormone in der Pharmakotherapie. Bern: H. Huber. 1948.
Never, H. E.: Experimenteller Beitrag zur Behandlung der hypophysären Ausfallserscheinungen durch die Hormone des Hypophysenvorderlappens. Klin. Wschr. 16, 1785 (1937).

Veil, W. H.: Umstimmung durch endokrine Mittel. Aus: „Umstimmungen als Behandlungsweg." Leipzig 1930.
Westphal, K. und *E. Kirchner:* Über die therapeutische Anwendung von Keimdrüsenhormonen bei Herzbeschwerden (Angina pectoris) und Erkrankungen des Herzmuskels. Dtsch. med. Wschr. 68, 1065 (1942).

Hydrotherapie

Saujon, R. D.: Action des applications externes de l'eau sur le système neurovégétatif. Nutrition (Fr.) 8, 175 (1938).
Stahl, R.: Die Bedeutung der Haut und des vegetativen Nervensystems für Herdreaktion, besonders bei der Bäder- und Reiztherapie. Münch. med. Wschr. 71, 1340 (1924).

Hyperämisierung

Bier, A.: Hyperämie als Heilmittel. Berlin 1913.

Intraarterielle Therapie

Brooks, B.: Intraarterielle Injektion von Natriumjodid. (Vorläufiger Bericht.) J. amer. med. Assoc. 82/I, 1016 (1924).
Deliens, L.: Utilisation de la voie artérielle pour l'introduction des substances médicamenteuses. C. r. Soc. Biol. 88, 76 (1923).
Hadorn, W.: Über Versuche mit intraarterieller Calciumtherapie mit besonderer Berücksichtigung der arteriellen Durchblutungsstörungen. Schweiz. med. Wschr. 77, 69 (1947).

Intravenöse Therapie

Ameuille, M. P.: La novocaine intraveineuse. In: M. Loeper, Les medications du jour. Paris: Masson & Cie. 1949.
Burstein, L.: Treatment of acute arrhythmias during anesthesia by intravenous procaine. Anesthesiology 7, 113 (1946).

Kurzwellentherapie

Galm, H.: Erfolge der Kurzwellenbehandlung des Sympathikus bei durch Gefäßkrämpfe hervorgerufener Störung der Gewebe durch Blutung. Med. Klin. 33, 1572 (1937).
Siegen, H.: Kurzwellenbehandlung im Herzheilbad bei Angina pectoris und verwandten Krankheitszuständen. Med. Welt 2, 1477 (1937).
Stübinger, H. G. und *H. J. Wolf:* Kurzwellenbestrahlungen der Hypophyse und des Zwischenhirns bei Diabetes insipidus. Med. Klin. 44, 1089 (1949).

Lichttherapie

Hausmann, W.: Grundzüge der Lichttherapie. Wien 1923.
Schneider, W. und *P. Diezel:* Allgemeinwirkungen des UV-Lichtes auf den Organismus. Dtsch. med. Wschr. 71, 315 (1946).

Radiumtherapie

Duhem, P., R. Moro et *Montmignaut:* La radiothérapie du deuxième ganglion sympathique lombaire dans les coxarthries. Presse méd. 46, 153 (1938).

Röntgentherapie

Pape, R.: Indirekte Röntgentherapie. Vortr. v. 17. 3. 1950, Ges. d. Ärzte, Wien. Ref.: Wien. klin. Wschr. 62, 235 (1950).

Pape, R.: Röntgenmikrodosen auf die Zwischenhirn-Hypophysenregion bei Polyarthritis. Vortr. v. 21. 4. 1950, Ges. d. Ärzte, Wien. Ref.: Wien. klin. Wschr. 62, 324 (1950).

Raab, W.: Nebenniere und Angina pectoris. Pathogenese und Röntgentherapie. Arch. Kreislforsch. 1, 255 (1937).

Reichel, W. S.: Röntgentherapie der Schmerzen. Strahlenther. 80, H. 4 (1949).

Vandeput, E.: La chirurgie du système nerveux sympathique. Ann. Soc. sci. med. et natur. Brux. 59 (1923).

Wahlberg, J.: Roentgen irradiation of pituitary in therapy of edema of temples associated with thyrotoxicosis. Finska Läk. sällsk. Hdl. 80, 813 (1937).

Schlaftherapie

Pfister, H. O.: Die neuro-vegetativen Störungen der Schizophrenien und ihre Beziehungen zur Insulin-, Cardiazol- und Schlafkurbehandlung. Schweiz. Arch. Neur. 39, 77 (1937).

Schocktherapie

Bartelheimer, H.: Insulinschocks bei Asthma bronch. Dtsch. med. Wschr. 64, 1254 (1938),

Godlowski, Z.: Insulin shock treatment of bronchial asthma. Brit. med. J. 4453, 717 (1946).

Höllwarth, G.: Erfahrungen mit Intocostrin in der Elektroschockbehandlung. Wien. klin. Wschr. 61, 521 (1949).

Liepelt, A.: Die Auswirkungen der Elektroschockbehandlung auf den Menstruationszyklus bei psychiatrischen Erkrankungen. Z. Geburtsh. 132, 65 (1950).

Meduna, L. v.: Versuche über biologische Beeinflussung des Ablaufes der Schizophrenie. I. Campher- u. Cardiazolkrämpfe. Z. Neur. 152, 235 (1935).

— La terapia della convulsione nella schizofrenia. Arch. gen. Neur. (It.) 17 (1936).

— Konvulsionstherapie der Schizophrenie. Halle/Saale: C. Marhold. 1937.

Pfister, H. O.: Die neuro-vegetativen Störungen der Schizophrenien und ihre Beziehungen zur Insulin-, Cardiazol- und Schlafkurbehandlung. Schweiz. Arch. Neur. 39, 77 (1937).

Serra, A.: Rapporti fra nistagmo calorico e fenomeni vegetativi preconvulsivi da cardiazol. Rass. Neuroveg. 1, 324 (1938).

Stokvis, B.: Registration of blood pressure during insulin shock in schizophrenic patients. Ndld. Tschr. Geneesk. 81, 4373 (1937).

Wechsler, D.: Über das weiße Blutbild im Insulinschock. Psychiatr.-neur. Wschr. 342 (1947).

Wegierko, J.: Le traitement de l'asthma bronch. par les chocs insuliniques. Presse méd. 44, 731 (1936).

Streptomycin

Harris, W. C. und *R. V. Walley:* Exfoliative Dermatitis als Komplikation bei Streptomycinbehandlung. Lancet 6595, 112 (1950).

Lindars, D. C.: Schwere Urticaria als Komplikation bei Streptomycinbehandlung. Lancet 6595, 110 (1950).

Ultraschall

Coronini, C. und *G. Lassmann:* Intensivierung der Silberimprägnierung von Nervengewebe nach Gratzl durch Ultrabeschallung. Mikroskopie 3, 310 (1948).

Dussik, K. T.: Zum heutigen Stand der medizinischen Ultraschallforschung. Wien. klin. Wschr. 61, 246 (1949).

Alter und vegetatives Nervensystem

Allgemeines

Csomay, I. and *R. Wallner:* Changes of systolic blood pressure depending on sex and age. Orvosi hetil. 80, 521 (1936).

Linhoff: Contribution à l'étude de la pression artérielle chez le soldat en âge de milice. Arch. méd. belg. 90, 1 (1937).

Reichel, P.: Trophische Nerven und Dupuytrensche Fingerkontraktur. Chirurg 3, 97 (1946).

Senile Ernährungsstörungen

Reich, L.: Neue Bestrebungen zur Behandlung seniler Ernährungsstörungen der Gliedmaßen. Klin. Wschr. 1, 2164 (1922).

Senile Gangrän

Handley, W. S.: Periarterial injection of alcohol in the treatment of senile gangrene. Lancet 203, 173.

Anatomie und Histologie des vegetativen Nervensystems

Allgemeines

Bayliss, W. M.: On the origin from the spinal cord of vasodilatator fibres of the hind-limb. J. Physiol. 26, 173 (1900).

Billicher: Über die feinere Anatomie und physiologische Bedeutung des sympathischen Nervensystems. Münch. med. Wschr. 41, 912 (1894).

Bodechtel, G.: Anatomie, Physiologie, Pathologie und Klinik der zentralen Anteile des vegetativen Nervensystems. Fschr. Neur. 8, 175 (1936).

Bok, S. T.: De centrale vertendingen van den N. sympathicus. Ndld. Tschr. Geneesk. 66, 642 (1922).

Braeucker, W.: Anatomische Untersuchungen des ganzen sympathischen Nervensystems. Zbl. Chir. 50, 1712 (1923) (Ref.).

Brock, J. v. d.: Untersuchungen über den Bau des vegetativen Nervensystems der Säugetiere. Morph. Jb., Bd. 37 u. 38 (1907 u. 1908).

Cajal, R.: Anatomie du système nerveux. Paris 1911.

Collin, R.: Sur l'origine histologique des substances qui interviennent dans la transmission chimique de l'influence nerveux. Bull. Acad. méd. 117, 678 (1937).

Dresel, K.: Experimentelle Untersuchungen zur Anatomie und Physiologie des peripheren und zentralen vegetativen Nervensystems. Z. exper. Med. 37, 1417 (1923).

Dubreuil, G.: Essai histologique sur la douleur. Bordeaux: Imprimerie moderne 92, 41 (1921).

Fick, W.: Zur Kenntnis der Vagus-Sympathikus-Verbindungen unterhalb der Schädelbasis. Klin. Wschr. 3, 1355 (1924).

Heitz, J.: Contribution à l'étude de l'origine des nerfs vaso-moteurs du membre supérieur. Arch. Mal. Coeur etc. 14 (1921).

Hoffmann, C. R.: Zur Entwicklungsgeschichte des Sympathikus bei den Selachiern. Z. wiss. Zool. (1900).

Krompecher, St.: Histologische und entwicklungsgeschichtliche Untersuchungen über das Glomus coccygicum des Menschen. Anat. Anz. Ergbd. 75, 170 (1932).

Kuré, K.: Die histologische Darstellung der parasympathischen Fasern in den hinteren Rückenmarkswurzeln der Lumbalsegmente. Pflügers Arch. 218, 573 (1928).

Lawrentjew, B. J.: Experimentell-morphologische Studien über den feineren Bau des autonomen Nervensystems; weitere Untersuchungen über die Degeneration und Regeneration der Synapsen. Z. mikrosk.-anat. Forsch. 35, 71 (1934).

Lawrentjew, B. J.: Einige Bemerkungen über Fortschritte und Aufgaben der Erforschung des autonomen Nervensystems. Z. mikrosk.-anat. Forsch. 36, 651 (1934).

Laux, G. et *A. Courty:* Etude anatomique des branches efférentes viscerales de la chaîne sympathique sacrée. Ann. Anat. path. 15, 546 (1938).

Leriche, R. et *J. Haour:* La mode d'action de la sympathectomie périartérielle sur la réparation des tissus et la cicatrisation des plaies. Presse méd. 29, 856 (1921).

Leschke, E.: Diabète insipide et système hypothalamo-hypophysaire. Ann. méd. 33, 261 (1933).

Metzner, R.: Einiges vom Bau und den Verrichtungen des sympathischen Nervensystems. Slg. anat. u. physiol. Vortr. 21 (1913).

Michailow, S.: Leitungsbahnen des sympathischen Nervensystems. Pflügers Arch. 128, 283 (1909).

Obiditsch-Mayer, I.: Neueres zur pathologischen Histologie des peripheren vegetativen Nervensystems mit besonderer Berücksichtigung des neurovaskulären Systems. Wien. klin. Wschr. 61, 121 und 799 (1949).

Riquier, G. C.: La topografia fascicolare dei nervi periferici e la sua importanza clinica. Sassari: Tip. Gallizzi. 1919.

Roussy, G. e *M. Mosinger:* Le correlazioni istologiche e funzionali tra il sistema neuro-vegetativo e le ghiandole endocrine; l'istofisiologia del sistema neurovegetativo. Riforma med. 54, 159 (1929).

— Neurocrinie; neurocrinie et transmission humorale des excitations nerveuses. Presse méd. 45/II, 1187 (1937).

— Sur la présence de granulations éosinophiles et de granulations de mélanine dans les ganglions sympathiques-latéro-vertebraux. C. r. Soc. Biol. 126, 1066 (1937).

Rouvière, H.: Anatomie humaine. Paris: Masson & Cie.

Spadolini, I.: Concetti moderni sulla costituzione anatomofunzionale del systema. Arb. neur. Inst. Wien. Univ. 23, 90 (1920).

Spiegel, E.: Beiträge zur Anatomie und Pathologie des autonomen Nervensystem. Arb. neur. Inst. Wien. Univ. 23, 90 (1920).

Stöhr, Ph.: Mikroskopische Anatomie des vegetativen Nervensystems. In: Möllendorf, W. v.: Handbuch der mikr. Anat. Berlin: J. Springer. 1928.

Stöhr, Ph. jun.: Über den Aufbau und die Endausbreitung des vegetativen Nervensystems. Klin. Wschr. 18, 41 (1939).

Terni, T.: Sulla moderna morfologia del sistema nervoso autonomo. Boll. Soc. Biol. sper. 10, 994 (1935).

Argentaffine Zellen

Coronini, C. und *G. Lassmann:* Intensivierung der Silberimprägnierung von Nervengewebe nach Gratzl durch Ultrabeschallung. Mikroskopie 3, 310 (1948).

Coronini, C., G. Lassmann und *E. Skudrzyk:* Intensivierung der Silberimprägnation des Nervengewebes nach Gratzl durch Ultrabeschallung. Acta neuroveg. 1, 342 (1950).

Hamperl, H.: Was sind argentaffine Zellen? Virchows Arch. 286, 811 (1932).

Ganglien

Amato, L. d' und *P. Macci:* Die sympathischen Ganglien des Magens. Virchows Arch. 180, 246 (1905).

Billet, H.: Anatomie chirurgicale de la portion terminale des nerfs splanchniques et des ganglions semilunaires. Presse méd. 32, 795 (1924).

Dogiel, A. S.: Der Bau der Spinalganglien des Menschen und der Säugetiere. Jena 1908.

Eletto, L.: Sulla presenza di cellule ganglionari nel tronco del simpatico cervicale dell'uomo. Riv. Pat. nerv. 50, 401 (1937).

Fahr, Th.: Zur Frage der Ganglienzellen im menschlichen Herzen. Z. Herz-krkh. 2, 155 u. 195 (1910).

Hagen, W.: Mikroskopische Demonstration zweikerniger pathologischer Ganglienzellen aus dem Grenzstrang bei Raynaud- und Asthmakranken. Anatomentag. in Bonn, 2./3. 9. 1946. Ref.: Ärztl. Wschr. 1, 253 (1946).

Kajiyama, M.: Contribution to studies of spinal parasympathetic fibres in dorsal root. Mitt. med. Ges. Tokyo 51, 1385 (1937).

Kuntz, A.: Synaptic connections in celiac ganglia. Proc. Soc. exper. Biol. a. Med. 37, 445 (1937).

Mogilnitzky, B.: Die Veränderungen der sympathischen Ganglien bei In-fektionskrankheiten. Virchows Arch. 241, 228 (1923).

Ormos, P.: Histologische Untersuchungen der sympathischen Ganglien von Kranken mit Angina pectoris. Dtsch. med. Wschr. 50, 1640 (1924).

Rochet, V. et A. Latarjet: Études sur les voies d'abord chirurgical de plexus hypogastrique et de son ganglion. Lyon chir. 10, 548 u. 425 (1913).

Roussy, G. et M. Mosinger: Sur la présence de granulations éosinophiles et de granulations de mélanine dans les ganglions sympathiques-latéro-vertebraux. C. r. Soc. Biol. 126, 1066 (1937).

Gehirn

Holler, G. und E. Pollak: Histologisch-anatomische Hirnbefunde bei Ulkus-kranken und ihre klinische und ätiologische Verwertung. Wien. med. Wschr. 73, 335 (1923).

Knapp, A.: Das Zwerchfellzentrum in der Gehirnrinde und der Singultus. Mschr. Psychiatr. 50, 353 (1921).

Meyer, A.: Some problems of histological diagnosis and interpretation of circulatory disturbances in the brain. J. med. sci. 84, 97 (1938).

Stier, E.: Schädigung der vegetativen Hirnzentren durch Kopftrauma. Arch. orthop. u. Unfall-Chir. 38, 223 (1937).

Glomus caroticum

Ferreira-Marques, J.: Elementos de Langerhans na Pele Humana (These). Arquivo de Patologia, Lissabon 13, 177 (1941).

— Um Processo de Aurificaçao para Impregnar os Elementos de Langer-hans e os Nervos Intra-epidermicos „in vitro" e „in vivo". Arquivo de Patologia, Lissabon 13, H. 3 (1941).

— Uma Nova Espécie de Células Epidérmicas (Stalagmocitos de F. John): Neuroblastos Epidérmicos. A Medicina Contemporanea, Lissabon 58 (1941), 60 (1942); Revista Clinica Espanola, Madrid 11, 112 (1943); Associaçao Portuguesa para o Progresso das Ciências, Lissabon 9, 109 (1944).

— Sistema Sensitivo Intra-epidérmico. A Medicina Contemporanea, Lissa-bon 60 (1942); Actas Dermosifiliograficas, Madrid 35, 3 (1943); Asso-ciaçao Portuguesa para o Progresso das Ciências, Lissabon 9, 97 (1944).

Neubach, L.: Recherche d'une sécrétion vasoconstrictrice hypophysaire dans le sang circulant du crapaud. C. r. soc. biol. 126, 623 (1937).

Spiegel, E.: Experimentelle Analyse der vegetativen Reflexwirkungen des Labyrinths. In: Hdb. der Neurologie des Ohres, III. Wien: Urban & Schwarzenberg. 1926.

Nervenendigungen

Billet, H.: Anatomie chirurgicale de la portion terminale des nerfs splanch-niques et des ganglions semilunaires. Presse méd. 32, 795 (1924).

Glaser, F.: Über die Nervenverzweigungen innerhalb der Gefäßwand. Dtsch. Z. Nervenhk. 50, 305 (1914).

Herzog, E. und B. Günther: Das Synapsenproblem im Sympathikus (Ver-such einer morphologisch-physiologischen Betrachtung). Z. Neur. 160, 550 (1938).

Läwen, A.: Resektion des Halssympathikus wegen Asthma bronchiale. Ref.:
Klin. Wschr. 3, 860 (1924).
Okamura, Ch.: Über die Darstellung des Nervenapparates in der Magen-
Darmwand mittels der Vergoldungsmethode. Z. mikrosk.-anat. Forsch.
35, 218 (1934).
— Über die Darstellung des Nervenapparates in der Speiseröhrenwand
mittels der Vergoldungsmethode. Z. mikrosk.-anat. Forsch. 37, 128
(1935).
Smirnow, A. E.: Über die Nervenendigungen in den Nieren der Säugetiere.
Anat. Anz. 19, 247 (1901).
Stöhr, Ph. jun.: Über den Aufbau und die Endausbreitung des vegetativen
Nervensystems. Klin. Wschr. 18, 41 (1939).

Nervus accessorius

Grossmann, F.: Zur Anatomie und Physiologie des N. vagoaccessorius.
Wien. med. Wschr. 66, 984 (1916).

Nervus depressor

Köster, G. und R. Tschermak: Über Ursprung und Endigung des N. depressor und N. laryngeus sup. beim Kaninchen. Arch. Anat. u. Physiol.
255 (1902).
Ogata, M.: Action of depressor nerve on kidney blood vessels. Sei-I-Kai
Med. J. (Jap.) 55 (1936).

Nervus laryngeus superior

Köster, G. und R. Tschermak: Über Ursprung und Endigung des N. depressor und N. laryngeus sup. beim Kaninchen. Arch. Anat. u. Physiol. 255
(1902).

Nervus phrenicus

Aoyagi, T.: Zur Histologie des Nervus phrenicus, des Zwerchfells und der
motorischen Nervenendigungen in demselben. Mitt. med. Ges. Tokyo 10,
233.
Kutomanow, W. F.: Zur chirurgischen Anatomie des Nervus phrenicus.
Zbl. Chir. 51 (1924).
Oehler, J.: Doppelseitige Phrenikusdurchtrennung bei Singultus. Münch.
med. Wschr. 69, 1344 (1922).

Nervus splanchnicus

Billet, H.: Anatomie chirurgicale de la portion terminale des nerfs splanchniques et des ganglions semilunaires. Presse méd. 32, 795 (1924).
Jean, G.: Les nerfs splanchniques au point de vue chirurgical. Arch. Méd.
nav. 111, 292 (1921).
Latarjet, A. et P. Bonnet: Le plexus hypogastrique chez l'homme. Lyon
chir. 10 (1913).
Leriche, R.: Des douleurs provoquées par l'excitation du bout central des
grands splanchniques (douleurs cardiaques, douleurs pulmonaires) au
cours des splanchnicotomies. Presse méd. 45, 971 (1937).
Pawlenko, W. A.: Die chirurgische Anatomie des N. splanchnicus. Ref.:
Z. org. Chir. 16, 399 (1922).

Nervus trigeminus

Moteki, S.: Parasympathische Fasern im N. trigeminus und trophische
Innervation desselben. Klin. Wschr. 18, 25 (1939).

Nervus vestibularis

Kotyza, F.: Relation of vestibular apparatus to blood pressure. Čas. lék.
česk. 1242 (1936).
— L'appareil vestibulaire et le système nerveux végétatif. Acta
oto-laryng. 25, 51 (1937).

Orzalesi, F. et *E. Pellegrini:* Sui rapporti fra i nervi intermedio e vestibolare e sulla struttura del ganglio e del nervo vestibolare nell'uomo. Arch. ital. Anat. 31, 105 (1933).

Plexus hypogastricus

Latarjet, A. et *P. Bonnet:* Le plexus hypogastrique chez l'homme. Lyon chir. 10 (1913).

Plexus solaris

Leriche, R. et *P. Dufourt:* Quatre observations d'élongation du plexus solaire pour crises gastriques du tabes. Lyon chir. 10, 256 (1913).
Rochet, V. et *A. Latarjet:* Études sur les voies d'abord chirurgical du plexus hypogastrique et de son ganglion. Lyon chir. 10, 425 (1913).

Rami communicantes

Orlov, G. A.: Données anatomiques sur les types des rami communicantes de toutes les portions de la chaîne sympathique. Lyon chir. 34, 129 (1937).

Regio subglottica

Collct, F. J.: Innervation sensitive de la région sousglottique. Rev. Ot. etc. (Fr.) 2, 761 (1924).

Sinus caroticus

Bouckaert, J. J. et *F. Jourdan:* Sinus carotidien et circulation cérébrale. Arch. internat. Pharmacodynam. 54, 17 (1936).
Hering, H. E.: Der Sinus caroticus an der Ursprungstelle der Carotis int. als Ausgangsort eines hemmenden Herzreflexes und eines depressorischen Gefäßreflexes. Münch. med. Wschr. 71, 701 (1924).
Marinesco, G., N. S. Jonesco et *A. Kreindler:* Sinus carotidien en épilepsie; Intervention probable de la vaso-motricité cérébrale dans le mécanisme des crises épileptiques. Rev. Neur. 65, 1272 (1936).
Rasario, G. M.: Ricerche istopatologiche sul l'innervazione del seno carotideo. Minerva med. (It.) 193 (1936).
Weiss, S. and *R. B. Capps:* Syncope and convulsions due to hyperactive carotid sinus reflex. Diagnosis and treatment. Arch. int. Med. (Am.) 58, 407 (1936).
Winder, C. V.: Isolation of the carotid sinus pressoreceptive respiratory reflex. Am. J. Physiol. 122, 306 (1938).

Sympathikus

Bouckaert, J. J. et *F. Jourdan:* Recherches sur la physiologie et la pharmacodynamie des vaisseaux cérébraux; existence des nerfs vasoconstricteurs cérébraux dans le sympathique cervical. Arch. internat. Pharmacodynam. 53, 540 (1936).
Drüner, L.: Über die chirurgische Anatomie des Halssympathikus. Dtsch. Z. Chir. 184, 409 (1924).
Herzog, E. und *B. Günther:* Das Synapsenproblem im Sympathikus (Versuch einer morphologisch-physiologischen Betrachtung). Z. Neur. 160, 550 (1938).
Hoffmann, C. R.: Zur Entwicklungsgeschichte des Sympathikus bei den Selachiern. Z.wiss. Zool. 1900.
Jacobson, L.: Die Kerne des N. sympathicus. Neur. Zbl. 1908.
Karplus, J. P. und *A. Kreidl:* Gehirn und Sympathikus. 1. Mitt. Zwischenhirnbasis und Halssympathikus. Pflügers Arch. 129, 138 (1909).
— 2. Mitt. Ein Sympathikuszentrum im Zwischenhirn. Pflügers Arch. 135, 401 (1910).

Kohnstamm, O. und *D. Wolfstein:* Versuch einer physiologischen Anatomie der Vagusursprünge und des Kopfsympathikus. J. Psychol. u. Neur. **8**, 177 (1906).

Kuré, K., S. Tetsushiro u. a.: Die morphologische Grundlage der sympathischen Innervation etc. Pflügers Arch. **196**, 423 (1922).

Leriche, R.: Some researches on the periarterial sympathetics. Ann. Surg. **74**, 385 (1921).

Lim, R. K. S. and *Yun-Mingu:* On the question of a myelencephalic sympathetic centre. V. Comparative study of location of myelencephalic pressor (sympathetic?) centre in vertebrates. Chin. J. Physiol. **12**, 197 (1937).

Manoïloff, E. O.: Weitere Erfahrungen über die Unterscheidung des Nervensystems, insbes. des N. vagus vom Sympathikus auf chemischem Wege. Wien. klin. Wschr. **49**, 1524 (1936).

Metzner, R.: Einiges vom Bau und den Verrichtungen des sympathischen Nervensystems. Slg. anat. u. physiol. Vortr. **21**, 1913.

Müller, L. R.: Beziehungen des Sympathikus zum Vagus. Allg. Z. Psychiatr. **80**, 141 (1924).

Müller, L. R. und *H. Meyer:* Stand der Lehre vom Sympathikus. 6. Jahresvers. d. Ges. dtsch. Nervenärzte, Hamburg 1912.

Orlov, G. A.: Données anatomiques sur les types des rami communicantes le long de toutes les portions de la chaîne sympathique. Lyon chir. **34**, 129 (1937).

Pi-Suner, A. et *I. Puche:* Première note sur le sympathique sensitiv. L'innervation afferente de l'estomac. C. r. Soc. Biol. **90**, 814 (1924).

Schäffer, H.: Vagus und Sympathikus. Klin. Wschr. **1**, 908 (1922).

Schilf, E.: Vagus und Sympathikus. Klin. Wschr. **2**, 2272 (1923).

Shawe, R. C.: A communication between the vagus and the cervical sympathetic with its clinical aspects. Lancet **640** (1924).

Shimbo, M.: Die Verteilung der sympathischen Fasern in peripherischen Nerven. Pflügers Arch. **195**, 617 (1922).

Stämmler, M.: Anatomische Befunde am sympathischen Nervensystem bei vasomotorischen Neurosen. Dtsch. med. Wschr. **71**, 457 (1924).

Sterschein, E.: Über Anastomosen zwischen Vagus und Sympathikus der Katze. Z. Anat. u. Entw. gesch. **64**, 441 (1922).

Woollard, H. H. and *R. Phillips:* Distribution of sympathetic fibers in extremities. J. Anat. **67**, 18 (1932).

Synapsen

Herzog, E. und *B. Günther:* Das Synapsen-Problem im Sympathikus (Versuch einer morphologisch-physiologischen Betrachtung). Z. Neur. **160**, 550 (1938).

Vagus

Gorodinskaja, R.: On the problem of the architectonis of the vagus nerves. The nerve-cellular apparatus in the trunk of the vagus nerves of a rabbit. Arch. Sci. biol. (Russo) **44**, f. III 6 (1937).

Grossmann, F.: Zur Anatomie und Physiologie des N. vago-accessorius. Wien. med. Wschr. **66**, 984 (1916).

Hering, H. E.: Werden beim Vagusdruckversuch die herzhemmenden Vagusfasern direkt oder indirekt gereizt? Klin. Wschr. **2**, 948 (1923).

Kohnstamm, O.: Zur Anatomie und Physiologie der Vaguskerne. Arch. Psychiatr. (D.) **34**, 1077 (1901).

Manoïloff, E. O.: Weitere Erfahrungen über die Unterscheidung des Nervensystems, insbes. des N. vagus vom Sympathikus auf chemischem Wege. Wien. klin. Wschr. **49**, 1524 (1936).

Müller, L. R.: Beziehungen des Sympathikus zum Vagus. Allg. Z. Psychiatr. **80**, 141 (1924).

Schäffer, H.: Vagus und Sympathikus. Klin. Wschr. **1**, 908 (1922).

Schilf, E.: Vagus und Sympathikus. Klin. Wschr. **2**, 2272 (1923).

Shawe, R. C.: A communication between the vagus and the cervical sympathetic with its clinical aspects. Lancet 640 (1924).

Sterschein, E.: Über Anastomosen zwischen Vagus und Sympathikus der Katze. Z. Anat. u. Entw. gesch. 64, 441 (1922).

Weissenburg, S.: Reflexe im Vagusgebiet. Münch. med. Wschr. 71, 35 (1924).

Hintere spinale Wurzeln

Lugaro, E.: Fibre aberranti, fibre centrifughe e fibre ricorrenti nelle radici posteriore. Mon. Zool. Italiano 16, Nr. 7 (1906).

Lunedei, A.: La questione degli impulsi antidromici e delle fibre centrifughe nella radice posteriore di fronti ai dati della semeiologia. Mon. Zool. Italiano 41, 48 (1931).

Vordere spinale Wurzeln

Lehmann, W.: Über die sensiblen Fasern der vorderen Wurzeln und ihre Beziehungen zur Sensibilität der visceralen Organe. Z. exper. Med. 12, 331 (1921).

— Verlaufen sensible Bahnen in den vorderen Wurzeln? Zbl. Chir. 49, 435 (1922).

— Die Sensibilität der Bauchhöhle u. ihre Beziehungen zu den sensiblen Fasern der vorderen Wurzeln. Z. exper. Med. 40 (1924).

— Über die sensiblen Fasern der vorderen Wurzeln. Klin. Wschr. 3, 1895 (1924).

Meyer, A. W.: Verlaufen alle sensiblen Fasern in den vorderen Wurzeln? Zbl. Chir. 48, 1790 (1921).

Zentrales Nervensystem

Dresel, K.: Experimentelle Untersuchungen zur Anatomie und Physiologie des peripheren und zentralen vegetativen Nervensystems. Z. exper. Med. 37, 1417 (1923).

Grinker, R. R.: Method of studying and influencing cortico-hypothalamic relations. Science 87, 73 (1938).

Holler, G. und E. Pollak: Histologisch-anatomische Hirnbefunde bei Ulkuskranken und ihre klinische und ätiologische Verwertung. Wien. med. Wschr. 73 (1923).

Lehmann, W.: Die Bedeutung des zentralen Neurons für die Entstehung trophischer Ulzera. Klin. Wschr. 3, 719 (1924).

Magoun, H. W.: Excitability of the hypothalamus after degeneration of corticofugales connections from the frontal lobes. Am. J. Physiol. 122, 530 (1938).

Meyer, H. E.: Über die Beziehungen zwischen Schilddrüse und Zentralnervensystem. Zbl. inn. Med. 158, 209 (1937).

Spiegel, E.: Die diagnostische Bedeutung vegetativer Funktionsstörungen des Zentralnervensystems. Jahreskurse ärztl. Fortbild., Mai 1921.

Stier, E.: Schädigung der vegetativen Hirnzentren durch Kopftrauma. Arch. orthop. u. Unf.-Chir. 38, 223 (1937).

Vonderahe, A. R.: Central nervous system and sugar metabolism. Arch. intern. med. 60, 694 (1937).

Zwischenhirn

Bini, G.: Studio istologico sul sistema diencefalo-ipofisario e sulle altre ghiandole endocrine in casi di adiposità non appartenenti al tipo di Froehlich. Endocrin. e pat. costit. 11, 168 (1936).

— Ricerche istologiche sul sistema diencefalo-ipofisario e sulle ghiandole endocrine in casi di diabete mellito di origine pancreatica. Arch. sci. med. 64, 511 (1937).

Frey, E.: Vergleichende anatomische Untersuchungen über die basale optische Wurzel, die Commissura transversa Gudden und über eine Verbindung der Netzhaut mit dem vegetativen Gebiet im Hypothalamus durch eine „dorsale hypothalamische Wurzel" des Nervus opticus bei Amnioten. Schweiz. Arch. Neur. 40, 69 (1927).

Isenschmidt, J. und *W. Schnitzler:* Beitrag zur Lokalisation des der Wärmeregulation vorstehenden Zentralapparates im Zwischenhirn. Arch. exper. Path. (D) 76, 202 (1914).

Karplus, J. P. und *A. Kreidl:* Ein Sympathikuszentrum im Zwischenhirn. (II. Mitt. Gehirn und Sympathikus.) Pflügers Arch. 135, 401 (1910).

Michelazzi, A. M.: Contributo allo studio dei rapporti tra nefropatie degenerative, alterazioni metaboliche e sistema diencefalo-ipofisario. Rass. Fisiopatol. clin. 9, Nr. 12, 727 (1937).

Nicolesco, J. et *M. Nicolesco:* Quelques données sur les centres végétatifs de la région infundibulo-tubérienne et de la frontière diencephalo-télencéphalique. Rev. neur. 11, 3 (1929).

Raab, W.: Die Hypophysen-Zwischenhirnsystem und seine Störungen. Erg. inn. Med. 51, 125 (1936).

— Die Wechselbeziehungen von Hypophyse und Zwischenhirn. Wien. klin. Wschr. 49, 218 (1937).

Augen und vegetatives Nervensystem

Allgemeines

Bietti, G.: Ricerche sul mecanismo d'azione di sostanze simpaticotrope sul seno luminoso. Boll. ocul. 17, 279 (1938).

Hess, W. R.: Induzierte Störung der optischen Wahrnehmung. Nervenarzt 16, 57 (1943).

Kleyn, A. de und *M. Socin:* Zur näheren Kenntnis des Verlaufes der postganglionären Sympathicusbahnen für Pupillenerweiterung, Lidspaltöffnung und Nickhautretraktion bei der Katze. Pflügers Arch. 60, 407 (1915).

Leriche, R.: Sur l'étude expérimentale, la technique et quelques indications nouvelles de la sympathectomie périartérielle. Presse méd. 30, 1105 (1922).

Lunedei, A.: A proposito della genesi dei fenomeni vegetativi oculari da labirintectomia. Valsalva (It.) 7, Nr. 7 (1931).

Marangoni, P.: Influenza della fenilisopropilamina sull'assorbimento del tessuto sottocutaneo e della mucosa coniunctivale. Potenziamento dell' anestesia locale. Arch. ital. Sci. farmacol., Volume Giubilare dedicato ad A. Benedicenti, 1937.

Metzner, R. und *E. Wölfflin:* Klinische und experimentelle Untersuchungen über Halssympathikuslähmung. Arch. Ophthalm. (D) 89, 308 (1915) und 91, 167 (1916).

Parhon, C. et *B. Coban:* Correlation oculo-orchitique. Nouvelle contribution à l'étude des organes actino-récepteurs. C. r. Soc. biol. 119, 1660 (1935) und 120, 219 (1935).

Velhagen, K. jun.: Der Stand der Endokrinologie im Rahmen der Ophthalmologie. Z. ges. inn. Med. 1, 21 (1946).

Adrenalinwirkung

Myerson, A. and *W. Than:* Human autonomic pharmacology. IX. Effect of cholinergic and adrenergic drugs on the eye. Arch. ophthalm. (Am.) 18, 78 (1937).

Amaurose

Hill, K. R. and *L. Abel:* Partial blindness, with other neurological signs, cured by cervico-dorsal sympathectomy. Proc. Soc. Med. London **32**, 75 (1938).

Anatomie

Frey, E.: Vergleichende anatomische Untersuchungen über die basale optische Wurzel, die Commissura transversa Gudden und über eine Verbindung der Netzhaut mit dem vegetativen Gebiet im Hypothalamus durch eine „dorsale hypothalamische Wurzel" des Nervus opticus bei Amnioten. Schweiz. Arch. Neur. **40**, 68 (1927).

Scala, N. P. and *E. A. Spiegel:* The pupillary reactions in combined lesions of the posterior commissure and of the pupillodilatator tracts. Arch. Ophthalm. (Am.) **15**, 195 (1936).

Innerer Augendruck

Adamek, E.: Zur Lehre vom Einfluß des Sympathikus auf den inneren Augendruck. Zbl. med. Wiss. 433 (1867).

Bonsignore, A.: Azione dell'atropina e dell'adrenalina sull meccanismo neuroumorale della membrana nictitante. Biochim. e ter. sper. **24**, 121 (1937).

Spadavecchia, V.: Influenza della prova di carico idrico sulla pressione arteriosa generale e sul tono oculare; ricerche clinico-sperimentali. Ann. Ottalm. ecc. **65**, 194 (1937).

Streiff, E. B.: Le rapport entre la tension artérielle rétinienne et la pression générale. Schweiz. med. Wschr. **67**, 796 (1937).

Cholinwirkung

Myerson, A. and *W. Than:* Human autonomic pharmacology. IX. Effect of cholinergic and adrenergic drugs on the eye. Arch. Ophthalm. (Am.) **18**, 78 (1937).

Exophthalmus

Curtis, B. F.: Thyroidectomy and sympathectomy for exophthalmic goiter. Ann. Surg. **38**, 161 (1903).

Lieb, Ch. and *L. Kessel:* A study of exophthalmic goiter and the involuntary nervous system. J. amer. Med. Assoc. **79**, 1099 (1922).

Wortis, S. B., A. Wolf und *C. G. Dyke:* Xanthomatosis and the syndrome of diabetic exophthalmic dysostosis. Amer. J. dis. Childr. **51**, 353 (1936).

Farbensehen

Pötzl, O.: Über einige zentrale Probleme des Farbensehens. Wien. klin. Wschr. **61**, 706 (1949).

Gefäßpermeabilität

Asher, L.: Der Einfluß der Gefäßnerven auf die Permeabilität der Gefäße, insbes. derjenigen der vorderen Kammer. Klin. Wschr. **1**, 1559 (1922).

Lewy, F. H., R. A. Groff and *F. C. Grant:* Autonomic innervation of the eyelides and the Marcus Gunn phenomenon. Arch. Neur. (Am.) **37**, 1239 (1937).

Glaukom

Angelucci, A.: Der Einfluß der Exstirpation des Sympathikus auf die Heilung des Glaukoms. Verh. 13. intern. méd. Kongr. Bd. 12, S. 193. Paris 1900.

Balla, A.: Resektion des Halsteiles des Sympathikus bei Glaukom und Sehnervenatrophie. J. amer. med. Assoc. **3**, 3 (1900).

Cutler, C. W. and *C. L. Gibson:* Removal of the superior cervical ganglion for the relief of glaucoma, with report of a case. Ann. Surg. **36**, 379 (1902).

Dodd, W. J.: Resektion des oberen Halsganglions des Sympathikus bei Glaukom. Lancet 1901 (23. 5.).

Grunert, K.: Operation des Halssympathikus bei Glaukom. Verh. dtsch. ophthalmol. Ges. Heidelberg: 1900.

Hannemann, K.: Glaukom und vegetatives Nervensystem. Münch. med. Wschr. 72, 35 (1925).

Jonnesco, Th.: Le traitement du glaucome par la résection du sympathique cervicale. Verh. 13. intern. méd. Kongr. 12, 380. Paris: 1900.

Lagrange, F.: Résection du ganglion cervical supérieur du sympathique dans le glaucome. Arch. gen. méd. 1203 (1903).

Mohr, M. und *K. Grunert:* Beiträge zur Exstirpation des Ganglion cervicale suprenum nervi sympathici bei Glaukom. Klin. Mbl. Augenhlk. 38, 159 (1901).

Peugniez, P.: Un cas de résection du ganglion supérieur du sympathique cervical pour glaucome hémorragique. Verh. Ber. d. franz. Chir. Kongr. 385 (1901).

Wilder, W. H.: The influence of the resection of the cervical sympathetic ganglia in glaucoma. J. am. med. assoc. 2, 42 (1904).

Ziehe, M. und *T. Axenfeld:* Sympathikusresektion beim Glaukom. Slg. Abh. Augenhk. 4, H. 1 und 2 (1901).

Heterochromie

Curschmann, H.: Die intermittierende neurogene Heterochromie der Iris. Klin. Wschr. 1, 2271 (1922).

Heine, L.: Gibt es eine neurogene Heterochromie der Iris? Klin. Wschr. 2, 345 (1923).

Herrenschwand, F. v.: Zur Sympathikusheterochromie. Klin. Wschr. 2, 1059 (1923).

Kauffmann, F.: Neurogene Heterochromie der Iris, ein Symptom innerer Krankheiten. Klin. Wschr. 1, 1935 (1922).

— Neurogene Heterochromie der Iris. Klin. Wschr. 2, 971 (1923).

Hornersches Syndrom

Alajouanine, Th., R. Maire et *J. Guillaume:* Maladie de Dupuytren localisée aux deux derniers doigts de la main gauche et accompagnée d'un syndrome sympathique oculaire de Cl. Bernard-Horner du même côté, etc. Rev. Neur. 37/II, 679 (1930).

Garcin, R. et *M. Kipper:* Syndrome de Claude Bernard-Horner homolatéral dans certaines lésions expérimentales du thalamus opticus; contribution à l'étude des centres et des voies oculo-sympathiques du diencéphale. C.r. soc. biol. 126, 864 (1937).

Jung, A.: Wieso kommt es beim Horner'schen Syndrom zu einer lokalen Hyperhydrosis der Stirnpartie über dem erkrankten Auge? Dtsch. med. Wschr. 72, 131 (1947).

Lisi, L. de: Malattia di Dupuytren con sindrome di Bernard-Horner. Il Morgagni (Archivio) 55, 281 (1913).

Hornhaut

Leriche, R.: Guérison d'ulcères récidivants d'une cornée hypoésthésique par la sympathectomie péricarotidienne intern. Bull. soc. Chir. 189 (1922).

Innervation

Boeke, J.: Innervationsstudien zur Nervenversorgung der Augenhäute; die Beziehungen der Nervenfasern der Iris zu den Bindegewebszellen beim Affen. Die „interstitiellen" Elemente des Irisstromas und der sympatische Grundplexus. Z. mikrosk.-anat. Forsch. 39, 477 (1936).

Kauffmann, F.: Neurogene Heterochromie der Iris, ein Symptom innerer Krankheiten. Klin. Wschr. 1, 1935 (1922).

Lewy, F. H., R. A. Groff and *F. C. Grant:* Autonomic innervation of the eyelides and the Marcus Gunn phenomenon. Arch. Neur. (Am.) 37, 1239 (1937).

Iris

Murase, H.: Zur Frage der direkten Erregbarkeit der Säugeriris durch Licht. Pflügers Arch. 197, 261 (1922).
Sobel, S.: Über merkwürdige Veränderungen an der Iris. Klin. Wschr. 1, 2333 (1922).
Zwiauer, A.: Beitrag zur Frage der Funktion der Aderhaut. Wien. klin. Wschr. 61, 724 (1949).

Lagophthalmus

Leriche, R.: Traitement de la lagophthalmie permanente dans la paralysie faciale définitive par la section de sympathique cervical. Presse méd. 27, Nr. 22 (1919).

Muskulatur

Fujimori, S.: Untersuchungen über den Einfluß des Sympathikus auf den Muskeltonus an den tonischen Augenreflexen des Kaninchens. Klin. Wschr. 3, 885 (1924).
Kubo, J.: Über die vom Nervus acusticus ausgelösten Augenbewegungen (besonders bei thermischen Reizen). Pflügers Arch. 114, 143 (1906).

Nervi ciliares

Ernyei, I.: Das Verhältnis des Sympathikus zu den N. ciliares. Arch. Ophth. (D.) 136, 40 (1936).

Nervus opticus

Marburg, O.: Primary Endings of the Optic Nerve in Man and in Animals. Arch. Ophth. (Am.) 28, 61 (1942).

Netzhaut

Frey, E.: Vergleichende anatomische Untersuchungen über die basale optische Wurzel, die Commissura transversa Gudden und über eine Verbindung der Netzhaut mit dem vegetativen Gebiet im Hypothalamus durch eine „dorsale hypothalamische Wurzel" des Nervus opticus bei Amnioten. Schweiz. Arch. Neur. 40, 69 (1927).
Tertsch: Il trattamento della degenerazione pigmentaria della retina. Med. Klin. 33, 1312 (1937).
Worms, G. et *Chams:* Le reflexe vestibulo-rétinien. 440. Congr. Soc. franc. Opht. 1931.

Neuritis retrobulbaris

Cerise, L. et *R. Thurel:* La phénolisation du ganglion sphénopalatin dans les névrites rétrobulbaires. Rev. Ot. etc. (Fr.) 15, 65 (1937).

Nystagmus

Hasard, A.: I. La Novocaine (Procaine) et ses actions pharmacodynamiques. In: Loeper, M.: Les Médications du Jour. Paris: Masson & Cie. 1949.
— II. Actualités Pharmacologiques: La Procaine (Novocaine), reactif pharmacologique et biologique. Paris: Masson & Cie. 1949.
Rosenfeld, M.: Untersuchungen über den galvanischen Nystagmus bei Gehirnkranken und bei Störungen des Bewußtseins. Klin. Wschr. 5, 1815 (1926).
Serra, A.: Rapporti fra nistagmo calorico e fenomeni vegetativi preconvulsivi da cardiazol. Rass. Neuroveg. 1, 324 (1938).

Torrini, U. L.: Influenza del simpatico cervicale sulla reazione nistagmica. XXIII. Congr. Soc. it. Laring., Otol. e Rinol., Parma, II. Teil, 345 (1927).

Optikusatrophie

Balla, A.: Resektion des Halsteiles des Sympathikus bei Glaukom und Sehnervenatrophie. J. am. med. Ass. 3, (1900).

Orbita

Magitot, A.: La douleur oculaire. Sa thérapeutique par l'anesthésie du ganglion sphénopalatin et l'alcoolisation orbitaire. Ann. Ocul. (Fr.) 174, 361 (1937).

Pupille

Amsler, C.: Schmerz und Pupille. Arch. exper. Path. (D.) 103, 138 (1924).

Butturini, L.: Ricerche sull'azione midriatica della fenilisopropilamina. Arch. Ital. sci. Farmacol. 6, 352 (1937).

Byrne, J.: Afferent relations of the skin and viscera to the pupil dilator mechanism. Am. J. Physiol. 65, 482 (1923).

Cogan, D. G.: Accomodation and autonomic nervous system. Trans. Sect. Ophthalm. amer. med. Assoc. 189 (1937).

Hodes, R. und *H. W. Magoun:* Autonomic responses of forebrain and midbrain with special reference to pupil. J. comp. Neur. (Am.) 76, 169 (1942).

Ingalls, N. W.: The dilatator pupillae and the sympathetic. J. comp. Neur. (Am.) 35, 163 (1923).

Jores, A. und *G. Caesar:* Melanophorenhormon; Pigmentwanderung und Pupillenweite des Frosches. Pflügers Arch. 235, 724 (1935).

Karplus, J. P. und *A. Kreidl:* Über die Pupillenreflexbahn. Klin. Mbl. Augenh. 586 (1912).

Kleyn, A. de: Zur Kenntnis des Verlaufes der postganglionären Sympathicusbahnen für Pupillenerweiterung, Lidspaltöffnung und Retraktion der Nickhaut bei der Katze. Zbl. Physiol. 4 (1912).

Lenggenhager, K.: Warum erweitert Cocain die Pupille? Schweiz. med. Wschr. 534 (1946).

Liesch, E.: Contributo alla conoscenza delle reazioni pupillari nell'uomo. 1. Alcuni particolari effetti della prostigmina sulla motilità pupillare. Bull. Ocul. 16, 602 (1937).

— Studi sulle miopatie. Il comportamento delle pupille in miopatice. Rass. Neuroveg. 1, 81 (1938).

— Ancore sul comportamento della motilità pupillare in miopatici. Rass. Neuroveg. 1, 362 (1938).

Magoun, H. W., D. Atlas, W. K. Hare und *S. W. Ranson:* The afferent path of the pupillary light reflex in the monkey. Brain 59/II, 234 (1936).

Monnier, M.: Réactions pupillaires consécutives à l'excitation du tronc cérébral. Rev. Neur. (Fr.) 69, 692 (1928).

Scala, N. P. u. E. A. Spiegel: The pupillary reactions in combined lesions of the posterior commissure and of the pupillodilatator tracts. Arch. Ophth. (Am.) 15, 195 (1936).

Trendelenburg, P. und *O. Bumke:* Experimentelle Untersuchungen über die zentralen Wege der Pupillenfasern des Sympathikus. Vers. d. süddtsch. Neurol. u. Irrenärzte 1909.

Thalamus opticus

Schuster, P.: Beiträge zur Pathologie des Thalamus opticus; motorische Störungen, Thalamushände, mimische und Affektbewegungen, dysarthrische Störungen, vegetative Funktionen, Blicklähmung. Beziehungen zu den psychischen Funktionen. Arch. Psychiatr. (D.) 106, 201 (1937).

Tränensekretion

Bechterew, W. v.: Der Einfluß der Hirnrinde auf die Tränen-, Schweiß- und Harnsekretion. Arch. Anat. u. Physiol. 297 (1905).
Schlesinger: Über den Einfluß des Sympathikus auf die Tränensekretion. Arch. Physiol. (Halle) 128, 351 (1905).

Bewegungs- und Stützapparat und vegetatives Nervensystem

Allgemeines

Athanassio-Bénisty et *H. Meige:* Les signes cliniques des lésions de l'appareil sympathique et de l'appareil vasculaire dans les blessures des membres. Presse méd. 24 (1916).
Leriche, R.: Essai de traitement chirurgical des suites éloignées des phlébites du membre inférieur. Presse méd. 31, 309 (1923).
— Sur l'érythromélalgie. Bull. Soc. Chirurgiens Par. 49, 398 (1923).
— et *J. Heitz:* Influence de la sympathectomie périartérielle ou de la résection d'un segment artériel sur les contractions volontaires des muscles. C. r. Soc. biol. 189 (1917).
— et *P. Moure:* Résultats éloignés des opérations portant sur les gros troncs artériels des membres. Presse méd. 30, 849 (1922).
Maranon, G., C. Richet, M. Sourdel and *H. Netter:* Syndromes hypophyso-neuro-musculaires. J. méd. franc. 26, 371 (1937).
Puysseleyr, R. de: De l'importance en chirurgie du sympathique cervical des variations anatomique des organes nerveux, artériels et osseux de la bas du cou. Ann. anat. path. 13, 439 (1936).
Rehbein, M.: Über Muskelverknöcherung nach Rückenmarksverletzung. Dtsch. Z. Chir. 178, 60 (1923).
Reich, L.: Neue Bestrebungen zur Behandlung seniler Ernährungsstörungen der Gliedmaßen. Klin. Wschr. 1, 2164 (1922).
Schilder, P. und *M. Weissmann:* Muskeldystrophie bei postencephalitischer Zwischenhirnerkrankung. Med. Klin. 25, 748 (1929).
Schuster, P.: Beiträge zur Pathologie des Thalamus opticus; motorische Störungen, Thalamushände, mimische und Affektbewegungen, dysarthrische Störungen, vegetative Funktionen, Blicklähmung. Beziehungen zu den psychischen Funktionen. Arch. Psychiatr. (D.) 106, 201 (1937).
Uehlinger, E.: Nieren, Skelett und Kalziumstoffwechsel. Wien. klin. Wschr. 61, 417 (1949).
Wiedhopf, O.: Experimentelle Untersuchungen über die Wirkung der Nervenvereisung und der periarteriellen Sympathektomie auf die Gefäße der Gliedmaßen. Dtsch. Ges. Chir. 1923; Arch. klin. Chir. 126, 163 (1923).

Arthropathie

Farneti, P.: Über zwei Methoden der Histamintherapie chronischer Arthropathien. (Ein Vergleich der therapeutischen Resultate und der Reaktionserscheinungen.) Z. Rheumaforsch. 6, 113 (1943).

Bechterew

Mandl, F.: Beeinflussung der Bechterew'schen Krankheit durch Implantation von thyreotoxischem Material. Ref.: Wien. klin. Wschr. 62, 324 (1950).
Vaubel, E.: Morbus Bechterew und Sklerodermie. Sklerodystrophische Systemerkrankungen. Dtsch. med. Wschr. 74, Nr. 11, 321 (1949).

Cranium

Mortimer, H., G. Levene and *A. W. Rowe:* Cranial dysplasias of pituitary origin. Radiology (Am.) 29, 279 (1937).

Nobencourt, P. et *J. Haguenau:* Caractères radiologiques du crâne et notamment de la selle turcique chez les enfants obèses. Presse méd. 47, 437 (1939).

Dupuytrensche Erkrankung

Abbe: On Dupuytren's finger contraction; its nervous origin. N. Y. med. J. 39, 436 (1844).

Accornero, A.: Retrazione dell'aponeurosi palmare e degenerazione neuropsichica. Gazz. Osp. 29, 10 (1908).

Ferrarini, M.: Sulla anatomia patologica e sulla patogenesi della malattia di Dupuytren. Gi. Accad. Med. Torino, Fasc. 1/3 (1939).

Laignel-Lavastine, H. et *G. Noguês:* Maladie de Dupuytren unilaterale par lésion traumatique légère du cubital. Rev. neur. 32, 475 (1918).

Lisi, L. de: Malattia di Dupuytren con sindrome di Bernard-Horner. Morgagni 55, 281 (1913).

Maire, R.: Contribution à l'étiologie nerveuse de certaines rétractions de l'aponévrose palmaire. Les maladies de Dupuytren d'origine nerveuse. Thèse Par. (1932).

Noica, D. et *Parvulescu:* Sur l'étiologie nerveuse de la maladie de Dupuytren. Rev. neur. 1, 703 (1932).

Pacifico, A.: Importanza di alcuni processi morbosi del rachide cervicale nella patogenesi della sindrome di Dupuytren (retrazione dell' aponeurose palmare). Rass. Neuroveg. 1, 34 (1938).

Reichel, H.: Dupuytrensche Fingerkontraktur als Folge von Verletzung des N. ulnaris. Dtsch. Z. Chir. 138, 466 (1916).

Reichel, P.: Trophische Nerven und Dupuytrensche Fingerkontraktur. Chirurg 3, 97 (1946).

Richon, Kassel et *J. Simonin:* Maladie du Dupuytren et troubles nerveux associés. Rev. méd. Est. 61, 231 (1933).

Stiefler, G.: Die Dupuytrensche Kontraktur als trophische Störung im Symptomenbilde einer Tabes dorsalis. Neur. Zbl. 31, 39 (1912).

Wenzl, M.: Ergebnisse der kompletten Palmaraponeurosenexstirpation bei Dupuytrenscher Kontraktur. Wien. klin. Wschr. 62, 352 (1950).

Woollard, H. H. and *R. Phillips:* Distribution of sympathetic fibers in extremities. J. anat. 67, 18 (1932)

Dystrophie

Berndt, H.: Die Gliedmaßendystrophie im Erwachsenen- und Kindesalter. Dtsch. Gesundh. Wesen 1, H. 15.

Gelenke

Hildebrand, O.: Über neuropathische Gelenkerkrankungen. Arch. klin. Chir. 115, 443 (1921).

Lehmann, W.: Die Störungen der Lage- und Bewegungsempfindungen in Zehen- und Fingergelenken nach Nervenschüssen. Münch. med. Wschr. 63, 597 (1916).

Leriche, R.: Contracture réflexe de la main et des doigts. Bull. soc. chir. 2773, Nov. (1916).

Schüle, F.: Nachuntersuchungen von Distorsionen großer Gelenke mit besonderer Berücksichtigung sympathischer Dystrophien. Arch. orthop. u. Unfallchir. 38, 621 (1938).

Gelenkrheumatismus

Claussen, F. und *F. Steiner:* Die Bedeutung der Konstitution für die Erkrankung an Gelenkrheumatismus. Verh. dtsch. Ges. inn. Med. 299 (1938).

Duhem, P., R. Moro et *Montmignaut:* La radiothérapie du deuxième ganglion sympathique lombaire dans les coxarthries. Presse méd. 46, 153 (1938).

Hangarter, W.: Das Erbbild der rheumatischen und chronischen Gelenk-
erkrankungen. In „Der Rheumatismus" 13, Dresden: Steinkopff. 1939.
Hubble, D. v.: The nature of the rheumatic child. Brit. med. J. 121 (1943).
Pape, R.: Röntgenmikrodosen auf die Zwischenhirn-Hypophysenregion bei
Polyarthritis. Ref.: Wien. klin. Wschr. 62, 324 (1950).
Seyss, R. und *E. Witt:* Stoffwechselveränderungen bei Polyarthritis unter
Röntgeneinwirkung. Ref.: Wien. klin. Wschr. 62, 235 (1950).

Halsrippe

Fracassi, T.: Importancia de los sintomas simpaticos frustos en el diagno-
stico de costilla cervical. Rev. argent. neur. 3, 83 (1938).

Harnsäuregicht

Dresel, K. und *H. Ullmann:* Zur Frage der nervösen Beeinflussung des
Purinstoffwechsels. Z. exper. Med. 24, 214 (1921).

Infiltrationstherapie, s. S. 156 ff.

Innervation

Boeke, J.: Die doppelte efferente Innervation der quergestreiften Muskel-
fasern. Anat. Anz. 184, 343 (1943).
Boer, S. de: Die Bedeutung der tonischen Innervation für die Funktion der
quergestreiften Muskelfasern. Z. Biol. 65, 254 (1915).
Bottatzi: Über sympathische Innervation der quergestreiften Muskeln.
Intern. Physiol. Kongr. Edinburgh. Ref.: Klin. Wschr. 2, 1912 (1923).
Dusser de Barenne, J. G.: Über die Innervation und den Tonus der quer-
gestreiften Muskeln. Pflügers Arch. 166, 145 (1917).
Frank, E.: Die parasympathische Innervation der quergestreiften Muskula-
tur und ihre klinische Bedeutung. Berl. klin. Wsch. 57, 725 (1920).
— *M. Nothmann* und *H. Hirsch-Kaufmann:* Über die dreifache
motorische Innervation der quergestreiften Muskeln. Klin. Wschr. 1,
1820 (1922).
Higier, H.: Zur Frage der therapeutischen periarteriellen Sympathektomie
bei neuromuskulärer Erkrankung. Dtsch. Z. Nervenhkd. 75, 9 (1923).
Leriche, R.: Sur les déséquilibres vasomoteurs posttraumatiques primitifs
des extrémités. Lyon chirurg. 20, 746 (1923).

Knochenatrophie

Felix: Heilung von Knochenlücken nach Sympathikusausschaltung. Zbl.
Chir. 51, 2092 (1924).
Goldscheider: Über neurotische Knochenatrophie und die Frage der
Funktion des Nervensystems. Z. klin. Med. 60, 1 (1906).
Heymann, C.: Osteoporosis relleved by sympathectomy. Report of a case.
J. amer. med. assoc. 82, 1333 (1924).
Lehmann, W.: Zur Frage der neurotischen Knochenatrophie, insbes. der
nach Nervenschüssen. Bruns Beitr. 107, 605 (1917).
Molotkoff, A. G.: Die Pathogenese trophoneurotischer Haut-, Knochen-
veränderungen und ein neuer Versuch ihrer chirurgischen Behandlung.
Verh. russ. Pirogoff-Ges. 1922.
Putti, V.: Lomboartrite e sciatica vertebrale. Bologna: Cappelli. 1936.
Schubert, A.: Wachstumsunterschiede und atrophische Vorgänge am Skelett-
system. Dtsch. Z. Chir. 161, 80 (1921).

Knochenerkrankung

Gayet, G. et *L. Bonnet:* Les alterations osseuses d'origine nerveuse. Arch.
gén. méd. 495 (1901).
Heymans, C.: Osteoporosis relleved by sympathectomy. Report of a case.
J. amer. med. assoc. 82, 1333 (1924).

Lhermitte, J. et *Ph. Pagniez:* Syndrome de section complète de la moelle dorsale datant de 10 ans consécutive à un traumatisme rachidien remontant à l'age de 3 ans. Presse méd. 30, 289 (1922).
Molotkoff, A. G.: Die Pathogenese trophoneurotischer Haut-Knochenveränderungen und ein neuer Versuch ihrer chirurgischen Behandlung. Verh. russ. Pirogoff-Ges. 1922.
Putti, V.: Lomboartrite e sciatica vertebrale. Bologna: Cappelli. 1936.
Renander, A.: Cutis verticis gyrata. Akromegalie — Osteoperiostitis hyperplastica. Acta radiol. (Schw.) 18, 652 (1937).
Wortis, S. B., A. Wolf, C. G. Dyke: Xanthomatosis and the syndrome of diabetic exophthalmic dysostosis. Am. J. Dis. Childr. 51, 353 (1936).

Knochenmark

Brednow, W.: Knochenmarkreaktionen im Verlaufe des Typhus abdominalis. Dtsch. med. Wschr. 72, 632 (1947).
Foà, P.: Sull'innervaz. funzionale del midollo delle ossi. Arch. sci. Biol. 21, 113 (1935).

Knochenwachstum

Schubert, A.: Verlängerungen und Verkürzungen am wachsenden Knochen durch entzündliche Vorgänge. Dtsch. med. Wschr. 50, 974 (1924).

Kontrakturen

Schamoff, W. N.: Die reflektorischen Kontrakturen und ihre Behandlung. Westnik Chir., progranitschnych oblastei 1, 171 (1922).

Morbus Recklinghausen

Mondor, H. und *L. Leger:* Quelques aspects chirurgicaux de la maladie de Recklinghausen. J. chir. 9/10, 341 (1946).

Muskelatrophie

Hartung, H.: Sympathikusresektion bei Asthma bronchiale und Muskelatrophie. Zbl. Chir. 51, 2300 (1924).

Muskelerregbarkeit

Adlersberg, D. und *E. Klaften:* Hormone und neuromuskuläre Erregbarkeit. Klin. Wschr. 16, 124 (1937).
Ducceschi, V.: Système nerveux sympathique et tonus musculaire. Arch. internat. Physiol. 20, 331 (1922).

Muskeltonus

Spiegel, E.: Experimentelle Untersuchungen über Mechanismus und Innervation des Muskeltonus. Klin. Wschr. 2, 288 (1923).
Weitbrecht, E. und *W. Saleck:* Zur Frage der Beteiligung sympathischer Nerven beim Tonus der Skelettmuskulatur. Z. Biol. 71, 246 (1920).

Muskulatur

Mies, H.: Skelettmuskulatur und vegetatives Nervensystem. Klin. Wschr. 16, 595 (1937).
Negrin y Lopez, J. und *E. Th. Brücke:* Zur Frage nach der Bedeutung des Sympathikus für den Tonus der Skelettmuskulatur. Pflügers Arch. 166, 55 (1917).
Okamoto, Y.: Über den Angriffspunkt der sympathischen und parasympathischen Gifte am quergestreiften Muskel. Klin. Wschr. 3, 20 (1924).

Rehbein, M.: Über Muskelverknöcherung nach Rückenmarksverletzung. Dtsch. Z. Chir. 178, 60 (1923).

Spiegel, E.: Experimentelle Untersuchungen über Mechanismus und Innervation des Muskeltonus. Klin. Wschr. 2, 288 (1923).

Myasthenie

Antona, L. d': L'azione del chinino nella distrofia miotonica in rapporto alle recenti vedute sulla trasmissione umorale dell'impulso nervoso. Rass. Neuroveg. 1, 347 (1938).

Colombo, P.: Contributo allo studio della miastenia grave pseudo-paralitica. Giorn. sci. med. 2, 512 (1937).

Harvey, A. M. and *M. R. Whitehill:* Prostigmine as an aid in the diagnosis of myasthenia. J. am. med. assoc. 10, 1329 (1937).

Higier, H.: Zur Klinik der angiosklerotischen paroxysmalen Myasthenie, Claudicatio intermittens, Charcot- und der sog. spontanen Gangrän. Dtsch. Z. Nervenhk. 19, 438 (1901).

Kennedy, F. and *A. Wolf:* Quinine in myotonia and prostigmine in myasthenia. A clinical evaluation. J. am. med. assoc. 110, 198 (1938).

McGeorge, M.: Cholinesterase activity in disease with special reference to myasthenia gravis. Lancet 1, 69 (1937).

Nowotny, K. und *F. K. Redlich:* Zur Klinik und Pathologie der Myasthenia gravis. Klin. Wschr. 17, 262 (1938).

Ortizy y *T. Ramirez:* Precordialgia miasténica de esfuerzo. Arch. lat.-amer. Card. y Hemat. (Mex.) 8, 223 (1938).

Stedman, E.: The cholinesterase content of blood in myasthenia gravis. J. physiol. 84, 56 (1935).

Trabucchi, E.: Contributo allo studio della patogenesi della miastenia. Rev. Pat. nerv. 3, 470 (1937).

Walker, B. M.: Case showing effect of prostigmine on myasthenia gravis. Proc. Soc. Med. London 1935.

Winkelman, N. W. and *M. T. Moore:* Prostigmine in the treatment of myasthenia gravis. Arch. Neur. (Am.) 37, 237 (1937).

Myotonie

Poncher, H. C. de and *H. W. Wade:* Pathogenesis and treatment of Myotonia congenita. Am. J. Dis. Child. 55, 945 (1938).

Russell, W. R. and *E. Stedman:* Observation on Myotonia. Lancet 742 (1936).

Smith, W. A.: Quinine treatment of myotonia congenita. J. amer. med. Assoc. 108/I, 43 (1937).

Wolf, A.: Quinine: an effective form of treatment for myotonia. Arch. Neur. (Am.) 36, 382 (1936).

Narbenneurome

Leriche, R.: Quelques suggestions sur le rôle possible des névromes de cicatrisations des petits rames nerveux dans la pathol. des membres et des viscères. Lyon chir. 19, 550 (1922).

Phantomglied

Kauders, O.: Amputationsstumpf und Phantomglied bei spinalem Querschnittssyndrom. Wien. klin. Wschr. 58, 403 (1946).

White, J. C.: Pain after amputation and its treatment. J. amer. med. Assoc. 4, 1030 (1944).

— Schmerzzustände nach Amputationen und ihre Behandlung. Wien. med. Wschr. 96, 233 (1946).

Rachitis

Lhermitte, J. et *Ph. Pagniez:* Syndrome de section complète de la moelle dorsale datant de 10 ans consécutive à un traumatisme rachidien remontant à l'age de 3 ans. Presse méd. 30, 289 (1922).

Skelettmuskulatur

Mies, H.: Skelettmuskulatur und vegetatives Nervensystem. Klin. Wschr. 16, 595 (1937).
Mittelmann, B.: Über längere tonische Beeinflussungen des Kontraktionszustandes der Skelettmuskulatur des Menschen. Pflügers Arch. 196, 531 (1922).
Okamoto, Y.: Über den Angriffspunkt der sympathischen und parasympathischen Gifte am quergestreiften Muskel. Klin. Wschr. 3, 20 (1924).

Spondylosis

Tanfani, A.: Sindrome radiculo-simpatica da artrite cervicale cronica. Gi. Psichiatr. 2, 100 (1932).

Wirbelsäule

Chiari, H.: Über multiple Exostosenbildung an der Wirbelsäule bei Akromegalie. Wien. klin. Wschr. 62, 473 (1950).
Fuchs, H. K.: Über den Kreuzschmerz. Ärztl. Wschr. 1, 912 (1947).

Blutdruck und vegetatives Nervensystem

Allgemeines

Alam, M. and *F. H. Smirk:* Observations in man upon blood pressure raising reflex arising from voluntary muscles. J. physiol. Brit. 89, 372 (1937).
Allen, E. V.: Effect on respiration, blood pressure etc. Amer. J. Phyiosl. 87, 319 und 558 (1929); 88, 117 und 620 (1929); 98, 344 (1931); 115, 579 (1936).
Armstrong, H. G.: Blood pressure and pulse rate as index of emotional stability. Am. J. med. sci. 195, 211 (1938).
Barbaro-Forleo, G.: La perfrigerazione del seno carotideo, in relazione alle modificazioni della pressione arteriosa. Arch. sci. med. 67, 177.
Bayliss, W. M.: On the local reactions of the arterial wall to changes of internal pressure. J. physiol. 28, 220 (1902).
Bluntschli, H. J. und *H. Straub:* Über die Bedeutung der Nierentätigkeit für die Blutdruckwirkungen eines dihydrierten Ergotderivats, Dihydroergocornin. Experientia 5, 46 (1949).
Bogaert, A. van: Hypothalamus und zentralnervöse Blutdruckregulation. Wien. klin. Wschr. 49, 1061 (1936).
Bordley, J. M. and *L. W. Eichna:* Normal blood pressure. Internat. Clin. (Am.) 1, 175 (1938).
Bouma, N. G.: Zur Frage der Blutdrucksenkung bei der Splanchnikusunterbrechung. Zbl. Chir. 48, 1236 (1921).
Braun, L.: Experim. Untersuch. über Blutdruck und Niere. Wien. klin. Wschr. 46, 225 (1933).
Butturini, L.: Ricerche sull'azione pressoria della fenilisopropilamina. Arch. ital. sc. farmac. 6, 303 (1937).
Clark, G. and *S. C. Wang:* The liberation of a pressor hormone following stimulation of the hypothalamus. Am. J. Physiol. 127, 597 (1939).
Csomay, I. and *R. Wallner:* Changes of systolic blood pressure depending on sex and age. Orvosi hetil. 80, 521 (1936).
Darrow, C. W.: Continuous records of systolic and diastolic blood pressure. Arch. Neur. (Am.) 38, 365 (1937).

Dicker, E.: Existe-t-il un rapport entre le temps de latence dermographique et la pression sanguine. C. r. soc. biol. Paris **125**, 1030 (1937).

Doménech-Alsina, F.: Etudes sur la physio-pathologie du choc. Rôle de l'adrénaline dans le mantien de la pression artérielle après hémorragie. Arch. int. physiol. **45**, 298 (1937).

Dresel, K.: Der Einfluß des vegetativen Nervensystems auf die Adrenalin-blutdruckkurve. Z. exper. Path. u. Ther. **22**, 34 (1921).

— Experimentelle Untersuchungen über die zentrale Regulation des Blutdruckes und Blutzuckers. Klin. Wschr. **1**, 24 (1922).

Enger, R. und *H. Gerstner:* Der Einfluß der Niere auf den Blutdruck nach ihrer völligen Lösung aus dem Gewebszusammenhang des Organismus. Z. exper. Med. **102**, 413 (1938).

Essex, H. E.: Blood pressure of the woodschuck and its response to injections of histamine and epinephrine. Proc. soc. exp. biol. **35**, 319 (1936).

Fleisch, A.: Blutdruckzügler und Venenreflexe. Pflügers Arch. **226**, 393 (1931).

— Blutdruckzügler. Pflügers Arch. **228**, 400 (1931).

Fog, M.: Cerebral circulation; reaction of pial arteries to fall in blood pressure. Arch. Neur. (Am.) **37**, 351 (1937).

— The relationship between the blood pressure and the tonic regulation of the pial arteries. J. Neur. **1**, 187 (1938).

Forti, F.: Variazioni della pressione omerale sotto l'influenza di compressioni prolongate col bracciale. Riv. clin. med. **31**, 517 (1940).

Gellhorn, E., C. W. Darrow and *L. Yesinick:* Effect of variation of blood pressure on the autonomic nervous system. Proc. Soc. exper. Biol. a Med. **43**, 236 (1940).

Hadlich, E.: Über Blutdrucksteigerung und Nierenerkrankungen auf dem Boden der Migräne. Dtsch. Z. Nervenhk. **75**, 13 und 125 (1922).

Hammerschmidt, D. und *F. Odenthal:* Über die Wirkung der hydrierten Mutterkornalkaloide auf den artiellen und venösen Blutdruck. Z. Kreislauffschg. **39**, 150 (1949 und 1950).

Hatakose: Über Blutdruck- und Körpertemperaturveränderung durch Zwischenhirnstich. Mitt. med. Ges. Chiba **13**, 9 (1935).

Heller, H. und *G. Kusunoki:* Die zentrale Blutdruckwirkung des neurohypophysären Kreislaufhormons (Vasopressin). Arch. exper. Path. **173**, 301 (1933).

Heymans, C.: Über die Einflüsse von Blutdruck und Blutversorgung auf die Aktivität der Atem- und Vasomotorenzentren. Verh. Dtsch. Ges. Kreislaufforschg. **6**, 54 (1933).

— Sur les mécanismes de la régulation proprioceptive du tonus vasculaire et de la pression artérielle. Casop. lék. cesk. **76**, 718 (1937).

— et *F. Bayless:* Influences de l'anesthésie par la morphine — pernocton ou par la chloranosane sur la pression artérielle. Arch. internat. Pharmacodynam. **56**, 419 (1937).

— *J. J. Bouckaert, S. Farber* and *F. Y. Hsu:* Spinal vasomotor reflexes associated with variations on blood pressure. Am. J. physiol. **117**, 619 (1936).

Jaegher, M. de et *A. van Bogaert:* Régulation de la tension artérielle et hypothalamus. C. r. soc. Biol. **118**, 544 (1935).

Karplus, J. P. und *A. Kreidl:* 2. Mitt. Über Beziehungen des Hypothalamus-Zentrums zu Blutdruck und innerer Sekretion. Pflügers Arch. **215**, 667 (1927).

Kitahara, C.: Eine neue unblutige und registrierende Blutdruckmessungsmethode. Japan. J. med. Sci.-Pharmacol. **9**, 126 (1936).

Kotyza, F.: Relation of vestibular apparatus to blood pressure. Casop. lek. cesk. **75**, 1242 (1936).

Leimdörfer, A.: Experimentelle Untersuchungen zur zentralen Regulation des Blutdruckes. Wien. klin. Wschr. **48**, 1191 (1936).

Linhoff: Contribution à l'étude de la pression artérielle chez le soldat en âge de milice. Arch. méd. belg. **90,** 1 (1937).

Masumoto, T.: Untersuchungen über die Bedingungen der nach Karotidenabklemmung auftretenden unregelmäßigen Pulse; der Einfluß des Morphiums, des Bariums oder des Blutdrucks auf den unregelmäßigen Puls. Nagasaki Igakkwai Zasshi (Jap.). **14,** 1442 (1936).

Matteis, F. de e *G. Boccuzzi:* Elettrocardiogramme, perssione arteriosa e curva glicemica nei diencefalo-ipofisari durante alcune prove farmacologiche. Arch. sci. med. **67,** 101 (1939).

Moretti, P.: Onde corte, metabolismo basale e pressione arteriosa. Riforma med. **53,** 955 (1936).

Nordmann, M. und *O. Müller:* Über die Lage eines Blutdruck-regulierenden Zentrums in der Medulla oblongata. Klin. Wschr. **11,** 1371 (1932).

Parkes-Weber, F.: Cutaneous striae, purpura, high blood pressure, amenorrhea and obesity, of the type sometimes connected with cortical tumors of the adrenal glands, occurring in the absence of any such type of tumor. Brit. J. Derm. **38,** 1 (1926).

Patrassi, G.: Sindrome adiposo-ipertensivo-diabetica in soggetto postencefalitico, evoluta in quadro nefrotico-ipotiroideo con „guargion" del diabete. Acad. med.-fis. fiorentina **XVII** (1939).

Plesch, J.: Blood pressure and its disorders including Angina pectoris. London: Baillière, Tindall and Co. 1947.

Porta, V.: Sui Rapporti fra pressione intracranica e pressione arteriosa. Considerazioni sull'applicazione in clinica delle nozioni dedotte dall'esperimento sugli animali. Rass. Neuroveg. **2,** 1 (1940).

Rosselli del Turco, L.: Variazioni pressorie, pletismografiche e del ritmo cardiaco durante le prove calorica egalvanica per l'esame della funzinolità vestibolare. Differenze di comportamento fra l'uomo normale e l'iperteso. Rass. Neuroveg. **1,** 211 (1938).

Rothschuh, K. E.: Über das Verhalten der Blutdruck-Amplitude bei der Kreislaufdekompensation. Dtsch. med. Wschr. **64,** 436 (1938).

Rutich, J.: Double sound audible during determination of blood pressure by means of auscultation method. Orvosi hetil. **80,** 291 (1936).

Silfverskiold, B. P.: Über den arteriellen Blutdruck bei der weißen Maus. Skand. Arch. Physiol. **77,** 139 (1937).

Spadavecchia, V.: Influenza della prova di carico idrico sulla pressione arteriosa generale e sul tono oculare; ricerche clinico-sperimentali. Ann. ottal. ecc. **65,** 194 (1937).

Spiegel, E. A. und *Th. Démétriades:* Beiträge zum System des veget. Nerv. VII. Mitt. Der zentrale Mechanismus der vestibulären Blutdrucksenkung und ihre Bedeutung für die Entstehung des Labyrinthschwindels. Pflügers Arch. **205,** 329 (1924).

Stadler, E.: Die Bedeutung des Nervus depressor für Blutdruck und Aorta. Dtsch. Z. Nervenhk. **48,** 24 (1913).

Starr, I.: Increased noncardiac blood-pressure in „congestive heart failure", and its bearing on theories of immediate causation of this condition. Trans. Assoc. amer. Physicians **52,** 355 (1937).

Steele, J. M.: Interpretation of arterial elasticity from measurements of pulse wave velocities; effect of pressure. Amer. Heart J. **14,** 452 (1937).

Stokvis, B.: Registration of blood pressure during insulin shock in schizophrenic patients. Ndld. Tschr. Geneesk. **81,** 4373 (1937).

— Etude de l'influence de l'hypnose sur la pression du sang à l'aide d'une nouvelle méthode d'enregistrement automatique ininterrompu. J. Physiol. et Path. gén. **35,** 691 (1937).

Streiff, E. B.: Le rapport entre la tension artérielle rétinienne et la pression générale. Schweiz. med. Wschr. **67,** 796 (1937).

Takeuchi, S.: Über die Wirkungen des Adrenalins, Cholins und Histamins auf den Blutdruck des gesunden Kaninchens und des verschiedener innersekretorischer Organe exstirpierten Kaninchens. Sei-I-Kai Med. Journ. (Jap.). **55,** 1 (1936).

Volhard, F.: Stellungnahme zu Kylin's Buch: Der Blutdruck des Menschen. Zbl. inn. Med. 58, 881 (1936).
Wezler, K.: Der Ruhezustand des Kreislaufs. (Ein experimenteller Beitrag zur Theorie des Blutdrucks.) Z. Biol. 98, 438 (1938).
— und *A. Böger:* Der arterielle Gesamtwiderstand unter verschiedenartigen Sympathicusreizen. Arch. exper. Path. 187, 65 (1937)
— Die Dynamik des arteriellen Systems. Der arterielle Blutdruck und seine Komponenten. Erg. Physiol. 41, 293 (1938).
Woodbury, R. A. and *W. F. Hamilton:* Blood pressure studies in small animals. Am. J. Physiol. 119, 663 (1937).
— — and *R. Torpin:* Relationship between abdominal, uterine and arterial pressures during labour. Amer. J. Physiol. 121, 640 (1938).
— *Robinow, M.* and *W. F. Hamilton:* Blood pressure studies on infants. Am. J. Physiol. 122, 472 (1938).
Wyss, W. v.: Einflüsse psychischer Vorgänge auf Atmung, Pulsfrequenz, Blutdruck und Blutverteilung. Handb. d. Physiol. von Bethe u. Mitarb., Bd. 16.
Yarotskiy, A. I.: Mean blood pressure and its clinical significance. Klin. Med. 15, 919 (1937).
Yoshihara, H.: Einflüsse der verschiedenen anorganischen Salzlösungen auf Tuber cinereum. J. Chosen med. Assoc. (Jap.). 26, 43 (1936).

Aortendruck

Boden, E. und *O. Bayer:* Die Bedeutung des mittleren Aortendruckes für die Coronardurchblutung bei Aorteninsuffizienz und Aortenisthmusstenose. Z. Kreislaufforsch. 38, 490 (1949).

Automatische Registrierung

Stokvis, B.: Etude de l'influence de l'hypnose sur la pression du sang à l'aide d'une nouvelle méthode d'enregistrement automatique ininterrompu. J. Physiol. et Path. gén. 35, 691 (1937).
— Blutdruckregistrierung als Methodik zur psychopathischen Forsehung. Psychiatr. Bl. (Nd.). 41, 380 (1937).

Blutdruckzügler

Mies, H.: Labyrinth und Blutdruckzügler. Z. Biol. 97, 218 (1936).
Tournade, A.: Sur les mécanismes régulateurs nerveux et humoraux de la pression arterielle. Quest. clin. Actual. 6, 275 (1937).

Hypertonie

Antognetti, L.: L'operazione di Pende ed il blocco dello splanchnico sinistro nella cura degli stati ipertensivi. Policlinico 43, 1011 (1936).
Backer, M.: Essential hypertension; constitutional considerations. Am. J. med. Sci. 192, 395 (1936).
Bienstock: Hypertonie, eine chron. allergische Tierproteintoxikose. Münch. med. Wschr. 79, 101 (1932).
Bisgard, L.: Relation of hyperthyroidism to hypertension. Arch. internal med. 63, 497 (1939).
Blondin, A. and *C. W.:* Die chirurgische Therapie des arteriellen Hochdruckes. J. Chir. Paris, T. 54, Nr. 10/11, S. 551.
Blumberger, K.: Medikamentöse Therapie der Hypertonie. Schweiz. med. Wschr. 80, 676 (1950).
Boccia, D., M. Bonafina et *D. Ugazio:* La autohemoterapia en la hipertensión arterial. Rev. sudamer. Endocrin. etc. (Arg.). 21, 107 (1938).
Böger, A. und *K. Wezler:* Die Einteilung der verschiedenen Hochdruckformen nach kreislaufmechanischen Gesichtspunkten. Klin. Wschr. 18, 401 (1939).

3*

Bogaert, A. van: Hypothalamus und Hypertension. Cas. lék. cesk. 685 (1937).
— and *Fr. van Baarle:* Hypertension arterielle et hormones hypophysaires vasopressives et gonadotropes. Acta med. Scand. **96,** 57 (1938).
Bohn, H.: Die Bedeutung vasoaktiver Stoffe im Blute für den Hochdruck. Verh. dtsch. Ges. Kreislaufforsch. **5,** 112 (1932).
— Über den Mechanismus des blassen Hochdrucks. Klin. Wschr. **26,** 225 (1948).
Bordley, J., M. Galdston, W. E. Dandy: Die Behandlung der essentiellen Hypertonie vermittels Sympathektomie. Bull. Johns Hopk. Hosp. März 1943.
Brems, A.: Beitrag zur Kenntnis der subcutanen Adrenalinreaktion bei der essentiellen Hypertonie und bei Asthma bronchiale. Acta med. Scand. **64,** 546 (1926).
Brücke, F.: Die Pathophysiologie des blassen Hochdruckes. Tag.-Ber. d. 2. Öst. Ärztetag. S. 129. Wien: Springer-Verlag. 1949.
— Über die Behandlung der Hypertension. Ref.: Wien. klin. Wschr. **62,** 500 (1950).
Brunner, W.: Indikationsstellung zu einem sympathicolytischen Operationsverfahren bei Hochdruck. Schweiz. med. Wschr. **80,** 541 (1950).
Cestari, A. et G. Caletti: L'anisocita degli eritrociti e la resistenza globulare nell'ipertensione arteriosa. Cuore e circolaz. **22,** 112 (1938).
Corcoran, A. C. and J. H. Page: Renal blood flow and sympathectomy in hypertension. Arch. Surg. **42,** 1072 (1941).
Cornut, P.: L'hypertension réflexe s'accompagne du passage dans le sang d'une substance vasoconstrictive autre que l'hormone médullo-surrénale. C. r. soc. biol. **124,** 647 (1937).
Crile, G.: Comparative anatomy and pathologic physiology of adrenal-sympathetic complex with relation to genesis and surgical treatment of essential hypertension. J. Michigan med. Soc. **35,** 694 (1936).
— Critical review of 822 operations on adrenal sympathetic system with special reference to essential hypertension. Illinois med. J. **70,** 115 (1936).
— and *G. Crile jun.:* Blood pressure changes in essential hypertension after excision of celiac ganglion and denervation of carotic plexus. Cleveland Clin. Quart. **3,** 268 (1936).
Culpepper, W. L., E. E. Madden, E. C. Olson and J. H. Hulton: Treatment of essential hypertension and diabetes mellitus by irradiation of pituitary and adrenal regions. Endocrinology **22,** 236 (1938).
Deicke, E. und W. Hülse: Adrenalinversuche bei Hypertonien. Dtsch. Arch. klin. Med. **145,** 360 (1924).
Denk, W.: Zur operativen Behandlung des arteriellen Hochdrucks. Wien. klin. Wschr. **50,** 979 (1938).
— Chirurgische Behandlung der Hypertonie. Ref.: Wien. klin. Wschr. **62,** 500 (1950) (Vortrag).
Dicker, E.: Réactions locales des capillaires à l'histamine et à l'acétylcholine au cours des diverses variétés d'hypertension. Presse méd. **44,** 1454 (1936).
— Recherches cliniques sur la pathogénie de l'hypertension artérielle. Acta med. Scand. **92,** 461 (1937).
— Recherches sur la pathogénie de l'hypertension; une lésion rénale peut déterminer une élévation de la pression sanguine? Acta med. Scand. **93,** 265 (1937).
— L'adrénaline peut-elle être considéré comme la cause de l'hypertension? Presse méd. **45,** 1117 (1937).
Evans, J. A. and C. C. Bartels: Results of high dorsolumbar sympathectomy for hypertension. Ann. int. med. **30,** 307 (1949).
Fahrenkamp, K.: Die psycho-physischen Wechselwirkungen bei den Hypertonieerkrankungen. Stuttgart: Hippokrates. 1926.
Fontaine, R.: Die chirurgische Behandlung des Hochdruckes. Tag.-Ber. 2. Öst. Ärztetag. S. 171. Wien: Springer-Verlag. 1949.

Freeman, E. M. and *W. A. Jeffers:* Effect of progressive sympathect. on hypertension produced by increased intracranial pressure. Am. J. Physiol. 128, 662 (1940).
Frey, W.: Hypertonie als Reflexvorgang. Berl. klin. Wschr. 58, 1186 (1921).
— Klinik und interne Therapie des Hochdruckes. Wien. klin. Wschr. 61, 4 (1949).
— Klinik und interne Therapie des Hochdruckes. Tag.-Ber. 2. Öst. Ärztetag. S. 150. Wien: Springer-Verlag. 1949.
— und *J. Hagemann:* Die experimentellen Grundlagen für den Begriff der Reflexhypertonie. Z. exp. Med. 25, 271 (1921).
Friedmann, B. and *M. Prinzmetal:* Vasomotors effects of blood in patients with hypertension. Proc. Soc. Exper. Biol. a. Med. (Am.) 34, 545 (1936).
Gast, W. und *E. F. Hueber:* Über die Behandlung der Hypertension mit Hydergin. Ref.: Wien. klin. Wschr. 62, 500 (1950) (Vortrag).
Georgopoulos, M. und *N. Tsamboulas:* Grundumsatz und Hypertonie. Dtsch. med. Wschr. 64, 452 (1938).
Gerbi, C.: Considerazioni sull'operazione di denervazione renale nella cura della ipertensione arteriosa. Atti Soc. Lomb. Med. 5, 286 (1936).
Goldenberg, M. and *C. W.:* New Test for Hypertension due to circulating Epinephrine. J. amer. med. Assoc. Dez. 13. (1947).
Graef, I., J. J. Bunim and *A. Rottino:* Hirsutism, hypertension and obesity associated with carcinoma of adrenal cortex; indeterminate pituitary adenoma and selective changes in beta cells of hypophysis. Arch. int. med. 57, 1085 (1936).
Greppi, E.: L'ipertensione arteriosa come autonoma disfunzione e malattia. Rif. med. 48, 1585 (1932).
— Fattori endocranici nell' ipertensione arteriosa. Le influenze psicoemotione i centri vasocostrittori e la loro eccitabilità, l'ipertensione endocranica da idrocefalo vasomotorio, l'ipofisi, le crisi vasali. Riv. Neur. 6, 201 (1933).
— Ipofisi e surrene negli stati di pletora ipertonica. Rassegna Med. 7, F. 2 (1934).
Grimson, K. S.: The sympathetic nervous system in neurogenic and renal hypertension. Arch. Surg. 43, 284 (1941).
Grinstein, A.: Die chirurgische Behandlung der Zerebralsyndrome der Hypertonie. Wien. klin. Wschr. 61, 796 (1949).
Gross, D.: Die Novocainbehandlung der essentiellen Hypertonie. Acta neurovegetativa 1, 389 (1950).
Hantschmann, L.: Vasokonstriktor. wirksame Stoffe und arterieller Hochdruck. Erg. inn. Med. 49, 311 (1935); Z. exper. Med. 96, 442 (1935).
Hermann, H., G. Morin et *J. Vial:* Sur l'action vaso-motrice des doses infimes d'adrénaline. C. r. Soc. Biol. 122, 1099 (1936).
— et *L. Sabadini:* La résection des nerfs splanchniques est-elle légitime comme traitement de l'hypertension artérielle essentielle permanent? Etude critique. Nouveaux resultats experimentaux. Presse méd. 45, 41 (1937).
Hering, H. E.: Zur Analyse des arteriellen Hochdrucks beim Menschen usw. Münch. med. Wschr. 72, 339 (1925).
Hetenyi, S. und *S. Sümegi:* Adrenalinblutdruckkurven der essentiellen Hypertoniker. Klin. Wschr. 4, 2298 (1925).
Heymans, C. et *L. Bouckaert:* Sur la pathogénie de la hypertension artérielle. Rôle du CO_2 et de l'oxygène. C. r. Soc. Biol. Paris. 111, 145 (1932).
— Au sujet de l'hypertension artérielle exp. Bull. Acad. méd. Belg. 4, 441 (1939).
Heyn, A.: Ein Fall von tödlichem Diabetes traumaticus. Z. Medizinalbeamte 33, 108 (1920).
Hinton, W.: Thoracolumbale Sympathektomie bei essentieller Hypertonie. N. Y. State J. Med. 44, 884 (1944).
Holtz, P.: Experimentelle Grundlagen der renalen und essentiellen Hypertonie. Klin. Wschr. 72, 65 (1946).

Hülse, W.: Experimentelle Untersuchungen zur Genese des essentiellen Hochdruckes. Arch. exper. Path. 140, 282 (1929).

Introzzi, A. S., A. N. Canonico et *J. A. Tajana:* Hipertensión arterial. Estudio experimental. Trattamento quirúrgico. Semana méd. 1, 841 (1938).

Jaegher, M. de et *A. van Bogaert:* Hypertension hypothalamique expérimentale; sa nature. C. r. Soc. Biol. 118, 546 (1935).

Jansen, W. H., W. Tams und *H. Achelis:* Zur Dynamik des Blutdrucks. Dtsch. Arch. klin. Med. 144, 1 (1924).

Jores, A.: Klinische Endokrinologie. Berlin: Springer-Verlag. 1939.

Kauffmann, F.: Klin. experimentelle Untersuchungen zum Krankheitsbild der arteriellen Hypertonie. IV. Z. klin. Med. 100, 702 (1924).

— Kreislauf und Nervensystem. Dtsch. med. Wschr. 989, 1034 und 1121 (1933).

Koch, E., H. Mies und *M. Nordmann:* Arterieller Hochdruck durch Dauerausschaltung der Blutdruckzügler. Z. Kreislaufforschg. 19, 585 (1927).

Konschegg, Th.: Experim. Beitrag zur Rolle des Blutes bei Hochdruck. Wien. klin. Wschr. 48, 1250 (1935).

Koppermann, E. und *L. Walz:* Elektrokardiogrammveränderungen bei Hypertonikern vor und nach Sympathikusoperation. Verh. dtsch. Ges. Kreisl.-Forsch., 15. Tag. 236 (1949).

Kostlivý, S.: Influence de la vagotomie sous diaphr. dans le traitement de l'hypertonie et de la spasmodicité de l'estom. Arch. franco-belges 10, 918 (1924).

Kuré, K., T. Nakaya, S. Murakami und *S. Okinaka:* Hyperadrenalinämie bei ess. Hypertonie. Klin. Wschr. 12, 454 (1933).

Kylin, E.: Über die essentielle Hypertonie als Teilsymptom einer funktionellen Krankheit. Klin. Wschr. 2, 2064 (1923).

— Zur Frage über die Ätiologie der essentiellen Hypertoniekrankheit. Klin. Wschr. 3, 26 (1924) und 4, 806 (1925).

— Die Hypertoniekrankheiten. Berlin: Julius Springer. 1930.

Lampen, H., P. Kezdi, E. Koppermann und *L. Kaufmann:* Experimenteller Entzügelungshochdruck bei arterieller Hypertonie. Z. Kreisl.forsch. 38, 577 (1949).

Lange, F.: Die Gestalt der Blutkapillaren bei Hypertonie. Dtsch. Arch. klin. Med. 152, 302 (1926).

Leathem, J. H.: Effects of blood pressure of injections of urine extracts of normal and hypertensive individuals. Proc. Soc. exper. Biol. a. Med. (Am.) 38, 546 (1938).

Lepeschkin, E.: Kreislaufdynamische Untersuchungen zur Frage der Genese des Hochdruckes bei der akuten Nephritis, insbes. der Feldnephritis. Klin. Wschr. 25, 774 (1947).

Leriche, R.: Réflexions sur le traitement chirurgical de l'hypertension artérielle solitaire d'après 19 cas. Presse méd. 46/I, 489 (1938).

— et *J. Heitz:* Des effets physiologiques de la sympathectomie périphériques (réaction thermique et hypertension locale). C. r. Soc. Biol. 66 (1917).

— *P. Wertheimer* et *P. E. Martin:* Maladie hypertensive traitée par splanchnectomie et surrénalectomie unilatérales gauches. Résultats après quatorze mois. Lyon méd. 161, 15 (1938).

Lian, C., S. Stoicesco et *C. Vidrasco:* De l'état du système nerveux végétatif dans hypertensions artérielles permanentes. Presse méd. 37, 1909 (1929).

Lippert, H.: Capillarfunktion und Hypertonie. Klin. Wschr. 14, 645 (1935).

Lord, J. W. jun. and *W. Hinton:* Exercise after sympathectomy for hypertension. J. amer. med. Assoc. 129, 1156 (1945).

MacMillan, R. L.: Adrenal apoplexy associated with hypertension. Lancet 177 (1947).

Malméjac, J. und *G. Jonesco:* Sur l'entrée en jeu de réactions vasomotrices locales au cours d'hypotensions réflexes. C. r. Soc. Biol. Paris 130, 1283 (1939).

Mikulicic, J.: Theoretische Erwägungen über den heutigen Stand der Hochdruckforschung. Med. Mschr., Z. f. allg. Med. u. Ther. 1, 237 (1947).

Monier-Vinard: Observation d'un accès d'hypertension d'origine toxique et considerations sur l'hypertension paroxystique pure. Bull. Soc. méd. Hôp. Paris 50, 1553 (1934).

Olmer, J. et *J. Carbonel:* Le rôle du système neurovegetatif dans l'hypertension artérielle permanente. Presse méd. 42, 581 (1934).

Pal, J.: Über permanente Hypertonie. Med. Klin. 5, 1312 u. 1356 (1909)
— Arterieller Hochdruck. Klin. Wschr. 2, 1131 (1923).

Peet, M. M. and *E. M. Isberg:* Surgical treatment of essential hypertension. J. amer. med. Assoc. 130, 467 (1946).

Pende, N.: I fondamenti patogenetici neuro-endocrini della ipertensione arteriosa solitaria ed il suo nuovo trattamento razionale. Riv. osp. 26, 531 (1936).

Peoples, A. A. and *E. H. Guttmann:* Hypertension produced with benzedrine: its psychological accompaniments. Lancet 1, 1107 (1936).

Perret, P. E.: L'autohématothérapie dans le traitement de l'hypertension artérielle. Schweiz. med. Wschr. 68, 265 (1938).

Pfalz, W.: Hypertonie nach Starkstromverletzung. Dtsch. med. Wschr. 49, 1647 (1922).

Pi-Suner, A. et *J. Raventos-Pijoan:* Sur l'hypertension d'origine centrale. C. r. Soc. Biol. Paris 115, 1015 (1934).

Raab, W.: Cerebromedulläre Ischämie als Ursache des essentiellen Hochdrucks. Med. Klin. 27, 248 (1931).
— Der zentrale Mechanismus des essentiellen und arterio-sklerotischen Hochdrucks. Wien. klin. Wschr. 45, 1101 und 1130 (1932).
— Die zentrogenen Formen des arteriellen Hochdruckes. Erg. inn. Med. 46, 452 (1934).

Rasmussen, A. T.: The relation of basophilic cells of the human hypophysis to blood pressure. Endocrinology 20, 673 (1936).

Rasmussen, H.: Über den Grundumsatz bei essentieller Hypertonie. Acta med. Scand. 93, 594 (1938).

Ricker, G.: Sklerose und Hypertonie der innervierten Arterien. Berlin: Julius Springer. 1927.

Salus, F.: Zur Frage des bulbären Hochdrucks. Klin. Wschr. 11, 1542 (1932).

Scheiner, H.: Effects hypertenseurs produits par l'excitation du nerf splénique chez le chien atropinisé et cocainisé. C. r. Soc. Biol. 124, 1219 (1937).
— Action hypertensive de l'extrait ultrafiltré de rate chez le chien préablement traité par l'extrait posthypophysaire. C. r. Soc. Biol. Paris 125, 125 (1937).

Scheps, M.: Beitrag zur Ätiologie der essentiellen Hypertonie und Eklampsie. Klin. Wschr. 13, 1151 (1934).

Scriba, K.: Die basophilen Zellen des Hypophysenhinterlappens und ihre Beziehungen zum Hochdruck und zur Eklampsie (zugleich ein Beitrag zur Frage: Hat der Mensch eine dem tierischen Zwischenlappen vergleichbare Pars intermedia?). Virchows Arch. 297, 221 (1936).

Seligsohn, A.: Le syndrome de Cushing et le problème de l'hypertension essentielle. Presse méd. 46, 1931 (1938).

Sorgo, W.: Die intramedulläre Vasomotorenbahndurchschneidung zur Behandlung des Bluthochdruckes. Wien. med. Wschr. Nr. 35/36, 391 (1948).

Staemmler, M. und *G. W. Parade:* Kohlenoxyd und Hypertonie. Klin. Wschr. 18, 1049 (1939).

Stokvis, B.: Experimentelle Untersuchungen betreffs der Psychogenese der essentiellen Hypertonie. Schweiz. Arch. Neur. 41, 200 (1938).

Vogt, H.: Untersuchungen über vasopressorische Stoffe bei essentieller Hypertonie und beim Kaolinhochdruck des Hundes. Klin. Wschr. 17, 1148 (1938).

Voicu, I. and *D. Pana:* Cerebral hemorrhage in pregnancy due to essential hypertension and its relation to histopathologic changes in pituitary. Endocrin., Gynec., Obstetr. (Rum.). 1, 341 (1936).

Weitz, W.: Zur Ätiologie der genuinen und vaskulären Hypertension. Z. klin. Med. 96, 151 (1923).

Wertheimer, P., F. Paliard et *P. E. Martin:* Trois observations d'hypertension artérielle permanente traitées chirurgicalement. Lyon chir. 35, 705 (1938).

Westphal, K.: Die paradoxe Gefäßreaktion auf Abschnürung bei arteriellem Hochdruck. Z. klin. Med. 101, 545 (1925).

— und *C. Sievert:* Über den Reizstoff der genuinen Hypertension; die endokrine Disharmonie bei genuinen Hypertensionen, der Anlaß zur Suche und zum Finden dieses Reizstoffes. Z. klin. Med. 133, 223 (1938).

— — Über den Reizstoff der genuinen Hypertension; die Ergebnisse der Untersuchungen über blutdrucksteigernde Substanzen im Blute von genuinen Hypertensionen, renalen Hypertensionen und malignen Sklerosen. Z. klin. Med. 133, 248 (1938).

— — Über den Reizstoff der genuinen Hypertension; Untersuchungen über Kreislaufwirkungen der blutdrucksteigernden Substanz aus dem Blute von genuinen Hypertensionen. Z. klin. Med. 133, 277 (1938).

— — Über den Reizstoff der genuinen Hypertension; Untersuchungen über den akuten Einfluß der Reizstoffe auf den Blutdruck und die Nebennierensekretion sowie chronische Blutdruckversuche. Z. klin. Med. 133, 291 (1938).

— — Über den Reizstoff der genuinen Hypertension; die Symbiose von Nebennierenrinde und Mark auf Grund histologischer Nebennierenuntersuchungen unter verschiedenen experimentellen und pathologischen Bedingungen, besonders beim genuinen Hochdruck. Z. klin. Med. 133, 311 (1938).

— — Über den Reizstoff der genuinen Hypertension; die genuine Hypertension als eine primär endokrine Erkrankung. Z. klin. Med. 133, 342 (1938).

Wezler, K. und *A. Böger:* Die physiologischen Bedingungen für die Entstehung des Hochdrucks beim Menschen. Med. Klin. 33, 1628 (1937).

White, P.: Endocrine manifestations in juvenile diabetes. Arch. internat. med. 63, 39 (1939).

Zenker, R.: Zur chirurgischen Behandlung der Hypertonie. Chirurgentreffen Heidelberg 1947. Ref. Klin. Wschr. 25, 895 (1947).

Ziskin, Th.: Die Hypophyse bei Hypertonikern. Radiology 53, 406 (1949).

Hypotonie

Hermann, H. et *M. Pont:* L'hypotension orthostatique. Presse méd. 269 (1946).

Malmejac, J. et *A. Capel:* Intervention de réflex locaux dans la genèse de l'hypotension qui suit la désocclusion de l'aorte. C. r. Soc. biol. 122, 958 (1936).

Münzer, E.: Zur Lehre von den vaskulären Hypotonien. Wien. klin. Wschr. 22, 1341 (1910).

Stabile, A.: La hipotension arterial y el accidente bulbar en la anestesia raquidea por percaina. Arch. urug. Med. etc. 12, 15 (1938).

Tournade, A. et *C. Sarrouy:* L'acétyl-choline provoque-t-elle l'hypotension artérielle par une „attaque" centrale, en même temps que périphérique du système vasomoteur? C. r. Soc. Biol. 122, 199 (1936).

Kapillaren

Hintze, A.: Die Füllungszustände der Blutkapillaren und die auf sie einwirkenden Reaktionen. I. Mechanische Ursachen. Arch. klin. Chir. 118, 361 (1921).

Horejsi, J. und *G. Aron:* Cutanreaktionen der Capillaren auf Adrenalin und Histamin bei Kardiopathien. Z. exp. Med. 99, 17 (1936).

Lunedei, A.: Note di semeiotica de capillari. Sperimentale 81 (1927).
— Le reazione capillari alle stimolazioni meccaniche sulla cute. Il dermografismo. Riv. clin. Med. 28, 23 (1927).
Nevermann, H.: Kapillardruckmessungen. Klin. Wschr. 3, 1433 (1924).
Parrisius, W. und *Wintherlin:* Der Blutstrom in den Hautkapillaren in verschiedenen Körperregionen bei wechselnder Körperlage. Dtsch. Arch. klin. Med. 141, 243 (1923).
Policard, A.: Les capacités contractiles des capillaires sanguines. Presse méd. 31, 1081 (1923).
Stöhr, P.: Mikroskopischer Beitrag zur Innervation der Blutkapillaren beim Menschen. Z. Zellforsch. usw. 3, 431 (1925/26).
Szanto, G.: Blood pressure in skin capillaries and surgical shock. Surg. gynecol. a. obstetr. 65, 453 (1937).

Nebenniere

Graef, I., J. J. Bunim and *A. Rottino:* Hirsutism, Hypertension and obesity associated with carcinoma of adrenal cortex; indeterminate pituitary adenoma and selective changes in beta cells of hypophysis. Arch. int. med. 57, 1085 (1936).

Operative Behandlung

Crile, G.: Critical review of 822 operations on adrenal sympathetic system with special reference to essential hypertension. Illinois med. J. 70, 115 (1936).
— and *G. Crile jun.:* Blood pressure changes in essential hypertension after excision of celiac ganglion and denervation of carotic plexus. Cleveland Clin. 3, 268 (1936).
Grimson, K. S., H. Wilson and *D. B. Phemister:* Early and remote effects of total and partial paravertebral sympathectomy on blood pressure; experimental study. Ann. Surg. 106, 801 (1937).
Schilf, E.: Das Sympathische an Kraus' Tiefenperson. Med. Welt 12, 942 (1938).

Sinus caroticus

Gavazzeni, A.: La irradiazioni del seno carotidea nell'ipertensione arteriosa. Radiol. Med. 23, 694 (1936).

Vasomotorenreflex

Heymans, C., J. J. Bouckaert, S. Farber and *F. Y. Hsu:* Spinal vasomotor reflexes associated with variations on blood pressure. Am. J. Physiol. 117, 619 (1936).

Bronchien, Lunge und vegetatives Nervensystem

Allgemeines

Alles, G. A. and *M. Prinzmetal:* The comparative physiological actions of the dl-phenylisopropilamines. II. Bronchial effect. J. Pharmacol. (Am.) 48, 161 (1933).
Benelli, R.: Studio farmagologico della musculatura bronchiale. L'azione degli estratti di midollare surrenale e di ipofisi posteriore sulla musculatura bronchiale. Rass. Neuroveg. 2, 110 (1940).
Binger, W. M., W. Gaarde und *J. Markowitz:* A study of bronchial reflexes in the guinea pig. Am. J. Physiol. 96, 647 (1931).
Cameron, W. M. and *M. L. Tainter:* Comparative actions of sympathomimetic compounds: Bronchodilator actions in bronchial spasm induced by histamine. J. Pharmacol. (Am.) 57, 152 (1936).

Cotui, Ch. L. Burstein and *A. M. Wright:* The effect of sympathectomy on the sensitivity to adrenalin of the bronchioles. J. Pharmacol. (Am.) 58, 33 (1936).

Hebb, C. O.: Bronchomotor response in isolated perfused guineapig lungs. J. Physiol. 99, 57 (1940).

Hochrein, M. u. *H. Becker:* Über den Einfluß der Vago-Sympathikusreizung auf den Gasaustausch in der Lunge. Naunyn-Schmiedebergs Arch. 173, 466 (1933).

Hochrein, M. u. *Ch. J. Keller:* Die nervöse Regulation der Durchblutung und Blutfüllung der Lunge. Naunyn-Schmiedebergs Arch. 166, 229 (1932).

Kehler, E.: Die nervale Erregungsqualität bei pulmonalen Kontraktionszuständen. Dtsch. med. Wschr. 74, 1013 (1949).

Niedner, F. F.: Beiträge zur Kenntnis von neurovegetativen Lungenreaktionen. Acta neuroveget. 1, 353 (1950).

Romm, S. O.: Über den Einfluß der Innervation der Lungengefäße auf die Dauer des Lungenkreislaufes des Blutes. Pflügers Arch. 204, 396 (1924).

Sauerbruch, F.: Die Nekrose einer Lungenhälfte nach Exstirpation eines Ganglioneuroms des Brustsympathikus und ihre allgemein pathologische Bedeutung. Münch. med. Wschr. 70, 1011 (1923).

Sergent, E., M. Fourestier et *J. Brincourt:* Le rôle du système nervaux dans les modifications pathologiques de la circulation vasculaire du poumon. Bull. Acad. Méd. Paris, 120, 23 (1933).

Sturgis, S. H.: Observations on physiology, metabolism and treatment of a severe burn. Mil. Surgeon 97, 215 (1945).

Sturm, A.: Zum Begriff der Kontraktionsatelektase. Dtsch. med. Wschr. 72, 669 (1947).

— Die klinische Pathologie der Lunge in Beziehung zum vegetativen Nervensystem. Versuch einer neuen allgemein-pathologischen Ordnung am Beispiel der Lunge. Stuttgart: Wissenschaftl. Verl. Ges. 1948.

Trautwein, H.: Die Bedeutung des vegetativen Nervensystems bei der Entstehung von Lungenerkrankungen. Tuberkulosearzt 4, H. 4, 207 (1950).

Trendelenburg, P.: Physiologische und pharmakologische Untersuchungen an der isolierten Bronchialmuskulatur. Arch. exp. Pathol. (D.) 69, 79 (1912).

Tribe, E. M.: Vasomotor nerves in the lungs. J. Physiol. 48, 154 (1914).

Asthma

Böttner, A.: Zur operativen Behandlung des Asthma bronchiale. Med. Klin. 21, 197 (1925).

Brüning, F. und *P. J. Jungmann:* Zur chirurgischen Behandlung des Asthma bronchiale. Klin. Wschr. 3, 399 (1924).

Cameron, A. J. D. and *J. H. Thompson:* Autonomic nervous system in asthma. Med. Press 195, 580 (1937).

Flörcken, H.: Kritische Beiträge zur operativen Behandlung der Angina pectoris und des Asthma bronchiale. Arch. klin. Chir. 130, 68 (1924).

Frey, E. K.: Herznervenwirkung und chirurgische Behandlung des Asthma bronchiale. Münch. med. Wschr. 71, 603 (1924).

Generisch, A. v.: Die Exstirpation des Halssympathikus bei Asthma bronchiale. Klin. Wschr. 3 (1924).

Glaser, F.: Die Bedeutung des Vagus und Sympathikus für die Therapie des Asthma bronchiale. Ther. Ggw. 65, 202 (1924).

— Die Wirkung der Sympathektomie bei Angina pectoris und Asthma bronchiale. Med. Klin. 20, 477 (1924).

Gordon, L. v.: Die Bekämpfung des Bronchialasthmas. Schweiz. med. Wschr. 54 (1924).

Hartung, H.: Sympathikusresektion bei Asthma bronchiale und Muskelatrophie. Zbl. Chir. 51, 2300 (1924).

Heine, L.: Zur Sympathektomie bei Asthma bronchiale. Ref.: Zbl. Chir. 51, 862 (1924).

Hesse, E.: Die chirurgische Behandlung der Angina pectoris und des Asthma bronchiale. Z. org. Chir. 29, H. 6 (1924). (Ref.)

Hesse, E. R.: Die chirurgische Behandlung der Angina pectoris und des Asthma bronchiale. Zbl. Chir. 51 (1924).

Kaess, F. W.: Zur operativen Behandlung des Asthma bronchiale. Klin. Wschr. 3, 880 (1924).

— Zur operativen Behandlung des Asthma bronchiale. Chir. Kongr. 1924 (Verein. Nd. Rhein.-Westfäl. Chir.)

Kümmell, H.: Zur chirurgischen Behandlung des Asthma bronchiale. Arch. klin. Chir. 127, 716 (1923).

— Über die Behandlung des Asthma bronchiale durch Exstirpation des Halssympathikus. Ref.: Klin. Wschr. 2, 1480 (1923) (Vortrag, gehalten im ärztl. Verein Hamburg, 19. 6. 1923).

— Die operative Heilung des Asthma bronchiale. Klin. Wschr. 2, 1825 (1923).

— Weitere Erfahrungen über Halsganglienexstirpation bei Asthma. (Vortrag, Ärztl. Verein Hamburg, 19. 2. 1924.) Ref.: Klin. Wschr. 3, 859 (1924).

— Weitere Erfahrungen über operative Behandlung des Asthma bronchiale. (Vortrag, Verein nordwestdtsch. Chir. 4. u. 5. 1. 1924.) Ref.: Zbl. Chir. 51, 898 (1924).

Läwen, A.: Resektion des Halssympathikus wegen Asthma bronchiale. Ref.: Klin. Wschr. 3, 860 (1924).

Lintz, W.: Lack of operative indications in asthma and other forms of allergy. Anh. Surg. 79, 917 (1924).

Witzel, O.: Das chirurgische Experiment der einseitigen Exhairese des Halssympathikus bei Asthma bronchiale. Ref.: Zbl. Chir. 51, 1238 (1924).

Atmung

Allen, E. V.: Effect on respiration, blood pressure etc. Am. J. Physiol. 87, 319 u. 558 (1929); 88, 117 u. 620 (1929); 98, 344 (1931); 115, 579 (1936).

Bartorelli, C. e *O. A. M. Wyss:* Influenza di lesione encefalische sui reflessi respiratori vagali. Boll. Soc. ital. Biol. sper. 16, 219 (1941).

Brown, G. L., H. Dale and *W. Feldberg:* Reaction of normal mammalian muscle to acetylcholine and to eserine. J. Physiol. 87, 394 (1936).

Comroe, J. H. and *C. F. Schmidt:* The carotid body and the chemical regulation of respiration in the dog. Am. J. Physiol. 121, 75 (1937).

Cuppini, R.: Apnea volontaria e sistema nervoso vegetativo. Fisiol. e Med. 12, 449 (1941).

Fulde, E.: Über den Einfluß des vegetativen Systems auf die Atmung. Arch. klin. Chir. 191, 161 (1938).

Gasnier, A. und *A. Mayer:* Action antagoniste de l'adrénaline et de l'ergotamine sur la respiration du lapin. Ann. Physiol. 13, 571 (1937).

Gernandt, B. E.: Respiratory reflexes elicited from the aortic and carotid bodies. Acta physiol. scand. 11. Suppl. XXXV.

Gesell, R., J. Bricker and *C. Magee:* Central mechanism controlling breathing. Am. J. Physiol. 117, 423 (1936).

Grosman, Y. S.: Effect of certain vegetative poisons and hypnotics on reflexes of upper and lower respiratory tract. Eksper. med. 2, 51 (1938).

Henderson, V. E. and *E. H. Craigie:* On the respiratory center. Am. J. Physiol. 115, 520 (1936).

Hess, W. R.: Kritik der Hering-Breuer'schen Lehre von der Selbststeuerung der Atmung. Pflügers Arch. 226, 198 (1930).

— Die Rolle des Vagus in der Selbststeuerung der Atmung. Pflügers Arch. 237, 24 (1936).

Hess, W. R.: Das Zwischenhirn und die Regulation von Kreislauf und Atmung. (Beitr. z. Physiologie des Hirnstammes II). Leipzig: Thieme. 1938.
— Der Reflextonus des Zwerchfelles und der Einfluß der Lungenentfaltung auf den Atmungstypus. (Begleittext zum Film der Reichsstelle für den Unterrichtsfilm.) 1940.
Hess, W. R. und *O. A. M. Wyss:* Physikalische Atmungsregulierung, Aktionsstrombilder des Phrenicus. Pflügers Arch. 237, 761 (1936).
Monnier, M.: Les centres bulbaires de la régulation des mouvements respiratoires. Arch. internat. Physiol. 47, 133 (1938).
— Physiologie des formations réticulées. II. Respiration. Rev. Neur. (Fr.) 69, 517 (1938).
Pitts, R. F., H. W. Magoun and *S. W. Ranson:* Localisation of the medullary respiratory centers in the cat. Am. J. Physiol. 126, 673 (1939).
Schröcksnadel, H.: Über einen neuen Regulationsmechanismus zur Koordination von Atmung und Kreislauf. Wien. klin. Wschr. 61, 214 (1949).
Wyss, O. A. M. und Mitarb.: Le mécanisme central des réflexes respiratoires d'origine vagale. I, II, III, IV. Helvet. Physiol. Acta 1, 89 (1943); 4, 213, 443 u. 495 (1946).
Wyss, W. v.: Einflüsse psychischer Vorgänge auf Atmung, Pulsfrequenz, Blutdruck und Blutverteilung. Handb. d. Physiologie von Methe u. Mitarb., 16.

Blutung

Zander, R.: Über intravenöse Novocainbehandlung bei Lungenblutungen. Tuberkulosearzt 3, 464 (1949).

Dilatation

Pedden, J. R., M. L. Tainter and *W. M. Cameron:* Comparative actions of sympathomimetic compounds: Bronchodilator actions in experimental bronchial spasm of parasympathetic origin. J. Pharmacol. (Am.) 55, 492 (1935).

Gefäße

Blanc, E. le und *C. de Lind van Wyngaarden:* Die Innervation der Lungengefäße und Bronchien. Pflügers Arch. 204, 601 (1924).
Brodie, T. G. und *A. Dixon:* Vasomotor of Lung. J. Physiol. 30, 476 (1904).
Luckhardt, A. B. and *A. J. Carlson:* Vasomotor fibres in vagus nerve to pulmonary vessels. Am. J. Physiol. 56, 72 (1921).

Lungenödem

Sturm, A.: Das zentrogene Lungenödem. Med. Mtschr., Z. allg. Med. u. Ther. 1, 339 (1947).

Muskulatur

Rittmann, R.: Pharmakologische Untersuchungen an der menschlichen Bronchialmuskulatur. Wien. Med. Wschr. 74, 2057 (1924).

Nervus vagus

Braeucker W. u. *H. Kümmel:* Über die „reine" Vaguswirkung an den Bronchien. Pflügers Arch. 218, 301 (1928).
Wyss, O. A. M.: Reizphysiologische Analyse des afferenten Lungenvagus. Pflügers Arch. 242, 215 (1939).

Pneumothorax

Sturm, A.: Die Wirkung des Pneumothorax auf den vegetativ-nervösen Lungentonus. Klin. u. Praxis 33 (1946).

Spasmen

Pedden, J. R., M. L. Tainter and *W. M. Cameron:* Comparative actions of sympathomimetic compounds: Bronchodilator actions in experimental bronchial spasm of parasympathetic origin. J. Pharmacol. (Am.) 55, 492 (1935).

Chemische Untersuchungen und vegetatives Nervensystem

Allgemeines

Alpern, D. E. and *P. D. Tsomaya:* Agents chimiques de l'excitation nerveuse dans les dysfonctions végétatives. Presse méd. 45, 1607 (1937).
Butt, H. R.: Chemical mediation of nerve impulses. Arch. neur. (Am.) 37, 142 (1937).
Calabro, Q.: A proposito dell'attività chimica dei tronchi nervosi. Riv. Biol. spec. 12, 169 (1937).
Cannon, W. B.: The story of the development of our ideas of chemical mediation of nerve impulses. Am. J. med. Sci. 188, 145 (1934).
Collin, R.: Sur l'origine histologique des substances qui interviennent dans la transmission chimique de l'influence nerveux. Bull. Acad. Méd. 117, 678 (1937).
Dale, H.: Chemical agents transmitting nervous excitation. Ir. J. med. Sci. 245 (1938).
— Natural chemical stimulators (Sharpey memorial lecture).
Hommer, E.: Über die Beeinflussung der vegetativen Dysregulation durch Magnesiumsulfat. Klin. Wschr. 26, 22 (1948).
Manoiloff, E. O.: Weitere Erfahrungen über die Unterscheidung des Nervensystems, insbesondere des N. vagus, vom Sympathicus auf chemischem Wege. Wien. klin. Wschr. 49, 1524 (1936).
Porta, V.: La teoria chimica della trasmissione degli impulsi nervosi. Rass. Neuroveg. 1, 434 (1939).
Staub, H.: Über körpereigene Wirkstoffe bei Nervenerregung. Klin. Wschr. 16, 1137 (1937).

Adrenalin

Bröckling, E. und *P. Trendelenburg:* Adrenalinnachweis und Adrenalingehalt des menschlichen Blutes. Dtsch. Arch. klin. Med. 103, 168 (1911).
Dowall, R. J. S. and *I. Whan:* Adrenalin dilatation. J. Physiol. 88, 11 (1937).
Dresel, K.: Der Einfluß des vegetativen Nervensystems auf die Adrenalinblutdruckkurve. Z. exp. Path. u. Ther. 22, 34 (1921).
Fraenkel, A.: Über den Gehalt des Blutes an Adrenalin bei chron. Nephritis und bei Morbus Basedowi. Arch. exper. Path. (D.) 60, 395 (1909).
Grill, C.: Observations in the adrenalin need in man and the effect of adrenalin on the blood pressure at different blood pressure heights. Acta med. Scand. 91, 628 (1937).
Hermann, H., F. Jourdan, G. Morin and *J. Vial:* Adrénalino-sécrétion par excitation directe de la glande surrénale énervée chez le chien. C. r. Soc. Biol. 122, 579 (1936).
Hess, F.: Zur Adrenalinreaktion beim Menschen. Klin. Wschr. 2, 1553 (1923).
Katz, G. and *G. Kaltz:* Action of atropine and eserine on adrenalin secretion caused by KCl und CaCl. Proc. Soc. exper. Biol. a. Med. (Am.) 36, 848 (1937).
Lohmann, A.: Über die antagonistische Wirkung der in den Nebennieren enthaltenen Substanzen Suprarenin und Cholin. Pflügers Arch. 122, 203 (1908).
Marconi, F. e *L. di Marco:* Ricerche sul contenuto adrenalinico delle surrenali in animali allo stato fisiologico e in vari stati morbosi; negli

stati di intossicazione e di shock insulinico ed anafilattico. Arch. int. Pharm e Ther. 56, 49 (1937).

Marconi, F. e *L. di Marco:* Determinazione della adrenalina nelle surrenali di animali sottoposti allo shock insulinico mortale, all'azione combinate dell'insulina e dell'atropina e allo shock anafilattico. Boll. soc. ital. Biol. spec. 12, 169 (1937).

Tournade, A. M., Chabrol et *Tadisch:* Le petit splanchnique, nerf adrénalino sécreteur. C. r. Soc. Biol. 90, 414 (1924).

Tournade, A., Ch. Sarrouy et *M. Chevillot:* L'acétylcholine et l'adrénalino-sécrétion. C. r. Soc. Biol. Paris 124, 5 (1937).

Blutzucker

Anselmino, K. J. und *F. Hoffmann:* Über die Blutzuckerwirkung von Hypophysenvorderlappenfraktionen. Z. exper. Med. 94, 305 (1934).

Araki, G.: Experimentelle Untersuchungen über die Atropingewöhnung, über den Einfluß der wiederholten Injektion von Atropin auf den Blutzucker und das Blutbild sowie auf den Adrenalingehalt der Nebennieren beim Kaninchen. Jap. J. Med. Sci. Pharmakol. 9, 57 (1936).

Barré, J. A. la: Origine nerveuse centrale de l'hypermotilité gastrique observée au cours de l'hypoglycémie consécution à l'hépatectomie. C. r. Soc. Biol. 107, 906 (1931).

Barris, R. W. and *W. R. Ingram:* The effect of experimental hypothalamic lesions upon blood sugar. Am. J. Physiol. 144, 555 (1936).

Bartelheimer, H.: Die Kapillardichte in der Hypoglykämie. Klin. Wschr. 25, 815 (1947).

Biasotti, A.: Insuffisance hypophysaire et tolérance au glucose. Rev. Soc. Argent. Biol. 10, 36 (1934).

— Insuffisance hypophysaire et tolérance au glucose. C. r. Soc. Biol. 117, 74 (1934).

Bloch, W.: Der Blutzucker nach herdförmiger Ausschaltung im Hypothalamus. Helv. physiol. Acta 1, 177 (1943).

Bodo, M., Ch. Cotui and *H. N. Benaglia:* Studies on mechanism of morphine hyperglycemia; role of sympathetic nervous system with special reference to sympathetic supply to liver. J. Pharmacol. (Am.) 62, 88 (1938).

Dönhardt, A.: Adrenalinhyperglykämie beim Hungerödem. Klin. Wschr. 25, 913 (1947).

Dresel, K.: Experimentelle Untersuchungen über die zentrale Regulation des Blutdruckes und Blutzuckers. Klin. Wschr. 1, 24 (1922).

Elmer, A. W., B. Giedosz et *M. Scheps:* L'action immédiate hyperglycémiante et antiinsulaire de la préhypophyse et du sang dans l'acromégalie. C. r. soc. Biol. 125 1086 (1937).

Heinbecker, P. and *T. E. Weichselbaum:* Blood sugar response to intraperitoneal epinephrine injections in normal and hypophysectomized dogs. Proc. soc. exper. Biol. a. Med. (Am.) 37, 527 (1937).

Hiller, E.: Die initiale Insulinhyperglykämie, ihre Abhängigkeit von nervösen Faktoren und ihre pharmakologische Beeinflußbarkeit. Klin. Wschr. 27, 506 (1949).

Jaegher, M. de et *A. van Bogaert:* Hyperglycémie provoquée par excitation électrique de l'hypothalamus. C. r. Soc. Biol. 118, 1035 (1935).

Karlan, C. and *Cl. Cohn:* Hypoglycemic fatigue. J. amer. med. Assoc. 130, 553 (1946).

Kepinov, L.: Système glycogénolytique hormonal. Sur le mécanisme de l'action glycogénolytique de l'adrénaline et le rôle de l'hormone hypophysaire dans ce mécanisme. C. r. Soc. Biol. 126, 1084 (1937).

Köhler, V. und *H. Hanschke:* Die Steigerung der physiologischen Zuckerkapazität durch synthetisches Nebennierenrindenhormon. Klin. Wschr. 26, 300 (1948).

Kohlschütter, E.: Über Spontanhypoglykämie. Med. Mtschr., Z. allg. Med. u. Ther. 1, 261 (1947).

Lehmann, J.: Über-mesencephal-hypophysär bedingte Spontanhypoglykämie. Klin. Wschr. 28, 118 (1950).

Lucke, H.: Der Einfluß von Sympathikusgiften und Narkose auf die durch Zufuhr des kontrainsulinären Hormons ausgelöste Blutzuckerreaktion. Z. exper. Med. 91, 696 (1933).

Matteis, F. de e G. Boccuzzi: Elettrocardiogramme, perssione arteriosa e curva glicemica nei diencefalo-ipofisari durante alcune prove farmacologiche. Arch. Sc. Med. 67, 101 (1939).

Milone, G.: Curva glicemica da insulina inibendo o eccitando farmaccologicamente il sistema neuro-vegetativo. Policlinico 96, 217 (1939).

Remy, R. und *K. H. Jaeger:* Blutzuckerkurven, Glukogeneffekt und Adrenalin-Hyperglykämie nach i. v. Zufuhr von Invert- und Traubenzucker. Dtsch. med. Wschr. 74, 1007 (1949).

Seitz, E.: Blutzuckervermehrung bei Reizzustand des N. sympathicus. Mitt. Grenzgeb. Med. u. Chir. 34, 514 (1922).

Simon, K.: Vegetatives Nervensystem und Blutzuckerregulation. Klin. Wschr. 28, 152 (1950).

— Störungen des Zuckerstoffwechsels bei Erkrankungen des Nervensystems. (Ein Beitrag zur Auswertbarkeit der Insulin- und Adrenalinbelastungskurven des Blutzuckers.) Dtsch. med. Wschr. 75, 516 (1950).

Tominaga, K.: Untersuchungen über die Wirkung des menschlichen Tonsillenextraktes auf die Blutzuckerherabsetzung; über die Wirkungen von Tonsillenextrakt des Menschen auf den Blutzuckerwert unter Einfluß von vegetativen Nervengiften und Hormonen. J. Biochem. 27, 445 (1938).

Wegierko, J.: Influence de l'état hypoglycémie sur l'évolution de l'asthma bronchiale. Presse méd. 43, 1379 (1935).

Calcium

Mori, M. und *T. Minami:* Wirkungen des Adrenalins, Atropins und Pilocarpins auf die Kalium- und Calciummenge im Serum. Kumamoto Med. Soc. 13, 1340 (1937).

Cholesterin

Fenz, E. und *F. Zell:* Der Einfluß der Parasympathicushemmung auf die Cholesterinestersenkung nach thyreotropem Hormon, Thyroxin, Dijodthyrosin und Jodthyreopepton. Z. exper. Med. 102, 32 (1937).

Cholinesterase

Stedman, E.: The cholinesterase content of blood in myasthenia gravis. J. Physiol. 84, 56 (1935).

Gefäßverengende Stoffe

Achutin, M. N.: Über den Bestand von gefäßverengenden Stoffen im Blutserum von Kranken mit Endarteriitis obliterans. Westnik chir. pogranitschn. obl. 1, 186.

— Zur Frage von gefäßverengenden Stoffen im Blut überhaupt und ihre Bedeutung bei der spontanen Gangrän. Verh. XV. Russ. Chirurg. Kongr. 24 (1922).

Glebowitsch: Über gefäßverengende Stoffe im Blut Kranker, die an Spontangangrän leiden. Westnik Chir. i. pogran. obl. 2, 21 (1923).

Neubach, L.: Recherche d'une sécrétion vasoconstrictrice hypophysaire dans le sang circulant du crapaud. C. r. Soc. Biol. 126, 623 (1937).

Stradyn, P. J.: Über gefäßverengende Stoffe im Blut bei Gangraena spontanea und Claudicatio intermittens. Nowy chir. Arch. 3, 662 (1923).

Ionengleichgewicht

Gollwitzer-Meier, K.: Abhängigkeit der Erregbarkeit des Atemzentrums von dem Gleichgewicht bestimmter Ionen im Blut. Klin. Wschr. 3, 1959 (1924).

Schwangerenserum

Schockaert, J. A. et *J. Lambillon:* Observations complémentaires sur la substance antagoniste de la vasopressine dans le sérum de la femme enceinte. C. r. Soc. Biol. 122, 478 (1936).

Serumprotein

Herken, H. und *H. Remmer:* Über die Bedeutung des Nahrungseiweißes für die Synthese der Serumproteine. Ärztl. Wschr. 1, 289 (1947).

Chirurgie und vegetatives Nervensystem

Allgemeines

Brücke, H.: Über die Umorganisation des Körperschemas nach plastischchirurgischen Eingriffen. Wien. klin. Wschr. 62, 152 (1950).

Friedenthal, H.: Beitr. zur phys. Chirurgie der vom Sympathikus innervierten Organe. Arch. Anat. u. Physiol. (Berl. u. Leipz.) — Arch. Anat. H. 1/2, 127 (1905).

Gask, G. E. und *J. D. Ross:* Chirurgie des sympathischen Nervensystems. Leipzig: Barth. 1936.

Introzzi, A. S., A. N. Canonico et *J. A. Tajana:* Hypertensión arterial. Estudio experimental. Tratamiento quirúrgico. Semana méd. 1, 841 (1938).

Iselin, H.: Chirurgische Beobachtungen über die Mitwirkung des Sympathikus bei der Entstehung von Krankheiten. Schweiz. med. Wschr. 66, 840 (1936).

Jackson, H. L.: Vagotonia in relation to anaesthesia and operative risk. Anesth. et Analg. 17, 18 (1938).

Lehmann, W.: Über Hyperämie nach Nervenunterbrechung. Pflügers Arch. 12, 666 (1924).

Pfab, B. und *O. Hoche:* Untersuchungen mit dem Kapillarmikroskop bei chirurgischen Gefäßerkrankungen. Mitt. Grenzgeb. Med. u. Chir. 38, 123 (1924).

Pribram, B. O.: Zur Pathologie und Chirurgie der spastischen Neurosen. Arch. klin. Chir. 120, 207 (1922).

Riese, J.: Wie wirkt das Messer? Studie über akute äußere Prozesse. Wien. Beitr. Chir. Maudrich (1947).

— Akute äußere Prozesse. Die Physiologie der chirurgischen und konservativen Chirurgie. Wien. Beitr. Chir. 1, Maudrich (1948).

Schönbauer, L.: Die Chirurgie des vegetativen Nervensystems. In: Kirschner-Nordmann: Chirurgie.

Shawe, R. C.: The gastric crises of tabes dorsalis and their surgical treatment. Brit. J. Surg. 9, 450 (1921).

Sicard, A.: Etat actuel de la chirurgie dans le traitement des affections cardiaques et péricardiaques. Progrès méd. 65, 831 (1937).

Trendelenburg, W.: Weitere Versuche über langdauernde Nervenausschaltung für chirurgische Zwecke. Z. exp. Med. 7, 251 (1919).

— Die Methode der vorübergehenden Nervenausschaltung durch Gefrieren für chirurgische Zwecke. Münch. med. Wschr. 65. 1367 (1918).

Vandeput, E.: La chirurgie du système nerveux sympathique. Ann. Soc. Sci. med. et natur. Brux. 59 (1923).

Vidal, V.: Contributo alla chirurgia del sistema nervoso vegetative. Policlinico 31, 113 (1924).

Warthmüller: Über die bisherigen Erfolge der Gefäßtransplantation am Menschen. Inaug. Diss. 1917.

White, J. C.: Surgery of the sympathetic nervous system. J. am. med. Assoc. 107, 350 (1936).
Wojciechowski, A.: Sympathisches Nervensystem und Chirurgie. Gaz. lekarska 148 (1921).

Angina pectoris

Bérard, M.: Die chirurgische Behandlung der Angina pectoris durch Revascularisation des Myocards. Presse méd. 46, 173 (1938).
Jessen, H.: Die Neurologie und Neurochirurgie der Angina pectoris. Münch. med. Wschr. 85, 1097, 1149, 1186 (1938).
Laubry, C.: Le traitement chirurgical de l'angine de poitrine. Bull. méd. Paris 52, 945 (1938).
Lindgren, I. und *H. Olivecrona:* Operative Behandlung der Angina pectoris. J. Neurosurg. 4, 19 (1947).
Saccomanno, G., R. A. Utgterback and *R. M. Klemme:* Anatomic data regarding the surgical treatment of angina pectoris. Ann. Surg. 125, 49 (1947).
Schmitt, W.: Haben Sympathikusoperationen bei der Angina pectoris noch eine Berechtigung? Z. ges. inn. Med. 3, 575 (1948).

Asthma bronchiale

Kappis, M.: Zur Frage der operativen Behandlung des Asthma bronchiale. Med. Klin. 20, 1349 (1924).

Brustorgane

Sauerbruch, F.: Die Chirurgie der Brustorgane. Berlin: Julius Springer, 1923.

Coronarerkrankungen

Ochsner, A. and *M. de Bakei:* Surgical treatment of coronary disease. Surgery 2, 428 (1937).

Gallenblase

Jurasz, A. T.: Die Paravertebralanaesthesie im Dienste der Gallenstein-chirurgie. Zbl. Chir. 41, 1409 (1914).

Gefäße

Leriche, R.: Traitement chirurgical des artéries oblitérantes. Cong. internat. Union thérap. 1, 88 (1937).
Paterson Ross, J.: The surgery of arterial disease and injury. Brit. med. J. 4435, 1 (1946).
Plotkin, Th.: Über den Nutzen der Sympathektomie nach Operationen an arteriovenösen Aneurysmen. Ref.: Z. Chir. 30, 1251 (1942).

Gehirn

Köbcke, H.: Psychochirurgie — die präfrontale Leukotomie. Dtsch. med. Wschr. 72, 515 (1947).

Gehirnrinde

Mettler, F. A., J. Splinder, C. C. Mettler and *J. D. Cones:* Disturbances in gastro-intestinal function after localized ablations of cerebral cortex. Arch. Surg. 32, 618 (1936).

Hypertonie

Blondin, A. and *C. W.:* Die chirurgische Therapie des arteriellen Hochdruckes. J. Chir. Paris 64, 551 (1948).

Brunner, W.: Indikationsstellung zu einem sympathicolytischen Operationsverfahren bei Hochdruck. Schweiz. med. Wschr. **80**, 541 (1950).
Denk, W.: Zur operativen Behandlung des arteriellen Hochdrucks. Wien.
klin. Wschr. **50**, 979 (1938).
— Chirurgische Behandlung der Hypertonie. Vortrag Ges. d. Ärzte, Wien,
30. 6. 1950. Ref.: Wien. klin. Wschr. **62**, 500 (1950).
Fontaine, R.: Die chirurgische Behandlung des Hochdruckes. Tag.-Ber.
2. Österr. Ärztetagung. S. 171. Wien: Springer-Verlag. 1949.
Grinstein, A.: Die chirurgische Behandlung der Zerebralsyndrome der
Hypertonie. Wien. klin. Wschr. **61**, 796 (1949).
Leriche, R.: Réflexions sur le traitement chirurgical de l'hypertension
artérielle solitaire d'après 19 cas. Presse méd. **46/I**, 489 (1938).
Peet, M. M. and *E. M. Isberg:* Surgical treatment of essential hypertension.
J. amer. med. Assoc. **130**, 467 (1946).
Schulze, E.: Kohlenoxyd und Schilddrüse. Naunyn-Schmiedebergs Arch. **180**,
639 (1936).

Ménièresche Erkrankung

Schlander, E.: Die operative Behandlung des Ménière. Wien. klin. Wschr.
62, 221 (1950).

Narkose

Nemecek, A.: Der wenig beachtete Narkoseschaden. Wien. klin. Wschr. **62**,
372 (1950).
Overton, E.: Studien über Narkose. Jena 1901.
Rosenauer, F. und *F. Scheurecker:* Endoskopische transthorakale Sympathikotomie (Kux) und Intratrachealnarkose. Wien. klin. Wschr. **62**, 411
(1950).

Narkoseschaden

Nemecek, A.: Der wenig beachtete Narkoseschaden. Wien. klin. Wschr. **62**,
372 (1950).

Nebennierenentfernung

Grekow, J. P.: Ergebnisse der Epinephrektomie bei suprarenaler Arteriose.
Zbl. Chir. **51**, 2026 (1924).

Nervus ischiadicus

Molotkoff, A. G.: Heilung von trophischem Geschwür nach Operation am
Ischiadikus. Verh. russ. Pirogoff-Ges. St. Petersburg 1922. Ref.:
Z. org. Chir. **22**, 16 (1922).

Nervus facialis

Jaboulay, M.: Le traitement chirurgical des névralgies faciales. Verh. Ber.
franz. Chir. Kongr. 644 (1908).

Neurochirurgie

Kirklin, J. W., F. Murphy and *J. Berkson:* Future of peripheral nerves.
Factor affecting prognosis. Surg. etc. **88**, 719 (1949).
Kyrle, P.: Über neurochirurgische Erfahrungen, Erfolge und Mißerfolge an
Kindern. Wien. klin. Wschr. **62**, 485 (1950); **62**, 507 (1950); **62**, 527
(1950).
Schönbauer, L.: Zwanzig Jahre Neurochirurgie. Vortrag Ges. d. Ärzte, Wien,
10. 3. 1950. Ref.: Wien. klin. Wschr. **62**, 216 (1950).

Operationsschock

Berner, A.: L'action générale de la Novocain dans le choque operatoire et
traumatique. Helv. Chir. act. **16**, 6, 373 (1949).
Schneider, H.: Über die Kreislaufvorgänge bei traumatischem Schock und
bei Operationsschock. Klin. Wschr. **II**, 1129 (1932).

Phrenikusdurchtrennung

Oehler, J.: Doppelseitige Phrenikusdurchtrennung bei Singultus. Münch. med. Wschr. **69**, 1344 (1922).

Psychochirurgie

Freeman, W. und *D. T. Watts:* Psychochirurgie. Stuttgart 1949.

Rami communicantes

Leriche, R. et *P. Wertheimer:* Sur la découverte chirurgicale des rameaux communicantes. Lyon chir. **21**, 485 (1924).
Royle, N. D.: The operation of sympathetic ramisection. Med. J. Australia **1**, 587 (1924).

Schmerz

Kappis, M.: Die Chirurgie des Schmerzes. Med. Welt **12**, 37 (1938).
Leriche, R.: La chirurgie de la douleur. Paris: Masson. 1940.

Darm und vegetatives Nervensystem

Allgemeines

Bergmann, G. v.: Zur Wirkung der Regulatoren des Intestinaltraktes. Z. exper. Path. u. Ther. **12**, 221 (1913).
Böwing, H.: Vegetatives Nervensystem und Pathologie der Verdauung. Arch. Verdgskrkh. **33**, 23 (1924).
Brandt, W.: Über das Darmnervensystem. Ref.: Klin. Wschr. **3**, 299 (1924).
Carlson, A. J. and *S. Litt:* Studies on the visceral nervous system. Arch. int. med. **33**, 281 (1924).
Chauchard, P.: Variations d'excitabilité de l'intestin et des nerfs extrinsèques sous l'effet de divers agents pharmacologiques. C. r. Soc. Biol. **127**, 181 (1938).
Cyriax, J. H.: Manupulative treatment of intestinal spasm. Brit. med. J. **1**, 445 (1938).
Dubarry, J. J.: Wirkung von Schilddrüsenhemmstoffen auf Sympathikotoniker mit Verdauungsstörungen. Presse méd. 1950.
Elliot, J. W.: On the innervation of the ileo-colic-sphincter. J. Physiol. **31**, 157 (1904).
Feyrter, F.: Über Neurome und Neurofibrome nach Untersuchungen am menschlichen Magen-Darmschlauch. Wien: W. Maudrich. 1948.
Grayson, J. and *H. J. C. Swan:* Action of Adrenaline, Noradrenaline and Dihydroergocornine on the Colonic Circulation. Lancet **6603**, 488 (1950).
Heux, Les, Y. W. und *A. de Kleyn:* Troubles des mouvements de l'estomac et des mouvements péristaltiques chez les chats après exstirpation unilatérale du labyrinthe. Arch. néerl. Physiol. **16**, 269 (1931).
— Disturbances of the movement of the alimentary canal after unilateral labyrinth-exstirpation in cats. Proc. roy. Acad. Amsterdam **34**, 836 (1931); Ndld. Tschr. Geneesk. **1**, 1652 (1931).
— Störungen der Magen-Darmbewegungen bei Katzen nach Labyrinthexstirpation. 14. Cong. Fisiol. Roma. 1932.
Heymans, C. et *L. Bouckaert:* Sur la pathogénie de la hypertension artérielle. Rôle du CO_2 et de l'oxygène. C. r. Soc. Biol. **111**, 145 (1932).
Imschweiler, A.: Über das Verhalten der basalgekörnten Zellen im Darmepithel der Ratte nach wiederholter subkutaner und peroraler Verabreichung von Histamin. Z. mikrosk.-anat. Forsch. **47**, 441 (1940).
Könnecke, W. und *H. Meyer:* Röntgenuntersuchungen über den Einfluß von Vagus und Sympathikus auf Magen und Darm. Mitt. Grenzgeb. Med. u. Chir. **35**, 297 (1922).
Okamura, Ch.: Über die Darstellung des Nervenapparates in der Magen-Darmwand mittels der Vergoldungsmethode. Z. mikrosk.-anat. Forsch. **35**, 218 (1934).

Simard, L. C.: Sur les relations des cellules argentaffines de l'intestin avec les nerfs du plexus periglandulaire. Roy. Soc. Canada Sect. V, 99 und 100 (1933).
— Sur les relations des cellules argentaffines de l'intestin avec les nerfs chez l'embryon de veau. Arch. Anat. Microsc. 30, Nr. 2 (1934).
Stöhr, Ph. jun.: Zur Innervation des Colons beim Menschen. Anatomentag. Bonn, Sept. 1946. Ref.: Ärztl. Wschr. 1, 253 (1946).
Suda, G.: Über reflektorische Beziehungen zwischen Nase und Verdauungsorganen. Arch. Verdgskrkh. 32, 13 (1923).
Walko, K.: Die spastischen Erkrankungen des Verdauungskanals. Slg. Abh. Verdgskrkh. 5, 1.
Wright, R. D., M. A. Jennings, H. W. Florey and *R. Lium:* The influence of nerves and drugs on secretion by the small intestine. Quart. J. exper. Physiol. 30, 73 (1940).

Allergie

Kämmerer, H.: Allergische Magen-Darmstörungen. Wien. klin. Wschr. 54, 5 (1941).
Udaondo: Die allergischen Erscheinungen am Magen-Darmkanal. Arch. argent. enfarm. Apar. digest. 14, 369 (1939).

Anus

Carmichal, E. A.: Technique of anal neurology in functional disturbances. Med. Rec. (Am.) 147, 102 (1938).
Frankl-Hochwart, L. v. und *A. Fröhlich:* Über Tonus und Innervation der Sphinkteren des Anus. Pflügers Arch. 81, 420 (1900).

Appendix

Bohn, H.: Die Appendicite neurogène, eine Teilerscheinung der endokrin nervös bedingten Enteropathie (sogenannte chronische Enteritis). Bruns Beitr. 170, 24 (1939).
Knoflach, J. G.: Die neurogene Appendicitis. Wien. klin. Wschr. 62, H. 35, 663 (1950).
Lassmann, G.: Zum Problem der neurogenen Appendicitis. Mikroskopie 4, 277 (1949).
Masson, P.: Appendicite neurogène et carcinoides. Ann. anat. path. 1, 3 (1924).
Muylder, C. de: Appendicite et lésions nerveuses. Rev. méd. Louvain 19, 296 (1946).
Reiser, K. A.: Der Nervenapparat im Processus vermiformis nebst einigen Bemerkungen über seine Veränderungen bei chronischer Appendicitis. Z. Zellforsch. 15, 761 (1932).
Rössle, R.: Beitrag zur Kenntnis der Pathologie der motorischen Apparate des Wurmfortsatzes. Mitt. Grenzgeb. Med. u. Chir. 42, 143 (1930).
Schweizer, P.: Über neuromartige Bildungen in obliterierten Wurmfortsätzen. Schweiz. med. Wschr. 52/II, 1202 (1922).
Sunder-Plassmann, P.: Zur Ätiologie des Appendizitisrezidivs. Bruns' Beitr. 163, 466 (1936).
Therkelsen, F.: On the histological diagnosis of appendicitis. Acta chir. scand., Suppl. 108 (1946).

Blutungen

Kourilsky, R., M. Guillot et *Ong Sian Gwan:* Sur le mécanisme des lésions viscérales hémorragiques d'origine neurovégétative. Bull. Soc. méd. Hôp. Par. 54, 1024 (1938).
— Etudes sur le mécanisme des lésions hémorragiques d'origine allergique et anaphylactique. Rev. Immunol. 4, 230 (1938).

Colitis spastica

Leriche, R., J. Kunlin et *F. Froehlich:* Infiltrations novocainiques du sympathique lombaire et section du splanchnique dans certaines colites spasmodiques. Presse méd. 67, 11 (1939).

Darmbewegungen

Bayliss, M. W. and *E. H. Starling:* The movements and the innervation of the small intestine. J. Physiol. (Brit.) 26, 125 (1901).

Kanan, M. A.: Action of morphine sulphate on intestinal motility and its modification by atropine sulfate. Proc. Soc. exper. Biol. a. Med. 36, 506 (1937).

Klee, J.: Der Einfluß des Splanchnikus auf den Ablauf der Verdauungsbewegungen. Pflügers Arch. 145, 552 (1912).

— Der Einfluß der Vagusreizung auf den Ablauf der Verdauungsbewegungen. Pflügers Arch. 145, 557 (1912).

— Beiträge zur pathologischen Physiologie der Mageninnervation. I. Mitt. Der Brechreiz. Dtsch. Arch. klin. Med. 128, 204 (1919); II. Mitt. Dtsch. Arch. klin. Med. 129, 275 (1919); III. Mitt. Dtsch. Arch. klin. Med. 133, 265 (1920).

— Über die motorischen Magenreflexe. Klin. Wschr. 3, 817 (1924).

Magnus, R.: Die Beziehungen des Darmnervensystems zur automatischen Darmbewegung. Versuche am überlebenden Dünndarm von Säugetieren. II. Mitt. Pflügers Arch. 102, 349 (1904).

Masserman, J. H. and *E. W. Hartig:* Influence of hypothalamic stimulation on intestinal activity. J. Neurophysiol. 1, 350 (1938).

Mehring, H. v.: Über den Einfluß des Nervensystems auf die Funktionen des Magens. Ref.: Berl. klin. Wschr. 36, 447 (1899).

Mettler, F. A., J. Splinder, C. C. Mettler and *J. D. Cones:* Disturbances in gastro-intestinal function after localized ablations of cerebral cortex. Arch. Surg. (Am.) 32, 618 (1936).

Neugebauer, Fr.: Zu dem Aufsatze von Borchers: Motilitätsstörungen des Magens und Vagusresektion. Zbl. Chir. 48, 226 (1921).

Quigley, P. P.: Relative effectiveness of atropine and novatropine on gastric and colotonic motility of unanesthetized dog. J. Pharmacol. (Am.) 61, 30 (1937).

Schneller, J.: Zur Physiologie der Darmbewegungen. Ref.: Klin. Wschr. 1, 298 (1922).

Schur, H.: Über nervöse Verdauungsstörungen. Klin. Wschr. 4, Nr. 1 (1925).

Spiegel, E. und *Th. D. Démétriades:* Beiträge zum Studium des vegetativen Nervensystems. V. Mitt. Der Einfluß des Vestibularapparates auf die Darmbewegungen. Mschr. Ohrenhk. usw. (Ö.) 58, 63 (1924).

Starling, E. H.: Überblick über den gegenwärtigen Stand der Kenntnisse über die Bewegungen und die Innervation des Verdauungskanals. Erg. Physiol. 1, 446 (1902).

Trendelenburg, W.: Physiologische und pharmakologische Untersuchungen über die Dünndarmperistaltik. Arch. exper. Path. (D.) 81, 55 (1917).

Watanabe, T.: Über den Einfluß der doppelseitigen intrathorakalen Sympathiko- und Splanchnotomie auf die motorische Funktion des Magens. Fortschr. Röntgenstr. 30, 512 (1922/1923).

Darmgangrän

Wieting, J.: Darm- und Penisgangrän auf allgemein angiospastischer Grundlage. Dtsch. med. Wschr. 47, 1129 (1921).

Darmschmerz

Pal, J.: Über den Darmschmerz. Wien. med. Presse 44, 57 (1903).

Darmverschluß

Neudörfer, A.: Das Schmerzproblem im Bauchraum und der spastische Ileus.
Wien. klin. Wschr. 61, 439 (1949).

Dickdarm

Boehm, G.: Über den Einfluß des Nervus sympathicus und anderer autonomer Nerven auf die Bewegungen des Dickdarmes. Arch. exper. Path.
(D.) 72, 1 (1913).

Dünndarm

Bayliss, M. W. and *E. H. Starling:* The movements and the innervation
of the small intestine. J. Physiol. (Brit.) 26, 125 (1901).
Magnus, R.: Versuche am überlebenden Dünndarm der Säugetiere. I. Mitt.
Pflügers Arch. 102, 123 (1904).
Mitsuda, T.: Über den Mechanismus der Innervation der Muskeln und
Drüsen des Dünndarmes. Z. exper. Med. 39, 330 (1924).
Trendelenburg, W.: Physiologische und pharmakologische Untersuchungen
über die Dünndarmperistaltik. Arch. exper. Path. (D.) 81, 55 (1917).

Enteritis

Bohn, H.: Aussprache über die Formen und Behandlung chronischer Enteri-
tiden. Med. Klin. 35, 1007 (1939).
— Die Appendicite neurogène, eine Teilerscheinung der endokrin nervös
bedingten Enteropathie (sogenannte chronische Enteritis). Brun's
Beitr. 170, 24 (1939).
— Über die endokrin-nervöse Enteropathie (sog. chronische Enteritis). Zur
Klinik und Pathogenese des Krankheitsbildes. Verh. Dtsch. Ges. inn.
Med. 52, 454 (1940).
Corazzo, G.: Comportamento dell' ossalemia in corso di nicotinoterapia in
enterocolitici e pellagrosi. Rass. Fisiopat. 14, 107 (1942).
Feyrter, F.: Über die endokrin-nervös bedingte Enteropathie (sogenannte
chronische Enteritis). Pathologisch-anatomische Ausführungen. Verh.
Dtsch. Ges. inn. Med. 52, 458 (1940).
Hartmann, G.: Über die Ileitis terminalis mit besonderer Berücksichtigung
der akuten postoperativen Enteritis regionalis. Acta neuroveget. 1, 171
(1950).
Thurnher, B. und *M. Wenzl:* Beitrag zum Problem der sogenannten Spätdiarrhöen nach Vagektomie. Wien. klin. Wschr. 61, 837 (1949).

Innervation

Bayliss, M. W. and *E. H. Starling:* The movements and the innervation
of the small intestine. J. Physiol. (Brit.) 26, 125 (1901).
Brandt, W.: Über das Darmnervensystem. Ref.: Klin. Wschr. 3, 299 (1924).
Elliot, J. W.: On the innervation of the ileo-colis-sphincter. J. Physiol.
(Brit.) 31, 157 (1904).
Könnecke, W.: Experimentelle Innervationsstörung am Magen und Darm.
Z. exper. Med. 28, 384 (1922).
Magnus, R.: Die Beziehungen des Darmnervensystems zur automatischen
Darmbewegung. Pflügers Arch. 102, 349 (1904).
Mitsuda, T.: Über den Mechanismus der Innervation der Muskeln und
Drüsen des Dünndarmes. Z. exper. Med. 39, 330 (1924).
Müller, L. R.: Klinische und experimentelle Studien über die Innervation
der Blase, des Mastdarms und der Genitalorgane. Dtsch. Z. Nervenhk. 21,
86 (1901).
Okamura, Ch.: Über die Darstellung des Nervenapparates in der Magen-
Darmwand mittels der Vergoldungsmethode. Z. mikrosk.-anat. Forsch.
35, 218 (1934).
Sakurai, T.: On innervation of sphincter ileo-cecalis and sphincter ani
internal of dog. Japan J. med. Sci. — Biophysics 4, 1 (1936).

Mastdarm

Böwing, H.: Zur Pathologie der Innervation der Blase, Mastdarm und Gebärmutter. Dtsch. Z. Nervenhk. 75, 189 (1922).

Müller, L. R.: Klinische und experimentelle Studien über die Innervation der Blase, des Mastdarms und der Genitalorgane. Dtsch. Z. Nervenhk. 21, 86 (1901).

Megacolon

Klingmann, W. O.: Treatment of neurogenic megacolon with selective drugs. J. Pediatr. (Am.) 13, 805 (1938).

Motorik

Arai, K.: Magen-Darmbewegungen bei akuter Peritonitis. Arch. exper. Pathol. (D.) 94, 149 (1922).

Houssay, B., V. G. Foglia et *O. Fustinoni:* Motricité et absorption gastrointestinale pendant l'asthénie hypophysaire ou surrénale du crapaud. C. r. Soc. Biol. 126, 627 (1937).

Jacobsohn, D. und *G. Kahlson:* Über Beziehungen zwischen Karotissinus, Adrenalin und Dünndarmmotorik. Scand. Arch. Physiol. 77, 251 (1937).

Neurofibromatosis

Feyrter, F.: Über die Neurome und Neurofibromatose des menschlichen Magen-Darmschlauches. Wien: W. Maudrich. 1948.

— Über Neurome und Neurofibromatose, nach Untersuchungen am menschlichen Magen-Darmschlauch. Wien. med. Wschr. 287 (1948).

Sekretion

Laignel-Lavastine, H.: Les sympathoses. Presse méd. 21, 767 (1913).

Molnár, B.: Zur Analyse des Erregungs- und Hemmungszentrums der Darmsaftreaktion. Dtsch. med. Wschr. 35, 1384, 1909.

Ulkus

Keller, A. D., W. K. Hare und *M. d'Amour:* Ulcerat. in digest. tract. following exp. lesions in brain-stem. Proc. Soc. exper. Biol. a. Med. (Am.) 30, 772 (1933).

Pieri, G.: Fisiopatologia del simpatico nell'uomo. Roma: Ed. Pozzi. 1935.

Ulcus duodeni

Gruber, G. B. und *E. Kratzeisen:* Neuere Anschauungen vom Wesen des Ulcus pepticum ventriculi und duodeni. Slg. Abh. Verdgskrkh. 8, 5 (1922).

Langheinrich, O.: Psychische Einflüsse auf die Sekretionstätigkeit des Magens und des Duodenums. Münch. med. Wschr. 69, 1527 (1922).

Ulcus jejuni

Morioka, T.: Experimentelle Untersuchungen über die Beziehungen zwischen dem postoperativen peptischen Jejunalgeschwür und dem Lymphfollikel. Nachtrag. Über die Bedeutung des vegetativen Nervensystems für das postoperative Jejunalgeschwür. Arch. jap. Chir. 15, 872 (1938).

Westphal, K.: Untersuchungen zur Frage der nervösen Entstehung peptischer Ulcera. Dtsch. Arch. klin. Med. 114, 327 (1914).

Diverses

Fallschirmspringer

Tereshkovich, K. A.: Disturbance of vegetative nervous system in parachute-jumpers. Klin. Med. 14, 405 (1936).

Krampf

Pal, J.: Über Krampf in den Hohlorganen. Wien. med. Wschr. 70, 23 (1920)
— Die krampflösende Wirkung der paravertebralen Injektion. Wien. klin. Wschr. 36, 36 (1924).
Serra, A.: Rapporti fra nistagmo calorico e fenomeni vegetativi preconvulsivi da cardiazol. Rass. Neuroveg. 1, 324 (1938).
Stone, Th. and *H. Chor:* Water metabolism in relation to convulsion. Arch. Neur. 38, 798 (1937).
Walko, K.: Die spastischen Erkrankungen des Verdauungskanals. Slg. Abh. Vdgskrkh. 5, 1 (1914).
Weiss, S. and *R. B. Capps:* Syncope and convulsions due to hyperactive carotid sinus reflex. Diagnosis and treatment. Arch. int. Med. 58, 407 (1936).

Schrumpfung

Scarano, J. A.: Rapidity of shrinkage and immediate and secondary reactions following local applications of ephedrine and benzedrine. Red. Rec. (Am.) 140, 602 (1934).

Endokrinologie und vegetatives Nervensystem

Allgemeines

Abderhalden, E.: Über das Wesen der Innervation und ihre Beziehungen zur Inkretbildung. Klin. Wschr. 1, 7 (1922).
Adlersberg, D. und *E. Klaften:* Hormone und neuromuskuläre Erregbarkeit. Klin. Wschr. 16, 124 (1937).
Antona, L. d': Sullo stato del circolo e dell'apparate digerente nella distrofia miotonica. La sindrome endocrina e umorale. Minerva med. Nr. 24, (1935).
Biedl, A.: Innere Sekretion. Wien: Urban & Schwarzenberg. 1910, bzw. Berlin 1916.
Bogendörfer, L.: Vegetative-endocrine Störungen in der Sprechstunde und der täglichen Praxis. Med. Welt I (1938).
Cannon, W. B. and *A. Rosenblueth:* Studies on conditions of activity in endocrine organs. (XXVIII, XXIX, Sympathien etc.). Amer. J. Physiol. 99, 398 (1932); 104, 557 (1933); 112, 268 (1935).
Collin, R.: Réflexes neuro-endocriniens extéroceptifs. Liège méd. 29, 949 (1936).
Coronini, C.: Veränderungen an hormonalen Organen als Indikatoren vegetativer Störungen. Rass. Neuroveg. 373 (1949).
Courtois, J.: Glandes endocrines, système nerveux végétatif et grossesse (physiologie et pathologie). Gaz. Hôp. 111, 833 (1938).
Curschmann, H.: Über die endokrinen Grundlagen des Bronchialasthmas. Dtsch. Arch. klin. Med. 132, 362 (1920).
Cyon, E. de: Die Gefäßdrüsen als regulatorische Schutzorgane des Zentralnervensystems. Berlin 1910.
Engelkes, H.: Sympathico-endocrine insufficiency. Acta med. scand. 96, II—IV, 213 (1938).
Eppinger, H. W. Falta und *C. Rudinger:* Über den Antagonismus sympathischer und autonomer Nerven in der inneren Sekretion. Wien. klin. Wschr. 20, 752 (1908).
— Über die Wechselwirkung der Drüsen mit innerer Sekretion. Z. klin. Med. 66, 1 (1908).

Feyrter, F.: Über die These von den peripheren endokrinen Drüsen. Wien. Z. inn. Med. 27, 9 (1946).

Fleisch, A.: Verstärkte Durchblutung tätiger Drüsen. Schweiz. med. Wschr. 52, 581 (1922).

Huet, J. A.: La physiothérapie endocrinienne des spasmes vasculaires. Cong. internat. Union thérap. 1, 164 (1937).

Hutton, J. H.: Endocrinopathies on the rail road. Tri-state med. J. (Am.) 8, 1661 (1936).

Jores, A.: Physiologie und Pathologie der 24-Stunden-Rhythmik des Menschen. Erg. Inn. Med. 48, 574 (1935).

— Endokrine Korrelationen. Klin. Wschr. 16, 1777 (1937).

Karplus, J. P. und *A. Kreidl:* 7. Mitt. Über die Beziehungen des Hypothalamus-Zentrums zu Blutdruck und innerer Sekretion. Pflügers Arch. 215, 667 (1927).

Kerpola, W.: Über Symptome von Hypophysenschwäche in Fällen von Untergewicht. Acta med. Scand. 99, 287 (1939).

Lévy-Franckel, A. et *E. Juster:* Le rôle du système endocrino-sympathique dans la pathogénie de certaine troubles cutanées. Presse méd. 31 (1923).

Lunedei, A.: Patologia des sistema nervoso vegetativo. In: Ceconi-Micheli: Medicina interna, Vol. VI. 2ᵃ Ed. Torino: Minerva Medica. 1937.

— Patologia del sistema nervoso vegetativo e delle ghiandole endocrine. Parte II et III. In: Ceconi-Micheli: Medica interna, Vol. VI. 2ᵃ Ed. Torino: Minerva Medica. 1937.

Mohr, F.: Erkrankungen der innersekretorischen Drüsen. Med. Klin. 19, 1351 (1923).

Nishihata, T., Y. Harada und *M. Murakami:* Experimentelle Untersuchungen über den Zusammenhang zwischen dem Ohrlabyrinth und endokrinen Organen, sowie dem vegetativen Nervensystem. Jap. J. med. Sci. — Ot. etc. 1, 249 (1931).

Orile, G.: Polyglandular disease. J. med. Soc. N. Jersey 33, 336 (1936).

Pende, N.: I fondamenti patogenetici neuro-endocrini della ipertensione arteriosa solitaria ed il suo nuovo trattamento razionale. Riv. osp. 26, 531 (1936).

— Endocrinologia. Milano: Vallardi. 1933.

Poris, E. G. and *H. A. Charipper:* Studies on endocrines of reptiles; morphology of pituitary gland of lizard (Anolis carolinensis) with special reference to certain cell types. Anat. Rec. (Am.) 72, 473 (1938).

Roussy, G. e *M. Mosinger:* Le correlazioni istologiche e funzionali tra il sistema neuro-vegetativo e le ghiandole endocrine; l'istofisiologia de sistema neurovegetativo. Riforma med. 54, 159 (1929).

Salmon, A.: Il ruolo dell'elemento endocrino e dell'elemento neuro-vegetativo nella patogenesi del morbo di Flajani-Basedow. Policlinico 44, 47 (1937).

Stephens, G. A.: Hormones and Vitamins. London: G. Newnes Ltd. 1947.

Sunder-Plassmann, P. und *K. Müller:* Morbus Raynaud und neurovegetativhormonales System. Klin. Wschr. 16, 152 (1937).

Vedsmand, H.: Myasthenia gravis, Morbus Basedowi (pluriglanduläre Insuffizienz). Ungeskrift laeger, 85, Nr. 23, 405 (1923).

Veil, W. H.: Umstimmung durch endokrine Mittel. Aus: Umstimmung als Behandlungsweg. Leipzig: 1930.

Velhagen, K. jun.: Der Stand der Endokrinologie im Rahmen der Ophthalmologie. Z. ges. inn. Med. 1, 21 (1946).

Watzka, M.: Über die Verbindungen inkretorischer und neurogener Organe. Anat. Anz. 71, Erg.-H. 185 (1931).

Westphal, K. und *C. Sievert:* Über den Reizstoff der genuinen Hypertension; die endokrine Disharmonie bei genuinen Hypertensionen, der Anlaß zur Suche und zum Finden dieses Reizstoffes. Z. klin. Med. 133, 223 (1938).

— Über den Reizstoff der genuinen Hypertension; die Symbiose von Nebennierenrinde und Mark auf Grund histologischer Nebennierenuntersuchungen unter verschiedenen experimentellen und pathologischen Bedingungen, bes. beim genuinen Hochdruck. Z. klin. Med. 133, 311 (1938).

Westphal, K. und *C. Sievert:* Über den Reizstoff der genuinen Hypertension. VII. Die genuine Hypertension als eine primäre endokrine Erkrankung. Z. klin. Med. **133**, 342 (1938).

Wintersteiner, O. and *P. E. Smith:* Hormones. Ann. Rev. Biochem. **7**, 253 (1938).

Addisonsche Krankheit

Mainzer, F.: Klinische Studien zur Akromegalie; familiäre Akromegalie und Addisonsche Krankheit. Acta med. Scand. **92**, 185 (1937).

Bronzediabetes

Carnot, P. et *J. Caroli:* Hyperpituitarisme, acromégalie et diabète bronzé. Bull. Soc. méd. Hôp. Par. **53**, 929 (1937).

Diabetes mellitus

Anselmino, K. J.: Hypophyse, Kohlenhydratstoffwechsel und Diabetes. Schweiz. med. Wschr. **67**, 1061 (1937).

Bartelheimer, H.: Zur Frage des neurogenen Diabetes. Med. Klin. **35**, Nr. 5, 145 (1939).

— Extrainsulinäre hormonale Regulatoren im diabetischen Stoffwechsel. Erg. inn. Med. **59**, 595 (1940).

— Hypophysenvorderlappen und Diabetes. Klin. Wschr. **20**, 647 (1941).

Berg, B. N.: Insulin response in acromegaly. Bull. neur. Inst. N. Y. **6**, 178 (1937).

Bertram, F.: Blutzuckerregulation und pathogenetische Einteilung des Diabetes mellitus. Ref.: Ärztl. Wschr. **1**, 795 (1947).

Bini, G.: Ricerche istologiche sul sistema diencefalo-ipofisario e sulle ghiandole endocrine in casi di diabete mellito di origine pancreatica. Arch. sci. Med. **64**, 511 (1937).

Biro, G.: Oestrogentherapie bei Diabetes mellitus. Wien. klin. Wschr. **62**, 562 (1950).

Blum, F.: Über Nebennierendiabetes. Dtsch. Arch. klin. Med. **71**, 146 (1901).

— Weitere Mitteilungen zur Lehre vom Nebennierendiabetes. Pflügers Arch. **90**, 617 (1902).

Borchardt, L.: Die Hypophysenglykosurie und ihre Beziehung zum Diabetes bei der Akromegalie. Z. klin. Med. **66**, 332 (1908).

Chabanier, H., P. Puech, C. Lobo-Onell et *E. Lelu:* Hypophyse et diabète. (A propos de l'ablation d'une hypophyse normale dans un cas de diabète grave.) Presse méd. **44**, 986 (1936).

Culpepper, W. L., E. E. Madden, E. C. Olson and *J. H. Hulton:* Treatment of essential hypertension and diabetes mellitus by irradiation of pituitary and adrenal regions. Endocrinology **22**, 236 (1938).

Fasiani, G. M., G. B. Belloni e *M. Quarti:* Ipofisectomia transfrontale in acromegalico con diabete mellito. Rass. Neuroveg. **1**, 18 (1938).

Ferner, H.: Die pathologische Anatomie des Pankreasdiabetes. Virchows Arch. **309**, 87 (1942).

— Ist der Pankreasdiabetes in einer Minderwertigkeit der Inselzellen an sich begründet? Pankreasdiabetes und Inselzellen. Dtsch. med. Wschr. **72**, 540 (1947).

Frank: Case of diabetes mellitus with acromegaly; question of role of anterior lobe of pituitary body in pathogenesis of diabetes. Türk. tib. cem. mec. **3**, 323 (1937).

Gripwal, E.: Diabetes und Hypophyse im Lichte eines Falles von Akromegalie und Diabetes mit eigenartigem Verlauf. Acta med. Scand. **92**, 195 (1937).

Haug, K.: Cerebral bedingter Diabetes mellitus bei Stirnhirntumor. Mschr. Psychiatr. **88**, 324 (1933).

Heyn, A.: Ein Fall von tödlichem Diabetes traumaticus. Z. Med.beamte **33**, 108 (1920).
Houssay, B. A.: Diabetes as a disturbance of endocrine regulation. Am. J. med. Sci. **193**, 581 (1937).
— und *A. Bisotti:* Hypophysectomie et diabète pancréatique. Arch. internat. Pharmacodynam. **38**, 250 (1930).
Katsch, G.: Regulationskrankheit Diabetes. Klin. u. Prax. **1**, 17 und 36 (1946).
Krone, W.: Diabetes mellitus die Folge eines psychischen Traumas? Med. Klin. **28**, 825 (1932).
Merle, E.: Diabète grave insulino-résistant. Réduction brusque et massive de l'insulino-résistance par irradiation de la région hypophysaire. Bull. Soc. méd. Hôp. Par. **51**, Nr. 1, 35 (1935).
Minkowski, O.: Das Alte und das Neue in der Diabetestherapie. Verh. Dtsch. Kongr. inn. Med. **33**, 225 (1921).
Mohnike, G.: Der Akromegalietyp der Zuckerkrankheit und sein Syndromwandel. Z. inn. Med. **119** (1947).
Noorden, C. v.: Über neurogenen Diabetes. Med. Klin. **8**, 1 (1912).
Patrassi, G.: Sindrome adiposo-ipertensivo-diabetica in sogetta postencefalitico, evoluta in quadro nefrotico-ipotiroideo con „guargione" del diabete. Accad. medico-fisica fiorentina XVII (1939).
Ranson, S. W. C. Fisher and *W. R. Ingram:* Adiposity and diabetes mellitus in a monkey with hypothalamic lesions. Endocrinology **23**, 175 (1938).
Schulze, W.: Über den Einfluß des Rauchens auf die periphere Durchblutung bei lokaler Kälteeinwirkung. Klin. Wschr. **25**, 738 (1947).
Sturm, A.: Cerebrale Anaphylaxie und Hirnschädigung. Klin. Wschr. **20**, 1139 (1941).
Taubenhaus, M.: Untersuchungen über das Kohlehydrat- und Fettstoffwechsel-Hormon der Hypophyse bei Diabetikern und bei Hypophysentumoren. Wien. Arch. inn. Med. **29**, 251 (1936).
Thalhammer, O. und *W. Gressel:* Zur Frage von Witterungseinflüssen auf den Diabetes mellitus. Wien. klin. Wschr. **61**, 249 (1949).
Veil, W. H.: Die endokrinen Erkrankungen in der Praxis. 3. Die Basedowsche Krankheit. Münch. med. Wschr. **75**, 1045 (1928).
Weingarten, K.: Diabetes und zentralnervöse Störungen. Wien. klin. Wschr. **61**, 758 (1949).
Williams, D. J. and *J. W. Scott:* The functional responses of the sympathetic nervous system of man following hemidecortication. J. Neur. (Am.) **2**, 313 (1939).
Wortis, S. B., A. Wolf and *C. G. Dyke:* Xanthomatosis and the syndrome of diabetic exophthalmic dysostosis. Am. J. Dis. Childr. **51**, 353 (1936).
Young, F. G.: Experimenteller Diabetes mellitus. Brit.-schweiz. med. Tag. 1946. Basel. Ref.: Dtsch. med. Wschr. **72**, 43 (1947).

Dystrophia adiposo-genitalis

Bini, G.: Studio istologico sul sistema diencefalico-ipofisario e sulle altre ghiandole endocrine in casi di adiposità non appartenenti al tipo di Froehlich. Endocrin. e pat. costit. **11**, 168 (1936).
Hernandez, I. M. y *M. Boyer:* Distrofias adiposo-genitales y tuberculosis. Arch. Tisiol. (Arg.) **14**, 336 (1938).
Meignant, P., E. Rousseaux, F. Mathieu et *Hantcheff:* Syndrome adiposo-génital associé à un état acromégaloide dans un cas d'hydrocéphalie interne. Drainage du III. ventricule. Guérison. Rev. méd. Nancy **66**, 999 (1938).
Schumacher, J.: Veränderungen im Seelenleben bei traumatischer Dystrophia adiposo-genitalis. Ein Beitrag zur Frage des Zusammenhanges zwischen innerer Sekretion und Persönlichkeit. Arch. ges. Physiol. **99**, 201 (1937).

Epithelkörperchen

Braeucker, W.: Die Nerven der Schilddrüse und der Epithelkörperchen. Anat. Anz. **56**, 225 (1922).

Hoesch, K.: Epilepsie, Angina pectoris und Allergie als Folgeerscheinung von Nebenschilddrüseninsuffizienz. Zbl. inn. Med. **60**, I, 254 (1939).

Houssay, B. A.: Certain relations between parathyroids, hypophysis and pancreas. New Engld. J. med. **214**, 1128 (1936).

Jaboulay, M.: Chirurgie du grand sympathique et du corps thyroide. Lyon 1900.

— Cliniques chirurgicales B. I. Grand sympathique et corps thyroide. Paris: Maloine. 1902.

— Intervention sur le sympathique cervical et sur le corps thyroide dans la maladie de Basedow. Lyon chir. **4**, 225 (1910).

Serra, A.: L'epilessia paratiroidea. Rass. Neuroveg. **2**, 56 (1940).

Spadolini, I.: Primi risultati sperimentali di alcune ricerche di orientamento intorno ad una nuova concezione patogenetica della tetania paratiroidopriva. Boll. Soc. ital. Biol. sper. **1** (1938).

Sturm, A.: Tetanie und Zwischenhirn. Zbl. inn. Med. **63**, 63 (1942).

Hoden

Benelli, R.: Contributo sperimentali alla farmacologia degli ormoni sessuali. L'azione degli ormoni maschili sulla musculatura vescicale. Rass. Neuroveg. **2**, 21 (1940).

Takahashi, N.: Hodenatrophie nach Exstirpation des abdominalen Grenzstranges. Pflügers Arch. **196**, 237 (1922).

Thompson, W. O.: Sinnvolle und unvernünftige Anwendung des männlichen Geschlechtshormons. J. amer. med. Ass. **132**, 4 (1946).

Hypophyse, s. S. 65 ff.

Intersexualität

Moszkowicz, L.: Intersexualitätslehre und Hermaphroditismus und ihre Bedeutung für die Klinik. Klin. Wschr. **8**, 174 (1929).

— Prostatahypertrophie und Intersexualität. Virchows Arch. **284** (1932).

Nebenniere

Araki, G.: Experimentelle Untersuchungen über die Atropingewöhnung, über den Einfluß der wiederholten Injektion von Atropin auf den Blutzucker und das Blutbild sowie auf den Adrenalingehalt der Nebennieren beim Kaninchen. Jap. J. med. Sci. **9**, 57 (1936).

Asher, L.: Die innere Sekretion der Nebennieren und deren Innervation. Z. Biol. **58**, H. 6 (1915).

— und *W. E. van Rodt:* Die Wirkungen von Schilddrüsen- und Nebennierenprodukten und die sekretorische Innervation der Schilddrüse. Zbl. Physiol. **26**, 223 (1912).

Bauer, J.: Überfunktion des gesamten Nebennierensystems ohne anatomischen Befund. Wien. klin. Wschr. **43**, 582 (1930).

Blum, F.: Über Nebennierendiabetes. Dtsch. Arch. klin. Med. **71**, 146 (1901).

— Weitere Mitteilungen zur Lehre vom Nebennierendiabetes. Pflügers Arch. **90**, 617 (1902).

Bujniewicz, K. v.: Einiges über Nebennierenerkrankungen. Wien. klin. Wschr. **61**, 619 (1949).

Crile, G.: Comparative anatomy and pathologic physiology of adrenalsympathetic complex with relation to genesis and surgical treatment of essential hypertension. J. Michigan Med. Soc. **35**, 694 (1936).

— Critical review of 822 operations on adrenal sympathetic system with special reference to essential hypertension. Illinois med. J. **70**, 115 (1936).

Dschamuso, A.: Über Todesursachen bei suprarenaler Arteriose. Zbl. Chir. 51 (1924).

Fischer, H.: Die Bedeutung der Nebenniere für die Pathogenese des Krampfes. Dtsch. med. Wschr. 46, 1437 (1920).

— Bestimmung des Adrenalingehaltes des Nebennierentumors. Z. klin. Med. 134, 184 (1938).

Frank, R. T.: A suggested test for functional cortical adrenal tumor. Proc. Soc. exper. Biol. a. Med. (Am.) 31, 1204 (1934).

Gellhorn, E., C. W. Darrow and *L. Yesinick:* Effect of epinephrine on convulsions. Arch. Neur. (Am.) 42, 826 (1939).

Gerlei, F.: Über den Einfluß einer langwährenden Thyroxinverabreichung auf die Nebennieren und auf den Blutdruck der Kaninchen. Endokrinologie 19, 387 (1938).

Gilberti: Iposurrenalismo e dilatazione acuta postoperativa dello stomaco. Boll. clin. 37, 270.

Girgolaff, S. S.: Demonstration eines Kranken mit entfernter linker Nebenniere wegen Gangrän des Beines. Westnik Chir. pogranitschn. obl. 1, 185 (1922).

Graef, I., J. J. Bunim and *A. Rottino:* Hirsutism, hypertension and obesity associated with carcinoma of adrenal cortex; indeterminate pituitary adenoma and selective changes in beta cells of hypophysis. Arch. int. med. (Am.) 37, 1085 (1936).

Grekow, J. P.: Ergebnisse der Epinephrektomie bei suprarenaler Arteriose. Zbl. Chir. 51, 2026 (1924).

Harrop, G. A.: The water and salt hormone of the adrenal cortex. Bull. Johns Hopk. Hosp. 59, 25 (1936).

Hermann, H.: Eserine et adrénalinosécretion. C. r. Soc. Biol. 124, 617 (1937).

— *F. Jourdan, G. Morin* and *J. Vial:* Adrénalino-sécrétion par excitation directe de la glande surrénale énervée chez le chien. C. r. Soc. Biol. 122, 579 (1936).

Houssay, B., V. G. Foglia et *O. Fustinoni:* Motricité et absorption gastro-intestinale pendant l'asthénie hypophysaire ou surrénale du crapaud. C. r. Soc. Biol. 126, 627 (1937).

Jores, A.: Experimentelle Untersuchungen über die Wirkung der Nebennieren auf die Hypophyse; die Änderungen in dem Gehalt der Hypophysen weißer Ratten an thyreotropem Hormon bei Nebennierenmangel und nach Injektion von Cortidyn und Adrenalin. Z. exper. Med. 102, 285 (1938).

— Experimentelle Untersuchungen über die Wirkungen der Nebennieren auf die Hypophyse: über die histologischen Änderungen des Hypophysenvorderlappens nach Zufuhr von Adrenalin und Cortidyn. Z. exper. Med. 102, 289 (1938).

Josephson, B.: The adrenal cortical syndrom in a case with tumor from an accessory adrenal gland. Acta med. Scand. 90, 335 (1936).

Kodama, S.: A further report on the effect of stimulation of the sensory nerves upon the rate of liberation of epinephrine from the suprarenal glands. Tôhoku J. exper. med. (Jap.) 4, 465 (1924).

Langley, J.: Observations of the physiological action of extracts on the suprarenal bodies. J. Physiol. (Brit.) 27, 237 (1901).

Laruelle, L. et *J. Reymont:* Un syndrome addisonienne secondaire à une lésion de la moelle végétative. Rev. neur. (Fr.) 68, 715 (1937).

Latarjet, A. et *P. Bertrand:* Recherches anatomiques sur l'innervation des capsules surrénales, des reins et de la partie supérieure de l'uretère. Lyon chirurg. 20, 452 (1923).

Leriche, R., P. Wertheimer et *P. E. Martin:* Maladie hypertensive traitée par splanchnectomie et surrénalectomie unilatérales gauches. Résultats après quatorze mois. Lyon méd. 161, 15 (1938).

Lohmann, A.: Über die antagonistische Wirkung der in den Nebennieren enthaltenen Substanzen Suprarenin und Cholin. Pflügers Arch. 122, 203 (1908).

Lucke, H.: Nebenniere und Wachstum. Verh. dtsch. Ges. inn. Med. **46**, 341 (1934).

Lumb, G.: Adrenal Cortical Tumors. Brit. med. J. Nr. **4653**, 582 (1950).

Mainzer, F.: Klinische Studien zur Akromegalie; familiäre Akromegalie und Addisonsche Krankheit. Acta med. Scand. **92**, 185 (1937).

Malow, S. S.: Rezidive der Gangrän und die palliativen Operationen nach Epinephrektomie bei suprarenaler Arteriose. Zbl. Chir. **51**, 2026 (1924).

Marconi, F. e *L. di Marco:* Ricerche sul contenuto adrenalinico delle surrenali in animali allo stato fisiologico e in vari stati morbosi; negli stati di intossicazione e di shock insulinico ed anafilattico. Arch. int. Pharm. et Thér. **56**, 49 (1937).

Moscati, G.: Sull'antagonismo fra surenali e pancreas. Folia med. 353 (1922).

Oppel, W. A.: Über die durch Nebennierenhyperfunktion bedingte arterielle Gangrän. Z. org. Chir. **19**, 381 (1923).

Parkes-Weber, F.: Cutaneous striae, purpura, high blood pressure, amenorrhea and obesity, of the type sometimes connected with cortical tumors of the adrenal glands, occurring in the absence of any such type of tumor. Brit. J. Derm. **38**, 1 (1926).

Raab, W.: Nebenniere und Angina pectoris. Pathogenese und Röntgentherapie. Arch. Kreisl.Forsch. **1**, 255 (1937).

Rogoff, J. M., Ph. Wasserman and *E. N. Nixon:* Nervous system mechanism of epinephrine secretion. Proc. Soc. exper. Biol. a. Med. (Am.) **61**, 251 (1946).

Roth, G. M. und *W. F. Krale:* Eine Probe zur Erkennung von Nebennierentumoren. Am. J. Med. Sci. Nr. **884** (1945).

Rothlin, E.: Experimentelle Studien an überlebenden Gefäßen unter Anwendung der chemischen Reizmethoden. Biochem. Z. **11**, 219 (1920).

Schamoff, W. N.: Die reflektorischen Kontrakturen und ihre Behandlung. Westnik Chirurg. pogranitschn. obl. **1**, 171 (1922).

Tournade, A. M. et *M. Chabrol:* La contraction de la rate par excitation du splanchnique relève d'un double mécanisme nerveux et adrénalique. C. r. Soc. Biol. **90**, 835 (1924).

Tscheboksareff, M.: Über sekretorische Nerven der Nebenniere. Pflügers Arch. **137**, 59 (1911).

Westphal, K. und *C. Sievert:* Über den Reizstoff der genuinen Hypertension; Untersuchungen über den akuten Einfluß der Reizstoffe auf den Blutdruck und die Nebennierensekretion sowie chronische Blutdruckversuche. Z. klin. Med. **133**, 291 (1938).

— — Über den Reizstoff der genuinen Hypertension; die Symbiose von Nebennierenrinde und Mark auf Grund histologischer Nebennierenuntersuchungen unter verschiedenen experimentellen und pathologischen Bedingungen, besonders beim genuinen Hochdruck. Z. klin. Med. **133**, 311 (1938).

Zimmermann, W.: Hormonale Diagnose von Nebennierenrindentumoren. Dtsch. med. Wschr. **74**, 345 (1949).

Nebennierenmark

Benelli, R.: Studio farmagologico della muscolatura bronchiale. L'azione degli estratti di midollare surrenale e di ipofisi posteriore sulla muscolatura bronchiale. Rass. Neuroveg. **2**, 110 (1940).

Heggelin, R. und *H. Nabholz:* Das Nebennierenmarksyndrom. Zur Kasuistik der chromaffinen Geschwülste. Mit einem Beitrag über den Adrenalinnachweis von H. Fischer. Z. klin. Med. **134**, 161 (1938).

Hermann, H., F. Jourdan, J. Gier et *L. Galloni:* Sur le comportement de la glande médullosurrénale après son énervation. Etude histologique. Bull. Histol. appl. etc. **14**, 279 (1937).

— — *G. Morin* et *J. Vial:* Utilisation du chien „sans moelle" comme réactif d'étude pour la physiologie et la pharmacologie de la médullosurrénale. Ann. Physiol. (Fr.) **13**, 1012 (1937).

MacMillan, R. L.: Adrenal apoplexy associated with hypertension. Lancet 177 (1947).

Nebennierenrinde

Bock, H. E. und *H. Meinrenken:* Grenzen der Nebennierenrindenhormonbehandlung bei Magen- und Zwölffingerdarmgeschwür. Dtsch. med. Wschr. 72, 149 (1947).

Broster, L. R., Cl. Allen, H. W. C. Vines, J. Patterson, A. W. Greenwood, C. F. Marian and *G. Butler:* The Adrenal Cortex and Intersexuality. London: Chapman & Hall. 1938.

Frank, R. T.: A suggested test for functional cortical adrenal tumor. Proc. Soc. exper. Biol. a. Med. 31, 1204 (1934).

Hofmann, H.: Über die Beeinflussung des anaphylaktischen Schocks durch Vitamin C und Nebennierenrindenhormon. Naunyn-Schmiedebergs Arch. 199, 631 (1942).

Josephson, B.: The adrenal cortical syndrom in a case with tumor from an accessory adrenal gland. Acta med. scand. 90, 335 (1936).

Kappert, A.: Die klinischen Formen der relativen Nebenniereninsuffizienz und die Behandlung des Rindenausfalls. Klin. Wschr. 25, 769 (1947).

Köhler, V. und *Hanschke, H.:* Die Steigerung der physiologischen Zuckerkapazität durch synthetisches Nebennierenrindenhormon. Klin. Wschr. 26, 300 (1948).

Lucke, H.: Der Einfluß von Nebennierenrindenextrakt und Vitamin C auf interrenale Wachstumsstörungen. Arch. exper. Path. (D.) 187, 416 (1937).

Oberdisse, K. und *R. Werner:* Zuckerneubildung, Abnutzungsquote und Nebennierenrinde. Klin. Wschr. 26, 549 (1948).

Schürger, G.: Über den Einfluß des Nebennierenrindenhormons auf die Ermüdbarkeit und den Muskelstoffwechsel des Herzens. Klin. Wschr. 25, 593 (1947).

Stein, R. O.: Psoriasis arthropathica. Therapie mit Nebennierenrindenextrakt und Vit. C. Ref.: Wien. klin. Wschr. 62, 483 (1950).

Tonutti, E.: Wirkung nachträglicher Hypophysektomie auf den Eintritt der Nebennierenrindenschäden bei Diphtherietoxinvergiftung. Klin. Wschr. 28, 137 (1950).

Zimmermann, W.: Hormonale Diagnose von Nebennierenrindentumoren. Dtsch. med. Wschr. 74, 345 (1949).

Ovar

Biro, G.: Oestrogentherapie bei Diabetes mellitus. Wien. klin. Wschr. 62, H. 32, 562 (1950).

Braunsteiner, H. und *A. Lindner:* Über die Wirkung von Hexoestrol-Ärosolen auf kastrierte weibliche Ratten. Wien. klin. Wschr. 61, 425 (1949).

Caffo, S.: Influenza degli ormoni sessuali sui vasi; reazioni vasali alla follicolina. Arch. Ostetr. 1, 520 (1937).

Diaz, J. T., D. Phelps, E. T. Ellison and *J. C. Burch:* Effects of various gonadotropic substances upon ovaries, pituitaries and adrenals of animals receiving long-term injections of estrone. Am. J. Physiol. 121, 794 (1938).

Goecke: Die Endausbreitung des vegetativen Nervengewebes im menschlichen Ovarium und ihre Bedeutung für die Funktion des Ovariums. Arch. Gynäk. 166, 187 (1938).

Gülzow, M. und *C. A. Brüsch:* Elektrokardiogrammveränderungen durch einen Follikelhormonstoß. Med. Klin. 4, 140 (1947).

Herold, L. und *G. Efkemann:* Fehlen der indirekten Luteinisierung der Ovarien nach Follikelhormonzufuhr bei hypophysenstieldurchtrennten weiblichen Ratten. Klin. Wschr. 17, 940 (1938).

— Abhängigkeit der Follikelhormonwirkung auf die Brustdrüse von der nervösen Verbindung der Hypophyse zum Zwischenhirn. Klin. Wschr. 19, 455 (1939).

Hosemann, H.: Die Behandlung der Ovarialinsuffizienz bei gleichzeitigem hypophysären Minderwuchs. Dtsch. med. Wschr. 71, 237 (1946).

Mühlbock, O., H. Knaus und *F. Tscherne:* Die weiblichen Sexualhormone in der Pharmakotherapie. Bern: H. Huber. 1948.

Müller, C.: Untersuchungen über das integrative Zusammenwirken von Hypophysen-, Thymus- und Ovarialhormon. Endokrinologie 19, 289 (1937).

Runge, H.: Über die lokale Wirkung der weiblichen Genitalhormone. Dtsch. med. Wschr. 72, 25 (1947).

Siegmund, H.: Über den Einfluß des Hypophysenvorderlappens auf den Ablauf der Sexualfunktion. Zbl. Gynäkol. 52, 1189 (1928).

— Untersuchungen über das Bestehen wechselseitiger Beziehungen zwischen Ovarium und Hypophysenvorderlappen. Zbl. Gynäkol. 56, 953 (1932).

Pankreas

Asher, L. und *J. M. de Corral:* Die Abhängigkeit der inneren Sekretion des Pankreas vom Nervensystem. Z. Biol. 65, 395 (1915).

Bakay, L. v. jun.: Über die Beziehungen zwischen der Hypophyse und den Langerhans'schen Inseln. Pflügers Arch. 243, 733 (1940).

Burkl, W.: Über Zymogenhöfe in der menschlichen Bauchspeicheldrüse. Wien. klin. Wschr. 61, 264 (1949).

Castro, F. de: Contribution à la connaissance de l'innervation du pancréas. Trav. Labor. Rech. biol. Univ. Madr. 21, 423 (1923).

Corral, J. M. de: Die Abhängigkeit der inneren Sekretion des Pankreas vom Nervensystem. Z. Biol. 68, 395 (1918).

Digilio, V. A. and *J. B. Wolffe:* Pancreatic extract (enzime free) in angina pectoris. Med. Rec. (Am.) 146, 244 (1937).

Erspamer, V.: Cellule enterocromaffini e cellule argentofile nel pancreas dell'uomo e dei mammiferi. Z. Anat. u. Entw. Gesch. 107, 574 (1937).

Greving, R.: Die Innervation der Bauchspeicheldrüse. Aus: Lebensnerven und Lebenstriebe. Berlin: L. R. Müller. 1931.

Houssay, B. A.: Die funktionellen Beziehungen zwischen der Hypophyse und dem Pankreas. Endocrinology 5, 103 (1929).

James, L., O'Leary and *N. Womack:* Histology adenoma of the islets of Langerhans. Arch. path. (Am.) 17, 291 (1934).

Modrakowski, G.: Zur Innervation des Pankreas. Pflügers Arch. 114, 487 (1906).

Moscati, G.: Sull'antagonismo fra surenali e pancreas. Folia med. 353 (1922).

Pensa, A.: Osservaz. sulla distribuz. dei vasi sanguini e nervi del pancr. Boll. Soc. med. Chir. Pavia, 1904, und Internat. Mschr. Anat. u. Phys. 22 (1905).

Riese, J.: Zur Therapie der akuten Pankreatitis. Wien. klin. Wschr. 62, 303 (1950).

Roussy, G. et *M. Mosinger:* Sur la neurocrinie pancréatique et sa stimulation par l'extrait antéhypophysaire. C. r. Soc. Biol. 126, 1064 (1937).

Simard, L. C.: Les complexes neuro-insulaires du pancreas humain (Neurocrinie et function paraganglionnaire). Arch. Anat. microsc. 33, 49 (1937).

Vejda, A.: Die therapeutische Bedeutung des paravertebralen Novokainblocks bei der Pancreatitis acuta. Wien. klin. Wschr. 61, 501 (1949).

Pubertas praecox

Herold, L.: Das Krankheitsbild der Pubertas praecox unter besonderer Berücksichtigung der endokrin bedingten Frühreife. Zbl. Gynäkol. 69, 55 (1947).

Schilddrüse, s. S. 79 ff.

Thymus

Braeucker, W.: Die Nerven der Schilddrüse, der Epithelkörperchen und des Thymus. Klin. Wschr. 2, 1074 (1923).
Müller, C.: Untersuchungen über das integrative Zusammenwirken von Hypophysen-, Thymus- und Ovarialhormon. Endokrinologie 19, 289 (1937).

Zirbeldrüse

Engel, P.: Über den heutigen Stand unseres Wissens von der Zirbelfunktion. Wien. klin. Wschr. 49, 1219 (1937).
Hofstätter, R.: Beitrag zur therapeutischen Verwendung von Zirbelextrakten. Wien. klin. Wschr. 62, 338 (1950).
Malmejac, J. et *V. Donnet:* Sur l'action vasomotrice centrale des extraits épiphysaires. C. r. Soc. Biol. 126, 370 (1937).
Massobrio, E. e *G. Boccuzzi:* Complessa sindroma iperpituitarica da ipopinealismo per probabile tumore della pineale associata a malformazzioni congenite. Gi. Accad. Med. Torino 101, 412 (1938).

Hypophyse

Allgemeines

Alpern, D. E.: Zur Physiologie und Pathologie der Hypophyse. Z. exper. Med. 35, 139 (1922).
Anselmino, K. J.: Hypophyse, Kohlehydratstoffwechsel und Diabetes. Schweiz. med. Wschr. 67, 1061 (1937).
Beltrametto, L. et *G. Rettanni:* L'esame della cloridria gastrica e le variazioni di essa sotto l'influenza degli ormoni ipofisari, anteriore e posteriore in alcune affezioni del sistema diencefalo-ipofisario. Gi. Clin. Med. 17, 419 (1936).
Biasotti, A.: Insuffisance hypophysaire et tolérance au glucose. Rev. Soc. argent. Biol. 10, 36 (1934).
— Insuffisance hypophysaire et tolérance au glucose. C. r. Soc. Biol. 117, 74 (1934).
Bogaert, A. van and *Fr. van Baarle:* Hypertension arterielle et hormones hypophysaires vasopressives et gonadotropes. Acta med. Scand. 96, 57 (1938).
Chabanier, H., Puech, C. Lobo-Onell et *E. Lelu:* Hypophyse et diabète. (A propos de l'ablation d'une hypophyse normale dans un cas du diabète grave.) Presse méd. 44, 986 (1936).
Chiasserini, A.: Patologia e terapia delle sindromi neuro-ipofisari. Riforma med. 53, 1785 (1937).
Chiodi, V. et *R. Pugliesi:* L'istofisiologia dell'ipofisi in rapporto al metabolismo dell'acqua; ricerche sperimentale. Endocrin. e Pat. costit. 12, 198 (1936).
Cohen, H. and *J. H. Dible:* Pituitary basophilism associated with basophil carcinoma of anterior lobe of pituitary gland. Brain 59, 395 (1936).
Collin, R.: L'Hypophyse. Nancy: Ed. Thomas. 1933.
Comby, J.: Hirsutisme et syndrome de Cushing. Arch. Méd. Enf. 40, 173 (1937).
Courtois, J.: Glandes endocrines, système nerveux végétatif et grossesse (physiologie et pathologie). Gaz. Hôp. 111, 833 und 865 (1938).
Elmer, A. W., B. Giedosz et *M. Scheps:* Sur l'action cortico-stimulante et médulle-stimulante du lobe antérieur de l'hypophyse. C. r. Soc. Biol. 125, 1082 (1937).
Falta, W. und *E. Fenz:* Bemerkungen zum Problem Schilddrüse-Zwischenhirn. Klin. Wschr. 17, 148 (1938).
Ferrannini, A.: Contributo clinico allo studio delle endocrinopatie familiari: sindromi ipofisarie familiari. Folia med. 23, 227 (1937).

Flaks, J. I. Himmel et *A. Zotnik:* Sur l'existence d'une hémopoetique dans l'hypophyse. Presse méd. 2, 1261 (1937).

Gaillard, P. J.: Die Glandula hypophysis von Kaninchen in der Gewebezüchtung, ihre Strukturveränderungen und ihr Einfluß auf das Wachstum von mit diesen zusammengezüchteten Kulturen osteogenetischer Zellen. Protoplasma 28, 1 (1937).

Goldberg, I.: Accion de la insufficiencia hipofisaria sobre las proteinas del plasma. Rev. Soc. Arg. Biol. 14, 49 (1938).

Hantschmann, L.: Contribuciòn al tratamiento de los sindromos hipofisarios. Rev. méd. germ.-ibero-amer. (D.) 11, 18 (1938).

Harris, G. W.: Neurol. control of the pituitary gland. Physiol. Rev. (Am.) 28, 139 (1948).

Heiden, R. A.: Über die histologischen Änderungen der Hypophyse nach Injektion von Adrenalin und Cortidyn. Inaug. Diss. Rostock 1936.

Houssay, B. A.: Hypophysis and resistance to intoxication. New Engld. J. Med. 214, 1137 (1936).

Kepinov, L.: Système glycogénolytique hormonal. Sur le mécanisme de l'action glycogénolytique de l'adrénaline et le rôle de l'hormone hypophysaire dans ce mécanisme. C. r. Soc. Biol. 126, 1084 (1937).

Lichtwitz, L.: Hypophysäre Symptome und hypophysäre Krankheiten. Verh. Dtsch. Ges. inn. Med. 42, 35 (1930).

Maranon, G., C. Richet, M. Sourdel et *H. Netter:* Les troubles pigmentaires d'origine hypophysaire en clinique humaine. Presse méd. 45, 1883 (1937).

— Syndromes hypophyso-neuro-musculaires. J. méd. franc. 26, 371 (1937).

Matteis, F. de e *G. Boccuzzi:* Elettrocardiogramme, perssione arteriosa e curva glicemica nei diencefalo-ipofisari durante alcune prove farmacologiche. Arch. Sci. Med. 67, 101 (1939).

Michelazzi, A. M.: Contributo allo studio dei rapporti tra nefropatie degenerative, alterazioni metaboliche e sistema diencefalo-ipofisario. Rass. Fisiopat. Clin. 9, Nr. 12, 727 (1937).

Mortimer, H., G. Levene and *A. W. Rowe:* Cranial dysplasias of pituitary origin. Radiology (Am.) 29, 279 (1937).

Nicolesco, J. et *M. Nicolesco:* Quelques données sur les centres végétatifs de la région infundibulo-tubérienne et de la frontière diencephalotélencéphalique. Rev. neur. (Fr.) 11, 3 (1929).

Parsons, E. J.: The pituitary gland and its relation to age, hypertension and pathological processes: a study of 107 unselected pituitaries. Med. Papers dedicated to Dr. Henry A. Christian, 366 (1936).

Poris, E. G. and *H. A. Charipper:* Studies on endocrines of reptiles; morphology of pituitary gland of lizard (Anolis carolinensis) with special reference to certain cell types. Anat. Rec. (Am.) 72, 473 (1938).

Renzi, de: Reperti mielo-ematici nelle diencefalo-ipofisopati. Policlinico 66, 294 (1939).

Roussy, G. et *M. Mosinger:* La régulation nerveuse du fonctionnement hypophysaire; ses conséquences physiopathologiques et thérapeutiques. Presse méd. 44, 1521 (1936).

Rubaschow, S.: Beitrag zur Lehre über die Folgen der Vagotomie. Bichels Intern. Beitr. Path. u. Ther. d. Vdgsorg. 3, 463 (1912).

Salmon, A.: Le rôle des corrélations cortico-diencéphaliques et diencéphalohypophysaires dans la régulation de la veille et du sommeil. Presse méd. 45, 509 (1937).

Schellong, F.: Hypophyse und Kreislauf. Verh. dtsch. Ges. f. Kreislaufforsch., März 1937. Ref.: Rass. Neuroveg. 1, 596 (1939).

Schwartz, H. G.: Meningeal relations of hypophysis cerebri. Anat. Rec. (Am.) 67, 35 (1936).

Seligman, B.: Epilepsy associated with pituitary disturbance, response to x-ray therapy. Radiology (Am.) 29, 723 (1937).

Severi, L.: Istopatologia de sistema ipotalamico-ipofisario nell'intossicazione proteina cronica sperimentale. Sperimentale 92, 361 (1938).

Strauss, L. H. und *P. Scheer:* Über die Wirkungen des Nicotins auf die Hypophyse. Z. exper. Med. 102, 102 (1937).

Streiff, E. B.: Le rapport entre la tension artérielle rétinienne et la pression générale. Schweiz. med. Wschr. 67, 796 (1937).

Villa, L.: Ipotesi e spunti per un riferimento diencefalo-ipofisario nella patogenesi delle sindromo liponefrosiche. Rass. Fisiopatl. Clin. 9, Nr. 5, 257 (1937).

Voicu, I. and *D. Pana:* Cerebral hemorrhage in pregnancy due to essential hypertension and its relation to histopathologic changes in pituitary. Endocrin., Gynec., Obstetr. (Rum.) 1, 341 (1936).

Wade, H. J.: Exogenous cellular content of neurohypophysis in man under pathological conditions. Brain 60, 525 (1937).

Wahlberg, J.: Roentgen irradiation of pituitary in therapy of edema of temples associated with thyrotoxicosis. Finska läk.-sällsk. handl. 80, 813 (1937).

Wilson, R. jun.: Clinical manifestations of disturbed pituitary function. South. med. a. surg. 100, 50 (1938).

Wislocki, G. B.: Meningeal relations of hypophysis cerebri; relations in adult mammals. Anat. Rec. (Am.) 67, 273 (1937).

Akromegalie

Bartelheimer, H.: Kreislaufbesonderheiten bei der Akromegalie. Dtsch. med. Wschr. 72, 382 (1947).

Berg, B. N.: Insulin response in acromegaly. Bull. neur. Inst. N. Y. 6, 178 (1937).

Bittorf, A.: Akromegalia, Dystrophia adiposo-genitalis und thyreogene Adipositas acuta symmetrica partialis. Berl. klin. Wschr. 53, 1172 (1921).

Bodine, R.: Acromegaly: prosthetic monstrosity; report of a case. J. Amer. Dent. Assoc. 24, 1631 (1937).

Borchardt, L.: Die Hypophysenglykosurie und ihre Beziehung zum Diabetes bei der Akromegalie. Z. klin. Med. 66, 332 (1908).

Carnot, P. et *J. Caroli:* Hyperpituitarisme, acromégalie et diabète bronzé. Bull. Soc. méd. Hôp. Par. 53, 929 (1937).

Chiari, H.: Über multiple Exostosenbildung an der Wirbelsäule bei Akromegalie. Wien. klin. Wschr. 62, 473 (1950).

Dolin, A. O.: Akromegalischer Symptomenkomplex bei Syphilis des Zwischenhirns usw. Dtsch. Z. Nervenheilk. 110, 166 (1929).

Elmer, A. W., B. Giedosz et *M. Scheps:* L'action immédiate hyperglycémiante et antiinsulaire de la préhypophyse et du sang dans l'acromégalie. C. r. Soc. Biol. 125, 1086 (1937).

Fasiani, G. M., G. B. Belloni e *M. Quarti:* Ipofisectomia transfrontale in acromegalico con diabete mellito. Rass. Neuroveg. 1, 18 (1938).

Gripwal, E.: Diabetes und Hypophyse im Lichte eines Falles von Akromegalie und Diabetes mit eigenartigem Verlauf. Acta med. Scand. 92, 195 (1937).

Kemeny, E.: Acromegaly and pregnancy. Orvosi hetil. 80, 1066 (1936).

Krabbe, K. H. und *S. Matthiasson:* Géantisme hypophysaire. Acta med. Scand. 30, 926 (1936).

Linger, P., D. C. Hare and *S. Levy:* Influence of cerebrospinal fluid in acromegaly on urinary excretion of chlorides. Quart. J. med. 6, 241 (1937).

Maestrini, D.: Sindrome neuroanemica in acromegalia. Fisiol. e Med. 3, 685 (1932).

Magnus, R.: Die Beziehungen des Darmnervensystems zur automatischen Darmbewegung. Versuche am überlebenden Dünndarm von Säugetieren. II. Mitt. Pflügers Arch. 102, 349 (1904).

Mainzer, F. and *E. Yaloussis:* Case of juvenile acromegaly with gigantism (with particular stress on water metabolism). Fol. clin. orient. 1, 37 (1937).

Marchand, L., P. Petit et *J. Fortineau:* Myxoedème, acromégalie, syndrome infundibulo-tubérien, délire mélancolique, onirisme: thyroidite ligneuse, adénome hypophysaire, encéphalite pédunculoméso diencéphalique. Encéphale 31, 219 (1936).

Marinesco, G.: Relation between gigantism and acromegaly from point of view of pathogenesis and pathologic anatomy. Endocrin, Gynec., Obstetr. 2, 124 (1937).

Meignant, P., E. Rousseaux, F. Mathieu et *Hantcheff:* Syndrome adiposo-génital associé à un état acromégaloide dans un cas d'hydrocéphalie interne. Drainage du III. ventricule. Guérison. Rev. méd. Nancy 66, 999 (1938).

Mohnike, G.: Der Akromegalietyp der Zuckerkrankheit und sein Syndromenwandel. Z. inn. Med. 119 (1947).

Renander, A.: Cutis verticis gyrata. Akromegalie — Osteoperiostitis hyperplastica. Acta radiol. (Schwd.) 18, 652 (1937).

Severi, L.: L'ipotalamo nelle patogenese dell'acromegalia. Arch. „De Vecchi" 1, 74 (1938).

Silberberg, M. and *R. Silberberg:* Changes in ribs of guinea pigs following administration of cattle anterior pituitary extract (acromegalic rosary). Proc. Soc. exper. Biol. a. Med. (Am.) 86, 622 (1937).

Thaddea, S.: Akromegalie mit Morbus Basedow. Dtsch. med. Wschr. 63, 1577 (1937).

Venzoni, M.: Osservazioni anatomo-patologiche su tumore eosinofilo dell' ipofisi accompagnato da acromegalia e gozzo ed adenoma basofilo asintomatico. Gi. veneto Sci. med. 2, 495 (1937).

Villaret, M., J. Haguenau, P. Bardin et *M. Payet:* Hallucinose chez un acromégale syphilitique. Rev. neur. (Fr.) 67, 638 (1937).

Anatomie

Bini, G.: Studio istologico sul sistema diencefalo-ipofisario e sulle altre ghiandole endocrine in casi di adiposità non appartenenti al tipo di Froehlich. Endocrin. e Pat. costit. 11, 168 (1936).

— Ricerche istologische sul sistema diencefalo-ipofisario e sulle ghiandole endocrine in casi di diabete mellito di origine pancreatica. Arch. Sci. Med. 64, 511 (1937).

Collin, R.: L'innervation de la glande pituitaire. Actualité scientifique et industrielle. Paris: Hermann & C. 1937.

Collin, R. et *T. Fontaine:* L'innervation de l'épendyme neurohypophysaire chez le chat et sa signification. C. r. Soc. Biol. 122, 1087 (1936).

Raab, W.: Das Hypophysen-Zwischenhirnsystem und seine Störungen. Erg. inn. Med. 51, 125 (1936).

— Die Wechselbeziehungen von Hypophyse und Zwischenhirn. Wien. klin. Wschr. 49, 218 (1937).

Roussy, G. e *M. Mosinger:* Le correlazioni istologiche e funzionali tra il sistema neuro-vegetativo e le ghiandole endocrine; l'istofisiologia de sistema neurovegetativo. Riforma med. 54, 159 (1929).

Sanchez-Calvo, R.: Ist eine cytologische Lokalisation der thyreotropen Hormone der Hypophyse möglich? Virchows Arch. 300, 565 (1937).

— Basophilie des Hypophysenhinterlappens (HHL) und Geisteskrankheiten. Psychiatr.-neur. Wschr. 40, 8 (1938).

Asthenie, Atrophie, Insuffizienz

Béclère, Cl. et *H. Simmonet:* L'aménorrhée après l'accouchement par insuffisance hypophysaire secondaire, son traitement par les hormones gonadotropes. Presse méd. 12, 175 (1946).

Heinsen, H. A. und *W. v. Massenbach:* Über die Behandlung der Amenorrhoe bei diencephalo-hypophysärer Insuffizienz. Klin. Wschr. 27, 126 (1949).

Houssay, B., V. G. Foglia et *O. Fustinoni:* Motricité et absorption gastrointestinale pendant l'asthénie hypophysaire ou surrénale du crapaud. C. r. Soc. Biol. 126, 627 (1937).

Marx, H.: Zur Klinik des Hypophysenzwischenhirnstammes. 2. Mitt. Hypophysäre Insuffizienz bei Lichtmangel. Klin. Wschr. **18** (1946).
Richardson, H. B.: Simmonds' disease and anorexia nervosa. Arch. int. med. (Am.) **63,** 1 (1939).
Signorelli, S.: Diabete, nanismo e cachessia ipofisaria con reperto di ependimoptia granulare nel pavimento del terzo ventric. Boll. Soc. Med. dis. Catania **2,** 594 (1934).

Beta-Zellen

Graef, I., J. J. Bunim and *A. Rottino:* Hirsutism, hypertension and obesity associated with carcinoma of adrenal cortex; indeterminate pituitary adenoma and selective changes in beta cells of hypophysis. Arch. int. med. (Am.) **57,** 1085 (1936).

Blutbild

Carstens, M.: Das Hypophysen-Zwischenhirnsystem bei Blutkrankheiten. Z. ges. inn. Med. **2,** 116 (1947).
Clemente, G.: Variazione ematollogiche consequenti all'irradiaz. ipofisaria. Folia med. **18,** 738 (1932).
Fretet, J.: Contribution a l'étude des hyperleucocytoses sympathiques. Modifications de la formule sanguine consecutives aux cauterisations de la muqueuse pituitaire. Encéphale **3,** 147 (1938).
Querido, A. and *G. Overbeek:* Hypophysis and blood picture. Arch. internat. Pharmacodynam. **59,** 370 (1938).
Roussy, G. et *M. Mosinger:* Plurinucléose neurorenale expérimentale consécutive à l'injection répétée d'extraits antéhypophysaires. C. r. Soc. Biol. **122,** 1290 (1936).

Blutdruck

Culpepper, W. L., E. E. Madden, E. C. Olson and *J. H. Hulton:* Treatment of essential hypertension and diabetes mellitus by irradiation of pituitary and adrenal regions. Endocrinology (Am.) **22,** 236 (1938).
Greppi, E.: Ipofisi e surrene negli stati di pletora ipertonica. Rassegna Med. **7,** 2 (1934).
Heller, H. und *G. Kusunoki:* Die zentrale Blutdruckwirkung des neurohypophysären Kreislaufhormons (Vasopressin). Arch. exper. Path. (D.) **173,** 301 (1933).
Jores, A.: Klinische Endokrinologie. Berlin: Julius Springer. 1939.
Rasmussen, A. T.: The relation of basophilic cells of the human hypophysis to blood pressure. Endocrinology (Am.) **20,** 673 (1936).
Sattler, D. G.: Vago-neurohypophysial pressor reflex. Proc. Soc. exper. Biol. a Med. **44,** 82 (1940).
Ziskin, Th.: Die Hypophyse bei Hypertonikern. Radiology (Am.) **53,** 406 (1949).

Cushingsche Erkrankung

Falzoy, M.: La sindrome di Cushing. Gi. clin. med. **18,** 294 (1937).
Menzel, W.: Zur Pathogenese der Cushing'schen Krankheit. Z. klin. Med. **131,** 565 (1937).
Mohnike, G. und *A. Mohnike:* Betrachtungen zu einem Fall von Morbus Cushing. Zbl. ges. inn. Med. **1,** 45 (1946).
Rosselli del Turco, L.: Contributo clinico ed anatomopatologico allo studio delle forme attenuate, costituzionali e familiari del morbo di Cushing. Considerazioni sulla patogenesi di questa malattia. Rass. Neuroveg. **1,** Nr. 6, 501 (1939).
Sansone, L.: Sindromi tipo Cushing (stuido clinico e considerazioni patogenetiche). Arch. Sci. med. **64,** 681 (1937).
Seligsohn, A.: Le syndrome de Cushing et le problème de l'hypertension essentielle. Presse méd. **46,** 1931 (1938).

Spitz, A.: Das klinische Syndrom: Narkolepsie mit Fettsucht und Polyglobulie in seinen Beziehungen zum Morbus Cushing. Dtsch. Arch. klin. Med. 181, 286 (1937).

Diabetes insipidus

Allen, A. A. and *J. S. Stokes:* Cure of diabetes insipidus coincident with bilateral correction of abdominal cryptorchism by gonadotropic facotr from pregnancy urine. J. amer. med. Assoc. 106, 780 (1936).
Antona, L. d': Integrità dell'ipofisi e lesione del nucleo paraventricolare in un caso di diabete insipido postencefalitico. Riv. Neur. 4, VI (1931).
Aradszky, G.: Die Behandlung des Diabetes insipidus mit Hypophysenhinterlappenextrakt. Orvosi hetil. 1036 (1936).
Bailey, P. und *F. Bremer:* Experimental diabetes insipidus. Arch. int. Med. (Am.) 28, 773 (1921).
— Recherches expérimentales sur le diabète insipide et le syndrome adiposogénital. C. r. Soc. Biol. 29, 286.
Biffis, P.: Studi sul diabete insipido. Policlinico 29, 286 (1922).
Borchardt, L.: Die Hypophysenglykosurie und ihre Beziehung zum Diabetes bei der Akromegalie. Z. klin. Med. 66, 332 (1908).
Camus, J. et *J. J. Gournay:* Recherches sur le diabète insipide et la diurèse. C. r. Soc. Biol. 91, 1137 (1924).
Debré, R., J. Marie, D. Nachmansohn et *J. Bernard:* Diabète insipide. Etude de l'élimination des chlorures et du pouvoir concentrateur du rein. Bull. Soc. méd. Hôp. Par. 52, 967 (1936).
Drouet, P., Verain, G. Grandpierre et *L. Pierquind:* Un cas de diabète insipide avec glycosurie. Traitement par les ondes courtes sur la région hypophysotubérienne. Bull. Soc. méd. Hôp. Par. 52, 115 (1936).
Esser, H. und *E. L. Schäfer:* Zur Symptomatologie des sogenannten „Antidiabetes insipidus." Acta neuroveget. 1, 276 (1950).
Fisher, C. and *W. R. Ingram:* Effect of feeding of thyroid or salt and of thyroidectomy on fluid exchange of cats with diabetes insipidus. Arch. int. Med. (Am.) 58, 117 (1936).
— — and *S. W. Ranson:* Hypothalamic-hypophyseal system and diabetes insipidus. Arch. Neur. (Am.) 34, 124 (1935).
— — — Diabetes insipidus and the neurohormonal control of water balance. Michigan: Edwards Brothers inc. 1938.
Forrò, E. und *J. Lendvai:* Überempfindlichkeit gegen Hypophysenhinterlappenextrakt in einem Falle von Diabetes insipidus. Wien. klin. Wschr. 48, 757 (1936).
Forschbach und *Weber:* Beobachtungen über die Harn- und Salzausscheidung im Diabetes insipidus. Z. klin. Med. 73, 221 (1911).
Ingram, W. R., C. Fisher and *S. W. Ranson:* Experimental diabetes insipidus in monkey. Arch. int. Med. (Am.) 57, 1067 (1936).
Jonas, V.: Über die Einwirkung des thyreotropen Hormons auf den Wasser- und Salzhaushalt des Diabetes-insipidus-Kranken. Z. exper. Med. 99, 718 (1936).
Keller, A. D.: Observations on "latent period" in experimental diabetes insipidus. Proc. Soc. exper. Biol. a. Med. (Am.) 38, 31 (1938).
— and *J. W. Hamilton:* Degeneration of the infundibular nerve fibers in the cat without eliciting diabetes insipidus. Proc. Soc. exper. Biol. a. Med. (Am.) 34, 794 (1936).
Lehmann, J.: Über mesencephal-hypophysär bedingte Spontanhypoglykämie. Klin. Wschr. 28, 118 (1950).
Lunedei, A.: Centri ipotalamici e post-ipofisi, tiroide e anteipofisi nel diabete insipido. Rass. Neuroveg. 1, 160 (1938).
Möschl, H.: Über einen Fall von Hyperthermie, Diabetes insipidus und Morbus Basedow mit Übergang in primäre Oligurie und Myxödem bei einem parasellaren Tumor. Z. klin. Med. 134, 719 (1938).
Noorden, C. v.: Über neurogenen Diabetes. Med. Klin. 8, 1 (1912).

Pico, O. M. und *M. Salomon:* Die Abhängigkeit des Diabetes innocens vom Nervensystem. Klin. Wschr. 2, 1806 (1923).

Ranson, S. W., C. Fisher and *W. R. Ingram:* The hypothalamico-hypophyseal mecanism in diabetes insipidus. Proc. Assoc. Res. nerv. a. ment. Dis. (Am.) 17, 410 (1938).

Reichardt, M.: Der Diabetes insipidus — Symptom einer Geisteskrankheit? Arb. Psychiatr. Klin. Würzburg. Jena 1908.

Strieck, F.: Über experimentell erzeugten zentralen Diabetes. Verh. dtsch. Ges. inn. Med. 49, 129 (1937).

Stübinger, H. G. und *H. J. Wolf:* Kurzwellenbestrahlungen der Hypophyse und des Zwischenhirns bei Diabetes insipidus. Med. Klin. 44, H. 34, 1089 (1949).

Trendelenburg, P.: Anteil der Hypophyse und des Hypothalamus am experimentellen Diabetes insipidus. Klin. Wschr. 7, 1679 (1928).

Tronchetti, F.: Polidipsia primaria e diabete insipido. Rass. Neuroveg. 1, Nr. 5, 396 (1939).

Urechia, C. I.: Cancer métastatique de la région hypophysotubérienne avec diabète insipide. Paris méd. 2, 129 (1936).

Veil, W. H.: Über intermediäre Vorgänge bei Diabetes insipidus usw. Biochem. Z. 91, 317 (1918).

Woll, J.: Zur Frage des traumatischen Diabetes nach Verletzung des Zentralnervensystems. Med. Klin. 26, 1781 (1930).

Dunkelheit

Stutinsky, F.: Neurocrinie hypophysaire et reflexe photopituitaire chez la grenouille. C. r. Soc. Biol. 127, 409 (1938).

Fettsucht

Antognetti, L. e *D. Scopinaro:* La patogenesi dell'obesità in rapporto all'attività incretoria ipofisaria. Arch. Fisiopat. e Clin. Ricamb. 5, 373 (1937).

Bailey, P. et *F. Bremer:* Recherches expérimentales sur le diabète insipide et le syndrome adiposogénital. C. r. Soc. Biol. 29, 286.

Bauer, Th. und *H. Wasing:* Zur Frage der „Adipositas hypophysarea" (basophiles Adenom der Hypophyse). Wien. klin. Wschr. 26, 1236 (1913).

Bennike, H.: Case of adiposogenital dystrophy treated with physex. Ugesk. laeger 100, 90 (1938).

Bittdorf, A.: Akromegalia, Dystrophia adiposo-genitalis und thyreogene Adipositas acuta symmetrica partialis. Berl. klin. Wschr. 53, 1172 (1921) .

Cannavò, L.: Contributo allo studio delle sindromi i ipotalamo-ipofisarie. I. Iperchetonemia permanente in sindrome di Cushing. Clin. Med. Ital. 67, Nr. 8 (1936).

Guizetti, P.: Ricerche anatomiche sull'ipofisi e sul sistema ipofisaria-diencefalico in casi di adiposità non appartenenti al tipo di Froelich, con alcune note sullo stato normale del tuber. Parte II. Tuber. Arch. Sci. med. 58, Nr. 1, 1 (1934).

Hernandez, I. M. y *M. Boyer:* Distrofias adiposo-genitales y tuberculosis. Arch. Tisiol. (Arg.) 14, 336 (1938).

Lunedei, A. e *E. Liesch:* Sindrome adiposo-genitale, poliglobulia ecc. Riv. clin. Med. (1935).

Mooser, H.: Ein Fall von endogener Fettsucht mit hochgradiger Osteoporose. Ein Beitrag zur Pathologie der inneren Sekretion. Virchows Arch. 229, 247 (1921).

Ranson, S. W., C. Fisher and *W. R. Ingram:* Adiposity and diabetes mellitus in a monkey with hypothalamic lesion. Endocrinology (Am.) 23, 175 (1938).

Hinterlappen

Ahlström, C. G.: Das Vorkommen basophiler Zellinfiltration in der Neurohypophyse. Klin. Wschr. 14, 1456 (1935).

Aradszky, G.: Die Behandlung des Diabetes insipidus mit Hypophysenhinterlappenextrakt. Orvos. hetil. 1036 (1936).

Benelli, R.: Studio farmagologico della muscolatura bronchiale. L'azione degli estratti di midollare surrenale e di ipofisi posteriore sulla muscolatura bronchiale. Rass. Neuroveg. 2, Nr. 2, 110 (1940).

Bouckaert, J.: Au sujet de l'action stimulante vasomotrice central des extraits de lobe postérieur d'hypophyse. C. r. Soc. Biol. 117, 242 (1934).

Cushing, H.: The reaction to post-pituitary extract (pituitrin) when introduced into the cerebral ventricles I—V. Proc. Acad. nat. Sci. Philad. 17, 163, 171, 178, 239 und 248 (1931).

— Papers relating to the pituitary body, hypothalamus and parasympathic nervous system. The basophil adenomas of the pituitary body and their clinical manifestations ("Pituitary Basophilism"). London: Baillière, Tindall and Co. 1932.

— Pituitary body. Hypothalamus and parasympathic nervous system. London: Baillière, Tindall and Co. 1932.

— Hyperactivation of the neurohypophysis. Amer. J. Pathol. 10 (1934).

Fisher, C.: Pars nervosa of the hypophysis. Chicago Neur. Soc. Riunione annuale. 1937, März.

— and *W. R. Ingram:* Effect of feeding of thyroid or salt and of thyroidectomy on fluid exchange of cats with diabetes insipidus. Arch. int. med. (Am.) 58, 117 (1936).

— — Effect of interruption of supraoptico-hypophyseal tracts on antidiuretic, pressor and oxytocic activity of posterior lobe of hypophysis. Endocrinology (Am.) 20, 762 (1936).

Forrò, E. und *J. Lendvai:* Überempfindlichkeit gegen Hypophysenhinterlappenextrakt in einem Falle von Diabetes insipidus. Wien. klin. Wschr. 48, 757 (1936).

Guglielmo, G. di: Patologia e terapia delle sindromi neuroipofisarie. Riforma med. 53, 1782 (1937).

Herzog, A.: Über den Einfluß von Wirkstoffen des Hypophysenhinterlappens auf die insulinogene Kochsalz- und Wasserretention. Z. klin. Med. 134, 446 (1938).

Huang, J. J.: Vagus-post-pituitary reflex; determination of its pathways, with comment on hypothalamic sympathetic mechanism. Chinese J. Physiol. 13, 367 (1938).

Ingram, W. R. and *C. Fisher:* Relation of posterior pituitary to water exchange in cat. Anat. Rec. (Am.) 66, 271 (1936).

Jones, E. I.: New syndrome apparently due to over-activity of posterior pituitary. Lancet I, 11 (1938).

Lunedei, A.: Centri ipotalamici e post-ipofisi, tiroide e anteipofisi nel diabete insipido. Rass. Neuroveg. 1, 160 (1938).

Melville, K. J.: On the pressor activity and stability of different mixtures of ephedrine and pituitary (posterior lobe) extract. Anesthesiology 7, 176 (1946).

Noble, R. L., H. Rinderknecht and *P. C. Williams:* Clinical hyperfunction of posterior lobe of pituitary suggested by pressor and antidiuretic substance obtained from urine. Lancet 1, 13 (1938).

Nothdurft, K.: Ein Fall von basophilem Adenom der Neurohypophyse. Frankf. Z. Pathol. 10, 91 (1912).

Priesel, A.: Über Gewebsmißbildungen in der Neurohypophyse und am Infundibulum des Menschen. Virchows Arch. 238, 423 (1922).

Rasmussen, A. T.: The relation of basophilic cells of the human hypophysis to blood pressure. Endocrinology (Am.) 20, 673 (1936).

Sanchez-Calvo, R.: Basophilie des Hypophysenhinterlappens (HHL) und Geisteskrankheiten. Psychiatr.-neur. Wschr. 40, 8 (1938).

Scheiner, H.: Action hypertensive de l'extrait ultrafiltré de rate chez le chien préalablement traité par l'extrait posthypophysaire. C. r. Soc. Biol. 125, 125 (1937).

Scriba, K.: Die basophilen Zellen des Hypophysenhinterlappens und ihre Beziehungen zum Hochdruck und zur Eklampsie. (Zugleich ein Beitrag zur Frage: Hat der Mensch eine dem tierischen Zwischenlappen vergleichbare Pars intermedia?) Virchows Arch. 297, 221 (1936).

Stengel, E.: Über den Ursprung der Nervenfasern der Neurohypophyse im Zwischenhirn. Arb. neur. Inst. Wien. Univ. 28, 25 (1926).

Sternberg, C.: Ein Choristom der Neurohypophyse bei ausgebreiteten Ödemen. Zbl. Pathol. 31, 585 (1922).

Gonadotropes Hormon

Béclère, Cl. et *Simmonet:* L'aménorrhée après l'accouchement par insuffisance hypophysaire secondaire, son traitement par les hormones gonadotropes. Presse méd. 12, 175 (1946).

Hellbaum, A. A. and *R. O. Greep:* Gonad-stimulating abilities of male and female rat pituitary glande. Proc. Soc. exper. Biol. a. Med. (Am.) 38, 902 (1948).

Hosemann, H.: Die Behandlung der Ovarialinsuffizienz bei gleichzeitigem hypophysärem Minderwuchs. Dtsch. med. Wschr. 71, 237 (1946).

Lewi, S.: Hypophyse et puberté. Rev. franc. puéricult. 4, 225 (1936).

Müller, C.: Untersuchungen über das integrative Zusammenwirken von Hypophysen-, Thymus- und Ovarialhormon. Endokrinologie 19, 289 (1937).

Salmon, U. J.: Effect of testosterone proprionate upon gonadotropic hormone excretion and vaginal smears of human female castrate. Proc. Soc. exper. Med. 37, 488 (1937).

Spatz, H.: Hypophyse und Hypothalamus mit besonderer Berücksichtigung der Sexualfunktion. Vortragsreferat. Hessisches Ärzteblatt, H. 8 (1950).

Kontrainsuläres Hormon

Frank, E.: Case of diabetes mellitus with acromegaly; question of role of anterior lobe of pituitary body in pathogenesis of diabetes. Türk. tib. com. mec. 3, 323 (1937).

Lucke, H. und *K. Handel:* Der Einfluß des kontrainsulären Hormons bei Einbringung in den Liquor cerebrospinalis. Z. exper. Med. 91, 689 (1933).

— und *A. Koch:* Der Einfluß von Hirnstammnarkosen auf die Ausschüttung des kontrainsulären Vorderlappenhormons. Z. exper. Med. 102, 257 (1938).

— und *E. Kröger:* Der Einfluß des kontrainsulären Hormons auf den Glykogenbestand der Leber und den Milchsäurebestand des Blutes. Z. exper. Med. 100, 69 (1936).

— und *R. Werner:* Untersuchungen über die Ausschüttungsbedingungen des kontrainsulären Hormons aus dem Hypophysenvorderlappen. Z. exper. Med. 102, 242 (1938).

— — Der Ausschüttungsreiz des kontrainsulären Vorderlappenhormons. Z. exper. Med. 102, 248 (1938).

— *E. R. Heydemann* und *K. Handel:* Untersuchungen über den Wirkungsmechanismus des kontrainsulären Hormons des Hypophysenvorderlappens. Z. exper. Med. 91, 483 und 492 (1933).

Taubenhaus, M.: Untersuchungen über das Kohlehydrat und Fettstoffwechsel-Hormon der Hypophyse bei Diabetikern und bei Hypophysentumoren. Wien. Arch. inn. Med. 29, 251 (1936).

Laktotropes Hormon

Gomez, E. T. and *C. W. Turner:* Further evidence for mammogenic hormone in anterior pituitary. Proc. Soc. exper. Biol. a Med. (Am.) 37, 607 (1938).

Herold, L. und *G. Efkemann:* Abhängigkeit der Follikelhormonwirkung auf die Brustdrüse von der nervösen Verbindung der Hypophyse zum Zwischenhirn. Klin. Wschr. 18, 455 (1939).

Wiegand, M.: Über den Einfluß der Ovarialfunktion auf die laktogene Wirkung der Hypophyse. Arch. Gynäk. 165, 149 (1937).

Melanophoren-Hormon

Sanchez-Calvo, R.: Einfluß der Dunkelheit auf das Zellbild der Hypophyse. Virchows Arch. 300, 560 (1937).

Stutinsky, F.: Neurocrinie hypophysaire et réflexe photopituitaire chez la grenouille. C. r. Soc. Biol. 127, 409 (1938).

Pankreotropes Hormon

Anselmino, K. J. und *F. Hoffmann:* Die pankreotrope Substanz aus dem Hypophysenvorderlappen. Naunyn-Schmiedebergs Arch. 179, 273 (1935).

Anselmino, K. J., F. Herold und *F. Hoffmann:* Über die pankreotrope Wirkung von HVL-Extrakt. Klin. Wschr. 12, 1245 (1933).

— — — Über die Wirkung des pankreotropen Hormons des HVL. Z. exper. Med. 97, 329 (1935).

Bakay, L. v. jun.: Über die Beziehungen zwischen der Hypophyse und den Langerhans'schen Inseln. Pflügers Arch. 243, 733 (1940).

Elmer, A. W., B. Giedosz and *M. Scheps:* Anterior pituitary and its diabetogenic and pancreotropic (blood-sugar decreasing) activity. Acta med. Scand. 93, 487 (1937).

Fichera, G.: Sui rapporti tra ipofisi e pancreas; gli effetti dell'ormone pancreatropo ipofisario sull'apparato insulare del pancreas. Pathologica (It.) 30, 286 (1938).

Houssay, B. A.: Die funktionellen Beziehungen zwischen der Hypophyse und dem Pankreas. Endocrinology (Am.) 5, 103 (1929).

Thyreotropes Hormon

Fenz, E. und *F. Zell:* Der Einfluß der Parasympathicushemmung auf die Cholesterinestersenkung nach thyreotropem Hormon, Thyroxin, Dijodthyrosin und Iodthyreopepton. Z. exper. Med. 102, 32 (1937).

Jonas, V.: Über die Einwirkung des thyreotropen Hormons auf den Wasser- und Salzhaushalt des Diabetes-insipidus-Kranken. Z. exper. Med. 99, 718 (1936).

Jores, A.: Experimentelle Untersuchungen über die Wirkung der Nebennieren auf die Hypophyse; die Änderungen in dem Gehalt der Hypophysen weißer Ratten an thyreotropem Hormon bei Nebennierenmangel und nach Injektion von Cortidyn und Adrenalin. Z. exper. Med. 102, 285 (1938).

Loeser, A.: Die Beziehungen zwischen Schilddrüse und Hypophyse. Arch. exper. Path. (D.) 184, H. 1, 23 (1936).

Müller, C.: Untersuchungen über das integrative Zusammenwirken von Hypophysen-, Thymus- und Ovarialhormon. Endokrinologie 19, 289 (1937).

Schittenhelm, A. und *B. Eisler:* Untersuchungen der Wirkung des thyreotropen Hormons auf die Tätigkeit der Schilddrüse. Klin. Wschr. 1, Nr. 26, 1092 (1922).

Sanchez-Calvo, R.: Ist eine cytologische Lokalisation des thyreotropen Hormones der Hypophyse möglich? Virchows Arch. 300, 565 (1937)

Hypophysäre Magersucht

Gagel, O. und *W. Mahoney:* Zur Frage des Zwischenhirn-Hypophysensystems. Z. Neur. 156, 594 (1936).
Negri, C.: Sulla „magrezza della tarda pubertà femminile" (magrezza ipofisaria giovanile o nuova sindrome di Kylin). Gi. clin. Med. XVIII, 1199 (1937).
Tenconi, P.: Sopra due casi di magrezza ipofisaria associati a turbe psichice. Gi. Psichiatr. 65, 321 (1937).

Hypophysenstiel

Herold, L. und *G. Efkemann:* Fehlen der indirekten Luteinisierung der Ovarien nach Follikelhormonzufuhr bei hypophysenstieldurchtrennten weiblichen Ratten. Klin. Wschr. 17, 940 (1938).
Rasmussen, A. T. und *W. Gardner:* Effects of hypophyseal stalk resection on the hypophysis and hypothalamus of man. Endocrinology (Am.) 27, 219 (1940).

Implantation

Riehl, G.: Psoriasis arthropathica und Hypophysenimplantation. Vortrag. Ref.: Wien. klin. Wschr. 62, 483 (1950).
Wiedmann, A.: Hypophysentransplantation bei Psoriasis. Vortrag. Ref.: Wien. klin. Wschr. 62, 483 (1950).

Operation

Anderson, A. B. and *E. G. Oastler:* Effect of hypophysectomy on blood calcium and phosphorus of rat. J. Physiol. (Brit.) 92, 124 (1938).
Ball, H. A. and *L. T. Semuels:* Relation of hypophysis to growth of malignant tumors; study of influence of nutritional factors on Walker tumor 256 in relation to effect hypophysectomy. Amer. J. Canc. 32, 50 (1938).
Bissonnette, T. H.: Influence of light on hypophysis; effects of long-continued "night lighting" on hypophysectomized female ferrets and those with optic nerves cut. Endocrinology (Am.) 22, 92 (1938).
O'Connor, W. J.: Atrophy of the supraoptic nucleus and paraventricular nucleus after interruption of the pituitary stalk in dogs. Quart. J. exper. Physiol. 34, 29 (1947).
Cutuly, E., D. R. McCullagh and *E. C. Cutuly:* Effects of androgenic sterols in hypophysectomized and in castrated rats. Am. J. Physiol. 121, 786 (1938).
Dandy, W. E. and *F. L. Reichert:* Studies on experimental hypophysectomy in dogs; somatic, mental and glandular effects. Bull. Hopkins Hosp. Baltim. 62, 122 (1938).
Fasiani, G. M., G. B. Belloni e *M. Quarti:* Ipofisectomia transfrontale in acromegalico con diabete mellito. Rass. Neuroveg. 1, 18 (1938).
Fretet, J.: Contribution a l'étude des hyperleucocytoses sympathiques. Modifications de la formule sanguine consecutives aux cauterisations de la muqueuse pituitaire. Encéphale 3, 147 (1938).
Hare, K.: Degeneration of the supraoptic nucleus following hypophysectomy in the dog. Proc. amer. Physiol. Soc. 70 (1937).
Heinbecker, P. and *T. E. Weichselbaum:* Blood sugar response to intraperitoneal epinephrine injections in normal and hypophysectomized dogs. Proc. Soc. exper. Biol. a. Med. (Am.) 37, 527 (1937).
Houssay, B. A. und *A. Bisotti:* Hypophysectomie et diabète pancréatique. Arch. internat. Pharmacodynam. 38, 250 (1930).
Howet, F.: Effet immédiat de l'hypophysectomie sur la diurèse du chat. C. r. Soc. Biol. 122, 798 (1936).

Mahoney, W. and *D. Sheehan:* The pituitary-hypothalamic mechanism; experimental occlusion of the pituitary stalk. Brain 59, 61 (1936).

Nager, R.: L'opération des tumeurs intrasellaires par la voie transethmoidale de Chiri. Ann. méd.-psychol. Nr. 2, 228 (1936).

Rasmussen, A. T.: Reaction of the supraoptic nucleus to hypophysectomy. Proc. Soc. exper. Biol. a. Med. (Am.) 36, 729 (1937).

Smith, P. E.: The disabilities caused by hypophysectomy and their repair. The tuberal (hypothalamic) syndrome in the rat. J. amer. med. Assoc. 88, Nr. 3, 158 (1927).

Tonutti, E.: Wirkung nachträglicher Hypophysektomie auf den Eintritt der Nebennierenrindenschäden bei Diphtherietoxinvergiftung. Klin. Wschr. 28, 137 (1950).

Tumor

Babinski, J.: Tumeur du corps pituitaire dans acromégalie et avec arrêt de développement des organes génitaux. Rev. Neur. (Fr.) 8, 531 (1900).

Fröhlich, A.: Ein Fall von Tumor der Hypophyse ohne Akromegalie. Wien. klin. Rundschau Nr. 47/48 (1901).

Güthert, H.: Zur pathologischen Anatomie des Cushing-Syndroms. Dtsch. Gesdh.wes. 655 (1946).

Jakob, C.: Contribucion a la histogenesis de las néoplasias de la hipophisis. (Contributo all'istogenesi dei tumori ipofisaria.) Rev. Neur. B. Air. 65, 99 (1936).

Marchand, L., P. Petit et *J. Fortineau:* Myxoedème, acromégalie, syndrome infundibulo-tubérien, délire mélancolique, onirisme: thyroïdite ligneuse, adénome hypophysaire, encéphalite pédonculoméso diencéphalique. Encéphale 31, 219 (1936).

Nager, R.: L'opération des tumeurs intrasellaires par la voile transethmoidale de Chiari. Ann. méd.-psychol. Nr. 2, 228 (1936).

Sternberg, C.: Ein Choristom der Neurohypophyse bei ausgebreiteten Oedemen. Zbl. Pathol. 31, 585 (1922).

Taubenhaus, M.: Untersuchungen über das Kohlehydrat- und Fettstoffwechsel-Hormon der Hypophyse bei Diabetikern und bei Hypophysentumoren. Wien. Arch. inn. Med. 29, 251 (1936).

Urechia, C. I.: Cancer métastatique de la région hypophyso-tubérienne avec diabète insipide. Paris méd. 2, 129 (1936).

Venzoni, M.: Osservazioni anatomo-patologiche su tumore eosinofilo dell' ipofisi accompagnato da acromegalia e gozzo ed adenoma basofilo asintomatico. Giveneto Sci. Med. II, 495 (1937).

Wittermann, E.: Hypophysengangtumoren und vegetative Zentren des Zwischenhirns. Nervenarzt 9, 441 (1936).

Vorderlappen

Anderson, C. M.: Anterior pituitary gland and carbohydrate metabolism. M. J. Austral. 1, 11 (1938).

Anselmino, K. J. und *F. Hoffmann:* Das Fettstoffwechselhormon des Hypophysenvorderlappens. II. Stoffwechselwirkungen und -regulationen des Hormons. Klin. Wschr. 10, 2383 (1931).

— Über die Blutzuckerwirkung von Hypophysenvorderlappenfraktionen. Z. exper. Med. 94, 305 (1934).

O'Connor, W. J.: Atrophy of the supraoptic nucleus and paraventricular nucleus after interruption of the pituitary stalk in dogs. Quart. J. exper. Physiol. 34, 29 (1947).

Cope, C. L.: Anterior pituitary lobe in Graves disease and in myxoedema. Quart. J. Med. 7, 151 (1938).

Ehrhardt, K.: Über Hormone des Hypophysenvorderlappens. Wien. klin. Wschr. 56 (1943).

Fellinger, K.: Hypophysen-Vorderlappenimplantation zur Erzielung einer Compound-E-Wirkung bei rheumatischen Gelenkzuständen. Wien. klin. Wschr. 62, 9 (1950).

Frank, E.: Case of diabetes mellitus with acromegaly; question of role of anterior lobe of pituitary body in pathogenesis of diabetes. Türk. tib. com. mec. **3**, 323 (1937).

Freyberg, R. H. and *R. L. Grant:* Calcium and phosphor metabolism in a verified case of pituitary basophilism. Arch. int. med. (Arch.) **53**, 213 (1936).

Goldzieher, M. A.: Relation of anterior lobe to specific dynamic action of protein. Proc. Assoc. Res. nerv. a. ment. Dis. (Am.) **17**, 536 (1936).

Gomez, E. T. and *C. W. Turner:* Further evidence for mammogenic hormone in anterior pituitary. Proc. Soc. exper. Biol. a. Med. (Am.) **37**, 607 (1938).

Houssay, B. A.: Diabeteserregende Wirkung des Hypophysenvorderlappen-extraktes. Klin. Wschr. **12**, Nr. 20, 773 (1933).

Jores, A.: Experimentelle Untersuchungen über die Wirkungen der Neben-nieren auf die Hypophyse: über die histologischen Änderungen des Hypophysenvorderlappens nach Zufuhr von Adrenalin und Cordidyn. Z. exper. Med. **102**, 289 (1938).

Lipschutz, A.: Croissance atypique des glandes du corps utérin, épidermi-sation de la muqueuse cervicale, troubles de l'équilibre entre ovaire et préhypophyse après des interventions ovariennes. Gynéc. et Obstétr. **36**, 481 (1937).

— Troubles de l'équilibre entre ovaire et préhypophyse. Gynéc. et Obstétr. **37**, 17 (1938).

Lunedei, A.: Centri ipotalamici e post-ipofisi, tiroide e anteipofisi nel diabete insipido. Rass. Neuroveg. **1**, 160 (1938).

Never, H. E.: Experimenteller Beitrag zur Behandlung der hypophysären Ausfallserscheinungen durch die Hormone des Hypophysenvorder-lappens. Klin. Wschr. **16**, 1785 (1937).

Riddle, O.: Hormones of anterior pituitary, Symposium on Hormones. Sigma Xi Lect. 446 (1936/37).

Roussy, G. et *M. Mosinger:* Plurinucléose neurorenale expérimentale consé-cutive à l'injection répétée d'extraits antéhypophysaires. C. r. Soc. Biol. **122**, 1290 (1936).

— Sur la neurocrinie pancréatique et sa stimulation par l'extrait anté-hypophysaire. C. r. Soc. Biol. **126**, 1064 (1937).

Russell, J. A.: Effects of hypophysectomy and of anterior pituitary extracts on disposition of fed carbohydrate in rats. Am. J. Physiol. **121**, 755 (1938).

— Relation of anterior pituitary to carbohydrate metabolism. Physiol. Rev. (Am.) **18**, 1 (1938).

Sauerbruch, F. u. *E. Knake:* Über Beziehungen zwischen Milz und Hypo-physenvorderlappen. Klin. Wschr. **16**, 1268 (1937).

Sheehan, H. L.: Post partum necrosis of anterior pituitary. Trans. Edinbgh. Obstetr. Soc. **13** (1937/38).

Siegmund, H.: Über den Einfluß des Hypophysenvorderlappens auf den Ablauf der Sexualfunktion. Zbl. Gynäk. 1928.

— Untersuchungen über das Bestehen wechselseitiger Beziehungen zwi-schen Ovarium und Hypophysenvorderlappen. Zbl. Gynäk. 1932.

Silberberg, M. and *R. Silberberg:* Changes in ribs of guinea pigs following administration of cattle anterior pituitary extract (acromegalic rosary). Proc. Soc. exper. Biol. a. Med. (Am.) **86**, 622 (1937).

Thomson, D. L.: Anterior pituitary and metabolism of acetone bodies. Proc. Assoc. Res. nerv. a. ment. Dis. (Am.) **17**, 257 (1938).

Wolfe, J. M.: Structural changes in anterior hypophysis under normal and experimental conditions. Albani med. Ann. **58**, 102 (1937).

Zwischenhirn

Bargmann, W.: Über die neurosekretorische Verknüpfung von Hypothalamus und Neurohypophyse. Z. Zellforsch. usw. **34,** 610 (1949).
— Über die neurosekretorische Verknüpfung von Hypothalamus und Hypophyse. Klin. Wschr. **27,** 617 (1949).
Bargmann, W., W. Hild, R. Ortmann und *Th. Schiebler:* Morphologische und experimentelle Untersuchungen über das hypothalamisch-hypophysäre System. Acta neuroveget. **1,** 233 (1950).
Bogaert, L. van: Régulation hypothalamo-hypophysaire de l'appareil circulatoire. Arch. Mal. Coeur etc. **29,** 15 (1936).
Cannavò, L. e *G. Fradà:* Studi sulla magnesiemia nelle affezioni ipotalamo ipofisarie. Nota I. Comportamento del tasso magnesiemico in alcune sinromi ipofisarie ed ipotalamo-ipofisarie. Comm. Soc. Ital. Biol. Sperim. 1936.
Carstens, M.: Das Hypophysenzwischenhirnsystem bei Blutkrankheiten. Zbl. inn. Med. **2,** 116 (1947).
Christ, J.: Anatomische Untersuchungen über die Beziehungen der Hypophyse zum Zwischenhirn (Mensch). Vortragsref.: Zbl. Neur. **107,** 16 (1949).
— Über die Beziehungen zwischen Hypophyse und Hypothalamus. I. Mitt. „Zur Anatomie des Tuber cinereum bei erwachsenen Menschen." Dtsch. Z. Nervenhk. 1950. II. Mitt. „Zur Anatomie und feineren Histologie der Neurohypophyse bei erwachsenen Menschen". Dtsch. Z. Nervenhk. 1951.
Collin, R.: Sur l'existence d'une voie réflexe courte optohypothalamique-pituitaire. C. r. Soc. Biol. **117,** 1560 (1935).
Cushing, H.: Papers relating to the pituitary body, hypothalamus and parasympathic nervous system. The basophil adenomas of the pituitary body and their clinical manifestations (Pituitary Basophilism). London: Baillière, Tindall and Co. 1932.
— Pituitary body. Hypothalamus and parasympathic nervous system. London: Baillière, Tindall and Co. 1932.
Damm, G.: Über Oedeme als Ausdruck diencephal-hypophysärer Regulationsstörung und ihre Beeinflußbarkeit durch Hypophysentransplantation. Z. inn. Med. **2,** 729 (1947).
— Störungen des Wasserhaushaltes bei hypophysär-diencephalen Erkrankungen und ihre diagnostische Bedeutung. Dtsch. med. Wschr. **74,** 1000 (1949).
Feuchtinger, O.: Entwicklung und Begriffsbestimmung diencephal-hypophysärer Krankheitsbilder. Klin. u. Prax. **5** (1946).
Fisher, C., W. R. Ingram and *S. W. Ranson:* Hypothalamic-hypophyseal system and diabetes insipidus. Arch. Neur. (Am.) **34,** 124 (1935).
Gagel, O.: Die Bedeutung des Hypophysen-Zwischenhirnsystems für den Wasser- und Kohlehydratstoffwechsel. Klin. Wschr. **25,** 289 (1947).
— und *O. Foerster:* Die Beziehungen zwischen Hypophyse und Diencephalon. Sonderdruck vom Internat. Neurol. Kongr. Kopenhagen **73** (1939).
Guizzetti, P.: Ricerche anatomiche sull'ipofisi e sul sistema ipofisaria-diencefalico in casi di adiposità non appartenenti al tipo di Froelich, con alcune note sullo stato normale del tuber. Parte II. Tuber. Arch. Sci. med. **58,** Nr. 1, 1 (1934).
Karplus, I .P. und *O. P. Peczenik:* Über die Beeinflussung der Hypophysentätigkeit durch die Erregung des Hypothalamus. Pflügers Arch. **225,** 654 (1930).
Korth, C., H. Luedeke und *H. Marx:* Über einen Fall von Erkrankung des Hypophysenzwischenhirnsystems mit Myxoedem, Hypoglykämie und Urämie. Virchows Arch. **300,** H. 1, 141 (1937).
Kroll, F. W. und *E. Reiss:* Ergebnisse bei der direkten Reizung des Hypophysen-Hypothalamus-Systems beim Menschen in Beziehung zum Kohlehydratstoffwechsel. (Vorläufige Mitteilung.) Klin. Wschr. **27,** 786 (1949).

Marx, H.: Zur Klinik des Hypophysenzwischenhirnsystems. Nervenarzt, Nr. 1 (1947).

Monguio, J.: Polyglobulie avec leucopenie dans trois cas de syndromes hypophysotubériens. Soc. Neur. Strasbourg. 1931.

Nowakowski, H.: Anatomische Untersuchungen über die Beziehungen der Hypophyse zum Zwischenhirn (Katze). Vortragsref.: Zbl. Neur. 107, 16 (1949).

— Infundibulum und Tuber cinereum bei der Katze. Vortragsref.: Anat. Nachr. 1, 74 (1950).

— Über die Anatomie des Infundibulum und des Tuber cinereum bei der Katze. Ein Beitrag zum Problem der Verknüpfung von Hypophyse und Hypothalamus. Dtsch. Z. Nervenhk. 1950.

Popa, G. T. and *U. Fielding:* A portal circulation from the pituitary to the hypothalamic region. J. Anat. (Brit.) 65, 88 (1930).

Rasmussen, A. T. und *W. Gardner:* Effects of hypophysial stalk resection on the hypophysis and hypothalamus of man. Endocrinology (Am.) 27, 219 (1940).

Sattler, D. G.: Vago-neurohypophysial pressor reflex. Proc. Soc. exper. Biol. a. Med. (Am.) 44, 82 (1940).

Stengel, E.: Über den Ursprung der Nervenfasern der Neurohypophyse im Zwischenhirn. Arb. Neur. Inst. Wien. Univ. 28, 25 (1926).

Tukuriu Takao: Zur Frage des Zwischenhirn-Hypophysen-Problems. Virchows Arch. 262, 124 (1926).

Schilddrüse

Allgemeines

Abadie, Ch.: Résection du sympathique cervical comme traitement du goitre exophtalmique. C. r. Soc. Biol. 1909.

Adler, L.: Schilddrüse und Wärmeregulation. Arch. exper. Path. 86, 159 (1920).

Alamartine, H.: Anatomie chirurgicale et chirurgie opératoire des nerfs du corps thyroide. Rev. chir. (Fr.). 39, 403.

Asher, L. und *M. Flack:* Die innere Sekretion der Schilddrüse und die Bildung des inneren Sekretes unter dem Einfluß von Nervenreizung. Z. Biol. 55, 83 (1910).

Asher, L. und *W. E. van Rodt:* Die Wirkungen von Schilddrüsen- und Nebennierenprodukten und die sekretorische Innervation der Schilddrüse. Zbl. Physiol. 223 (1912).

Beznak, J. v. und *I. Hajdu:* Über den Einfluß der Schilddrüse auf die Rolle der Hypophyse in den Veränderungen der Herzmasse. Schweiz. med. Wschr. 390 (1946).

Bisgard, L.: Relation of hyperthyroidism to hypertension. Arch. int. Med. (Am.) 63, 497 (1939).

Buscaino, V. M.: Dysthyreoidismen Anaphylaxie und Epilepsie. Münch. med. Wschr. 70, 377 (1923).

Cahane, M. et *T. Cahane:* Sur l'existence des centres nerveux infundibulaires réglant la fonction du corps thyroide. Acta med. Scand. 94, 320 (1938).

Cannon, W. B. and *P. E. Smith:* New evidence of thyroid secretion following stimulation of the cervical sympathetic. Trans. Assoc. amer. Physicians 36, 382.

Dubarry, J. J.: Wirkung von Schilddrüsenhemmstoffen auf Sympathikotoniker mit Verdauungsstörungen. Presse méd. 78, 58 (1950).

Eppinger, H., V. Falta und *C. Rudinger:* Über den Einfluß der Schilddrüse auf Stoffwechsel und Nervensystem. Z. klin. Med. 67, 380 (1909).

Falta, W. und *E. Fenz:* Bemerkungen zum Problem Schilddrüse — Zwischenhirn. Klin. Wschr. 17, 148 (1938).

Gerlei, F.: Über den Einfluß einer langwährenden Thyroxinverabreichung auf die Nebennieren und auf den Blutdruck der Kaninchen. Endokrinologie (D.) **19**, 387 (1938).

Hoff, F.: Schilddrüse und vegetative Funktionen. Klin. Wschr. **16**, 617 (1937).

— *G. Gentzen* und *H. Klemm:* Klinische und experimentelle Beiträge zum Problem: Schilddrüse — Zwischenhirn. Klin. Wschr. **16**, 1305 (1937).

Hußlein, H.: Die Bedeutung der Schilddrüse für den normalen Ablauf des ovariellen Zyklus. Wien. klin. Wschr. **61**, 597 (1949).

Iacchia, L.: Contributo allo studio delle angiotrofoneurosi. Sopra un caso di adenoma cistico della tiroide con sclerodermia e sindrome di Raynaud (Sindrome endocrino-sinpatica-angiotrofoneurotica?). Policlinico **45**, 16 (1938).

Jegorow, B.: Über die Veränderungen der Schilddrüse bei der Gangraena spontanea der Extremitäten. Zbl. Chir. **50**, 1439 (1923).

Linell, J. W., G. Keynes and *J. E. Piercy:* Some vulgare errors in regard to goiter. Brit. med. J. **449** (1946).

Loeser, A.: Die Beziehungen zwischen Schilddrüse und Hypophyse. Arch. exper. Path. (D.) **184**, H. 1, 23 (1936).

Lunedei, A.: Centri ipotalamici e post-ipofisi, tiroide e anteipofisi nel diabete insipido. Rass. Neuroveg. **1**, 160 (1938).

Maclean, A. R., B. T. Horton and *A. C. Davies:* Relationship of cholinergic nervous system to thyroid gland. Proc. Staff. Meet. Mayo Clin., Rochester **13**, 337 (1938).

Mandel, A.: Weitere Beiträge zur Pathogenese der zentralen Hyper- und Hypothyreose; Basedow auf neurotischer Grundlage. Dtsch. Z. Nervenhk. **151**, 226 (1940).

Mandl, F.: Beeinflussung der Bechterew'schen Erkrankung durch Implantation von thyreotoxischem Material. Vortragsref. Wien. klin. Wschr. **62**, 324 (1950).

Patrassi, G. e *E. Slavich:* La sindrome „Poliuriedemi" come espressione di sofferenza diencefalo-tiroidea. Rass. Neuroveg. **1**, Nr. 5, 375 (1939).

Peczenik, O.: Über den Einfluß des vegetativen Nervensystems auf die Schilddrüse. Pflügers Arch. **235**, 486 (1935).

Reinhard, W.: Experimentelle Untersuchungen über die Beziehungen des Halssympathikus zur Schilddrüse. Dtsch. Z. Chir. **180**, 170 (1923).

Schittenhelm, A. und *B. Eisler:* Untersuchungen der Wirkung des thyreotropen Hormons auf die Tätigkeit der Schilddrüse. Klin. Wschr. **11**, Nr. 26, 1092 (1922).

Schulze, E.: Kohlenoxyd und Schilddrüse. Naunyn-Schmiedebergs Arch. **180**, 639 (1936).

Trerotoli, A.: Sympathique et corps thyroide. Rev. crit. clin. Med. 1908.

Trincas e *Dagnini:* La tiroidectomia totale nella cura dell'angina di petto e dell'insufficenza cardiaca. Clinica 440 (1935).

Venzoni, M.: Osservazioni anatomo-patologiche su tumore eosinofilo dell'ipofisi accompognato da acromegalia e gozzo ed adenoma basofilo asintomatico. Gi. veneto Sci. med. II, 495 (1937).

Voss, O. und *R. Hansen:* Über neuromuskuläre Veränderungen bei Schilddrüsenerkrankungen. Klin. Wschr. **11**, 1462 (1932).

Wilson, L.: The pathologic changes in the sympathetic system in goiter. Am. J. med. Sci. **152**, Nr. 6 (1916).

Anatomie

Braeucker, W.: Die Nerven der Schilddrüse und der Epithelkörperchen. Anat. Anz. **56**, 225 (1922).

— Die Nerven der Schilddrüse, der Epithelkörperchen und des Thymus. Klin. Wschr. **2**, 1074 (1923).

Meyer, H. E.: Über die Beziehungen zwischen Schilddrüse und Zentralnervensystem. Zbl. inn. Med. **58**, 209 (1937).

Ossokin, N.: Zur Frage der Innervation der Glandula thyreoidea. Z. Biol. **63**, 443 (1914).
Veil, W. H.: Vagotonie und Sympathikotonie. Dtsch. med. Wschr. **50**, 511 und 532 (1924).

Adrenalinämie

Fraenkel, A.: Über den Gehalt des Blutes an Adrenalin bei chron. Nephritis und bei Morbus Basedowi. Arch. exper. Path. (D.) **60**, 395 (1909).

Basedowsche Erkrankung

Baader, E. W.: Kohlenoxyd-Basedow. Arch. Gewerbepath. **7**, 227 (1936).
Chvostek, F.: Morbus Basedowi und die Hyperthyreosen. Berlin 1917.
Cohen, E. I.: La maladie de Basedow, affection du système nerveux végétatif. Influence du sympathique sur le métabolisme basal. Ann. méd. **42**, 644 (1937).
Curtis, B. F.: Thyroidectomy and sympathectomy for exophthalmic goiter. Ann. Surg. **38**, 161 (1903).
Danielopolu, D.: Sur la pathogénie de la maladie des Graves Basedow; rôle de la thyroide et du système végétatif. Ann. méd. **30**, 297 (1931).
Falta, W.: Basedow und Zwischenhirn. Verh. dtsch. Ges. inn. Med. **49**, 284 (1937).
Fraenkel, A.: Über den Gehalt des Blutes an Adrenalin bei chron. Nephritis und bei Morbus Basedowi. Arch. exper. Path. (D.) **60**, 395 (1909).
Grünenberg, K.: Über den Erregbarkeitszustand des vegetativen Nervensystems bei Morbus Basedowi und bei Hyperthyreosen und seine Beeinflussung durch operative Behandlung. Dtsch. med. Wschr. **47**, 648 (1921).
Hartley, W. N.: Thyroidectomy for exophthalmic goiter. Ann. Surg. **42**, 33 (1905).
Jaboulay, M.: Intervention sur le sympathique cervical et sur le corps thyroide dans la maladie de Basedow. Lyon chir. **4**, 225 (1910).
Jonesko, Th.: La résection du sympathique cervical dans l'épilepsie, le goitre exophtalmique et la migraine. Verh. Ber. XIII. internat. Kongr. Paris. **10**, 307 (1900).
— Traitement chirurgicale du goitre exophtalmique par la sympathectomie. Verh. Ber. Franz. Chir. Kongr. **159**, 159 (1910).
Kessel, L., Ch. Lieb, H. Hymon and H. Lande: Studies of exophthalmic goiter and the involuntary nervous system. Arch. int. Med. (Am.) **31**, 433 (1923).
Klien, H.: Über striopallidäre und bulbäre Symptome bei Basedow (Encephalopathia thyreotoxica?) Mschr. Psychiatr. **65**, 138 (1927).
Klose, H. und A. Hellwin: Ist die Resektion des Cervikalsympathikus eine zielbewußte Basedowoperation? Klin. Wschr. **2**, 627 (1923).
Krotosoki: Encephalopathische Komplikation der Basedowschen Krankheit. Klin. Wschr. **9**, 1024 (1930).
Laruelle, L.: Syndrome myasthénique et basedowien associés. Rev. neur. (Fr.) **2**, 630 (1926).
Lenormant, C.: Traitement chirurgical du goitre exophtalmique. Verh. Ber. franz. Chir. Kongr. **82** (1910).
Leriche, R.: Traitement chirurgical des crises gastriques du tabès. Verh. Ber. franz. Chir. Kongr. **466** (1912).
Lieb, Ch. and L. Kessel: A study of exophthalmic goiter and the involuntary nervous system. J. amer. med. Assoc. **79**, 1099 (1922).
Mauclaire, P.: Traitement de la maladie de Basedow par la sympathectomie périartérielle. Presse méd. **29**, 388 (1921).
Negri, C.: Considerazioni diagnostiche e terapeutiche sul die una sindrome basedowiana di probabile origine centrale. Gi. clin. Med. **19**, 1579 (1938).
Nothmann, M.: Die Basedowsche Krankheit. In: Handb. f. Neurologie von Bumke und Foerster. Berlin: Julius Springer. 1937, **5**.

Reclus, P.: Résection bilatérale du grand sympathique cervical dans le goitre exophtalmique. Bull. Acad. Méd. Par. 37, 780 (1897).
Rehn, L.: Die chirurgische Behandlung des Morbus Basedowi. Mitt. Grenzgeb. Med. u. Chir. 7, 165 (1901).
Reinhard, W.: Die Sympathikus-Ganglionexstirpation bei Morbus Basedowi. Dtsch. Z. Chir. 180, 177 (1923).
Riese, W.: Basedow und Stammganglien. Klin. Wschr. 7, 2479 (1928).
Risak, E.: Über die cerebrale Genese des Morbus Basedow. Z. klin. Med. 127, 96 (1937) und Wien. klin. Wschr. 49/I, 623 (1937).
Salmon, A.: Il ruolo dell'elemento endocrino e dell'elemento neuro-vegetativo nella patogenesi dell morbo di Flajani-Basedow. Policlinico 44, 47 (1937).
Schönberg, H.: Grenzfall von Morbus Basedowi und Myasthenia gravis pseudo-paralytica. Dtsch. med. Wschr. 63, 738 (1937).
Seitz, E.: Die Sympathikustheorie bei Morbus Basedowi. Zbl. inn. Med. 43, 842 (1921).
Swiecicki, H.: La maladie de Basedow et les capsules surrénales. Presse méd. 29, 664 (1921).
Thaddea, S.: Akromegalie mit Morbus Basedow. Dtsch. med. Wschr. 63, 1577 (1937).
Trönner, E.: Myasthenie und Basedowoid. Zbl. Neur. 42, 639 (1926).
Vedsmand, H.: Myasthenia gravis, Morbus Basedowi (pluriglanduläre Insuffizienz). Ungeskr. laeger 85, Nr. 23, 405 (1923).
Veil, W. H.: Die endokrinen Erkrankungen in der Praxis. 3. Die Basedowsche Krankheit. Münch. med. Wschr. 75, 1045 (1928).

Dijodthyrosin

Fenz, E. und *F. Zell:* Der Einfluß der Parasympathikushemmung auf die Cholesterinestersenkung nach thyreotropem Hormon, Thyroxin, Dijodthyrosin und Jodthyreopepton. Z. exper. Med. 102, 32 (1937).

Encephalopathia thyreotoxica

Wüllenweber, G.: Beitrag zur Frage der „Encephalopathia thyreotoxica". Klin. Wschr. 10/I, 775 (1931).
— Beitrag zur Frage der Encephalopathia thyreotoxica. Klin. Wschr. 11, 1359 (1932).

Fettsucht

Littdorf, A.: Akromegalia, Dystrophia adiposo-genitalis und thyreogene Adipositas acuta symmetrica partialis. Berl. klin. Wschr. 53, 1172 (1921).

Hyperthyreose

Deusch, G.: Die Hyperthyreosen. In: Hdb. d. Inn. Sekretion. III. Hälfte, 14. Leipzig: Kurt Kabitzsch (1928).
Fellinger, K.: Ausgewählte Fragen aus Pathologie und Klinik der Hyperthyreosen. Wien. klin. Wschr. 62, 217 (1950).
Gosio, R.: Sul trattamento delle crisi di ipertiroidismo. Congr. Med. Int. Roma (1938).
Huf, E.: Chemotherapie der Hyperthyreosen. Dtsch. med. Wschr. 71, 22 (1946).
Kahler, O. M.: Zur Behandlung der Hyperthyreosen mit thyreostatischen Stoffen. Med. Klin. 43, 58 (1948).
Wechsler, I. S. und *N. Savitsky:* Hyperthyroidism associated with Parkinsonian syndrome. J. amer. med. Assoc. 97, 1283 (1931).

Hypothyreose

Grünenberg, K.: Über den Erregbarkeitszustand des vegetativen Nervensystems bei Morbus Basedowi und bei Hyperthyreosen und seine Beeinflussung durch die operative Behandlung. Dtsch. med. Wschr. 47, 648 (1921).

Patrassi, G.: Sindrome adiposo-ipertensivo-diabetica in soggetto postencefalitico, evoluta in quadro nefrotico-ipotiroideo con „guargione" del diabete. Accad. med.-fisic. (Florenz), XVII (1939).

Jodgehalt

Dyke, H. B. van: Jodverteilung in der Thyreoidea bei Reizung des Sympathikus. Amer. J. Physiol. 56, 168 (1921).
Holler, G.: Schilddrüse, Jodstoffwechsel und Kreislauf. Wien. klin. Wschr. 61, 573 (1949).

Jodthyreopepton

Fenz, E. und *F. Zell:* Der Einfluß der Parasympathicushemmung auf die Cholesterinestersenkung nach thyreotropem Hormon, Thyroxin, Dijodthyrosin und Jodthyreopepton. Z. exper. Med. 102, 32 (1937).

Myxödem

Cope, C. L.: Anterior pituitary lobe in Graves disease and in myxoedema. Quart. J. Med. 7, 151 (1938).
Falkenhausen, M. v.: Zur Ätiologie des Myxödems. Med. Klin. Nr. 17, 390 (1946).
Marchand, L., P. Petit et *J. Fortineau:* Myxoedème, acromégalie, syndrome infundibulo-tubérien, délire mélancolique, onirisme: thyroidite ligneuse, adénome hypophysaire, encéphalite pédunculoméso diencéphalique. Encéphale 31, 219 (1936).
Monasterio, G.: Il mixedema ipofisario. Rass. fisiopat. clin. e. ter. 9, 24 (1937).

Strumaresektion

Kaelin, W.: Über Störungen von seiten des Halssympathikus bei einfacher Struma und im Anschluß an deren operative Behandlung. Dtsch. Z. Chir. 134, 395 (1915).

Sympathikusreizung

Dyke, H. B. van: Jodverteilung in der Thyreoidea bei Reizung des Sympathikus. Amer. J. Physiol. 56, 168 (1921).

Sympathikusresektion

Balacescu: Die totale und bilaterale Resektion des Sympathicus cervicalis bei Morbus Basedowi. Arch. klin. Chir. 67, 59 (1902).
— Die totale und bilaterale Resektion des Halssympathikus bei Struma exophthalmica. Rev. Chir. (Rum.) (1901).
Curtis, B. F.: Thyroidectomy and sympathectomy for exophtalmic goiter. Ann. Surg. 38, 161 (1903).
Leriche, R.: De quelques effets de la sympathectomie périthyrodienne supérieure. Lyon chir. 17, 109 (1920).
Mauclaire, P.: Traitement de la maladie de Basedow par la sympathectomie périartérielle. Presse méd. 29, 388 (1921).
Schilf, E. und *A. Heinrich:* Das histologische Verhalten der Schilddrüse nach einseitiger Halssympathikusexstirpation. Dtsch. med. Wschr. 50, 1756 (1924).

Thyreoglobin

Wiener, F.: Über Thyreoglobingehalt der Schilddrüse nach experimentellen Eingriffen. Arch. exper. Path. (D.) 61, 297 (1909).

Thyreoidektomie

Curtis, B. F.: Thyroidectomy and sympathectomy for exophthalmic goiter. Ann. Surg. 38, 161 (1903).
Fisher, C. and *W. R. Ingram:* Effect of feeding of thyroid or salt and of thyroidectomy on fluid exchange of cats with diabetes insipidus. Arch. int. Med. (Am.) 58, 117 (1936).

Grünenberg, K.: Über den Erregbarkeitszustand des vegetativen Nervensystems bei Morbus Basedowi und bei Hyperthyreosen und seine Beeinflussung durch die operative Behandlung. Dtsch. med. Wschr. 47, 648
(1921).
Hartley, W. N.: Thyroidectomy for exophthalmic goiter. Ann. Surg. 42,
33 (1905).
Lian, C., H. Welti und *J. Faquet:* Spätresultate von 8 totalen Thyreoidektomien bei nicht basedowischer Herzinsuffizienz und bei Angina pectoris.
Méd. Acad. Chir. Par. 63, Nr. 5 (1937).
Miani, A.: Contributo al meccanismo d'azione della tiroidectomia nella cura
dell'angina di petto e dello scomenso cardiaco; tiroidectomia ed eccitabilità dei nervi cardiaci. Arch. ital. Chir. 45, 434 (1937).
Quervain, F. de: Zur Technik der Kropfoperation. Dtsch. Z. Chir. 116, 574
(1912).

Thyreotoxikose

Wahlberg, J.: Roentgen irradiation of pituitary in therapy of edema of
temples associated with thyrotoxicosis. Finska läk.-sällsk. Handl. 80,
813 (1937).

Thyroxin

Fenz, E. und *F. Zell:* Der Einfluß der Parasympathicushemmung auf die
Cholesterinestersenkung nach thyreotropem Hormon, Thyroxin, Dojid-
thyrosin und Jodthyreopepton. Z. exper. Med. 102, 32 (1937).
Fisher, C. and *W. R. Ingram:* Effect of feeding of thyroid or salt and of
thyroidectomy on fluid exchange of cats with diabetes insipidus. Arch.
int. Med. (Am.) 58, 117 (1936).
Gerlei, F.: Über den Einfluß einer langwährenden Thyroxinverabreichung
auf die Nebennieren und auf den Blutdruck der Kaninchen. Endokrinologie 19, 387 (1938).
Issekutz, B., M. Leinzinger und *B. v. Issekutz jun.:* Wirkungsort des Thyroxins. Arch. exper. Path. (D.) 185, 673 (1937).
Russell, J. A.: Effect of thyroxin on carbohydrate metabolism of hypophysectomized rats. Proc. Soc. exper. Biol. a. Med. (Am.) 37, 569 (1937).

Entzündung und vegetatives Nervensystem

Allgemeines

Alpern, D. E. and *N. N. Anosov:* Neurovegetative regulation of inflamma-
tory processes. Vrach. Delo 19, 469 (1936).
Blanc, E. le y *J. Fortacin:* La elongacion nerviosa en el tratamiento de los
procesos troficos e inflammatorios. Med. ibera 49 (1919).
Breslauer, F.: Die Abhängigkeit der Entzündung vom Nervensystem. Zbl.
Chir. 46, 723 (1919).
— Die Beziehungen der Entzündung zum Nervensystem. Zbl. Chir. 47,
494 (1920).
Bruce, A. N.: Über die Beziehungen der sensiblen Nervenendigungen zum
Entzündungsvorgang. Arch. exper. Path. (D.) 63, 424 (1910).
Groll, H.: Die Entzündung in ihren Beziehungen zum nervösen Apparat.
Beitr. path. Anat. 70, 20 (1922).
— Experimentelle Studien über die Beziehungen der Entzündung zum ner-
vösen Apparat. Münch. med. Wschr. 68, 869 (1921).
Heinlein, H.: Entzündung und körpereigene Wirkstoffe. Frankf. Z. Path.
57, 316 (1943).
Kaiserling, H.: Untersuchungen zur Frage der Beziehungen des Nerven-
systems zur allergisch-hyperergischen Entzündung. Virchows Arch.
299, 253 (1932).

Kaiserling, H.: Allergische Entzündung und autonomes Nervensystem. Dtsch. med. Wschr. 63, 469 (1937).
Niedermeyer, E.: Zur allergischen Enstehung entzündlicher Erkrankungen des Nervensystems. Wien. klin. Wschr. 61, 122 (1949).
Pette, H.: Die akut entzündlichen Erkrankungen des Nervensystems. Leipzig 1942.
Riese, J.: Akute äußere Prozesse. Wiener Beiträge zur Chirurgie. Herausg. v. Prof. Dr. R. Demel. Bd. I. Wien: W. Maudrich. 1948.
Saecker, G.: Einfluß der Immunsera auf die bakteriotoxische Entzündung. Klin. Wschr. 145 (1942/I).
Schubert, A.: Verlängerung und Verkürzung am wachsenden Knochen durch entzündliche Vorgänge. Dtsch. med. Wschr. 50, 974 (1924).
Shimura, K.: Der Einfluß des zentralen und peripheren Nervensystems auf die Entzündung. Virchows Arch. 251, 160 (1924).
Spiess, G.: Entzündung und Nervensystem. Klin. Wschr. 2, 128 (1923).

Ernährung und vegetatives Nervensystem

Allgemeines

Dittmar, F.: Die kutiviscerale Beeinflussung innerer Krankheiten. Dtsch. Gesdh.wesen 1, 19 (1946).

Entfettung

Fellinger, K. und *V. Lachnit:* Entfettung durch Weckamine. Wien. klin. Wschr. 62, 469 (1950).

Magersucht

Zutt, J.: Psychiatrische Betrachtungen zur Pubertätsmagersucht. Klin. Wschr. 24, 21 (1946).

Mangelödem

Bansi, H. W.: Zur Klinik und Pathogenese der Mangelödeme. Ärztl. Wschr. 1, 261 (1947).
Dönhardt, A.: Adrenalinhyperglykämie beim Hungerödem. Klin. Wschr. 25, 913 (1947).

Unterernährung

Falkenhausen, M. v. und *Gaida:* Folgen chronischer Unterernährung im klinischen Bilde innerer Erkrankungen. Dtsch. med. Wschr. 72, 30 (1947).
Gerhartz, H.: Die Abzehrung in ihrer Bedeutung für den arteriomesenterialen Duodenalverschluß. Ärztl. Wschr. 1, 609 (1947).
Heilmeyer, L.: Hungerschäden. Med. Klin. Nr. 13 (1946).
Klebanow, D.: Fertilitätsstörungen als Spätfolge chronischen Hungers und schwerer seelischer Traumen. Geburth. u. Frauenhk. 9, 6, 420 (1949).
Levin, M.: Periodic somnolence and morbid hunger. A new syndrome. Brain 59, 494 (1936).

Experimentelle Pathologie und vegetatives Nervensystem

Allgemeines

Albert, F.: L'exploration thermométrique appliquée à l'étude de la vasomotricité périphérique. Bull. Acad. Méd. Belg. Brux. 2, 517 (1937).
Arloing, F. et *L. Langeron:* Les chocs en pathologie et en expérimentation. Considerations sur les phénomènes de déséquilibre brusque vago-sympathique. J. méd. Lyon 4, 385 (1923).

Bishop, G. H. and *J. O'Leary:* Pathways through sympathetic nervous system in bullfrog. J. neurophysiol. 1, 442 (1938).

Heymans, C. et *J. J. Bouckaert:* La localisation de l'action paralysante de l'ergotamine sur les réflexes vasomoteurs du sinus carotidien chez le chien. C. r. Soc. Biol. 104, 1043 (1930).

Ingram, W. R. and *C. Fisher:* Relation of posterior pituitary to water exchange in cat. Anat. Rec. (Am.) 55, 271 (1936).

Jendrassik, L.: Humorale Übertragbarkeit von Nervenreizen bei Warmblütern. Biochem. Z. 144, H. 5/6 (1924).

Lawrentjew, B. J.: Experimentell-morphologische Studien über den feineren Bau des autonomen Nervensystems; weitere Untersuchungen über die Degeneration und Regeneration der Synapsen. Z. mikrosk.-anat. Forsch. 35, 71 (1934).

Leathem, J. H.: Effects on bloods pressure of injections of urine extracts of normal and hypertensive individuals. Proc. Soc. exper. Biol. a. Med. (Am.) 38, 546 (1938).

Leimdörfer, A.: Experimentelle Untersuchungen zur zentralen Regulation des Blutdruckes. Wien. klin. Wschr. 48, 1191 (1936).

Leriche, R.: Sur l'étude expérimentale, la technique et quelques indications nouvelles de la sympathectomie périartérielle. Presse méd. 30, 1105 (1922).

Malméjac, J. et *H. Haimovici:* Sur les vasoconstricteurs des membres postérieurs chez le chien. C. r. Soc. Biol. 121, 663 (1935).

Masumoto, T.: Untersuchungen über die Bedingungen der nach Karotidenabklemmung auftretenden unregelmäßigen Pulse; der Einfluß des Morphiums, des Bariums und des Blutdrucks auf den unregelmäßigen Puls. Nagasaki Igakkwai Zasshi (Jap.) 14, 1442 (1934).

Neubach, L.: Recherche d'une sécrétion vasoconstrictrice hypophysaire dans le sang circulant du crapaud. C. r. Soc. Biol. 126, 623 (1937).

Nishihata, T., Harada, Y. und *M. Murakami:* Experimentelle Untersuchungen über den Zusammenhang zwischen dem Ohrlabyrinth und endocrinen Organen, sowie dem vegetativen Nervensystem. Jap. J. med. Sci. — Ot. etc. 1, 249 (1931).

Oppenheimer, M. J.: Autonomic control of retractor penis in the cat. Am. J. Physiol. 122, 745 (1938).

Page, I. H.: Physiological properties of central excitatory agent in fluid obtained by occipital puncture of man and animals. Am. J. Physiol. 120, 392 (1937).

Platonov, G. and *E. Morozova:* Experimental study on influence of vegetative nervous system in cellular reaction in tuberculosis. Probl. tuberkul. 1550 (1936).

Rich, A.: Condition of the capillaries in histamine shock. J. exper. med. (Am.) 33, 287 (1921).

Schafer, E.: Experiments on the cervical vagus and sympathetic. Quart. J. exper. Physiol. 12, 231.

Scheiner, H.: Action hypertensive de l'extrait ultrafiltré de rat chez le chien préablement traité par l'extrait posthypophysaire. C. r. Soc. Biol. 125, 125 (1937).

Silberberg, M. and *R. Silberberg:* Changes in ribs of guinea pigs following administration of cattle anterior pituitary extract (acromegalic rosary). Proc. Soc. exper. Biol. a. Med. (Am.) 86, 622 (1937).

Sterschein, E.: Über Anastomosen zwischen Vagus und Sympathikus der Katze. Z. Anat. u. Entw.gesch. 64, 441 (1922).

Stutinsky, F.: Neurocrinie hypophysaire et reflexe photopituitaire chez la grenouille. C. r. Soc. Biol. 127, 409 (1938).

Wiener, F.: Über Thyreoglobingehalt der Schilddrüse nach experimentellen Eingriffen. Arch. exper. Path. (D.) 61, 297 (1909).

Wijen, H. P.: Dénervation et dévascularisation de la vessie urinaire chez le chat et le chien. Arch. néerld. Physiol. 6, 212.

Wirzuchowski, M.: Isolated rabbit's head preparation for study of cervical sympathetic and cephalic vascular reactions. Arch. internat. Pharmacodynam. 1, Nr. 5, XI (1939).

Wölfflin, E.: Zur Frage der experimentellen Halssympathikusreizung. Klin. Mbl. Augenhk. 68, 460 (1922).

Yagita, K.: Weitere Untersuchungen über die Speichelsekretion. Anat. Anz. 35, 70 (1909).

Anaphylaxie

Tonietti, F.: Anaphylaxie-Studien bei Mensch und Tier. Z. exper. Med. 45, 1, 30 und 51 (1925).

Auge

Kleijn, A. de: Zur Kenntnis des Verlaufes der postganglionären Sympathikusbahnen für Pupillenerweiterung, Lidspaltöffnung und Retraktion der Nickhaut bei der Katze. Zbl. Physiol. 26, 4 (1912).

Magoun, H. W., D. Atlas, W. K. Hare and *S. W. Ranson:* The afferent path of the pupillary light reflex in the monkey. Brain 59/II, 234 (1936).

Marburg, O.: Primary Endings of the Optic Nerve in Man and in Animals. Arch. Ophthalm. (Am.) 28, 61 (1942).

Murase, H.: Zur Frage der direkten Erregbarkeit der Säugeriris durch Licht. Pflügers Arch. 197, 261 (1922).

Blutdruck

Enzer, R., F. Lindner und *H. Sarre:* Die Erzeugung eines renalen Hochdruckes bei hypophysen- und bei nebennierenlosen Hunden. Z. exper. Med. 104, 10 (1938).

Holtz, P.: Experimentelle Grundlagen der renalen und essentiellen Hypertonie. Klin. Wschr. 24, 65 (1946).

Lockett, M. F.: Die Blutdruckwirkung von Adrenalin und Noradrenalin bei Hunden nach Adrenektomie und Sympathektomie. J. Physiol. (Brit.) 108, H. 3, 46 (1949).

Nonidez, J. F.: The presence of depressor nerves in the aorta and carotid of birds. Anat. Rec. (Am.) 122, 62 (1935).

Sutton, G. C., A. Cerletti and *M. Taeschler:* Comparative analysis of the effect of hydrogenated Ergot Alkaloids upon presso- and chemoreceptive reflexes in the cat. Arch. internat. Pharmacodynam. 84, 393 (1950).

Vogt, H.: Untersuch. über vasopressorische Stoffe bei essentieller Hypertonie und beim Kaolinhochdruck des Hundes. Klin. Wschr. 17/II, 1148 (1938).

Blutspiegel

Anderson, A. B. and *E. G. Oastler:* Effect of hypophysectomy on blood calcium and phosphorus of rat. J. physiol. 92, 124 (1938).

Freyberg, R. H. and *R. L. Grant:* Calcium and phosphor metabolism in a verified case of pituitary basophilism. Arch. int. Med. (Am.) 58, 213 (1936).

Tezner, O. und *M. Turold:* Wirkung der Verschiebung der K- und Ca-Ionen auf den überlebenden menschlichen Magen. Z. exper. Med. 24, 1 (1921).

Campherepilepsie

Meduna, L. v.: Über experimentelle Campherepilepsie. Arch. Psychiatr. (D.) 102, 4 (1934).

Trabucchi, E.: Epilessia canfora applicata sulla corteccia cerebrale. Arch. Fisiol. (It.) 1, Nr. 3—4, 327 (1938).

Coronarkreislauf

Hinrichsen, J. and *A. C. Ivy:* Effect of stimulation of visceral nerves on coronary flow in dogs. Arch. int. Med. (Am.) 50 (1933).

Maire, R.: Contribution à l'étiologie nerveuse de certaines rétractions de l'aponévrose pulmonaire. Les maladies de Dupuytren d'origine nerveuse. Thèse Paris (1932).

Diabetes

Abderhalden, E.: Alloxandiabetes. Dtsch. med. Wschr. 71, 241 (1946).

Diabetes insipidus

Danielopolu, D.: Klinik der Angina pectoris und therapeutische Fragestellungen. Ges. inn. Med. u. Kinderhk. Wien. März 1924.
Keller, A. D. and *J. W. Hamilton:* Degeneration of the infundibular nerve fibers in the cat without eliciting diabetes insipidus. Proc. Soc. exper. Biol. a. Med. (Am.) 34, 794 (1936).

Fluoreszenzmikroskopie

Glauberg, K. W.: Vereinfachte Fluoreszenzmikroskopie mit einer neuen Beleuchtungseinrichtung. Klinik u. Praxis Nr. 8 (1946).
Haitinger, M.: Die Fluoreszenzmikroskopie. Leipzig: Akademische Verlagsgesellschaft 1938.

Fremdblut

Katz, L., W. Weinstein and *K. Jachim:* The coronary vasoconstrictor action of foreign species blood. Amer. Heart J. 15, 452 (1938).

Ganglion cervicale-Exstirpation

Hertel, E.: Über die Folgen der Exstirpation des Ganglion cervicale supremum bei jungen Tieren. Arch. vergl. Ophthalm. 2, 502 (1911).
Masumoto, T.: Untersuchungen über die Bedingungen der nach Karotidenabklemmung auftretenden unregelmäßigen Pulse; der Einfluß der Durchschneidung der beiden Nn. vagi oder der Entfernung der beiden Ganglia stellata. Nagasaki Igakkwai Zasshi (Jap.) 14, 1149 (1936).

Gefäße

Bürgi, S.: Zur Physiologie und Pharmakologie der überlebenden Arterie. Helvet. physiol. Acta 2, 345 (1944).
Crinis, M. de und *S. Unterberger:* Experimentelle Untersuchungen über vestibulär auszulösende Gefäßwirkungen (mit Kurvendemonstrationen). Z. Hals- usw. Hk. 24, 504 (1929).
Edens, E.: Krankheiten des Herzens und der Gefäße. Berlin: Julius Springer. 1929.
Ellis, L. B. and *S. Weiss:* Eine Studie über kardiovaskuläre Reaktionen auf intravenöse und intraarterielle Injektion von Acetylcholin „beim Menschen". J. Pharmacol. (Am.) 44, 235 (1932).
Krogh, A.: Innervation of the bloodvessels in the tongue of the frog. J. physiol. (Brit.) 53, 399 (1920).
Morawitz, P. und *G. Denecke:* Ein neues Verfahren zur Prüfung der Gefäßfunktion. Münch. med. Wschr. 68, 659 (1921).
Romberg, E. v.: Über Störungen der Arterienfunktion (Nothnagel-Vorlesung). Med. Klin. 36 (1930).
Rothlin, E.: Experimentelle Studien an überlebenden Gefäßen unter Anwendung der chemischen Reizmethoden. Biochem. Z. 11, 219 (1920).
Weinberg, J.: Exper. Untersuchungen über die zentrale Regulation der Vasomotoren. Arch. exper. Path. (D.) 178, 397 (1935); 185, 235 (1937).
Westenrijk, N.: Tierversuch über die Vasomotorik der Gehirngefäße. Verh. dtsch. Ges. Kreisl.forsch. 6, 97 (1933).

Gehirn

Bard, Ph. and *D. Rioch:* A study of four cats deprived of neocortex and additional portions of the forebrain. Bull. Johns Hopkins Hosp. 60, 73 (1937).

Delgado, J. M. R. and *R. B. Livingston:* Some respiratory vascular and thermal responses to stimulation of the orbital surface of frontal lobe. J. Neurophysiol. 11, 39 (1948).

Karplus, J. P. und *A. Kreidl:* Über Totalexstirpation einer und beider Groß-hirnhemisphären an Affen. Arch. Physiol. (D.) 158, 275 (1914).

Lumsden, Th.: Observations on the respiratory centers of the cat. J. Physiol. (Brit.) 57, 153 und 354 (1923).

Monnier, M.: Topographische Tafeln des Hirnstamms der Katze und des Affen für experimentell-physiologische Untersuchungen. Wien: Springer-Verlag. 1949.

Mosinger, M.: Sur les modifications du comportament et les troubles viscéraux neuro-végétatifs chez les cobayes à cortex pré-frontal lésé. C. r. Soc. Biol. 135, 1446 (1941).

Walker, A. E. and *H. D. Green:* Electric excitability of the motor face area: a comparative study in primates. J. Neurophysiol. 1, 152 (1938).

Wang, S. C.: Salivatory center in the medulla of the cat. J. Neurophysiol. 6, 195 (1943).

Herz

Boer, S. de and *E. B. Verney:* Hyperglycaemic and phlorhizin glycosuria in the heart-lung-kidney preparation. J. Physiol. (Brit.) 58, 433 (1924).

Burrows, M. T.: Rhythmische Kontraktionen der isolierten Herzmuskelzelle außerhalb des Organismus. Münch. med. Wschr. II, 1473 (1912).

Cori, K.: Untersuchungen über die Ursachen der Unterschiede in der Herz-nervenerregbarkeit bei Fröschen zu verschiedenen Jahreszeiten. Arch. exper. Path. (D.) 91, 130 (1921).

Gollwitzer-Meier, K. und *E. Krüger:* Herznerven, Gaswechsel des Warm-blüterherzens. Pflügers Arch. 240, 89 (1938).

— *Roetz, Ch.* und *E. Krüger:* Sauerstoffverbrauch und Kranzgefäßdurch-blutung des innervierten Herzens in ihrer Beziehung zu Arbeit und Arbeitsform des Herzens. Pflügers Arch. 240, 263 (1938).

Jonnesco, Th. und *Jonescu:* Experimentelle Untersuchungen über die afferenten kardio-aortalen Bahnen und über den physiologischen Nach-weis des Depressor als isolierter Nerv beim Menschen. Z. exper. Med. 48, 315 (1928).

Katz, L. und *K. Jachim:* Innervation of the coronary vessels of the dog. Amer. J. Physiol. 126, 395 (1939).

Lindgren, J.: Cutaneous precordial anaesthesia in Angina pectoris and coronary occlusion (an experimental study). Cardiologia (Schwz.) 11, 207 (1947).

Loewi, O.: Über humorale Übertragbarkeit der Herznervenwirkung. II. Mitt. Pflügers Arch. 193, 201 (1922).

— Über humorale Übertragbarkeit der Herznervenwirkung. V. Mitt. Pflügers Arch. 204, 629 (1924).

Loewi, O. und *E. Navratil:* Über humorale Übertragbarkeit der Herznerven-wirkung. VI. Mitt. Pflügers Arch. 206, 123 (1924).

— Über humorale Übertragbarkeit der Herznervenwirkung. VII. Mitt. Pflügers Arch. 206, 135 (1924).

— Über humorale Übertragbarkeit der Herznervenwirkung. X. Mitt. Pflügers Arch. 214, 678 (1926).

Rothlin, E.: Über ein antagonistisches Verhalten isolierter Herzkranzgefäße verschiedener Tierarten gegenüber Adrenalin. Wien. tierärztl. Mschr. 8, 1 (1921).

Uhley, M. H. and *M. Wilurne:* The effect of intravenous procaine on the electrocardiogram of the dog. Amer. Heart J. V, Nr. 36, 576 (1943).

Hyperämie

Bier, A.: Hyperämie als Heilmittel. Berlin 1918.
Lehmann, W.: Über Hyperämie nach Nervenunterbrechung. Pflügers Arch. 12, 666 (1924).

Hypophyse

Anderson, A. B. and *E. G. Oastler:* Effect of hypophysectomy on blood calcium and phosphorus of rat. J. Physiol. (Brit.) 92, 124 (1938).
Bargmann, W., W. Hild, R. Ortmann und *Th. H. Schiebler:* Morphologische und experimentelle Untersuchungen über das hypothalamisch-hypophysäre System. Acta neuroveget. 1, 233 (1950).
Brooks, C. M.: Study of mechanism where by coitus excites ovulation-producing activity of rabbit's pituitary. Amer. J. Physiol. 121, 157 (1938).
Cutuly, E., D. R. McCullagh and *E. C. Cutuly:* Effects of androgenic sterols in hypophysectomized and in castrated rats. Amer. J. Physiol. 121, 786 (1938).
Dandy, W. E. and *F. L. Reichert:* Studies on experimental hypophysectomy in dogs; somatic, mental and glandular effects. Bull. Johns Hopkins Hosp. 62, 122 (1938).
Gaillard, P. J.: Die Glandula hypophysis von Kaninchen in der Gewebezüchtung, ihre Strukturveränderung und ihr Einfluß auf das Wachstum von mit diesen zusammengezüchteten Kulturen osteogenetischer Zellen. Protoplasma (D.) 28, 1 (1937).
Heinbecker, P. and *T. E. Weichselbaum:* Blood sugar response to intraperitoneal epinephrine injections in normal and hypophysectomized dogs. Proc. Soc. exper. Biol. a. Med. (Am.) 37, 527 (1937).
Hellbaum, A. A. and *R. O. Greep:* Gonad-stimulating abilities of male and female rat pituitary glands. Proc. Soc. exper. Biol. a. Med. (Am.) 38, 902 (1938).
Herold, L. und *G. Efkemann:* Fehlen der indirekten Luteinisierung der Ovarien nach Follikelhormonzufuhr bei hypophysenstieldurchtrennten weiblichen Ratten. Klin. Wschr. 17, 940 (1938).
Hild, W.: Zur Frage der Neurosekretion im Zwischenhirn der Schleie (Tinca vulgaris) und ihre Beziehungen zur Hypophyse. Z. Zellforsch. usw. 35, 33 (1950).
Jores, A.: Experimentelle Untersuchungen über die Wirkung der Nebennieren auf die Hypophyse; die Änderungen in dem Gehalt der Hypophysen weißer Ratten an thyreotropem Hormon bei Nebennierenmangel und nach Injektion von Cortidyn und Adrenalin. Z. exper. Med. 102, 285 (1938).
Nowakowski, H.: Infundibulum und Tuber cinereum bei der Katze. Vortragsref.: Anat. Nachr. 1, 74 (1950).
— Über die Anatomie des Infundibulum und des Tuber cinereum bei der Katze. Ein Beitrag zum Problem der Verknüpfung von Hypophyse und Hypothalamus. Dtsch. Z. Nervenhk. 165, 261 (1951).
O'Connor, W. J.: Atrophy of the supraoptic nucleus and paraventricular nucleus after interruption of the pituitary stalk in dogs. Quart. J. exper. Physiol. 34, 29 (1947).

Hypophysektomie

Hare, K.: Degeneration of the supraoptic nucleus following hypophysectomy in the dog. Proc. amer. Physiol. Soc. 70 (1937).
Howet, F.: Effet immédiat de l'hypophysectomie sur la diurèse du chat. C. r. Soc. Biol. 122, 798 (1936).
Keller, A., W. Boble and *J. W. Hamilton:* Effects of anatomical separation of hypophysis from hypothalamus in dog. Amer. J. Physiol. 117, 467 (1936).
Nogaki, S.: Über den Einfluß der Ausschaltung der Hypophyse und der Nebennieren auf die Erregbarkeit der Froschgefäße. Münch. med. Wschr. 71, 46 (1924).

Rogers, P. V.: Changes in electrical potential during estrone cycle of rat; partial and complete hypophysectomy and pituitary replacement therapy. Endocrinology (Am.) 22, 35 (1938).

Rogoff, J. M., E. N. Nixon, G. N. Stewart and *E. Marcus:* Epinephrine secretion in hypophysectomized dogs. Proc. Soc. exper. Biol. a. Med. (Am.) 37, 715 (1938).

Russell, J. A.: Effects of hypophysectomy and of anterior pituitary extracts on disposition of fed carbohydrate in rats. Amer. J. Physiol. 121, 755 (1938).

— Effect of thyroxine on carbohydrate metabolism of hypophysectomized rats. Proc. Soc. exper. Biol. a. Med. (Am.) 37, 569 (1937).

— Anterior pituitary factor which maintains muscle glycogen in fasted hypophysectomized rats. Endocrinology (Am.) 22, 80 (1938).

Soskin, S., R. Levine and *E. R. Heller:* Carbohydrate utilization in hypophysectomized dog. Proc. Soc. exper. Biol. a. Med. (Am.) 38, 6 (1938).

Hypothalamus

Ingram, W. R. and *R. W. Barris:* Evidence of altered carbohydrate metabolism in cat with hypothalamic lesions. Amer. J. Physiol. 114, 562 (1936).

Keller, A. D.: Protection by peripheral nerve section of the gastro-intestinal tract from ulceration following hypothalamic lesions. Arch. Path. (Am.) 21, 165 (1936).

Magoun, H. W.: Excitability of the hypothalamus after degeneration of corticofugales connections from the frontal lobes. Amer. J. Physiol. 122, 530 (1938).

Mahoney, W. and *D. Sheehan:* The pituitary-hypothalamic mechanism; experimental occlusion of the pituitary stalk. Brain 59, 61 (1936).

Masserman, J. H.: Action of metrazol (pentamethylenetetrazol) on hypothalamus of cat. Arch. Neur. (Am.) 41, 504 (1939).

Ranson, S. W., C. Fisher and *W. R. Ingram:* Hypothalamic regulation of temperature in the monkey. Arch. Neur. (Am.) 38, 445 (1937).

Kastration

Cutuly, E., D. R. McCullagh and *E. C. Cutuly:* Effects of androgenic sterols in hypophysectomized and in castrated rats. Amer. J. Physiol. 121, 786 (1938).

Kohlehydratstoffwechsel

Grand, A. le, J. Cousin et *P. Lamidon:* Recherches expérimentales sur le centre bulbaire du métabolisme hydrocarboné chez le chien privé de ses mécanismes glycorégulateurs humoraux et cerebraux. C. r. Soc. Biol. 124, 1231 (1937).

Ingram, W. R. and *R. W. Barris:* Evidence of altered carbohydrate metabolism in cat with hypothalamic lesions. Amer. J. Physiol. 114, 562 (1936).

Kreislauf

Ellis, L. B. and *S. Weiss:* Eine Studie über kardiovaskuläre Reaktionen auf intravenöse und intraarterielle Injektion von Acetylcholin „beim Menschen". J. Pharmacol. (Am.) 44, 235 (1932).

Foerster, O.: Operat.-experim. Erfahrungen beim Menschen über den Einfluß des Nervensystems auf den Kreislauf. Verh. dtsch. Ges. inn. Med. 252 (1939).

Frey, W. und *Hagemann:* Die experim. Grundlagen für den Begriff der Reflexhypertonie. Z. exper. Med. 25, 271 und 290 (1921).

Hochrein, M. und *W. Gros:* Elektrische Reizversuche am N. vagus und N. depressor (Aortennerven) zum Studium der regulatorischen Beziehungen zwischen Atmung und Kreislauf. Pflügers Arch. 229, 642 (1932).

Kisch, F.: Änderungen des Blutkreislaufes im Mesenterium lebender Katzen bei intravenöser Injektion von Adrenalin. Pflügers Arch. **220**, 612 (1928).

Lepeschkin, E.: Kreislaufdynamische Untersuchungen zur Frage der Genese des Hochdruckes bei der akuten Nephritis, insbes. der Feldnephritis. Klin. Wschr. **25**, 774 (1947).

Matthes, K.: Kreislaufuntersuchungen am Menschen mit fortlaufend registrierenden Methoden. Dtsch. med. Wschr. **72**, 28 (1947).

Leber

Barré, J. A.: Origine nerveuse centrale de l'hypermotilité gastrique observée au cours de l'hypoglycémie consécution à l'hépatectomie. C. r. Soc. Biol. **107**, 906 (1931).

Lunge

Binger, W. M., W. Gaarde und *J. Markowitz:* A study of bronchial reflexes in the guinea pig. Amer. J. Physiol. **96**, 647 (1931).

Boer, S. de and *E. B. Verney:* Hyperglycaemic and phlorhizin glycosuria in the heart-lung-kidney preparation. J. Physiol. (Brit) **58**, 433 (1924).

Euler, U. S. v.: Acetylcholine on the rabbits pulmonary circulation. J. Physiol. (Brit.) **74**, 271 (1932).

Feldberg, W. and *W. O'Connor:* Liberation of histamine from perfused lung by peptone. J. Physiol. (Brit.) **90**, 288 (1937).

Feldberg, W. et *C. H. Kellaway:* Liberation of histamine from perfused lung by snake venoms. J. Physiol. (Brit.) **90**, 257 (1937).

Feldberg, W. and *E. V. Keogh:* Liberation of histamine from perfused lung by staphylococcal toxin. J. Physiol. (Brit.) **90**, 280 (1937).

Gasnier, A. und *A. Mayer:* Action antagoniste de l'adrénaline et de l'ergotamine sur la respiration du lapin. Ann. Physiol. (Fr.) **13**, 571 (1937).

— Action de la choline et de dérivé sur la perspiration du lapin. Ann. Physiol. (Fr.) **13**, 579 (1937).

Hebb, C. O.: Bronchomotor responses in isolated perfused guinea-pig lungs. J. Physiol. (Brit.) **99**, 57 (1940).

Jarisch, A. und *C. de Lind van Wijngaarden:* Die Blutströmung in der überlebenden Katzenlunge. Pflügers Arch. **212**, 103 (1926).

Petrovskaia, B.: Broncho- and vasomotor responses of guinea-pig lungs. Quart. J. exper. Physiol. **29**, 121 (1939).

Thornton, J. W.: The liberation of acetylcholine at vagusnerve endings in the isolated perfused lungs. J. Physiol (Brit.) **82**, 14 (1934).

Trendelenburg, P.: Physiologische und pharmakologische Untersuchungen an der isolierten Bronchialmuskulatur. Arch. exper. Path. (D.) **69**, 79 (1912).

Magen

Friedmann, G. A.: The exper. product. of lesions, erosion and acute ulcers in the duod. mucosa of dogs by repeated inject. of epinephrine (bzw. of pilocarpine and adrenalin). J. med. Res. (Am.), **32** (1915) bzw. Juli (1918).

Gellhorn, E. und *W. Budde:* Studien am überlebenden Magen des Frosches. Pflügers Arch. **200** (1923) 604.

Gundelfinger, E.: Klin. und experimentelle Untersuchungen über den Einfluß des Nervensystems bei der Entstehung des runden Magengeschwürs. Mitt. Grenzgeb. Med. u. Chir. **30**, 189 (1918).

Nagamori, H.: Über experimentelle Erzeugung des Magengeschwürs bei Kaninchen durch Reizungen des Plexus coel. Dissertation, Würzburg 1910.

Nedzel, J. A.: Exper. gastric ulcer (pitressin-episodes). Arch. Path. (Am.) **26**, (1938).

— Vascular spasm in exper. gastric ulcer. Arch. physic. Ther. (Am.) **20**, 683 (1939).

Ophüls, W.: Gastric ulcera in rabbits following resect. of the pneumogastr. nerves below the diapharm. J. exper. Med. (Am.) 8, Nr. 1 (1906).
Yano, A.: Exper. Untersuchungen über die Heilungstendenzen des Magengeschwürs. Mitt. Grenzgeb. Med. u. Chir. 30, 189 (1918).

Magen-Darmtrakt

Gundelfinger, E.: Klinische und experimentelle Untersuchungen über den Einfluß des Nervensystems bei der Entstehung des runden Magengeschwüres. Mitt. Grenzgeb. Med. u. Chir. 30, 189 (1918).
Hayashi, T.: Experimentelle Untersuchungen über die Genese des Magengeschwürs und Anaphylaxie. Trans. jap. path. Soc. 12, 118 (1922).
Keller, A. D.: Ulceration in the digestive tract of the dog following intracranial procedures. Arch. Path. (Am.) 21, 127 (1936).
— Protection by peripheral nerve section of the gastrointestinal tract from ulceration following hypothalamic lesions. Arch. Path. (Am.) 21, 165 (1936).
Keppich, J.: Künstliche Erzeugung von chronischen Magengeschwüren mittels Eingriffen am Magenvagus. Wien. klin. Wschr. 34, 118 (1922).
Könnecke, W.: Experimentelle Innervationsstörung am Magen und Darm. Z. exper. Med. 28, 384 (1922).
— Experimentelle Ulkuserzeugung. Zbl. Chir. 50, Nr. 1 (1923).
— Spastischer Ulkus. Münch. Med. Wschr. 70, 981 (1923).
Lehmann, W.: Über die sensiblen Fasern der vorderen Wurzeln und ihre Beziehungen zur Sensibilität der visceralen Organe. Z. exper. Med. 12, 331 (1921).
Magnus, R.: Versuche am überlebenden Dünndarm der Säugetiere. I. Mitt. Pflügers Arch. 102, 123 (1904).
Quigley, J. P.: Relative effectiveness of atropine and novatropine on gastric and colotonic motility of unanesthetized dog. J. Phamacol. (Am.) 61, 30 (1937).
Sakurai, T.: On innervation of sphincter ileo-cecalis and sphincter ani internal of dog. Jap. J. med. Sci. — Biophysics — 4, 1 (1936).
Schönbauer, L.: Periarterielle Sympathektomie der Magengefäße beschleunigt im Tierversuch die Heilung traumatisch gesetzter Ulcera. Ref.: Klin. Wschr. 3, 2319 (1924).
Scott, H. and A. C. Ivy: Viscero-cardiac reflexes. An experimental study in frogs and dogs. Arch. int. Med. (Am.) 49, 227 (1932).

Nebenniere

Hermann, H., F. Jourdan, G. Morin and J. Vial: Adrénalino-sécrétion par excitation directe de la glande surrénale énervée chez le chien. C. r. Soc. Biol. 122, 579 (1936).
Langley, J. N.: Observations of the physiological action of extracts on the suprarenal bodies. J. Physiol. (Brit.) 27, 237 (1901).
Marconi, F. e L. Marco: Ricerche sul contenuto adrenalinico delle surrennali in animal allo stato fisiologico e in vari stati morbosi; negli stati di intossicazione e di shock insulinico e anafilattico. Arch. internat. Pharm. et Thér. 56, 49 (1937).
— Determinazione della adrenalina nelle surrenali di animali sottoposti allo shock insulinico mortale, all' azione combinate dell'insulina e dell' atropina e allo shock anafilattico. Boll. Soc. ital. Biol. Sper. 12, 169 (1937) .
Seo, M.: Veranlaßt bei Tauben die einseitige Labyrinthexstirpation eine Nebennierenvergrößerung? Tôhoku J. exper. Med. (Jap.) 23, 336 (1934).
Swingle, W. W., J. J. Pfiffner and W. M. Parkins: The effect of fluid deprivation and fluid intake upon the revival of dogs from adrenal insufficiency. Amer. J. Physiol. 108, 144 (1934).

Nebennierenentfernung

Gley, E.: Vasokonstriktorische Wirkung der Splanchnikusreizung bei 2 Tieren, deren Karotiden vereint sind, vor und nach Nebennierenentfernung beim gereizten Tiere. C. r. Soc. Biol. 88, 1174 (1923).

Nogaki, S.: Über den Einfluß der Ausschaltung der Hypophyse und der Nebennieren auf die Erregbarkeit der Froschgefäße. Münch. med. Wschr. 71, 46 (1924).

Nervus splanchnicus

Gley, E.: Vasokonstriktorische Wirkung der Splanchnikusreizung bei 2 Tieren, deren Karotiden vereint sind, vor und nach Nebennierenentfernung beim gereizten Tiere. C. r. Soc. Biol. 88, 1174 (1923).

Gley, E. et A. Quinard: Influence de la sécrétion surrénale sur les actions vasomotrices dépendant du nerf splanchnique. C. r. Soc. Biol. 157, 66.

Hermann, H. et L. Sabadini: La résection des nerfs splanchniques est-elle légitime comme traitement de l'hypertension artérielle essentielle permanent? Etude critique. Nouveaux résultats experimentaux. Presse méd. 45, 41 (1937).

Niere

Boer, S. de and E. B. Verney: Hyperglycaemic and phlorhizin glycosuria in the heart-lung-kidney preparation. J. Physiol. (Brit.) 58, 433 (1924).

Braun, L.: Experimentelle Untersuchungen über Blutdruck und Niere. Wien. klin. Wschr. 46, 225 (1933).

Jungmann, P. und E. Meyer: Experimentelle Untersuchungen über die Abhängigkeit der Nierenfunktion vom Nervensystem. Arch. exper. Path. (D.) 73, 49 (1913).

Könnecke, W.: Die Funktionsprüfung entnervter Nieren. Verh. Dtsch. Ges. Chir. (1923).

Smirnow, A. E.: Über die Nervenendigungen in den Nieren der Säugetiere. Anat. Anz. 19, 347 (1901).

Starling, E. H. und E. B. Verney: Trennung von Glomerulus- und Harnkanälchentätigkeit bei der Säugetierniere. Pflügers Arch. 205, 47 (1924).

Ohr

Kleyn, A. de und R. Magnus: Sympathicuslähmung durch Abkühlung des Mittelohres beim Ausspritzen des Gehörorganes der Katze mit kaltem Wasser. Graefes Arch. 95, 341 (1918).

Innersekretorische Organe

Takeuchi, S.: Über die Wirkungen des Adrenalins, Cholins und Histamins auf den Blutdruck des gesunden Kaninchens und des verschiedener innersekretorischer Organe exstirpierten Kaninchens. Sei-I-Kai Med. J. (Jap.) 55, März (1936).

Wolfe, J. M.: Structural changes in anterior hypophysis under normal and experimental conditions. Albany med. Ann. 58, 102 (1937).

Ovar

Diaz, J. T., D. Phelps, E. T. Ellison and J. C. Burch: Effects of various gonadotropic substances upon ovaries, pituitaries and adrenals of animals receiving long-term injections of estrone. Amer. J. Physiol. 121, 794 (1938).

Nowakowski, H.: Zur Auslösung der Ovulation durch elektrische Reizung des Hypothalamus beim Kaninchen und ihre Beeinflussung durch Rückenmarksdurchschneidung. Acta neuroveget. 1, 1 (1950).

Rogers, P. V.: Changes in electrical potential during estrone cycle of rat; partial and complete hypophysectomy and pituitary replacement therapy. Endocrinology (Am.) 22, 35 (1938).

Parasympathisches Nervensystem

Baldacci, G.: Vagotomia ed epilessia nel cane. Arch. Fisiol. (It.) 37, 566 (1937).

Chauchard, A., B. Chauchard et *P. Chauchard:* Action des agents parasympathomimétiques, parasympatholytiques et symptomatholytique sur l'excitabilité de la rate. C. r. Soc. Biol. 126, 1171 (1937).

Herzog, E. und *E. Schüler:* Experimenteller Beitrag zur Frage der Ermüdung der sympathischen Ganglienzellen. Beitr. path. Anat. 106, 178 (1941).

Maignon, F. et *G. Roy:* Etude comparative de la sensibilité des cobayes sains et tuberculisés, aux poisons sympatho- et parasympathomimétiques (adrénaline et pilocarpine). C. r. Soc. Biol. 126, 399 (1937).

Nonidez, J. F.: The presence of depressor nerves in the aorta and carotid of birds. Anat. Rec. (Am.) 122, 62 (1935).

Paravertebrale Sympathektomie

Grimson, K. S., H. Wilson and *D. B. Phemister:* Early and remote effects of total and partial paravertebral sympathectomy on blood pressure; experimental study. Ann. Surg. 106, 801 (1937).

Natvig, P.: On the influence of sympathectomy on the Roentgen reaction of rabbits. Acta path. et microbiol. scand. (Dän.), Suppl. XXVI, 239 (1936).

Pigment

Jores, A. und *G. Caesar:* Melanophorenhormon; Pigmentwanderung und Pupillenweite des Frosches. Pflügers Arch. 235, 724 (1935).

Karásek, F.: Die Innervation der Melanophoren beim Frosch. Biol. gen. (1., Ö.), 9, 403 (1933).

Rückenmark

Bauereisen, E. und *R. Wagner:* Über die Wirkung der galvanischen Längsdurchströmung auf Reflexerregbarkeit und verschiedene Leitungsfunktionen des menschlichen Rückenmarks. Pflügers Arch. 251, 449 (1949).

Pitts, R. F., H. W. Magoun and *S. W. Ranson:* Localisation of the medullary respiratory centers in the cat. Amer. J. Physiol. 126, 673 (1939).

Schmerz

Bruns, O. und *K. Mayer:* Experimentell-klinische Untersuchungen über die Veränderung der Schmerzempfindungen durch Morphin und eine Kombination von Morphin und Pervitin. Klin. Wschr. 24, 24 (1946).

Sinus caroticus

Hauss, W. H., H. Kreuziger und *H. Asteroth:* Über die Reizung der Pressorezeptoren im Sinus caroticus beim Hund. Z. Kreisl.forsch. 38, 28 (1949).

Speicheldrüsen

Hitzker, H.: Über den Einfluß der Nervenleitungen auf das mikroskopische Bild der Glandula submaxillaris beim Hunde. Pflügers Arch. 159, 487 (1914).

Stoffwechsel

Lindner, A., I. Satke und *O. Voelkel:* Der Einfluß von Hexöstrolimplantation auf Stoffwechsel und endokrine Organe weiblicher Ratten. Wien. klin. Wschr. 62, 401 (1950).

Young, F. G.: Experimenteller Diabetes mellitus. Ref.: Dtsch. med. Wschr. 72, 43 (1947).

Sympathikotonie

Wohlgemuth, J. und N. Mochizuki: Experimentelle Erzeugung chronischer Sympathikotonie beim Tier. Klin. Wschr. **3,** 1320 (1924).

Sympathisches Nervensystem

Barbour, H. G. and J. B. Herrmann: Pharmacological action of deuterium oxide; sympathomimetic action of deuterium oxide in mice. J. Pharmacol. (Am.) **62,** 158 (1938).

Bieter, R. N.: The effect of the splanchnicus upon glomerular blood flow in the frogs kidney. Amer. J. Physiol. **91,** 436 (1930).

Chauchard, A., B. Chauchard et P. Chauchard: Action des agents parasympathomimétiques, parasympatholytiques et symptomatholytiques sur l'excitabilité de la rate. C. r. Soc. Biol. **126,** 1171 (1937).

Hara, K.: Einfluß des Nervus splanchnicus auf die Pfortader der Katze. Pflügers Arch. **222,** 350 (1929).

Hermann, H. et F. Jourdan: L'excitation du sympathique cervical libère une substance vaso-constrictive dans le sang du chien décapsulé. C. r. Soc. Biol. **126,** 1016 (1937).

Hochrein, M. und W. Gros: Elektrische Reizversuche am Nervus vagus und Nervus depressor (Aortennerven) zum Studium der regulatorischen Beziehungen zwischen Atmung und Kreislauf. Pflügers Arch. **229,** 642 (1932).

Maignon, F. et G. Roy: Etude comparative de la sensibilité des cobayes sains et tuberculisés, aux poisons sympatho- et parasympathomimétiques (adrénaline et pilocarpine). C. r. Soc. Biol. **126,** 399 (1937).

Schmincke, A.: Über die experimentelle Entstehung peptischer Erosionen des Magens bei Kaninchen durch Reizung des Plexus coel. Sitzungsberichte der physikalisch-medizinischen Gesellschaft Würzburg. Münch. med. Wschr. **57,** 1372 (1910).

Vagotomie

Troisier, J., M. Bariety et D. Kohler: Bronchopneumonie de déglutition après section du pneumogastrique droit chez le lapin. Identification du corps étranger (feuille de chou) et du germe microbien (pneumocoque 18). Ann. anat. path. **14,** 754 (1937).

Gallenblase und vegetatives Nervensystem

Allgemeines

Bainbridge, F. A. und H. H. Dale: The contractile mechanism of the gallbladder and its extrinsic nervous control. J. Physiol. (Brit.) **33,** 138 (1905).

Flexner, J., M. Bruger and I. S. Wright: Autonomic drugs and biliary system; action of acetyl-B-methyl choline chloride (mecholyl) and benzyl methyl carbinamine sulphate (benzedrine sulphate) on gall bladder. J. Pharmacol. (Am.) **67,** 174 (1938).

Extrahepatische Gallenwege

Westphal, K.: Über Physiologie, Pathologie und Therapie der Bewegungsvorgänge der extrahepatischen Gallenwege. Klin. Wschr. **3,** 1105 (1924).

Gefäße und vegetatives Nervensystem

Allgemeines

Anitschkow, S. W.: Die Gefäßreaktionen an den Fingern und Zehen gesunder und kranker Menschen. Dissertation. Petersburg 1922.

— Über die Tätigkeit der Gefäße isolierter Finger und Zehen von gesunden und kranken Menschen. Z. exper. Med. **35,** 43 (1923).

Anrep, G.: On local vascular reactions and their interpretation. J. Physiol. (Brit.) 45, 318 (1912).

Arnaud, M. et *J. Paillas:* Les spasmes vasculaires en neurochirurgie. Méd. et chir. 177, 1103 (1936).

Ascroft, P. B.: Basis of treatment of vasospastic stated of extremities: experimental analysis in monkeys. Brit. J. Surg. 24, 787 (1937).

Burton-Opitz, R.: Das Stromvolumen der Vena mesenterica. Pflügers Arch. 124, 469 (1908).

Caffo, S.: Influenza degli ormoni sessuali sui vasi; reazioni vasali alla follicolina. Arch. Ostetr. 1, 520 (1937).

Deliens, L.: Utilisation de la voie artérielle pour l'introduction des substances médicamenteuses. C. r. Soc. Biol. 88, 76 (1923).

Donegan, J. F.: The physiology of the veins. J. Physiol. (Brit.) 55, 226 (1921).

Dronet, G.: Le choc vasculo-sympathique. J. Méd. Par. 40, 639 (1921).

Ebbecke, U.: Endothelzellen, Rougetzellen und Adventitiazellen in ihrer Beziehung zur Kontraktilität der Kapillaren. Klin. Wschr. 2, 1341 (1923).

Egorow, M. A.: Histologische Veränderungen in den Gefäßwänden nach der Lericheoperation. Zbl. Chir. 51, 1711 (1924).

Fischer-Wasels, B.: Grundsätzliches über Funktionsstörung der Kreislaufperipherie. Verh. Kreisl.forsch. 11, 205 (1938).

Fleisch, A.: Kohlensäurewirkung auf Blutgefäße. Pflügers Arch. 171, 1 (1918).

Frommel, E. et *D. Zimmet:* Ergotamine et système cardio-vasculaire. Arch. Mal. Coeur etc. 30, 65 (1937).

Full, A.: Beteiligen sich die Blutgefäße aktiv an der Blutbeförderung? Klin. Wschr. 1, 2322 (1922).

— Über Spontankontraktionen herausgeschnittener Arterien. Klin. Wschr. 1, 2322 (1922).

Gänsslen, Lambrecht und *R. Werner:* Erbbiologie und Erbpathologie des Kreislaufapparates. In: Hdb. d. Erbbiol. d. Menschen 4, II. Teil, 1. Berlin: Julius Springer. 1940.

Gauer, O. und *F. Linder:* Kreislaufdynamik und vegetativer Tonus des Menschen bei arteriovenösen Fisteln. Klin. Wschr. 26, 1 (1948).

Heitz, J.: Des troubles circulatoires qui accompagnent les paralysies ou les contractures posttraumatiques d'ordre réflexe (type Babinski-Froment). Arch. Mal. Coeur etc. 9, 161 (1917).

Jun Yasui: Die Pharmakologie der Arterien. Jap. J. Med. Sci. — Pharmacol. 5, Nr. 1 (1930).

Kauders, O.: Psychische Behandlungsmöglichkeiten bei Herz- und Gefäßkrankheiten. Wien. klin. Wschr. 61, 728 (1949).

Kreuter, E.: Gefäßschädigung nach periarterieller Sympathektomie. Zbl. Chir. 50, 1685 (1923).

Lapinski, M.: Zur Frage der Degeneration der Gefäße bei Läsion des N. sympathicus. Dtsch. Z. Nervenhk. 16, 240 (1900).

Lehmann, W.: Periarterielle Sympathektomie an der Art. femoralis. Ref.: Klin. Wschr. 1, 2019 (1922).

Leriche, R. et *Moure:* Résultats éloignés des opérations portant sur les gros troncs artériels des membres. Presse méd. 30, 849 (1922).

Lewis, Th.: Blutgefäße. Berlin. 1928.

Mack, E. E.: Sympathetic nervous system in its relation to peripheral vascular diseases. N. Y. J. Med. 36, 967 (1936).

Morawitz, P. und *D. Denecke:* Ein neues Verfahren zur Prüfung der Gefäßfunktion. Münch. med. Wschr. 68, 659 (1921).

Parrisius, W.: Anomalien des peripheren Gefäßsystems als Krankheitsursache. Münch. med. Wschr. 71, 224 (1924).

Paterson-Ross, J.: The surgery of arterial disease and injury. Brit. med. J. 4435, 1 (1946).

Pissemski, S. A.: Über den Einfluß der Temperatur auf die peripherischen Gefäße. Pflügers Arch. 156, 426 (1913).

Puysseleyr, R. de: De l'importance en chirurgie du sympathique cervical des variations anatomiques des organes nerveux, artériels et osseux de la bas du cou. Ann. Anat. Path. 13, 439 (1936).
Ricker, G.: Angriffsart und Wirkungsweise der Reize an der Strombahn. Krkh.forsch. 1, 457 (1925).
Roome, N. W.: Epinephrin und die Durchblutung in den Extremitäten. Amer. J. Physiol. 123, 543 (1938).
Ruggieri, A.: Die Bedeutung der Hypophyse für die Pathologie der Blutgefäße. Erg. inn. Med. 49, 262 (1935).
Schickler und *R. Mayer-List:* Über Eigenbewegungen des peripheren Gefäßabschnittes. Dtsch. med. Wschr. 49, 1077 (1923).
Schilf, E.: Über Vasopathie. Klin. Wschr. 22, 256 (1943).
Simony: Gleichgewicht im Blutgefäßsystem und nervöser Schock. Rev. Chir. (Fr.) 42, 637 (1923).
Skalone, J.: La simpatectomia periarteriosa per lo sviluppo del circole collaterale dopo la legatura de i grossi vasi. Ann. ital. Chir. 209 (1924).
Soubeyran, M.: A propos de la stupeur artérielle. Bull. Soc. Chirurgiens Par. 14, 910 (1919).
Spiegel, E.: Wie kommt der Gefäßschmerz zum Bewußtsein? Klin. Wschr. 2, 947 (1923).
— und *E. Th. Démétriades:* Beiträge zum System der veget. Nerv. II. Mitt. Der Einfluß des Vestibularapparates auf das Gefäßsystem. Pflügers Arch. 196, 185 (1922).
Stahl, O.: Beobachtungen an Gefäßen nach Operationen am Sympathikus. Pflügers Arch. 203, 57 (1924).
Stern, A. und *H. Hirsch:* Weitere Beiträge zum Studium der kleinsten Gefäße. Klin. Wschr. 2, 2167 (1923).
Stich, R. und *A. Fromme:* Die Verletzungen der Blutgefäße und ihre Folgezustände (Aneurysmen). Erg. Chir. u. Orthop. 13, 144 (1921).
Todd, T. W.: The vascular symptoms in "cervical rib". Lancet 362 (1912).
— Blood-vessel changes consequent on nervous lesions. J. nerv. Dis. (Am.) 40, 439 (1913).
— Indications of nerve lesion in certain pathological conditions of bloodvessels. Lancet 184, 1371 (1913).
— The arterial lesions in cases of "cervical rib". J. Anat. a. Physiol. 47, 250 (1913).
Urbach, E. und *Fasal:* Vasoallergie und Vasoneuropathie als Ursache von Kälte-, Wärme und Druckurticaria? Wien. klin. Wschr. 46, 1069 (1933).
Urechia, C. I. et *I. Nitesco:* Le rôle des noyaux du tuber cinereum dans le diabète expérimental. Bull. Acad. Méd. Par. 93, 188 (1925).
Warthmüller: Über die bisherigen Erfolge der Gefäßtransplantation am Menschen. Inaug. Diss. 1917.
Westphal, K.: Die paradoxe Gefäßreaktion auf Abschnürung bei arteriellem Hochdruck. Z. klin. Med. 101, 545 (1925).
— und *C. Sievert:* Über den Reizstoff der genuinen Hypertension; die Ergebnisse der Untersuchungen über blutdrucksteigernde Substanzen im Blute von genuinen Hypertensionen, renalen Hypertensionen und malignen Sklerosen. Z. klin. Med. 133, 248 (1938).
Wezler, K. und *A. Böger:* Der arterielle Gesamtwiderstand unter verschiedenartigen Sympathikusreizen. Arch exper. Path. (D.) 187, 65 (1937).
Wiedhopf, O.: Experimentelle Untersuchungen über die Wirkung der Nervenreizung und der periarteriellen Sympathektomie auf die Gefäße der Gliedmaßen. Dtsch. Ges. Chir. (1923).

Allergie

Abrikossof, A. I.: Über allergische Veränderungen der Blutgefäße im Bereich lokaler entzündlicher Prozesse. Virchows Arch. 295, 669 (1935).
Blum, E.: Die Querschnittsbeziehungen zwischen Stamm und Ästen im Arteriensystem. Pflügers Arch. 175, 1 (1919).

Akrocyanose

Stern, E. S.: Acrocyanosis. J. ment. Sci. 83, 408 (1937).

Aneurysma

Oppolzer, v. R.: Zwei Fälle von Aneurysma arteriovenosum. Vortragsref.:
Wien. klin. Wschr. 58, H. 32, 523 (1946).
Plotkin, Th.: Über den Nutzen der Sympathektomie nach Operationen an
arteriovenösen Aneurysmen. Ref.: Zbl. Chir. 30, 1251 (1942).
Schönbauer, L.: Sympathektomie vor Aneurysmenoperationen. Vortragsref.:
Zbl. Chir. 49, 1767 (1943).

Angina abdominalis

Frey, W.: Angina abdominalis. Klin. Wschr. 1, 1984 (1922).
Pal, J.: Zur Kenntnis der abdominellen Krisen der Tabiker und ihre Beziehungen zur „Aortide abdominale". Med. Klin. 4, 1790 (1908).

Angioneurotisches Ödem

Gerlach, W.: Zur Therapie des angioneurotischen Ödems. Med. Klin. 19,
1198 (1923).

Angioparalytische Zustände

Wieting, J.: Angiospastische und angioparalytische Krankheitserscheinun-
gen aus der Chirurgie und den Grenzgebieten. Bruns Beitr. 126, 1
(1922).

Angiospastische Zustände

Kulenkampff, D.: Über die operative Behandlung angiospastischer Zustände
und anderer Ernährungsstörungen. Ref.: Klin. Wschr. 1, 2455 (1922).
Läwen, A.: Vereisung des Nervus ischiadicus und des Nervus saphenus bei
angiospastischen Schmerzzuständen der unteren Extremität. Münch.
med. Wschr. 69, 389 (1922).
— Über die Behandlung angiospastischer Schmerzzustände an der unteren
Extremität. Ref.: Zbl. Chir. 49, 786 (1922).
Lang, A.: Diskussion über Gefäßkrampf. Ref.: Zbl. Chir. 51, 250 (1924).
Ledoux, E.: Un cas d'acrocyanose traité et considérablement amélioré par
la sympathectomie humérale. Lyon chir. 21, 182 (1924).
Pal, J.: Die Gefäßkrisen. Leipzig: Hirzel. 1905.
Perrotti, G.: L'azione della simpaticectomia lombare nel fattore vasospasmo
nell'endoarterite obliterante giovanile documentata dall'arteriografia.
Riforma med. 975 (1938).
Reichle, R.: Zur Frage des traumatisch-segmentären Gefäßkrampfes. Bruns
Beitr. 124, 650 (1921).
Wieting, J.: Angiospastische und angioparalytische Krankheitserscheinun-
gen aus der Chirurgie und den Grenzgebieten. Bruns Beitr. 126, 1
(1922).
— Darm- und Penisgangrän auf allgemein angiospastischer Grundlage.
Dtsch. med. Wschr. 47, 1129 (1921).

Aorta

Comroe, J. H.: The location and function of the chemoreceptors in the
aorta. Amer. J. Physiol. 127, 176 (1939).
Danielopolu, D.: Anatomie und Physiologie der sens. kardio-aortalen Bahnen beim Menschen. Z. klin. Med. 106, 54 (1927).
Gernandt, B. E.: Respiratory reflexes elicited from the aortic and carotid
bodies. Acta Physiol. Scand. 11, Suppl. XXXV.
Lehmann, E.: Periarterial sympathectomy. Ann. Surg. (Am.) 77, 30 (1923).
Malmejac, J. et A. Capel: Intervention des réflexes locaux dans la genèse de
l'hypotension qui suit la désocclusion de l'aorte. C. r. Soc. Biol. 122,
958 (1936).

Malmejac, J et *A. Capel:* Sur le rôle des nerfs dépresseurs lors de pincement courts de l'aorte thoracique. C. r. Soc. Biol. 122, 961 (1936).
Mendel, K.: Intermittierendes Hinken der Aorta und ihrer Äste. Klin. Wschr. 1, 2386 (1922).
Pal, J.: Zur Kenntnis der abdominellen Krisen der Tabiker und ihre Beziehungen zur „Aortide abdominale". Med. Klin. 4, 1790 (1908).
Schmidt, R.: Zur Kenntnis der Aortalgie (Angina pectoris) und über das System des anginösen linksseitigen Plexusdruckschmerzes. Med. Klin. 18, 6 (1922).
Stadler, E.: Die Bedeutung des Nervus depressor für Blutdruck und Aorta. Dtsch. Z. Nervenhk. 48, 724 (1913).
Tuffier, M.: Le traitement chirurgical des anévrismes de l'aorte. Bull. Acad. Méd. Par. 85, 586 (1921).

Arterienligatur

Leriche, R. et *A. Policard:* Etude sur la circulation capillaires chez l'homme pendant l'excitation des nerfs sympathiques périartériels et la ligature des artères. Lyon chir. 17, 703 (1920).

Arterienobliteration

Leriche, R. et *J. Heitz:* De la réaction vasodilatatrice consécutive à la résection d'un segment artériel oblitéré. C. r. Soc. Biol. 160, (1917).
— et *A. Policard:* Sur quelques fauts de physiologie pathol. touchant les blessures de sympathique périartériel, la contusion artérielle ou l'oblitération spontané des artères déchirées par un projectile. Bull. Soc. Chirurgiens Par. 45, 718 (1919).
— Position de la question des oblitérations artérielles localisées au point de vue clinique et therapeutique. Soc. Chir. Lyon. Ref.: Presse méd. 29, 409 (1921).

Arterienperforation

Matons, E.: Periarterielle Sympathektomie. Tod durch Perforation der Arterie. Sem. méd. (Arg.) 29, 98 (1922).
Milko, W.: Perforation der Arteria femoralis nach periarterieller Sympathektomie. Zbl. Chir. 51, 513 (1924).

Arterienresektion

Leriche, R. et *J. Heitz:* De la réaction vasodilatatrice consécutive à la résection d'un segment artériel oblitéré. C. r. Soc. Biol. 160 (1917).
— Influence de la sympathectomie périartérielle ou de la résection d'un segment artériel sur les contractions volontaires des muscles. C. r. Soc. Biol. 189 (1917).

Arterienverengung (Ischämie)

Dietrich, S.: Die Angina pectoris, ein Syndrom der Ischämie des Herzens, nicht Krankheitseinheit. Med. Welt 7, 42 (1933).
— und *H. Schwiegk:* Das Schmerzproblem der Angina pectoris. Klin. Wschr. 12, 135 (1933).
Friedmann, H.: Über Spontankontraktion überlebender Arterien. Pflügers Arch. 181, 206 (1920).
Gallo, A. G. und *B. N. Calcagno:* Über einen Fall von traumatischem Arterienspasmus. Sem. méd. (Fr.) 29, 238 (1922).
Leriche, R.: Une ligature artérielle peut-elle produire par ischémie une ulcération trophique? Bull. Soc. Chirurgiens Par. 781 (1922).
Tuffier, M.: Paralysie d'origine ischémique traitée par la sympathectomie périartérielle. Paris méd. 31—32, 63 (1919).
Weiss, S.: Über Spontankontraktionen überlebender Arterien. Pflügers Arch. 181, 213 (1920).

Arteriitis

Knepper, R. und *G. Waaler:* Hyperergische Arteriitis der Kranz- und Lungengefäße bei funktioneller Belastung. Virchows Arch. 294, 587 (1935).

Arteriographie

Jung, A. und *H. Fell:* Arteriographie, Sympathicusinfiltration und Sympathektomie bei Erfrierungsschäden. Dtsch. Z. Chir. 255, 249 (1942).

Leriche, R.: De l'artériographie dans le moignons etc. Presse méd. 23 (1949).

Perrotti, G.: L'azione della simpaticectomia lombare nel fattore vasospasmo nell'endoarterite obliterante giovanile documentata dall'arteriografia. Riforma med. 975 (1938).

Schlorhaufer, W.: Hauttemperaturmessungen bei Arteriographien. Z. Kreisl.forsch. 38, 546 (1949).

Arteriose

Dschamuso, A.: Über Todesursachen bei suprarenaler Arteriose. Zbl. Chir. 51 (1924).

Grekow, J. P.: Ergebnisse der Epinephrektomie bei suprarenaler Arteriose. Zbl. Chir. 51, 37 (1924).

Malow, S. S.: Rezidive der Gangrän und die palliativen Operationen nach Epinephrektomie bei suprarenaler Arteriose. Zbl. Chir. 51 (1924).

Cardiovasculäre Störungen

Bogaert, A. van: Hypothalamus und zentralnervöse Blutdruckregulation. Wien. klin. Wschr. 49, 1061 (1936).

Rehn, L.: Die chirurgische Behandlung des Morbus Basedowi. Mitt. Grenzgeb. Med. u. Chir. 7, 165 (1901).

Claudicatio intermittens

Higier, H.: Zur Klinik der angiosklerotischen paroxysmalen Myasthenie, Claudicatio intermittens, Charcot und der sog. spontanen Gangrän. Dtsch. Z. Nervenhk. 19, 438 (1901).
— Zur Frage der Anwendung meiner periarteriellen Sympathektomie bei Endarteritis obliterans mit intermittierendem Hinken und spontaner Gangrän. Z. Neur. 85, 52 (1923).

Schlesinger, H.: Operation von Jaboulay-Leriche beim intermittierenden Hinken. Wien. klin. Wschr. 34, 1020 (1922).
— Weitere Beiträge zur Klinik des intermittierenden Hinkens. Ref.: Klin. Wschr. 2, 275 (1923).
— Operative Eingriffe beim intermittierenden Hinken. Wien. klin. Wschr. 36, 309 (1924).

Schneyer: Inwieweit ist das Fehlen der Fußpulse pathognomonisch für die Claudicatio intermittens? Dtsch. med. Wschr. 50, 109 (1924).

Stradyn, P. J.: Über gefäßverengende Stoffe im Blut bei Gangraena spontanea und Claudicatio intermittens. Nowy chirurgitscheski Arch. 3, 662 (1923).

Thomas, A.: Le spasme artérie dans la claudication intermittente du membre inférieure. Presse méd. 26 (1918).
— L'angiospasme provoqué dans les artérites périphériques et la claudication intermittente. Presse méd. 30, 1049 (1922).

Embolie

Chardon, V.: Prophylaxe und Therapie der Thromboembolie an der Klinik Fontaine, Straßburg. Ref.: Wien. klin. Wschr. 62, 363 (1950).

Leriche, R., R. Fontaine et *L. Friedmann:* L'infiltration stellaire est-elle justifiée dans l'embolie pulmonaire du point de vue physiologique et anatomo-pathologique? Quelle place doit-elle occuper dans la thérapeutique de cette affection? J. Chir. (Fr.) 50, 737 (1937).

Scherf, D. und *E. Schönbrunner:* Über den pulmocoronaren Reflex bei Lungenembolien. Klin. Wschr. 16, 340 (1937).

Endarteriitis obliterans

Achutin, M. N.: Über den Bestand von gefäßverengenden Stoffen im Blutserum von Kranken mit Endarteriitis obliterans. Westnik chir. pogranitschn. obl. 1, 186.

Bolo, P. O.: La simpatectomia periarterial en los dolores de la endarteriitis obliterans. Bol. Soc. Cir. B. Air. 6 (1922).

Hamant, A. et *Escoubès:* Obliterations artérielles et interventions sur le sympathique. Rev. méd. Nancy 64, 613 (1936).

Higier, H.: Zur Frage der Anwendung meiner periarteriellen Sympathektomie bei Endarteriitis obliterans mit intermittierendem Hinken und spontaner Gangrän. Z. Neur. 85, 52 (1923).

Kümmell, H.: Weitere Erfahrungen über Halsganglienexstirpation bei Asthma. Ref.: Klin. Wschr. 3, 859 (1924).

Perrotti, G.: L'azione della simpaticectomia lombare nel fattore vasospasmo nell'endoarterite obliterante giovanile documentata dall'arteriografia. Riforma med. 975 (1938).

Schlesinger, H.: Zwei Fälle von Endarteriitis obliterans. Klin. Wschr. 2, 618 (1923).

Erythrocyanose

Facon, E., N. Vasilesco et *H. Bruch:* Un cas d'érythro-cyanose du membre inférieur droit (syndrome de déficit du sympathique). Bull. Soc. méd. Hôp. Par. 53, 818 (1937).

Arteriovenöse Fisteln

Gauer, O. und *F. Lindner:* Kreislaufdynamik und vegetativer Tonus des Menschen bei arteriovenösen Fisteln. Klin. Wschr. 1 (1948).

Linder, F.: Kreislaufuntersuchungen bei arteriovenösen Fisteln. Ref.: Klin. Wschr. 25, 895 (1947).

Wildbrandt, W. und *H. Lauterburg:* Zur Frage des Gewebsdruckes und der physiologischen Bedeutung der arteriovenösen Anastomosen. Pflügers Arch. 251, 225 (1949).

Arteriosklerotische Gangrän

Handley, W. S.: Periarterial injection of alcohol in the treatment of senile gangrene. Lancet 203, 173.

Matheis, H.: Zur periarteriellen Sympathektomie bei arteriosklerotischer Gangrän. Zbl. Chir. 50, 309 (1923).

Rasumowsky: Über Alkoholisation von Nervenstämmen bei angiosklerotischer Gangrän. Nowa chirurgitscheski Arch. 3, 205 (1923).

Raynaudsche Gangrän

Kümmell, H.: Zur Raynaudschen Krankheit. Ref.: Klin. Wschr. 1, 1531 (1922).

— Operative Behandlung der Raynaudschen Krankheit mit periarterieller Sympathektomie. Vortr. Ref.: Z. org. Chir. 19, 418 (1923).

Leveillet: Periarterielle Sympathektomie wegen Raynaudscher Erkrankung. Bull. Soc. Chirurgiens Par. 47, 990 (1921).

Marcus, H.: Studie über die symmetrische Gangrän. Acta med. Scand. 54, 413 (1921).

Ramond, F., Gerner et *A. Petit:* Traitement de la maladie de Raynaud par la sympathectomie periartérielle. Bull. Soc. Chirurgiens Par. 47, 608 (1921).

Raney, R. B. and *K. H. Abbot:* Surgical treatment of angina pectoris and Raynaud's disease. Bull. Los Angeles neur. Soc. 2, 66 (1937).

Sicard, J. et *J. Forestier:* Sympathectomie dans le syndrôme asphyxique de Raynaud. Ref.: Presse méd. 29, 48 (1921).

Sunder-Plassmann, P. und *K. Müller:* Morbus Raynaud und neurovegetativ-hormonales System. Klin. Wschr. 16, 152 (1937).

Twyman, E.: Raynaud'sche Krankheit, trophische Geschwüre, periarterielle Sympathektomie. Surg. Clin. N. Amer. 33, 1659 (1923).

Wertheimer, P. et *M. Bérard:* A propos de la maladie de Raynaud. Considérations thérapeutiques d'après 13 observations. J. Chir. (Fr.) 52, 737 (1938).

Spontane Gangrän

Achutin, M. N.: Zur Frage von gefäßverengenden Stoffen im Blut überhaupt und ihre Bedeutung bei der spontanen Gangrän. Verh. 15. Russ. Chir. Kongr. 1922, 24.

Halpert, A.: Über Mikrokapillarbeobachtungen bei einem Fall von Raynaudscher Gangrän. Z. exper. Med. 11, 125 (1920).

Higier, H.: Zur Klinik der arteriosklerotischen paroxysmalen Myasthenie, Claudicatio intermittens, Charcot und der sog. spontanen Gangrän. Dtsch. Z. Nervenhk. 438 (1901).

Jegorow, B.: Über die Veränderungen der Schilddrüse bei der Gangraena spontanea der Extremitäten. Zbl. Chir. 50, 1439 (1923).

Kagan, J.: Von der Behandlung der spontanen Gangrän. Verh. 15. russ. Chir. Kongr. 1922/23, 34.

Leriche, R.: Traitement par la sympathectomie périartérielle de la douleur prémonitoire de la gangrène dans l'endartérite oblitérante. Bull. Soc. Chirurgiens Par. 47, 536 (1921).

Ljalin, J.: Zur pathologischen Anatomie der Nebenniere bei der sog. spontanen Gangrän. Ref.: Z. org. Chir. 19, 381 (1923).

Oppel, W. A.: Gangraena spontanea. Praktitsch Medizina 34 (1923).

Ostrogorski, P. N.: Zur Frage von der Gerinnung und Viskosität des Blutes bei der Spontangangrän. Verh. 15. russ. Chir. Kongr. Petersburg 1922, 22.

Paliard, F., J. Viallier et *B. Muller:* Un cas d'angine de poitrine traité chirurgicalement. Mort subite trois semaines après la stellectomie. Lyon méd. 159, 672 (1937).

Schamoff, W. N.: Von der periarteriellen Sympathektomie bei Gangraena spontanea. Verh. 15. russ. Chir. Kongr. 1922, 28.

— Zur Frage der periarteriellen Sympathektomie bei Spontangangrän. Westnik Chir. pogranitschn. obl. 1, 183 (1922).

Stradyn, P. J.: Über gefäßverengernde Stoffe im Blut bei Gangraena spontanea und Claudicatio intermittens. Nowy chirurgitscheski Arch. 3, 662 (1923).

— Zur Frage der Therapie der spontanen Gangrän. Ref. Z. org. Chir. 24, 285 (1923).

Wieting, J.: Darm- und Penisgangrän auf allgemein angiospastischer Grundlage. Dtsch. med. Wschr. 47, 1129 (1921).

Gefäßfunktion

Böwing, H.: Zur Pathologie des vegetativen Nervensystems. Klin. Wschr. 2, 469 (1923).

— Störungen der Gefäßfunktion, der Schweißabsonderung, der Piloarrektion und der Trophik nach organischen Nervenschädigungen. Klin. Wschr. 2, 469 (1923).

Curschmann, H.: Untersuchungen über das funktionelle Verhalten der Gefäße bei trophischen und vasomotorischen Neurosen. Münch. med. Wschr. 54, 2519 u. 51 (1907).

Hamet, R.: Effects de l'ergotamine injectée dans la circulation générale sur les vaisseaux de la patte et du rein. C. r. Soc. Biol. 122, 918 (1936).

Hess, L. und *G. v. Bergmann:* Über Gefäßreflexe. Wien. klin. Wschr. 25, 1297 (1913).

Heymans, C. et *F. Bayless:* Sur l'action circulatoire de la Beta-p-oxyphénylisopropyl-méthylamine. Arch. internat. Pharmacodynam. 56, 319 (1937).

Jourdan, F. et *P. Galy:* Inversion par le F. 883 de l'action vasculaire périphérique de l'adrenaline et de l'extrait de genet. C. r. Soc. Biol. 122, 1244 (1936).

Koch, E.: Die reflektorische Selbststeuerung des Kreislaufes und Kollaps. Verh. dtsch. Ges. Kreisl.forsch. 11, 278 (1938).

Krawkow, N. P.: Über funktionelle Veränderungen des Gefäßsystems der Tiere und des Menschen bei verschiedenen pathologischen Zuständen. Klin. Wschr. 3, 368 (1924).

Küttner, H.: Der traumatisch-segmentäre Gefäßkrampf. Bruns' Beitr. 120, 1 (1920).

Lang, A.: Diskussion über Gefäßkrampf. Ref.: Zbl. Chir. 51, 250 (1924).

Langley, J. N.: The vascular-dilatation caused by the sympathetic and the course of vasomotor nerves. J. Physiol. (Brit.) 58, 70 (1923).

Leriche, R.: A propos des accidents de la sympathectomie périartérielle. Bull. Soc. Chirurgiens Par. 48, 1121 (1922).

— et *J. Heitz:* De la réaction vasodilatatrice consécutive à la résection d'un segment artériel oblitéré. Soc. r. Biol. 160 (1917).

Netschaeff, A. A.: Über die Methode der Funktionsprüfung des Gefäßsystems an isolierten Organen des Menschen. Z. exper. Med. 35, 358 (1923).

Pintus, G.: Vasomotilitá, sudore, minzione e secrezione sebacea nelle lesioni ponto-bulbari (Contributo anatomoclinico). Riv. sper. freniatr. ecc. 62, 5 (1938).

Reichle, R.: Zur Frage des traumatisch-segmentären Gefäßkrampfes. Bruns' Beitr. 124, 650 (1921).

Wirzuchowski, M.: Isolated rabbit's head preparation for study of cervical sympathetic and cephalic vascular reactions. Arch. internat. Pharmacodynam. 58, 47 (1938).

Gefäßkrisen

Pal, J.: Die Gefäßkrisen. Leipzig: Hirzel. 1905.

— Über renale Gefäßkrisen und den eklamptischen Anfall. Med. Klin. 17, 94 (1921).

Gefäßnerven

Brüning, F.: Über die Gefäßnervenbahnen an den Extremitäten. Klin. Wschr. 3, 2087 (1924).

Giannoni, A.: Ricerche sulle sensazioni dolorifiche e sui riflessi vasomotori cutanei da stimolazione esofagea nell'uomo. Riv.Clin. Med. 34, 741 (1933).

Glaser, W.: Über die Nervenverzweigungen innerhalb der Gefäßwand. Dtsch. Z. Nervenhk. 50, 305 (1914).

— Die Nerven in den Blutgefäßen des Menschen. Arch. Anat. usw. 87 (1914).

Hamant, A. et *Escoubès:* Obliterations artérielles et interventions sur le sympathique. Rev. méd. Nancy 64, 613 (1936).

Hamet, R.: Sur le mécanisme de l'action vasodilatatrice de l'atropine. C. r. Soc. Biol. 122, 42 (1936).

Hermann, H.: Discussione della comunicazione di Malméjac. Ann. Physiol. (Fr.) 13, 1049 (1937).

Hess, L. und *G. v. Bergmann:* Über Gefäßreflexe. Wien. klin. Wschr. 25, 1297 (1913).

Heyman, C., J. J. Bouckaert, S. Farber et *F. Y. Hsu:* Influence réflexogène de l'acétylcholine sur les terminisations nerveuses chimiosensitives du sinus carotidien. Arch. internat. Pharmacodynam. 54, 129 (1936).

Hirsch, L.: Über die Nervenversorgung der Gefäße im Hinblick auf die Probleme der periarteriellen Sympathektomie. Arch. klin. Chir. **137**, 281 (1924).

Joris, H.: Les nerfs des vaisseaux sanguins. Bull. Acad. Méd. Belg. Brux. **20**, 502 (1906).

Kerper, A. H.: The distribution of unmylinated nerve fibres to the arteries of the extremities. Anat. Rec. (Am.) **35**, 17 (1937).

Kramer, F.: The distribution of the nerves to the arteries of the arm. Anat. Rec. (Am.) **8**, 243 (1914).

Langley, I. N.: The secretion of sweat. J. Physiol. (Brit.) **56**, 110 (1922).

— Über die Gefäßerweiterer der Katzenpfote. Vortr. Ref.: Klin. Wschr. **2**, 1912 (1923).

Lapinski, M.: Zur Frage der Beteiligung der Nervenstämme der hinteren Extremitäten an der vasomotorischen Innervation der distalen Gebiete derselben. Virchows Arch. **183**, 1 (1906).

Laubmann, W.: Gefäßnerven zu den oberflächlichen Arterien des Kopfes. Anat. Anz. **57**, 313 (1924).

Leriche, R.: A propos des accidents de la sympathectomie périartérielle. Bull. Soc. Chirurgiens Par. **48**, 1121 (1922).

— et *J. Heitz:* De la réaction vasodilatatrice consécutive à la résection d'un segment artériel oblitéré. C. r. Soc. Biol. **160** (1917).

Maas, P.: Experimentelle Untersuchungen über die Innervation der Kranzgefäße des Säugetierherzens. Arch. klin. Chir. **114**, 771 (1920).

Malméjac, J. et *E. Desanti:* Sur la nature des appareils nerveux vasomoteurs périphériques. C. r. Soc. Biol. **123**, 1199 (1936).

— et *H. Haimovici:* Sur les vasoconstricteurs des membres postérieurs chez le chien. C. r. Soc. Biol. **121**, 663 (1935).

— — Pression endovasculaire et tonus vaso-constricteur. C. r. Soc. Biol. **121**, 1505 (1936).

— — Sur le mécanisme de la vasodilatation consécutive à une brusque déplétion vasculaire. C. r. Soc. Biol. **122**, 223 (1936).

— — Sur les fibres vasodilatatrices cholinergiques des membres postérieurs du chien. C. r. Soc. Biol. **122**, 226 (1936).

— — Sur les appareils nerveux vasomoteurs périphériques. C. r. Soc. Biol. **122**, 681 (1936).

— — Vasodilatation à la déplétion par mise en jeu d'appareils locaux. C. r. Soc. Biol. **123**, 23 (1936).

Meyers, O. B.: Zur Funktion der Nervenendigungen in der Gefäßwand. Dtsch. Z. Nervenhk. **50**, 276 (1914).

Michailow, S.: Zur Frage der Innervation der Blutgefäße. Arch. mikrosk. Anat. (Berl.) **72**, 554 (1908).

Potts, L. W.: The distribution of nerves to the arteries of leg. Anat. Anz. **47**, 138 (1914).

Schilf, E.: Die Gefäßinnervation an den Extremitäten und die periarterielle Histonektomie. Dtsch. med. Wschr. **50**, Nr. 38 (1924).

Stewart, G. N. and *W. B. Laffer:* A study of vasomotors reflexes elicited by heath and cold from regions devoid of temperatur sensibility. Arch. int. Med. (Am.) **11**, 365 (1913).

Tournade, A. et *C. Sarrouy:* Action vaso-dilatatrice de l'acétylcholine sur le système artériolaire spasmé. C. r. Soc. Biol. **122**, 665 (1936).

Wiedhopf, O.: Die Beeinflussung der verschiedenen Nervenarten, speziell der Gefäßnerven durch die Leitungsanästhesie. Dtsch. Ges. f. Chir. (1924).

— Der Verlauf der Gefäßnerven in den Extremitäten und deren Wirkung bei der periarteriellen Sympathektomie. Münch. med. Wschr. **72**, 413 (1925).

Gefäßschmerz

Moore, R. M. and *A. O. Singleton:* Studies on pain sensibility of arteries, peripheral paths of afferent neurons from arteries of extremities and of abdominal viscera. Amer. J. Physiol. **104**, 267 (1933).

106   Gefäße und vegetatives Nervensystem

Gefäßstörungen

Andrade, M. de y *R. Cavalcanti:* Trattamento da sindrome de Raynaud. Hosp. Rio d. Jan. 15, 67 (1939).

Berry, R. L., K. N. Campbell und *R. H. Lyons:* Tetra-Äthylammonium bei peripheren Gefäßstörungen und Kausalgie. Surg. (Am.) 20, 525 (1946).

Blain, A. und *N. Kenneth:* Lumbale Sympathektomie bei Endarteriitis obliterans. Surg. (Am.) 25, H. 6, 950 (1949).

Breitländer: Zur Therapie trophoneurotischer Ulcera, angiospastischer Gangrän und der Kausalgie. Klin. u. Prax. 1, 54 (1946).

Cooper, F. W. jun., D. C. Elkin, P. C. Shea jun. and *F. W. Dennis:* The study of peripheral vascular disease with radioactive isotopes. Surg. etc. 88, 711 (1949).

Dock, W.: Die Vorliebe der Arteriosklerose für die Coronararterien. J. amer. med. Assoc. 131, 875 (1946).

Eichler, O., J. Heinzel und *F. Linder:* Anwendung dihydrierter Mutterkornalkaloide (CCK 179 — Hydergin) bei peripheren Durchblutungsstörungen und anderen sympathicotonen Krankheitsbildern. Versuch einer Analyse. Klin. Wschr. 28, 298 (1950).

Felder, D. A., A. F. Simeon, R. Linton und *C. Welch:* Sympathektomie bei Raynaudscher Erkrankung. Surg. etc. 26, H. 6, 1014 (1949).

Fuchsig, P.: Über die Kombination pharmakologischer und chirurgischer Behandlung bei peripheren Durchblutungsstörungen. Wien. klin. Wschr. 61, 952 (1949).

Hadorn, W.: Über Versuche mit intraarterieller Calciumtherapie mit besonderer Berücksichtigung der arteriellen Durchblutungsstörungen. Schweiz. med. Wschr. 77, 69 (1947).

Hildebrandt, F.: Behandlung peripherer Durchblutungsstörungen und der Hypertonie mit dihydrierten Mutterkornalkaloiden. Nauheimer Fortbild.-Lehrg. 15, 25 (1950).

Hiller, F.: Über cerebrale Zirkulationsstörungen nicht organischer Art. Verh. dtsch. Ges. Kreisl.forsch. 6, 182 (1933).

Honecker, K.: Die maligne Hautgangrän bei hämorrhagischer Reaktion auf allergischer Grundlage. Dtsch. med. Wschr. 72, 511 (1947).

Jarisch, A.: Die Arzneimittel zur Behandlung der peripheren Durchblutungsstörungen. Wien. klin. Wschr. 38, 417 (1926).

Judmaier, F.: Die Behandlung peripherer Durchblutungsstörungen mit besonderer Berücksichtigung der alten Erfrierungen. Wien. klin. Wschr. 61, 85 (1949).

Keeser, E.: Über die Ätiologie und Therapie der Arteriosklerose. Klin. Wschr. 24, 165 (1946).

Klotz, R.: Periphere Kreislaufstörung und Gewebsazidosisgesichtspunkte aus der Sprechstundenpraxis. Münch. med. Wschr. 89, Nr. 44, 940 (1942).

Kunkel, P. and *E. A. Stead jun.:* Blood flow and vasomotor reactions in the food in health, in arteriosclerosis and in thromboangiitis obliterans. J. clin. Invest. (Am.) 17, 715 (1938).

Lemaire, A.: Neue Erkenntnisse auf dem Gebiete der Arterienentzündungen der Extremitäten. Wien. klin. Wschr. 62, 11 (1950).

Lenggenhager, K.: Beobachtungen an Raynaud-Patienten. Schweiz. med. Wschr. 77, 97 (1947).

Leriche, R.: D'une nouvelle opération qui pourrait être éfficace pour le traitement de certaines états vasculaires du cerveau et de certaines maladies vaso-motrices du membre supérieur (d'après 12 essais). Progr. méd. (Fr.) 113 (1938).

— Traitement chirurgical des artérites oblitérantes. Congr. internat. Union thérap. 1, 88 (1937).

— Essai de différenciation des syndromes vasomoteurs spontanés du membre supérieur. Presse méd. 41, 569 (1946).

— et *R. Fontaine:* De l'emploi des injections intra-artérielles des novocaine dans les formes douloureuses des artérites oblitérantes. Bull. Soc. nat. Chir. 61, 224 (1935).

Lewis, J. T.: Raynaud's disease and preganglionic sympathectomy. Clin. Sci. 3, 321 (1938).

Pal, J.: Über die Gefäßkrisen und deren Beziehungen zu Magen- und Bauchkrisen der Tabiker. Münch. med. Wschr. 50, 2135 (1903).

Ratschow, M.: Die Bedeutung der Arteriographie für die Diagnose und Behandlung der Gefäßkrankheiten. Ther. Gegenw. 80, 359 (1939).

— Die peripheren Durchblutungsstörungen. Dresden und Leipzig: Th. Steinkopff. 1946. 3. Aufl.

Reedisch, W.: Vasoneurose und Arteriosklerose. Med. Klin. Nr. 4, 120 (1936).

Ricker, G.: Sklerose und Hypertonie der innervierten Arterien. Berlin: Julius Springer. 1927.

Rosenauer, F.: Vorschlag zu einer Einteilung und Abgrenzung der peripheren Durchblutungsstörungen. Wien. klin. Wschr. 62, 82 (1950).

Schindler-Baumann, J.: Hauttemperaturmessungen bei Zirkulationsstörungen in den Extremitäten. Schweiz. med. Wschr. 75, 636 (1945).

Schulze, W.: Untersuchungen über den Einfluß des Alkohols auf die periphere Durchblutung bei lokaler Kälteeinwirkung. Klin. Wschr. 25, 646 (1947).

— Über den Einfluß des Rauchens auf die periphere Durchblutung bei lokaler Kälteeinwirkung. Klin. Wschr. 25, 738 (1947).

Sigg, K.: Die Infiltrationsanästhesie bei rheumatischen Erkrankungen, peripheren Durchblutungsstörungen und bei Distorsionen. Schweiz. med. Wschr. 77, 773 (1947).

Sturm, A.: Erregungszustände im sympathischen Nervensystem in Beziehung zu vasomotorischen Kreislaufstörungen bei Beinamputierten. Dtsch. med. Wschr. 66, Nr. 51 und 52 (1940).

Sunder-Plassmann, P.: Die Raynaudsche Erkrankung und ihr Formenkreis. Dtsch. Z. Chir. 251, 125 (1938).

— Durchblutungsschäden und ihre Behandlung. Stuttgart: F. Enke. 1943.

— Larvierte Durchblutungsschäden. Dtsch. med. Wschr. 71, 242 (1946).

Telford, E. D. and *H. T. Simmons:* Sympathectomy in peripheral arteriosclerosis. Brit. med. J. 4445, 386 (1946).

Weicher, B.: Kreislaufschäden und Nikotin. Dtsch. Arch. klin. Med. 185, 393 (1940).

Wertheimer, P. und *R. Guillet:* Betrachtungen zur Raynaudschen Erkrankung. Lyon chir. 44, H. 2, 145 (1949).

Gefäßtonus

Asher, L. und *J. P. Arnold:* Periphere Apparate bei der Erhaltung des Gefäßtonus. Z. Biol. 40, 271 (1900).

Eugling, M.: Untersuchungen über den peripherischen Tonus der Blutgefäße. Pflügers Arch. 121, 275 (1908).

Fog, M.: Cerebral circulation; reaction of pial arteries to fall in blood pressure. Arch. Neur. (Am.) 37, 351 (1937).

— The relationship between the blood pressure and the tonic regulation of the pial arteries. J. Neur. (Am.) 1, 187 (1938).

Goltz, Fr.: Über den Tonus der Gefäße und seine Bedeutung für die Blutbewegung. Virchows Arch. 29, 394 (1864).

Govaerts, J.: Quelques cas de sympathectomie lombaire. Scalpel 1073 (1936).

Heymans, C.: Sur les mécanismes de la régulation proprioceptive du tonus vasculaire et de la pression artérielle. Casop. lék. cesk. 76, 718 (1937).

Hoffmann, R.: Beitrag zur Frage der cerebralen Vasomotion. Z. Laryngol. usw. 9, 341 (1920) und 10, 155 und 457 (1922).

Koch, E.: Die reflektorische Selbststeuerung des Kreislaufes und Kollaps. Verh. dtsch. Ges. Kreisl.forsch. 11, 278 (1938).

Küttner, H.: Der traumatisch-segmentäre Gefäßkrampf. Bruns Beitr. 120, 1 (1920).

Kulkow, A. E. und *A. M. Stenberg:* Über die gegenseitigen Beziehungen zwischen subarachnoidalem, arteriellem und venösem Druck bei organischen Erkrankungen des Zentralnervensystems. Mschr. Psychiatr. **95**, 233 (1937).

Malméjac, H.: Tonus vasculaire et centres vasomoteurs périphériques. Ann. Physiol. (Fr.), **13**, 1047 (1937).

— et *H. Haimovici:* Pression endovasculaire et tonus vaso-constricteur. C. r. Soc. Biol. **121**, 1505 (1936).

— et *G. Jonesco:* Sur l'entretien du tonus pariétal des artères de moyen et petit calibre. C. r. Soc. Biol. **127**, 83 (1938).

Poli, C.: L'influenza dell'azione tonico-vasale nel meccanismo di produzione dell'accesso epilettico. Rass. internaz. Clin. **18**, 367 (1937).

Schmidt, H.: Analyse der reflektorisch-tonischen Vaguswirkung auf die Atmung. Pflügers Arch. **240**, 419 (1938).

Uhlenbruck, P.: Plethysmographische Untersuchungen am Menschen. I. Teil. Über die Wirkung der Sinnesnerven der Haut auf den Tonus der Gefäße. Z. Biol. **80**, 35 (1924).

Gefäßwandelastizität

Steele, J. M.: Interpretation of arterial elasticity from measurements of pulse wave velocities; effect of pressure. Amer. Heart J. **14**, 452 (1937).

Gefäßwandernährung

Brüning, F.: Die Ernährung der Gefäßwand. Klin. Wschr. **3**, Nr. 50 (1924).

Jemtel, Le: Oblitération artérielle de l'artère humérale avec syndrome sympathique consécutif. Bull. Soc. Chirurgiens Par. **43**, 1085 (1917).

Gehirngefäße und Halssympathikus

Bruch, H.: L'influence du sympathique cervical sur la circulation cérébrale. J. Physiol. et path. gén. **34**, 1198 (1936).

Innervation

Holtz, P.: „Arterenergische" Innervation. Klin. Wschr. **27**, 64 (1949).

Homuth, O.: Zur Kenntnis der Serumwirkung auf die innervierte Strombahn nach Versuch am lebenden Kaninchen. Z. exper. Med. **73**, 251 (1930).

Kerper, A. H.: The distribution of unmylinated nerve fibres to the arteries of the extremities. Anat. Rec. (Am.) **35**, 17 (1937).

Krogh, A.: Innervation of the bloodvessels in the tongue of the frog. J. Physiol. (Brit.) **53**, 399 (1920).

Langley, J. N.: Über die Gefäßerweiterer der Katzenpfote. Vortr. Ref.: Klin. Wschr. **2**, 1912 (1923).

Lapinski, M.: Über die Gefäßinnervation der Hundepfote. Arch. mikr. Anat. **65**, 623 (1905).

— Zur Frage der Beteiligung der Nervenstämme der hinteren Extremitäten an der vasomotorischen Innervation der distalen Gebiete derselben. Virchows Arch. **183**, 1 (1906).

Leriche, R. et *J. Heitz:* De la réaction vasodilatatrice consécutive à la resection d'un segment artérial oblitéré. C. r. Soc. Biol. **160** (1917).

Maas, P.: Experimentelle Untersuchungen über die Innervation der Kranzgefäße des Säugetierherzens. Arch. klin. Chir. **114**, 771 (1920).

Michailow, S.: Zur Frage der Innervation der Blutgefäße. Arch. mikrosk. Anat. **72**, 554 (1908).

Müller, L. R. und *W. Glaser:* Über die Innervation der Gefäße. Dtsch. Z. Nervenhk. **46**, 325 (1913).

Nonidez, J. F.: The presence of depressor nerves in the Aorta and carotid of birds. Anat. Rec. (Am.) **122**, 62 (1935).

Ogata, M.: Action of depressor nerve on kidney bloods vessels. Sei-I-Kai Med. J. (Jap.) 55 (1936).

Romm, S. O.: Über den Einfluß der Innervation der Lungengefäße auf die Dauer des Lungenkreislaufes des Blutes. Pflügers Arch. 204, 396 (1924).

Schilf, E.: Die Gefäßinnervation an den Extremitäten und die periarterielle Histonektomie. Dtsch. med. Wschr. 50, Nr. 38 (1924).

Stöhr, Ph. jun.: Die mikroskopische Innervation der Blutgefäße. Erg. Anat. 31, 1 (1938).

Tschermak, A.: Über die afferente Innervation des Blutgefäßsystems. Wien. med. Wschr. 74, 837 (1924).

Woollard, H. H.: The innervation of the blood vessels. Heart 13, 319 (1926).

Yarotskiy, A. I.: La pression arterielle moyenne et l'école de professeur H. Vaquez. Presse méd. 45, 1628 (1937).

Kapillaren

Dicker, E.: Réactions locales des capillaires à l'histamine et à l'acétylcholine au cours des diverses variétés d'hypertension. Presse méd. 44, 1454 (1936).

Ebbecke, U.: Kapillarerweiterung, Urtikaria und Schock. Klin. Wschr. 2, Nr. 37/38 (1923).

Engel, D.: The influence of the sympathetic nervous on capillary permeability. J. Physiol. (Brit.) 99, 161 (1941).

Freedlaender, S. O. und *H. Lenhard:* Clinical observations on the capillary circulation. Arch. int. Med. (Am.) 29, 12 (1922).

Hagen, W.: Periodische, konstitutionelle und pathologische Schwankungen im Verhalten der Blutkapillaren. Arch. path. Anat. 239, 504 (1922).

Hahn, L.: Kapillarverletzung bei den vasokonstriktorischen Paraesthesien. Zbl. inn. Med. 45, 465 (1923).

Halpert, A.: Über Mikrokapillarbeobachtungen bei einem Fall von Raynaudscher Gangrän. Z. exper. Med. 11, 125 (1920).

Heubner, W.: Physiologie und Pharmakologie der Blutkapillaren. Klin. Wschr. 2, 1965 (1923).

— Nachträgliche Bemerkungen zur Physiologie der Blutkapillaren. Klin. Wschr. 5, 20 (1924).

Hintze, A.: Die Füllungszustände der Blutkapillaren und die auf sie einwirkenden Reaktionen. I. Mechanische Ursachen. Arch. klin. Chir. 118, 361 (1921).

Kessler, M.: Über die Abhängigkeit der Kapillarfunktion vom Lebensalter. Z. Kreisl.forsch. 25, 777 (1933).

Krogh, A.: Studies of physiology of capillaries. J. Physiol. (Brit.) 55, 412 (1921).

— Anatomie und Physiologie der Kapillaren. Berlin: Julius Springer. 1929

— *G. A. Harrop* and *P. B. Rehberg:* Studies in the physiology of capillaries. J. Physiol. (Brit.) 56, 179 (1922).

Kylin, E.: Über die peristaltischen Bewegungen der Blutkapillaren. Klin. Wschr. 2, 14 (1923).

Lange, F.: Die Gestalt der Blutkapillaren bei Hypertonie. Dtsch. Arch. klin. Med. 152, 302 (1926).

Lange, K., D. Schwimmer and *L. J. Boyd:* Alterations in capillary permeability in meningeal irritations. Amer. J. med. Sci. 211, 611 (1946).

Leriche, R. et *A. Policard:* Etat des capillaires pendant l'excitation du sympathique periartériel chez l'homme. C. r. Soc. Biol. Nr. 40/41 (1920).

— — Etude sur la circulation capillaire chez l'homme pendant l'excitation des nerfs sympathiques périartériels et la ligature des artères. Lyon chir. 17, 703 (1920).

Lintzenmeier, G.: Kapillarmikroskopische Untersuchungen. Zbl. Gynäk. 46, 1010 (1922).

Lippert, H.: Capillarfunktion und Hypertonie. Klin. Wschr. 14, 645 (1935).

Lunedei, A.: Note di semeiotica de capillari. Sperimentale 81, 3 (1927).

Lunedei, A.: Le reazione capillari alle stimolazioni meccaniche sulla cute. Il dermografismo. Riv. Clin. med. 28, Nr. 23—24 (1927).

Marinesco, G., H. A. Bruch und *N. Vasilesco:* Die Strömung in den Blutkapillaren bei organischer Hemiplegie. Z. klin. Med. 127, 578 (1935).

Masson, P.: Etude sur les glomus. Arch. Sci. med. 50 (1927).

— Les glomus neuro-vasculaires. Paris 1937.

Müller, O.: Die Kapillaren der menschlichen Körperoberfläche in gesunden und kranken Tagen. Stuttgart: Enke. 1922.

— Ergebnisse der Kapillarmikroskopie am Menschen. Klin. Wschr. 2, 1197 (1923).

Nevermann, H.: Kapillardruckmessungen. Klin. Wschr. 3, 1433 (1924).

Nychegorodzewa, W. D.: Die Kontraktilität der Kapillaren unter normalen Bedingungen und unter dem Einfluß verschiedener Gifte. Ref.: Z. org. Chir. 24, 320 (1924).

Parrisius, W.: Kapillarstudien bei Vasoneurosen. Dtsch. Z. Nervenhk. 72, 310 (1921).

— Zur Frage der Kontraktilität der menschlichen Hautkapillaren. Pflügers Arch. 191, 317 (1921).

— Über die Autonomie des Kapillarsystems. Klin. Wschr. 2, 1881 (1923).

Patroni, A.: Sul comportamento dei capillari durante e dopo la alorizzazione del vestibolo. Valsalva (It.) 2, 708 (1935).

Pfab, B. und *O. Hoche:* Untersuchungen mit dem Kapillarmikroskop bei chirurgischen Gefäßerkrankungen. Mitt. Grenzgeb. Med. u. Chir. 38, 123 (1924).

Policard, A.: Les capacités contractiles des capillaires sanguines. Presse méd. 31, 1081 (1923).

Reedisch, W.: Kapillaroskopische Untersuchungen bei Vasoneurosen. Klin. Wschr. 3, 1070 (1924).

Rich, A.: Condition of the capillaries in histamine shock. J. exper. med. (Am.) 33, 287 (1921).

Rouanet, G.: Kapillarmikroskopische Studien bei Erkrankungen innerer Organe. Dtsch. Gesdh.wes. H. 1, 19 (1946).

— Kapillarmikroskopische Studien bei Erkrankungen innerer Organe. 579 (1946).

Roussy, G. et *M. Mosinger:* Sur les rapports entre les péricaryones et les capillaires dans la région sous-thalamique. C. r. Soc. Biol. 122, 719 (1936).

Secher, K.: Klinische Kapillaruntersuchungen. Acta med. Scand. 56, 295 (1922).

Stöhr, Ph.: Mikroskopischer Beitrag zur Innervation der Blutkapillaren beim Menschen. Z. Zellforsch. usw. 3, 431 (1925/26).

Vimtrup, B.: Beiträge zur Anatomie der Kapillaren. Z. Anat. 65, 150 (1922).

Weiss, F.: Kapillarmikroskopie. Münch. med. Wschr. 64, 608 (1917).

Wyss, F. und *A. Gianoli:* Die Veränderungen der Capillarresistenz im Höhenklima. Schweiz. med. Wschr. 76, 626 (1946).

Zimmermann, W.: Der feinere Bau der Kapillaren. Z. Anat. u. Entw.gesch. 68, 29 (1923).

Kollaps

Bürger, M.: Die Bedeutung des intrapulmonalen Druckes für Kreislauf und Kollaps bei akuten Anstrengungen. Klin. Wschr. 77, 825 (1926).

Schwiegk, H.: Schock und Kollaps. Funktionelle Pathologie und Therapie. Münch. med. Wschr. 89, Nr. 44, 941 (1942).

Lippengefäße

Mayer-List, R.: Die feinsten Gefäße der Lippe bei endogenen und exogenen Störungen usw. Münch. med. Wschr. 71, 574 (1924).

Motorik

Albert, F.: L'exploration thermométrique appliquée à l'étude de la vasomotricité périphérique. Bull. Acad. Méd. Belg. (Brux.) 2, 517 (1937).

Bacq, Z. M. Physiologie des appareils vaso-moteurs. Liège méd. 31, 568 und 603 (1938).

Barcroft, H. und *A. J. Walker:* Wiederherstellung des Gefäßtonus der oberen Extremitäten nach Sympathektomie. Lancet **6564**, 1035 (1949/1).

Battro, A. et *A. Lanari:* La acción vasodilatadora de ciertas drogas. Rev. argent. Card. 4, 192 (1938).

Bouckaert, J. J.: Au sujet de l'action stimulante vasomotrice central des extraits de lobe postérieur d'hypophyse. C. r. Soc. Biol. 117, 242 (1934).

Camis, M. e *G. Pupilli:* Contributo allo studio dei riflessi vasomotori di origine labirintica. L'azione dei farmaci. Gi. Biol. e. med. sper. 2 (1925).

Cantele, P. G. e *A. Scarpa:* I riflessi otovasomotori nelle applicazioni cliniche (nota preventiva). Arch. ital. Ot. ecc. 45, 884 (1934).

Chauchard, A., B. Chauchard et *P. Chauchard:* Etude quantitative des variations apportées à l'excitabilité des appareils vasomoteurs par diverses substances vasoconstrictrices ou vasodilatatrices. C. r. Soc. Biol. **126**, 1167 (1937).

Danielopolu, D., A. Radowici und *A. Aslan:* Einfluß der Hirnrinde auf die Vasomotoren. Z. Neur. 132, 671 (1931).

Donatelli, L. e *T. C. R. Shen:* Sulla farmacologia dei riflessi vasomotori del seno carotideo; l'azione sui reflessi vasomotori del seno carotideo dell'adrenalina, della tiramina, della fisostigmina, del gravitolo e della ergobasina-ergotamina. Arch. internat. Pharmacodynam. 60, 331 (1938).

Fasshauer, W. und *H. J. Oettel:* Klinischer Beitrag zur Veränderlichkeit der vasomotorischen Selbstregulation. Klin. Wschr. 17, 620 (1938).

Fischer, R.: Über die Beziehung der Vasomotilität zu dem Zeigeversuch und dem Gehörorgan überhaupt. Z. Hals- usw. Hk. 8, 272 (1924).

Fischer-Brügge, E. und *P. Sunder-Plassmann:* Die zentrale vasomotorische Beeinflussung umschriebener peripherer Körperabschnitte und ihre klinische Bedeutung. Acta neuroveget. 1, 374 (1950).

Fleisch, A.: Le rôle physiologique des substances vasodilatatrices et vasoconstrictrices. Schweiz. med. Wschr. 68, 81 (1938).

Frommel, E. und *I. Beck:* Die Bedeutung des Sympathikus für den vasomotorischen Coramineffekt. Schweiz. med. Wschr. 80, 13 (1950).

Hantschmann, L.: Vasokonstriktorisch wirksame Stoffe und arterieller Hochdruck. Erg. inn. Med. 49, 311 (1935); Z. exper. Med. 96, 442 (1935).

Heymans, C., J. J. Bouckaert, S. Farber and *F. Y. Hsu:* Spinal vasomotor reflexes associated with variations on blood pressure. Amer. J. Physiol. 117, 619 (1936).

Heymans, C., St. J. G. Nowak et *A. Samaan:* Sur l'action vasomotrice réflexe, centrale et périphérique de l'anoxémie et de l'asphyxie. C. r. Soc. Biol. 117, 248 (1934).

Hirsch, S. R.: Begutachtung und versicherungsmed. Bedeutung vasomotorischer Störungen. Verh. dtsch. Ges. Kreisl.forsch. 6, 262 (1933).

Klare, V.: Ein Fall von gleichzeitiger Erkrankung der Leber und des Zentralnervensystems bei Virusinfektion. Wien. klin. Wschr. 62, 282 (1950).

Kunkel, P. and *E. A. Stead jun.:* Blood flow and vasomotor reactions in the food in health, in arteriosclerosis and in thromboangiitis obliterans. J. clin. Invest. (Am.) 17, 715 (1938).

Pearce, R.: Untersuchungen zur Dynamik der Gefäßverengerung und -erweiterung und über die Umkehr der peripheren Erregung in Hemmung. Z. Biol. 62, 243 (1913).

Raab, W.: Central vasomotor. irritability. Arch. int. Med. (Am.) 47, 727 (1931).

— Funktionsprüfung des zentralen Vasomotorenapparates in verschiedenen Lebensaltern. Z. klin. Med. 118, 618 (1931).

Raab, W.: Zur Reaktionsweise der Vasomotorenzentren. Z. exper. Med. 76, 839 (1931).

Schneider, D.: Die Vasomotorik der Gehirndurchblutung. Zbl. Neurochir. 3, 127 (1938).

Tinel, J.: La vaso-motricité cérébrale. Nutrition (Fr.) 3, 299. (1933).

Weinberg, S. J.: Exper. Untersuchungen über die zentrale Regulation der Vasomotoren. Arch. exper. Path. 178, 397 (1935); 185, 235 (1937).

Westenrijk, N.: Tierversuch über die Vasomotorik der Gehirngefäße. Verh. dtsch. Ges. Kreisl.forsch. 6, 97 (1933).

Vasomotorische Neuritis

Mazkewitsch, J.: Über vasomotorische Neuritiden nach Typhus exanthematicus. Psychiatr., Neurol. i experimentaljne Psychologica 3, 360 (1924).

Neurose

Curschmann, H.: Vasomotorische und trophische Neurosen. Münch. med. Wschr. 71 (1924).

Iacchia, L.: Contributo allo studio delle angiotrofoneurosi. Sopra un caso di adenoma cistico della tiroide con sclerodermia e sindrome di Raynaud (Sindrome endocrino-sinpatica-angiotrofoneurotica?). Policlinico 45, 16 (1938).

Kreibich, C.: Zur Angioneurosenfrage. Klin. Wschr. 2, 337 (1923).

Kylin, E.: Über die essentielle Hypertonie als Teilsymptom einer funktionellen Krankheit. Klin. Wschr. 2, 2064 (1923).

Parrisius, W.: Kapillarstudien bei Vasoneurosen. Dtsch. Z. Nervenhk. 72 (1921).

Reedisch, W.: Kapillaroskopische Untersuchungen bei Vasoneurosen. Klin. Wschr. 3, 1070 (1924).

Schlesinger, H.: Vasomotorisch-trophische Neurosen. Wien. med. Wschr. 69, 1165 (1919).

Stämmler, M.: Anatomische Befunde am sympathischen Nervensystem bei vasomotorischen Neurosen. Dtsch. med. Wschr. 71, 457 (1924).

Oszillographie

Vannotti, A. und *A. Meyer:* Beitrag zum Studium der klinischen Oszillographie. Die graphische und optische Nachprüfung des Kryptonogramms von Recklinghausen. Z. exper. Med. 102, 497 (1938).

Oszillometrie

Goniard, P., Bardenat et *Piétri:* Les modifications oscillométriques des membres après la sympathectomie périarterielle. Lyon chir. 33, 5 (1936).

Periarterielle Injektion

Handley, W. S.: Periarterial injection of alcohol in the treatment of senile gangrene. Lancet 203, 173 (1922).

Permeabilität

Asher, L.: Der Einfluß der Gefäßnerven auf die Permeabilität der Gefäße, insbes. derjenigen der vorderen Kammer. Klin. Wschr. 1, 1559 (1922).

Yamamoto, J.: Untersuchungen über den Einfluß der sympathischen Innervation auf die Permeabilität der Gefäße. Biochem. Z. 145, 201 (1924).

Phlebitis

Reynald dos Santos: Syndrome causalgique après phlébite de la veine axillaire. Résection du ganglion étoilé. Guérison. Presse méd. 45, 573 (1937).

Sinus caroticus

Barbaro-Forleo, G.: La perfrigerazione del seno carotideo, in relazione alle modificazioni della pressione arteriosa. Arch. Sci. Med. (It.) 67, 177 (1939).

Bogue, J. Y. and *G. Stella:* Afferent impulses in the carotis sinus nerve during asphyxia and anoxaemia. J. Physiol. (Brit.) 83, 459 (1935).

Bouckaert, J. J. and *C. Heymans:* Carotid sinus reflexes. Influence of central blood pressure and blood supply on respiratory and vasomotor centres. J. Physiol. (Brit.) 79, 49 (1933).

Brauner, F., F. Brücke und *F. Kaindl:* Die Wirkung direkter Hypothalamusreizung auf die depressorischen Kreislaufreflexe vom Karotis-Sinus. Wien. klin. Wschr. 61, 676 (1949).

Bronk, D. W. and *G. Stella:* Afferent impulses in the carotid sinus nerve. J. cellul. a. com. Physiol. (Am.) 1, 113 (1932).

Castro, F. de: Sur la structure et l'innervation du sinus carotidien de l'homme et des mammifères. Trav. Labor. Rech. biol. Univ. Madr. 24, 365 (1926).

— Sur la structure et l'innervation du sinus carotidien de l'homme et de mammifères. Trav. Labor. Rech. biol. Univ. Madr. 25, 331 (1927).

Comroe, J. H. und *C. F. Schmidt:* The carotid body and the chemical regulation of respiration in the dog. Amer. J. Physiol. 121, 75 (1937).

Donatelli, L. e *T. C. R. Shen:* Sulla farmacologia dei reflessi vasomotori del so carotideo; l'azione sui reflessi vasomotori del seno carotideo dell'adrenalina, della tiramina, della fisostigmina, del gravitolo e della ergobasina-ergotamina. Arch. internat. Pharmacodynam. 60, 331 (1938).

Euler, U. S. v., G. Liljestrand and *Y. Zottermann:* The excitation mechanism of the chemoreceptors in the carotis body. Skand. Arch. Physiol. 83, 132 (1939).

— The effect of carotis sinus denervation on respiration during rest. Acta Physiol. Scand. 1, 93 (1940).

— Über den Reizmechanismus der Chemorezeptoren im Glomus caroticum. Acta Physiol. Scand. 1, 383 (1940).

Gernandt, B. E.: Respiratory reflexes elicited from the aortic and carotid bodies. Acta physiol. Scand. 11, Suppl. XXXV.

Gollwitzer-Meier, K.: Sinusnerven, physiologische und pharmakologische Reize. Pflügers Arch. 234, 342 (1934).

Gosses, J.: Het glomus caroticum. Acta nederl. Morphol. I (1937).

Hauss, W. H., H. Kreuziger und *H. Asteroth:* Über die Reizung der Pressorezeptoren im Sinus caroticus beim Hund. Z. Kreisl.forsch. 38, 28 (1949).

Hauss, W. H., K. H. Tietze und *R. Falk:* Über die vom Sinus caroticus ausgehenden Blutvolumenveränderungen und Blutverschiebungen. Verh. dtsch. Ges. Kreisl.forsch. 277 (1941).

Hering, H. E.: Die Karotissinusreflexe auf Herz und Gefäße. Dresden: Steinkopff. 1927.

Heymans, C., J. J. Bouckaert, U. S. v. Euler und- *L. Dautrebande:* Sinus carotidien et réflexes vasomoteurs. Arch. internat. Pharmacodynam. 43, 86 (1932).

Heymans, C., J. J. Bouckaert et *H. Handowsky:* Sensibilité des sinus carotidiens aux excitants chimiques. C. r. Soc. Biol. 119 (1935).

Heymans, C., J. J. Bouckaert et *P. Regniers:* Le sinus carotidiens. Paris: Doin, 1933.

Heymans, C., J. J. Bouckaert et *A. Samaan:* Influence reflex sino-carotidienne du CO$_2$ sur les centres cardio-régulateurs. C. r. Soc. Biol. 118, 1246 (1935).

Heymans, C. et *P. Rijlant:* Les courants d'action du nerf du sinus carotidien intact. C. r. Soc. Biol. 113, 69 (1933).

Kahn, R.: Über die Erwärmung des Carotidenblutes. Arch. Pysiol. (D.), Suppl. 81 (1904).

Lewis, Th.: Vasovagal syncope and the carotid sinus mechanism. Brit. med. J. 142, 14 (1932).

Meyer-Arendt, J.: Zur Physiologie und Klinik des Glomus caroticum. Dtsch. med. Wschr. 72, 577 (1947).

Nonidez, J. F.: The aortic (depressor) nerve and its associated epitheloid body, the glomus caroticum. Am. J. Anat. 57 (1935).

Riese, E.: Zur Pathologie des Sympathikus bei Grippe. Berl. klin. Wschr. 56, 1208 (1919).

Spontanblutung

Taterka, H.: Über Spontanblutung bei Tabes dorsalis usw. Mschr. Psychiatr. 62, 347 (1927).

Thrombose

Anselmino, K. J.: Behandlung der Thrombophlebitis mit Novocain-Blockade der lumbalen sympathischen Grenzstränge. Dtsch. med. Wschr. 37, 38 (1947).

Deutsch, E.: Die Diagnose der Thrombosegefährdung. Vortr.Ref., Wien. klin. Wschr. 62, 363 (1950).

Eckl, E. und *F. Leibetseder:* Thrombophlebitis saltans und Phlebothrombose. Wien. klin. Wschr. 62, 420 (1950).

Evans, J. A. and *R. J. Boller:* The subcutaneous use of heparin in anticoagulation therapy. J. amer. med. Assoc. 131, 879 (1946).

Halse, Th.: Vegetative Impulse im Komplex der intravasalen Gerinnung. Dtsch. Gesdh.wes. 713 (1946).

Tonus

Barcroft, H. und *A. J. Walker:* Wiederherstellung des Gefäßtonus der oberen Extremitäten nach Sympathektomie. Lancet 6564, 1035 (1949/1).

Fuijnami, A.: Über die Beziehung der Myocarditis zu den Erkrankungen der Arterienwandungen. Virchows Arch. 159, 447 (1900).

Langston, W.: Premonitory pain in coronary artery occlusion. South. med. J. 32, 333 (1939).

Monnier, M.: Erregungsleitung in der Arterienwand. Helv. physiol. Acta. 1, 249 (1943).

— Reizbildung in der Arterienwand. Helv. Physiol. Acta. 2, 279 (1944).

Rouget, F.: Note sur le développement de la tunique contractile des vaisseaux. C. r. Acad. Sci. Par. 79, 559 (1874); 88, 916 (1879).

Trauma

Boyd, A. M.: Gefäßverletzungen im Kriege. Brit. med. J. 4448. (1946).

Lewandowsky, M.: Gefäß- und Nervenverletzungen. Z. Neur. 13, 409 (1917).

Mahoney, H.: Schmerzbehandlung bei posttraumatischen und anderen Gefäßverletzungen. Ann. Surg. (Am.) 119, 432 (1944).

Shumacker, H. B. jun. and *D. I. Abramson:* Posttraumatic vasomotor disorders. With particular reference to late manifestations and treatment. Surg. etc. 88, 417 (1949).

Varizen

Kaufmann, H.: Priscol bei der Behandlung des varikösen Symptomenkomplexes. Dtsch. med. Wschr. 71, 234 (1946).

Leriche, R.: De la part du sympathique périveineux dans la production de l'eczéma variqueux. Lyon chir. 16, 651 (1919).

Nabis, de: De résultats immédiats de la neurotomie sympathique simple, sans résection veineuse, dans les cas d'ulcères variqueux. Verh. Ber. franz. Chir. Kongr. 447 (1921).

Vasa nervorum

Audibert, V., C. Mattei et *A. Paganelli:* La paralysis facial périphérique dite "a frigore" est fonction d'une atteinte artérielle des vasa nervorum. Presse méd. 44, 1049 (1936).

Grützner, P. und *R. Heidenhain:* Beiträge zur Kenntnis der Gefäßinnervation. Pflügers Arch. 16, 1 (1878).

Hahn, L.: Kapillarverletzung bei den vasokonstriktorischen Paraesthesien. Zbl. inn. Med. 45 (1923).

Vasodilatation

Allen, E. V. und *G. R. Crisler:* Die Wirkung intraarterieller Injektionen von gefäßerweiternden Mitteln auf die Zirkulation. Arch. Clin. Invest. (Am.) 16, 649 (1937).

Bacq, Z. M.: Sur la pathogénie des spasmes vasculaires. Ann. Soc. méd.-chir. Liège 50 (1938).

Battro, A. et *A. Lanari:* La acción vasodilatadora de ciertas drogas. Rev. argent. Cardiol. 4, 192 (1938).

Chang, Hsi Chun: Die Reaktion der Gehirn- und Lungenarterien auf Adrenalin. Pflügers Arch. 231, 200 (1932).

Fleisch, A.: Die Gefäßerweiterung in tätigen Organen durch zentrale vasodilatorische Mitinnervation. Z. Biol. 88, 573 (1929).

— und *R. Domenjoz:* Die gefäßerweiternde Wirkung von Adenylsäure und Adenosintriphosphorsäure. Klin. Wschr. 19, 984 (1940).

Glahn, W. C. und *A. M. Pappenheimer:* Spastische Veränderungen der Gefäße beim Rheumatismus. Amer. J. Path. 2, 235 (1926).

Horiuchi, K.: Venodilatoren. Pflügers Arch. 206, 473 (1924).

Hülse, W.: Untersuchungen über gefäßverengende Stoffe im Blut. Klin. Wschr. 2140 (1922).

Huet, J. A.: La physiothérapie endocrinienne des spasmes vasculaires. Congr. internat. Union thérap. 1. 164 (1937).

Kahlson, G. und *R. Werz:* Über Nachweis und Vorkommen gefäßverengender Substanzen im menschlichen Blute. Arch. exper. Path. (D.) 148, 173 (1930).

Lewis, T. and *G. W. Pickering:* Vasodilatation in the lumbs in response to warming the body; with evidence for sympathetic vasodilator nerves in man. Heart 16, (1931).

Rouget, F.: Note sur le dévelloppement de la tunique contractile des vaisseaux. C. r. Acad. Sci. Par. 79, 559 (1874); 88, 916 (1879).

Sessa, T.: Sull' azione dell' acido nicotinico sull' apparato cardiovasculare. Fol. cardiol. (Milano) 2, 59 (1941).

Stephens, J. G.: Vaso-dilator and vaso-constrictor substances on normal and denervated spleens. J. Physiol. (Brit.) 99, 127 (1940).

Vasomotorische Wirkungen

Albert, Fr.: Etude expérimentale des troubles vaso-moteurs réflexes d'origine traumatique. Arch. intern. Physiol. 22, 391 (1924).

Asher, L.: Der Einfluß der Gefäßnerven auf die Permeabilität der Gefäße, insbesondere derjenigen der vorderen Kammer. Klin. Wschr. 1, 1559 (1922).

Bing, R. and *B. Callardo:* The effect of vasoconstrictor substances in shed blood on perfused organs. Amer. J. Physiol. 133, 21 (1941).

Dimitz, L.: Ein Beitrag zur Kenntnis der sekretorischen, vasomotorischen und trophischen Störungen bei traumatischen Läsionen der Extremitätennerven. Wien. klin. Wschr. 28, 942 (1916).

Ebbecke, U.: Über die vasomotorische Reaktion der Haut und der inneren Organe. Pflügers Arch. 169, 1 (1917).

Hahn, L.: Kapillarverletzungen bei den vasokonstriktorischen Paraesthesien. Zbl. inn. Med. 45, (1923).

Heymans, C. et *J. J. Bouckaert:* Ergotamine et réflexes vasomoteurs. La localisation de l'ergotamine sur les réflexes vasomoteurs du sinus carotidien. Arch. internat. Pharmacodynam. 39, 213 (1930).

Heymans, C. et *J. J. Bouckaert:* La localisation de l'action paralysante de l'ergotamine sur les réflexes vasomoteurs du sinus carotidien chez le chien. C. r. Soc. Biol. 104, 1043 (1930).

Kahler, H.: Über vasomotorische Störungen bei zerebralen Hemiplegien. Wien. klin. Wschr. 35, 219 (1922).

Langley, J. N.: The vascular-dilatation caused by the sympathetic and the course of vasomotores nerves. J. Physiol. (Brit.) 58, 70 (1923).

Lapinski, M.: Zur Frage der Beteiligung der Nervenstämme der hinteren Extremitäten an der vasomotorischen Innervation der distalen Gebiete derselben. Virchows Arch. 183, 1 (1906).

Malméjac, J. et *V. Donnet:* Sur l'étendue des réactions vaso-motrices déclenchées dans un membre grace aux seuls appareils périphériques. C. r. Soc. Biol. 127, 86 (1938).

Marinesco, G., N. S. Jonesco et *A. Kreindler:* Sinus carotidien et épilepsie. Intervention probable de la vaso-motricité cérébrale dans le mécanisme des crises épileptiques. Rev. Neur. (Fr.) 65, 1272 (1936).

Minski, L.: Note on some vasomotor disturbances in schizophrenia. J. ment. Sci. 83, 437 (1937).

Moruzzi, G.: Azione del paleocerebellum sui riflessi vasomotori. Arch. Fisiol. (It.) 38, 36 (1938).

Oelsnitz, de: Valeur sémiologique des réactions circulatoires provoquées par la compression élastique dans des troubles vasculaires d'origine sympathique. Bull. Soc. méd. Hôp. Par. 45, 824 (1921).

Stewart, G. N. and *W. B. Laffer:* A study of vasomotors reflexes elicited by heath and cold from regions devoid of temperature sensibility. Arch. int. Med. (Am.) 11, 365 (1913).

Tournade, A. et *C. Sarrouy:* Action vaso-dilatatrice de l'acétylcholine sur le système artériolaire spasmé. C. r. Soc. Biol. 122, 665 (1936).

Wybauw, L.: Nouvelles recherches sur les réactions vasodilatrices provoquées, chez le chat par l'excitation électrique des racines postérieures spinales. C. r. Soc. Biol., 124, 999 (1937).

— Les fibres vaso-dilatatrices des racines postérieures spinales et l'hypothèse du parasympathique spinal. C. r. Soc. Biol. 124, 1002 (1937).

Venenoperation

Mouchet, A. et *A. Guillemin:* Sur les coefficients comparés de cicatrisations consécutives à la section du saphène interne et à la sympathectomie périarterielle. Presse méd. 31, 1053 (1923).

Gehirn und vegetatives Nervensystem

Allgemeines

Aboulker, H.: Symptomes réflexes neurovegetatifs centraux dans les syndromes d'hypertension intracrânienne, dans les encéphalites diffuses, et dans les affections des cavités de la face. Rev. Ot. etc. (Fr.) 16, 161 (1938).

Colognese, G.: Un nuovo simpatico-mimetico: il fenil-amino-propano (simpanina o benzedrina) con particolare riguardo alla sua azione sul sistema nervoso centrale. Rass. Studi psichiatr. 27, 125 (1938).

Ducret, S.: Tonusschwankungen und Adrenalinerregbarkeit der Mesenterialgefäße. Pflügers Arch. 227, 753 (1931).

Ford, F. R. and *B. Woodhall:* Phenomena due to misdirection of regenerating fibres of cranial, spinal and autonomic nerves; clinical observations. Arch. Surg. (Am.) **36**, 480 (1938).

Hess, W. R.: Die Methodik der lokalisierten Reizung und Ausschaltung subkortikaler Hirnabschnitte. Leipzig: Thieme. 1932.

Hodes, R. and *H. W. Magoun:* Autonomic responses of forebrain and midbrain with special reference to pupil. J. comp. Neur. (Am.) **76**, 169 (1942).

Holler, G. und *E. Pollak:* Histologisch-anatomische Hirnbefunde bei Ulkuskranken und ihre klinische und aetiologische Verwertung. Wien. med. Wschr. **73** (1923).

Kabat, H., H. W. Magoun and *S. W. Ranson:* Electrical stimulation of points in the forebrain and midbrain. Arch. Neur. (Am.) **34**, 931 (1935).

Karplus, J. P. und *A. Kreidl:* 1. Mitt. Zwischenhirnbasis und Halssympathikus. Pflügers Arch. **129**, 138 (1909).

— — 3. Mitt. Sympathische Leitung in Gehirn und Halsmark. Pflügers Arch. **143**, 109 (1913).

Knapp, A.: Das Zwerchfellzentrum in der Gehirnrinde und der Singultus. Mschr. Psychiatr. **50**, 333 (1921).

Magoun, H. W.: Excitability of the hypothalamus after degeneration of corticofugales connections from the frontal lobes. Amer. J. Physiol. **122**, 530 (1938).

Marchand, L., P. Petit et *J. Fortineau:* Myxoedème, acromégalie, syndrome infundibulo-tubérien, délire mélancolique, onirisme: thyroidite ligneuse, adénome hypophysaire, encéphalite pédunculoméso diencéphalique. Encéphale **31**, 219 (1936).

Meyer, H. E.: Über die Beziehungen zwischen Schilddrüse und Zentralnervensystem. Zbl. inn. Med. 209. (1937).

Milani, G.: I centri vegetativi cerebrali e l'ematopoiesi. Riv. sper. Freniatr. ecc. 385 (1933).

Monnier, M.: Topographische Tafeln des Hirnstamms der Katze und des Affen für experimental-physiologische Untersuchungen. Wien: Springer-Verlag. 1949.

Nayrac, P.: Les problèmes de la vasomotricité cérébrale. Écho méd. N. **6**, 601 (1936).

Rosenfeld, M.: Untersuchungen über den galvanischen Nystagmus bei Gehirnkranken und bei Störungen des Bewußtseins. Klin. Wschr. **5**, 1815 (1926).

Apoplexie

Marinesco, G., H. A. Bruch und *N. Vasilesco:* Die Strömung in den Blutkapillaren bei organischer Hemiplegie. Z. klin. Med. **126**, 578 (1935).

Winkelbauer, A.: Zur Klinik der posttraumatischen Spätapoplexie. Arch. klin. Chir. **196**, 1 (1926).

Blutungen

Goldflam, S.: Beiträge zur Aetiologie und Symptomatologie der spontanen subarachnoidalen Blutungen. Dtsch. Z. Nervenhk. **76**, 158 (1923).

Commotio

Domanig, E.: Zur Therapie der Commotio cerebri. Wien. klin. Wschr. **61**, 401 (1949).

Morsier, G. de: Les Encéphalopathies traumatiques. Etude Neurologique. Arch. suiss. Neur. **50**, 161 (1943).

— Encéphalopathie traumatique avec aggravation tardive. Syndrome sensorio-moteur et psychologique, dyskinésies, boulimie. Rev. Ot. etc. (Fr.) **19**, 57 (1947).

Morsier, G. de: Contribution á l'étude des troubles neurovégétatifs dans l'encéphalopathie traumatique: adynamie, boulimie, sialorrhée. Acta neuroveget. 1, 114 (1950).
— et *P. Richard:* Un nouveau syndrome diencéphalique de l'encéphalopathie traumatique. J. suiss. Méd. 151 (1945).
Ricker, G.: Die Entstehung der pathologisch-anatomischen Befunde nach Hirnerschütterung in Abhängigkeit vom Gefäßnervensystem des Gehirns. Virchows Arch. 226, 180 (1919).
Urbanitzky, E.: Über die Behandlung von Encephalopathien mit hohen Vitamin B_1-Dosen. Wien. klin. Wschr. 61, 505 (1949).
Woll, J.: Zur Frage des traumatischen Diabetes nach Verletzung des Zentralnervensystems. Med. Klin. 26, 1781 (1930).

Encephalitis

Aboulker, H.: Symptomes réflexes neurovegetatifs centraux dans les syndromes d'hypertension intracrânienne, dans les encéphalites diffuses, et dans les affections des cavités de la face. Rev. Ot. etc. (Fr.) 16, 161 (1938).
Aiginger, J. und *E. Neumayer:* Über periodische paroxysmale, pseudoneurasthenische Zustandsbilder bei Postencephalitikern. Wien. klin. Wschr. 61, 314 (1949).
Ambrosetto, C.: L'apparato digerente negli encefalitici cronici durante il trattamento con decotto di radici di Atropa Belladonna. Rass. Neuroveg. 1, 191 (1938).
Antona, L. d': Integrità dell'ipofisi e lesione del nucleo paraventricolare in un caso di diabete insipido postencefalitico. Riv. Neur. (It.) 4, VI (1931).
Audibert, V., C. Mattei et *A. Paganelli:* La paralysie facial périphérique dite „a frigore" est fonction d'une atteinte artérielle des vasa nervorum. Presse méd. 44, 1049 (1936).
Bohrod, M. G., A. F. Goodyear and *O. O. Stanley:* Chronic encephalitis with high eosinophilia. Arch. Neur. (Am.) 126 (1931).
Frank: Case of diabetes mellitus with acromegaly; question of role of anterior lobe of pituitary body pathogenesis of diabetes. Turk. tib. com. mec. 3, 323 (1937).
Giordano, G. B.: Osservazioni semeiotiche, fisiopatologiche e cliniche sui disturbi della funzione vesicale nelle malattie nervose, specialmente encefaliche. Rass. Neuroveg. 2, 127 (1939).
Patrassi, G.: Sindrome adiposo-ipertensivo-diabetica in soggetto postencefalitico, evoluta in quadro nefrotico-ipotiroideo con „guarigione" del diabete. Accad. med.-fis. Fiorent. April (1939) XVII. Rass. Neuroveg. 1, 545 (1939).
Pichard, H. et *O. Trelles:* Syndrome infundibulaire post-encéphalitique. Ann. méd.-psychol. 90, Nr. 2, 160 (1932).
Schilder, P. und *M. Weissmann:* Muskeldystrophie bei postencephalitischer Zwischenhirnerkrankung. Med. Klin. 25, 748 (1929).
Solomon, P., R. S. Mitchell and *M. Prinzmetal:* The use of benzedrine sulfate in postencephalitic Parkinson's disease. J. amer. Med. Assoc. 108, 1765 (1937).
Sommer, F.: Über Encephalitis bei Endocarditis lenta. Wien. klin. Wschr. 61, 292 (1949).
Stevenin, H. et *A. Ferraro:* Il metabolismo basale nei cosidetti postumi della encefalite epidemica. Riforma med. 40, Nr. 3, 54 (1924).

Encephalographie

Bailey, P. and *F. Bremer:* A sensory cortical representation of the vagus nerve, with a note effects of low pressure on the cortical electrogram. J. Neurophysiol. 1, 405 (1938).

Walter, W. G., G. M. Griffiths and *S. Nevin:* Electro-encephalogram in case of pathological sleep due to hypothalamic tumor. Brit. med. J. 1, 107 (1939).

Encephalomyelitis

Pette, H.: Das Problem der Entmarkungsencephalomyelitiden in dynamischer Betrachtung. Klin. Wschr. 25, 897 (1947).

Encephalopathia thyreotoxica

Wüllenweber, G.: Beitrag zur Frage der „Encephalopathia thyreotoxica". Klin. Wschr. 10/I, 775 (1931).
— Beitrag zur Frage der Encephalopathia thyreotoxica. Klin. Wschr. 11, 1359. (1932).

Epilepsie

Baldacci, G.: Vagotomia ed epilessia nel cane. Arch. fisiol. (It.) 37, 566 (1937).
Braun, H.: Über die Resektion des Halssympathikus bei Epilepsie. Arch. klin. Chir. 64, 715 (1901).
Buscaino, V. M.: Dysthyreoidismen, Anaphylaxie und Epilepsie. Münch. med. Wschr. 377 (1923).
Crinis, M. de: Die Beteiligung der humoralen Lebensvorgänge beim epileptischen Anfall. Berlin: Julius Springer. 1920.
Donath, J.: Der Wert der Resektion des Halssympathikus bei Epilepsie. Wien. klin. Wschr. 10, 383 (1898).
Forster, E.: Behandlung der Epilepsie durch Sympathektomie. Münch. med. Wschr. 70, 1114 (1923).
Hoff, H.: Neue Fragestellung zum Epilepsieproblem. Wien. klin. Wschr. 62, 93 (1950).
— Neue Fragestellung zum Epilepsieproblem (Schluß). Wien. klin. Wschr. 62, 113 (1950).
Hopkins, S. D.: Preliminary report of the bilateral excision of the superior and middle cervical sympathetic ganglia in five cases of epilepsy. N. Y. a. Philadelphia med. J. Nr. 10 (1904).
Horst, L. M. ter: Diencephale Epilepsie. Ndld. Tschr. Geneesk. 3183 (1939).
Jasper, H. and *J. Droogleever:* Experimental studies on the functional Anatomy of petit mal epilepsy. Baltimore: Williams & Wilkins Co. 1947.
Jones, J. H.: Neurotologic studies in epilepsy. J. amer. Med. Assoc. 81, 2086 (1923).
Jonnesko, Th.: La résection du sympathique cervical dans l'épilepsie, le goitre exophthalmique et la migraine. Verh. Ber. XIII. internat. Kongr. Paris. 10, 307 (1900).
Köhler, W. und *E. Langer:* Die Halssympathicusausschaltung in der Epilepsie-Behandlung. Dtsch. med. Wschr. 13, 83 (1950).
Mariani, C.: Fernere Ergebnisse der beiderseitigen Resektion des Halssympathikus bei 9 Kranken mit genuiner Epilepsie. Zbl. Chir. 28, 1015 (1901).
Marinesco, G., N. S. Jonesco et *A. Kreindler:* Sinus carotidien et épilepsie. Intervention probable de la vaso-motricité cérébrale dans le mécanisme des crises épileptiques. Rev. neur. (Fr.) 65, 1272 (1936).
Marinesco, G. et *A. Kreindler:* Oblitération progressive et complete de deux carotides primitives; accès épileptiques; considérations sur le rôle des sinus carotidiens dans la pathogénie le l'accès épileptiques. Presse méd. 44, 833 (1936).
Meduna, L. v.: Über experimentelle Campherepilepsie. Arch. Psychol. 102, 4 (1934).

Orzechowsky, K.: Relationship of the autonomic nervous system to pathogenesis of epilepsy. Arch. Neur. (Am.) 38, 17 (1937).

Penfield, W.: Diencephalic autonomic epilepsy. Arch. Neur. (Am.) 22, 358 (1929).

Pette, H. und *R. Janzen:* Das Verhalten vegetativer Regulationen in der Anfallsbereitschaft bei Epileptikern. Dtsch. Z. Nervenhk. 145, 1 (1938).

Pinatelle, L.: Epileptique sympathicectomisée pour névralgie de la face est guérie depuis deux mois. Lyon méd. 64 (1906).

Poli, C.: L'influenza dell'azione tonico-vasale nel meccanismo di produzione dell'accesso epilettico. Rass. Internaz. Clin. 18, 367 (1937).

Pussep, L.: Die chirurgische Behandlung der Epilepsie. Klin. Wschr. 1, 2142 (1922).

Rabinowitsch, J. S.: Epilepsie und Vestibularsystem. Msch. Psychiatr. 70, 82 (1928).

Ricard, F.: Epilepsie essentielle et résection du grand sympathique cervical. Gaz. Hôp. 286 (1908).

Schulze-Berge: Sympathektomie wegen Epilepsie. Ver. niederrhein-westf. Chir. 22. März 1924.

Seligman, B.: Epilepsy associated with pituitary disturbance: response to x-ray therapy. Radiology 29, 723 (1937).

Seraino, F.: Trattamento faramco-dinamico in alcune sindromi nervose centrali. Arch. Pat. e Clin. med. 22, 191 (1941).

Terrile, E. e *S. Rolando:* La simpatectomia nella cura della epilessia essenziale. Clin. med. ital. Nr. 1 (1903).

Tinel, J. und *D. Santenoise:* Vagosympathikus und Anaphylaxie bei Angstund maniakalischen Zuständen und bei Epilepsie. Presse méd. 30, 321 (1922).

Trabucchi, E.: Epilessia canfora applicata sulla corteccia cerebrale. Arch. fisiol. (It.) 26, 222 (1928).

Tschermak, A.: Operationen am Sympathikus bei Morbus Basedowi, Epilepsie und Glaukom. Med. Ges. Magdeburg, 24. Okt. 1901.

Vandeput, E.: La chirurgie du système nerveux sympathique. Ann. Soc. Sci. méd. et natur. Brux. 59 (1923).

Winiarz, W.: Effects of pilocarpine and of atropine on epileptic attacks produced by metrazol. Polska gaz. lek. 16, 844 (1937).

Winter, G. J.: Beiträge zur operativen Behandlung der Epilepsie. Arch. klin. Chir. 67, 816 (1902).

Witzel, O.: Sympathikusoperationen bei der Hemikranie und Epilepsie. Zbl. Chir. 51, 1004 (1924).

Gehirndruck

Freemann, E. M. and *W. A. Jeffers:* Effect of progressive sympathect. on hypertension produced by increased intracranial pressure. Amer. J. Physiol. 128, 662 (1940).

Greppi, E.: Fattori endocranici nell' ipertensione arteriosa. Le influenze psico-emozionali, i centri vasocostrittori e la loro eccitabilità, l'ipertensione endocranica da idrocefalo vasomotorio, l'ipofisi, le crisi vasali. Riv. Neur. 6, 201 (1933).

Porta, V.: Sui rapporti fra pressione intracranica e pressione arteriosa. Considerazioni sull'applicazione in clinica delle nozioni dedotte dall'esperimento sugli animali. Rass. Neuroveg. 2, 1 (1940).

Hemiballismus

Moersch, F. P. and *W. J. Kernohan:* Hemiballism; clinico-pathologic study. Arch. Neur. (Am.) 41, 365 (1939).

Hemiplegie

Merwarth, H. R.: Hemiplegia of cortical or venous origin. (Occlusion of rolandic veins.) Brooklyn Hosp. J. 2, 193 (1940).

Hirnabszeß

Chiari, H.: Pathologische Anatomie des Hirnabszesses. Wien. klin. Wschr. 61, 831 (1949).

Hirnnerven

Hillenbrand, H. J.: Zur Behandlung der Trigeminusneuralgie. Med. Klin. 24, 605 (1946).

Marburg, O.: Primary Endings of the Optic Nerve in Man and in Animals. Arch. Ophthalm. (Am.) 28, 61 (1942).

Müller-Eckhard, H.: Neue anatomische und physiologische Gesichtspunkte im Innervationsbereich des V. und XII. Hirnnerven. Dtsch. Gesdh.wes. H. 1, 23 (1946).

— — Neue anatomische und physiologische Gesichtspunkte im Innervationsbereich des V. und XII. Hirnnerven. Dtsch. Gesdh.wes. 736 (1946).

Seitelberger, F.: Ein ungewöhnlicher Fall von Glossopharyngeusanfällen. Vortr. Ref.: Wien. klin. Wschr. 62, 396 (1950).

Simon, K.: Die Behandlung der Trigeminusneuralgie mit Dihydroergotamin (DHE 45). Dtsch. med. Rundschau 3 (1949).

Hirnrinde

Danielopolu, D., A. Radowici und A. Aslan: Einfluß der Hirnrinde auf die Vasomotoren. Z. Neur. 132, 671 (1931).

Delgado, J. M. R. und R. B. Livingston: Some respiratory vascular and thermal responses to stimulation of the orbital surface of frontal lobe. J. Neurophysiol. 11, 39 (1948).

Mettler, F. A., J. Splinder, C. C. Mettler and J. D. Cones: Disturbances in gastro-intestinal function after localized ablations of cerebral cortex. Arch. Surg. (Am.) 32, 618 (1936).

Mosinger, M.: Sur les modifications du comportament et les troubles viscéraux neuro-végétatifs chez les cobayes à cortex pré-frontal lésé. C. r. Soc. Biol. 135, 1446 (1941).

Pfeiffer, K.: Über kortikale Blasenstörungen und deren Lokalisation bei Hirnverletzten. Z. Neur. 46, 173 (1919).

Salmon, A.: Le rôle des corrélations cortico-diencéphaliques et diencéphalo-hypophysaires dans la régulation de la veille et du sommeil. Presse méd. 45, 509 (1937).

Serota, H. M.: Temperature changes in cortex and hypothalamus during sleep. J. Neurophysiol. 2, 42 (1939).

Trabucchi, E.: Epilessia canfora applicata sulla corteccia cerebrale. Arch. fisiol. (It.) 26, 222 (1928).

Williams, D. J. and J. W. Scott: The functional responses of the sympathetic nervous system of man following hemidecortication. J. Neur. (Am.) 2, 313 (1939).

Hirnstamm

Kuppers, K.: Haematologische Beiträge zur Diagnostik der Stammhirnerkrankungen. Dtsch. Z. Nervenhk. 146, 272 (1938).

Lucke, H. und E. Kröger: Der Einfluß des kontrainsulären Hormons auf den Glykogenbestand der Leber und den Milchsäurebestand des Blutes. Z. exper. Med. 100, 69 (1936).

Meignant, P., E. Rousseaux, F. Mathieu et Hantcheff: Syndrome adiposo-génital associé à un état acromégaloide dans un cas d'hydrocéphalie interne. Drainage du III. ventricule. Guérison. Rev. méd. Nancy 66, 999 (1938).

Monnier, M.: Réactions pupillaires consécutives à l'excitation du tronc
cérébral. Rev. neur. (Fr.) 69, 692 (1938).
— Les centres végétatifs du tronc cérébral. Schweiz. Arch. Neur. 48,
272 (1941).

Hypothalamus s. Zwischenhirn, S. 312

Kleinhirn

Birnbaum, G.: Chronisch-progressive Chorea mit Kleinhirnatrophie. Arch.
Psychiatr. (D.) 114, 160 (1941).
Kaplan, P. M.: Role of cerebellum in function of sympathetic nervous
system. Exper. med. J. 64, 16 (1936).
Moruzzi, G.: Azione del paleocerebellum sui riflessi vasomotori. Arch. Fisiol.
(It.) 38, 36 (1938).
— Sulle funzioni del cervelletto. Relaz. XXVIII. riun. S. I. P. S. 4, 155,
(1940).

Kreislauf

Bruch, H.: L'influence du sympathique cervical sur la circulation cérébrale.
Physiol. et Path. gén. 34, 1198 (1936).
Cachera, R. et R. Fauvert: Effets de l'adrenaline sur la circulation cérébrale.
C. r. Soc. Biol. 122, 365 (1936).
Cachera, R. et R. Fauvert: Effets de l'adrenaline sur la circulation cérébrale
du chien yohimbisée. C. r. Soc. Biol. 122, 381 (1936).
Crosby, N.: Intracerebral blood flow. An experimental study. Arch. Neur.
(Am.) 40, 291 (1938).
Fog, M.: Cerebral circulation. 1. Reaction of pial arteries to epinephrine.
Arch. Neur. (Am.) 41, 109 (1939).
— Cerebral circulation. II. Reaction of pial arteries to increase in blood
pressure. Arch. Neur. (Am.) 41, 260 (1939).
Forbes, H. S., G. I. Nason and *R. C. Wortmann:* Cerebral circulation, vaso-
dilatation in pia following stimulation of vagus, aortic and carotid sinus
nerves. Arch. Neur. (Am.) 37, 334 (1937).
Forbes, H. S., G. I. Nason, R. C. Wortmann and *St. Cobb:* Cerebral circulation; vasodilatation in pia following stimulation of geniculate gan-
glion. Arch. Neur. (Am.) 37, 776 (1937).
Herxheimer, H.: Die gewöhnliche Ohnmacht. Dtsch. med. Wschr. 72, 247
(1947).
Hiller, F.: Über cerebrale Zirkulationsstörung nicht organischer Art. Verh.
dtsch. Kreisl.forsch. 6, 182 (1933).
Hoffmann, R.: Beitrag zur Frage der zerebralen Vasomotion. Z. Laryng.
usw. 9, 341 (1920), u. 10, 155 u. 457 (1922).
Koch, E.: Die reflektorische Selbststeuerung des Kreislaufes und Kollaps.
Verh. dtsch. Ges. Kreisl.forsch. 11, 278 (1938).
Kulkow, A. E. und *A. M. Sternberg:* Über die gegenseitigen Beziehungen
zwischen subarachnoidalem, arteriellem und venösem Druck bei organischen Erkrankungen des Zentralnervensystems. Mschr. Psychiatr. 95,
233 (1937).
Leriche, R.: D'une nouvelle operation qui pourrait être éfficace pour le
traitement de certaines états vasculaires du cerveau et de certaines
maladies vaso-motrices du membre supérieur (d'après 12 essais). Progrès méd. 66, 113 (1938).
Llavero, F.: Thromboendangiitis obliterans des Gehirns. Basel: B. Schwabe
& Co.

Marinesco, G., N. S. Jonesco et *A. Kreindler:* Sinus carotidien et épilepsie. Intervention probable de la vaso-motricité cérébrale dans le mécanisme des crises épileptiques. Rev. neur. (Fr.) **65**, 1272 (1936).

Meyer, A.: Some problems of histological diagnosis and interpretation of circulatory disturbances in the brain. J. med. Sci. **84**, 97 (1938).

Müller, F. und *W. F. Petersen:* Über den Anteil des vegetativen Nervensystems an den Infektionsschäden der Hirngefäße. Dtsch. Ges. inr. Med. **44**, 419 (1932).

Nayrac, P.: Les problèmes de la vasomotricité cérébrale. Écho méd. N. **6**, 601 (1936).

Penfield, W.: Intracerebral vascular nerves. Arch. Neur. (Am.) **27**, 30 (1932).

Schneider, D.: Die Vasomotorik der Gehirndurchblutung. Zbl. Neurochir. **3**, 127 (1938).

Scholz, W. und *D. Nieto:* Studien zur Pathologie der Hirngefäße I. Fibrose und Hyalinose. Z. Neur. **162**, 675 (1938).

Stavraky, G. W.: Response of cerebral blood vessels to electric stimulation of thalamus and hypothalamic regions. Arch. Neur. (Am.) **35**, 1002 (1936).

Tinel, J.: La vaso-motricité cérébrale. Nutrition (Fr.) **3**, 299 (1933).

Weber, E.: Ein Nachweis von intracraniell verlaufenden gefäßerweiternden und verengenden Nerven für das Gehirn. Zbl. Physiol. **21**, 237 (1907).

Westenrijk, N.: Tierversuch über die Vasomotorik der Gehirngefäße. Verh. dtsch. Ges. Kreisl.forsch. 97 (1933).

Leukotomie

Köbcke, H.: Psychochirurgie — die präfrontale Leukotomie. Dtsch. med. Wschr. **72**, 515 (1947).

Mosinger, M.: Sur les modifications du comportament et les troubles viscéraux neuro-végétatifs chez les cobayes à cortex pré-frontal lésé. C. r. Soc. Biol. **135**, 1446 (1941).

Pakesch, E. F.: Die psychischen Veränderungen nach präfrontaler Leukotomie. Wien. klin. Wschr. **61**, 215 (1949).

Pötzl, O.: Leukotomie und Vegetativum. Acta neuroveget. **1**, 317 (1950).

Sternbach, I.: Erwägungen zur präfrontalen Leukotomie. Wien. klin. Wschr. **62**, 87 (1950).

Liquor

Leriche, R. et *A. Jung:* Recherches sur la cérébrostimuline de Popε. Du pouvoir escitant du liquide céphalorachidien sur le cerveau. Presse méd. **47**, 526 (1939).

Linger, P., D. C. Hare and *S. Levy:* Influence of cerebrospinal fluid in acromegaly on urinary excretion of chlorids. Quart. J. med. **6**, 241 (1937).

Lucke, H. und *K. Handel:* Der Einfluß des kontrainsulären Hormons bei Einbringung in den Liquor cerebrospinalis. Z. exper. Med. **91**, 689 (1933).

Page, I. H.: Physiological properties of central excitatory agent in fluid obtained by occipital puncture of man and animals. Amer. J. Physiol. **120**, 392 (1937).

Stabile, A.: La hipotensión arterial y el accidente bulbar en la anestésia raquidea por percaina. Arch. urug. med. etc. **12**, 15 (1938).

Szasz, T.: Betrachtungen über den Einfluß der Kopfhaltung etc. Z. Hals- usw. Hk. **3**, 229 (1922).

— Remarques sur l'influence de la position de la tête ecc. Ann. Mal. Or. etc. (1923).

Ude, H.: Über das Vorkommen von gefäßwirksamen Substanzen im menschlichen Liquor. Nervenarzt **10**, 561 (1937).

Wollemann, M. und *I. Huszák:* Über den Ursprung der Azetylcholinesterase in pathologischen Liquoren. Wien. klin. Wschr. 61, 90 (1949).

Medulla oblongata

Brugsch, Th., K. Dresel und *F. H. Lewy:* Stoffwechselneurologie der Medulla oblongata. Verh. dtsch. Ges. inn. Med. 32, 144 (1920).
Brustein, S.: Über das vasomotorische Zentrum des verlängerten Markes. Obösrên psichiatr. (1901).
Nordmann, M. und *O. Müller:* Über die Lage eines Blutdruck regulierenden Zentrums in der Medulla oblongata. Klin. Wschr. 11, 1371 (1932).
Raab, W.: Funktionsprüfung des zentralen Vasomotorenapparates in verschiedenen Lebensaltern. Z. klin. Med. 118, 618 (1931).
— Zur Reaktionsweise der Vasomotorenzentren. Z. exper. Med. 76, 839 (1939).

Meningen

Lange, K., D. Schwimmer and *L. J. Boyd:* Alterations in capillary permeability in meningeal irritations. Amer. J. med. Sci. 211, 611 (1946).
Schwartz, H. G.: Meningeal relations of hypophysis cerebri. Anat. Rec. (Am.) 67, 35 (1936).
Wislocki, G. B.: Meningeal relations of hypophysis cerebri; relations in adult mammals. Anat. Rec. (Am.) 67 273 (1937).

Meningitis

Leriche, R.: Trépanation pour méningite séreuse enkystée après sympathectomie péricarotidienne dans un but d'hémostase. Lyon chir. 17, 392 (1920).
Stahr, H.: Aktinomykose des Ganglion semilunare und aktino-mykotisch-eitrige Leptomeningitis. Dtsch. med. Wschr. 48, 586 (1922).

Narkolepsie

Lion, E. G.: Mechanism of narcolepsy; physiology of autonomic neuro-endocrine system of 12 narcoleptics compared to 12 normals. J. nerv. Dis. (Am.) 85, 424 (1937).
Nemlikher, L. Y. and *E. V. Snechepovskaya:* Case of narcolepsy with peculiar asymmetry of vegetative nervous system and atypical crises of somnolence. Sovet. psikhonevrol. Nr. 11—12, 75 (1936).
Prinzmetal, M. and *W. Bloomberg:* The use of benzedrine for treatment of narcolepsy. J. Amer. med. Assoc. 105, 2051 (1935).
Spitz, A.: Das klinische Syndrom: Narkolepsie mit Fettsucht und Polyglobulie in seinen Beziehungen zum Morbus Cushing. Dtsch. Arch. klin. Med. 181, 286 (1937).
Ulrich, H., C. E. Trapp and *B. Vigdoff:* The treatment of narcolepsy with benzedrine sulfate. Ann. anat. Med. 9, 1213 (1936).

Nervenzentren

Bechterew, W. v.: Die Funktionen des Nervensystems. Jena: G. Fischer. 1908.
Brown, M. G.: The sympathetic nervous system in disease. London 1923.
Lunedei, A.: Centri ipotalamici e post-ipofisi, tiroide e aneipofisi nel diabete insipido. Rass. Neuroveg. 1, 160 (1938).
Spiegel, E.: Die zentrale Lokalisation autonomer Funktionen. Z. Neur. (1920).

Paralyse

Barré, J. A. la et *J. Kabaker:* Du rôle du sympathique dans la genèse ou la persistance de certaines paralysies. Ann. Méd. 42, 24 (1937).

Parkinsonsche Erkrankung

Giorgini, R.: Crisi astenichi di una parkinsoniana postencefalitica. Note Psichiatr. 65, 261 (1936).

Mall, E. und *W. Winkler:* Über die Isolierung von kristallisierten Proteinasen aus dem Harn von Paralytikern. Allg. Z. Psychiatr. 119, 77 (1941).

Plath, W.: Parkinsonismus nach CO-Vergiftung. Dtsch. med. Wschr. II, 1543 (1938).

Solomon, P., R. S. Mitchell and *M. Prinzmetal:* The use of benzedrine sulfate in postencephalitic Parkinson's disease. J. Amer. med. Assoc. 108, 1765 (1937).

Wechsler, J. S. and *N. Savitzky:* Hyperthyroidism associated with Parkinsonian syndrome. J. Amer. med. Assoc. 97, 1283 (1931).

Pia

Bakay, L. v. jun.: Die Innervation der Pia mater, des Plexus choriodei und der Hirngefäße, mit Rücksicht auf den Einfluß des sympathischen Nervensystems auf die Liquorsekretion. Arch. Psychiatr. 113, 412 (1941).

Lups, S.: Über Störungen im Kohlehydratstoffwechsel cerebralen Ursprungs. Zbl. Neur. 164, 644 (1939).

Stöhr, Ph. jun.: Über die Innervation der Pia mater und des Plexus chorioideus des Menschen. Z. Anat. 63, 562 (1922).

Poliomyelitis

Bodian, D.: Experimental evidence on the cerebral origin of muscle spasticity in acute poliomyelitis. Proc. Soc. exper. Biol. a. Med. (Am.) 61, 170 (1946).

Klare, V.: Über die Verwendung durchblutungsverbessernder Mittel bei der Behandlung poliomyelitischer Lähmungen. Wien. klin. Wschr. 61, 137 (1949).

Petersen, H.: The relation between light and the epidemic curve of poliomyelitis with an attempted epidemic theory explaining epidemic waves as a statistical consequence of the mechanism of infection. A theoretical part. Acta med. scand. (Schwd.) 107, 282 (1941).

Zentrale Sehbahnen

Garcin, R. et *M. Kipper:* Syndrome de Claude Bernard-Horner homolatéral dans certaines lésions expérimentales du thalamus opticus; contribution à l'étude des centres et des voies oculo-sympathiques du diencéphale. C. r. Soc. Biol. 126, 864 (1937).

Hare, K.: Degeneration of the supraoptic nucleus following hypophysectomy in the dog. Proc. Soc. Amer. Physiol. 70 (1937).

Karplus, J. P. und *A. Kreidl:* Über die Pupillenreflexbahn. Klin. Mbl. Augenhk. 50, 586 (1912).

Rasmussen, A. T.: Reaction of the supraoptic nucleus to hypophysectomy. Proc. Soc. exper. Biol. a. Med. (Am.) 36, 729.

Scharrer, E.: Die Erklärung der scheinbar pathologischen Zellbilder im Nucleus supraopticus und Nucleus paraventricularis. Z. Neur. 145, 462 (1933).

Schuster, P.: Beiträge zur Pathologie des Thalamus opticus; motorische Störungen, Thalamushände, mimische und Affektbewegungen, dysarthrische Störungen, vegetative Funktionen, Blicklähmung. Beziehungen zu den psychischen Funktionen. Arch. Psychiatr. (D.) 106, 201 (1937).

Trendelenburg, P. und *O. Bumke:* Experimentelle Untersuchungen über die zentralen Wege der Pupillenfasern des Sympathikus. 3. Vers. d. südd. Neur. u. Irrenärzte. 1909.

Sonnenstich

Schwab, W.: Über Hirnveränderungen bei Sonnenstich. Schweiz. med. Wschr. 55, 33 (1925).

Stammhirn

Gagel, O.: Symptomatologie der Erkrankungen des Hypothalamus. Hdb. Neurologie von Bumke und Foerster. Berlin: Julius Springer. 1936.
Lhermitte, J. et *E. L. Peyre:* Les syndromes anatomocliniques de l'hypothalamus. Rapport XIV. Reun. Neur. Intern. Rev. Neur. giugno. 1934.
Veil, W. H. und *A. Sturm:* Die Pathologie des Stammhirns und ihrer vegetativen klinischen Bilder als Erkenntnis und Grundlage der Unfallbegutachtung innerer Krankheiten. Jena: G. Fischer. 1942.

Stirnhirn

Morrison, R. S. and *K. Rioch:* The influence of the forebrain on an autonomic reflex. Amer. J. Physiol. 120, 257 (1937).

Subarachnoidaler Druck

Kulkow, A. E. und *A. M. Sternberg:* Über die gegenseitigen Beziehungen zwischen subarachnoidalem, arteriellem und venösem Druck bei organischen Erkrankungen des Zentralnervensystems. Mschr. Psychiatr. 95, 233 (1937).

Tumor

Haug, K.: Cerebral bedingter Diabetes mellitus bei Stirntumor. Mschr. Psychiatr. 88, 324 (1933).

Ventrikel

Cushing, H.: The reaction to post-pituitary extract (pituitrin) when introduced into the cerebral ventricles I—V. Proc. nat. Acat. Sci. Med. (Am.) 17, 163, 171, 178, 239, 248 (1931).
Eckhard, C.: Zur Deutung und Entstehung der vom 4. Ventrikel aus erzeugbaren Hydrurien. Z. Biol. 44, 407 (1903).
Kehrer, H. E.: Über elektrokardiographische Veränderungen infolge Luftfüllung der Hirnventrikel. Dtsch. med. Wschr. 72, 288 (1947).
Lim, R. K. S. and *Yun-Mingu:* On the question of a myelencephalic sympathetic centre. V. Comparative study of location of myelencephalic pressor (sympathetic?) centre in vertebrates. Chin. J. Physiol. 12, 197 1937).
Meignant, P., E. Rousseaux, F. Mathieu et *Hantcheff:* Syndrome adiposo-génital associé à un état acromégaloide dans un cas d'hydrocéphalie interne. Drainage du III. ventricule. Guérison. Rev. méd. Nancy. 66, 999 (1938).
Riddoc, G.: Progressive dementia without headache or changes in the optic disc, due to tumors of the third ventricle. Brain 59, 225 (1936).
Rin, C. da e *Costa:* Influenza del s. n. vegetativo centrale sul quadro ematico. Clin. med. (It.) 65, 4 (1934).
Signorelli, S.: Diabete, nanismo e cachessia ipofisaria con reperto di ependimoptia granulare nel pavimento del terzo ventric. Boll. Soc. med. dis. Catania. 2, 594 (1934).

Verlängertes Mark

Sollier, P. et *P. Courbon:* Syndrome sympathique des membres supérieurs par commotion de la moelle cervicale. Presse méd. 27, (1919).

Stabile, A.: La hipotensión arterial y el accidente bulbar en la anestesia raquidea por percaina. Arch. urug. Med. etc. 12, 15 (1938).

Zwischenhirn, s. S. 312

Gynäkologie und vegetatives Nervensystem
Allgemeines

Bourne, A.: Endocrines in gynaecology. Brit. med. J. 4489, 79 (1947).

Heyrowsky, K.: Über die zentrale (hypophysär-mesencephale) Dysregulation und ihre Beziehungen zur Gynäkologie. Wien. klin. Wschr. 62, 102 (1950).

Klebanow, D.: Fertilitätsstörungen als Spätfolge chronischen Hungers und schwerer seelischer Traumen. Geb.Hilfe u. Frauenhk. 9, 420 (1949).

Murray, E.: Allergische Reaktion der weiblichen Geschlechtsorgane. Experimentelle Arbeit. Arch. Gynäk. H. 2, 157 (1942).

Myerson, A.: Effect of benzedrine sulfate on mood and fatigue in normal and in neurotic persons. Arch. Neur. (Am.) 36, 816 (1936).

Richter, K.: Zum 50. Geburtstag der Gynäkologischen Hormonlehre. Wien. klin. Wschr. 61, 667 (1949).

Siegmund, H.: Zum Problem der neuro-hormonalen Steuerung der die Art erhaltenden Funktionen des Weibes. I. Teil. Acta neuroveget. 1, 294 (1950).

Wagner, G.: Seelisch bedingte Funktionsstörungen der Frau. Z. allg. Med. 1, 461 (1947).

Waidl, E.: Zur Frage eines Sexualzentrums im Zwischenhirn. Arch. Gynäk. 176, 811 (1949).

Walthard, M.: Die Beziehungen des Nervensystems zu den normalen Betriebsabläufen und zu den funktionellen Störungen im weiblichen Genitale. In: Handb. d. Gynäkologie, 11. München: J. F. Bergmann.

Brustdrüse

Herold, L. und *G. Effkemann:* Abhängigkeit der Follikelhormonwirkung auf die Brustdrüse von der nervösen Verbindung der Hypophyse zum Zwischenhirn. Klin. Wschr. 19, 455 (1939).

Levesque, J. et *R. Bastin:* L'action neurophylactique du lait de femme. Presse méd. 74, 251 (1946).

Eklampsie

Froewis, J. und *Islitzer:* Eklampsie und zweiter Weltkrieg. Vortr.-Ref.: Wien. klin. Wschr. 61, 527 (1949).

Pal, J.: Über renale Gefäßkrisen und den eklamptischen Anfall. Med. Klin. 17, 94 (1921).

Fehlgeburt

Klotz, R.: Neue Gesichtspunkte zur Verhütung der Fehlgeburt. Ein Beitrag zur vegetativen Dystonie. Münch. med. Wschr. 83, 1830 (1936).

Fertilität

Athanassiu, G.: Beziehungen zwischen Vitamin E und Fruchtbarkeit, Fruchtentwicklung und Fehlgeburt. Z. Geburtsh. 127, 169 (1947).

Geburt

Paroli, G.: Il problema della sensibilità degli organi genitali interni femminili e la questione del dolore nelle affezioni ginecologiche e nel travaglio del parto. Riv. ital. Ginec. 16, 113 (1934).

Sheehan, H. L.: Post partum necrosis of anterior pituitary. Edinbgh. med. J. (1938).

Klimakterium

Rocca, F.: Diabetes und Klimakterium. Arch. Clin. e Inst. Endocrinol. 1, 247 (1940).

Kraurosis vulvae

Leriche, R.: Essai de traitement du kraurosis vulvae par la sympathectomie de l'artère hypogastrique. Bull. Soc. Chirurgiens Par. 47, 1150 (1921).

Ovar

Foschini, G.: Über utero-ovariale Sympathektomie. Gazz. Osp. Nr. 112 (1904).
Goecke: Die Endausbreitung des vegetativen Nervengewebes im menschlichen Ovarium und ihre Bedeutung für die Funktion des Ovariums. Arch. Gynäk. 166, 187 (1938).
Herold, L. und *G. Efkemann:* Fehlen der indirekten Luteinisierung der Ovarien nach Follikelhormonzufuhr bei hypophysenstieldurchtrennten weiblichen Ratten. Klin. Wschr. 17, 940 (1938).
Hosemann, H.: Die Behandlung der Ovarialinsuffizienz bei gleichzeitigem hypophysärem Minderwuchs. Dtsch. med. Wschr. 71, 237 (1946).
Hußlein, H.: Ovogenese in der Geschlechtsreife. Wien. klin. Wschr. 61, 360 (1949).
Lafitte, A. et *G. Huret:* Déséquilibre ovarien et dermatoses. Action thérapeutique de l'hormone male dans certaines variétés des psoriasis et d'eczémas. Presse méd. 47, 472 (1939).
Lipschutz, A.: Croissance atypique des glandes du corps utérin, épidermisation de la muqueuse cervicale, troubles de l'équilibre entre ovaire et préhypophyse après des interventions ovariennes. Gynéc. et Obstétr. 36, 481 (1937).
— Troubles de l'équilibre entre ovaire et préhypophyse. Gynéc. et Obstétr. 37, 17 (1938).
Saurer, A.: Fehldiagnosen bei Folgezuständen ovarieller Dysfunktion. Schweiz. med. Wschr. 76, Nr. 7 (1946).
Siegmund, H.: Über den Einfluß des Hypophysenvorderlappens auf den Ablauf der Sexualfunktion. Zbl. Gynäk. (1928).
— Untersuchungen über das Bestehen wechselseitiger Beziehungen zwischen Ovarium und Hypophysenvorderlappen. Zbl. Gynäkol. (1932).
Wiegand, M.: Über den Einfluß der Ovarialfunktion auf die laktogene Wirkung der Hypophyse. Arch. Gynäk. 165, 149 (1937).

Pruritus vulvae

Markoff, J.: Doppelseitige Resektion der Nn. pudendi interni bei Pruritus vulvae. Russ. gynaekolog. Westnik 1, 183 (1923).

Schwangerschaft

Allen, A. A. and *J. S. Stokes:* Cure of diabetes insipidus coincident with bilateral correction of abdominal cryptorchism by gonadotropic factor from pregnancy urine. J. Amer. med. Assoc. 106, 780 (1936).
Anselmino, K. J.: Erfahrungen mit der Cotteschen Operation und der erweiterten hypogastrischen Sympathektomie; nebst Bemerkungen zur Frage der nervösen Leitungsbahnen des Wehenschmerzes. Vortr. Ref.: Dtsch. med. Wschr. 72, 393 (1947).
Friedberg, V. Eine neue Therapie der Schwangerschaftstoxikosen mit Antihistaminsubstanzen. Geburtsh. u. Frauenhk. 9, 128 (1949).

Gaspari, F.: Ricerche sul decorso della gravidanca nelle cavie sottoposte all'azione farmacodinamica dell'atropina, della pilocarpina dell'adrenalina e dell ergotamina (ricerche sperimentali). Ginecologia **3**, 795 (1937).

Guhr, O.: Insulinbelastung in der Schwangerschaft und im Wochenbett. Geburtsh. u. Frauenhk. **9**, 369 (1949).

Kemeny, E.: Acromegaly and pregnancy. Orvosi hetil. **80**, 1066 (1936).

Leblond, C. P.: L'instinct maternel. Nature et relations avec la glande mammaire, l'hypophyse et le système nerveux. Rev. franc. Endocrin. **15**, 457 (1937).

Mellick, J.: Successful termination of pregnancy following bilateral sympathectomy. Amer. J. Obstetr. **37**, 334 (1939).

Monnier, M.: Les centres bulbaires de la régulation des mouvements respiratoires. Arch. internat. Physiol. (Am.) **47**, 133 (1938).

Nordmeyer, K.: Zur Aetiologie der Hyperemesis gravidarum. Dtsch. med. Wschr. **71**, 213 (1946).

Palmrich, A. H., K. Schmiedecker, H. Jantsch und *H. Nückel:* Über die Möglichkeit einer elektrischen Wehenanregung. Wien. klin. Wschr. **61**, 650 (1949).

Schockaert, J. A. et *J. Lambillon:* Observations complémentaires sur la substance antagoniste de la vasopressine dans le sérum de la femme enceinte. C. r. Soc. Biol. **122**, 478 (1936).

Seitz, L.: Das vegetative Nervensystem in der Schwangerschaft und seine Störungen. Münch. med. Wschr. **71**, H. 27 (1924).

Voicu, I. and *D. Pana:* Cerebral hemorrhage in pregnancy due to essential hypertension and its relation to histopathologic changes in pituitary. Endocrin., Gynec. a. Obstetr. **1**, 341 (1936).

Sterilität

Kamman, G. R. and *R. Gordon:* The psychosomatic aspects of sterility. J. amer. Med. Assoc. **130**, 1215 (1946).

Siegert, F.: Fluchtsterilität. Dtsch. med. Wschr. **72**, 470 (1947).

Uterus

Anselmino, K. J.: Erfahrungen mit der Cotte'schen Operation und der erweiterten hypogastrischen Sympathektomie; nebst Bemerkungen zur Frage der nervösen Leitungsbahnen des Wehenschmerzes. Vortr. Ref.: Dtsch. med. Wschr. **72**, 393 (1947).

Antoine, T.: Zur Frage der Uterushemmstoffe. Klin. Med. **3** (1948).

Badulescu, M.: Bilaterale sakrale Sympathektomie (Jonnescus Methode) in der Behandlung der inoperablen Uteruskrebse. Spitalul (Rum.) **40**, 144 (1920).

Böwing, H.: Zur Pathologie der Innervation der Blase, Mastdarm und Gebärmutter. Dtsch. Z. Nervenhk. **75**, 189 (1922).

Cushny, S. R.: On the movements of the uterus. J. Physiol. (Brit.) **35**, 1 (1906).

Foschini, G.: Über utero-ovariale Sympathektomie. Gazz. Osp. Nr. 112 (1904).

Hollstein, K.: Über experimentell erzeugte Hyperplasia endometrii beim Meerschweinchen und ihre Veränderungen durch Sensibilisierung. Z. Geburtsh. **132**, H. 1, 112 (1950).

Leon, J., J. Diradourian et *C. T. Leon:* Tono neurovegetativo en el embarazo y el preparto; pruebla de la atropina con registro simultaneo de las contracciones uterinas (con 55 histerodinamografias). Sem. méd. (Arg.) **1**, 1278 (1938).

Lipschutz, A.: Croissance atypique des glandes du corps utérin, épidermisation de la muqueuse cervicale, troubles de l'équilibre entre ovaire et

préhypophyse après des interventions ovariennes. Gynec. et Obstétr. 36, 481 (1937).

Massenbach, W. v. und *H. A. Heinsen:* Histologische Untersuchungen am Endometrium bei zentral bedingten Amenorrhoen. Geburtsh. u. Frauenhk. 9, 175 (1949).

May, G.: Über die vegetative Stigmatisation und die Behandlung der mangelhaften Rückbildung des Uterus im Wochenbett. Geburtsh. u. Frauenhk. 9, 1 (1949).

Siegmund, H.: Über das Vorkommen transformierter Schleimhäute bei funktionellen Menorrhagien. Vortr. Ref.: Wien. klin. Wschr. 61, 781 (1949).

Ufer, J.: Zur Ätiologie und Behandlung der „Parametropathia spastica". Zbl. Gynäk. 71, 603 (1949).

Whitehouse, B. and *H. Fatherstone:* Certain observations on the innervation of uterus. J. Obstetr. 30, 565 (1923).

Woodbury, R. A., W. F. Hamilton and *R. Torpin:* Relationship between abdominal uterine and arterial pressures during labour. Amer. J. Physiol. 121, 640 (1938).

Vagina

Salmon, U. J.: Effect of testosterone proprionate upon gonadotropic hormone excretion and vaginal smears of human female castrate. Proc. Soc. exper. Med. 37, 488 (1937).

Stourzh, H.: Hormonale Therapie des Vaginismus. Wien. klin. Wschr. 61, 502 (1949).

Zyklus

Anselmino, K. J. und *M. A. von Finck:* Erfahrungen mit der einfachen und erweiterten präsakralen Neurektomie bei Dysmenorrhoe und Vaginismus. Geburtsh. u. Frauenhk. 9, 11 u. 805 (1949).

Béclère, Cl. et *H. Simmonet:* L'aménorrhée après l'accouchement par insuffisance hypophysaire secondaire, son traitement par les hormones gonadotropes. Presse méd. 12, 175 (1946).

Gitsch, E.: Experimentelle Zyklusbeeinflussung an der Ratte. Vortr. Ref.: Wien. klin. Wschr. 62, 235 (1950).

— Tierexperimenteller Beitrag zur Zyklusstimulation an der Ratte. Vortr. Ref.: Wien. klin. Wschr. 62, 515 (1950).

Heinsen, H. A. und *W. v. Massenbach:* Über die Behandlung der Amenorrhoe bei diencephalo-hypophysärer Insuffizienz. Klin. Wschr. 27, 126 (1949).

Hußlein, H.: Die Bedeutung der Schilddrüse für den normalen Ablauf des ovariellen Zyklus. Wien. klin. Wschr. 61, 597 (1949).

Kneer, M.: Amenorrhoe nach psychischem Trauma. Z. Geburtsh. 47, 1313 (1949).

Lange-Sundermann: Der experimentelle Nachweis eines Giftstoffes als Ursache nervöser Störungen zur Zeit der Menstruation. Med. Klin. 41, 539 (1946).

Liepelt, A.: Die Auswirkungen der Elektroschockbehandlung auf den Menstruationszyklus bei psychiatrischen Erkrankungen. Z. Geburtsh. 132, 65 (1950).

Nochimowski, J.: Die Ghettoamenorrhoe. Med. Klin. Nr. 16, 347 (1946).

Nowakowski, H.: Zur Auslösung der Ovulation durch elektrische Reizung des Hypothalamus beim Kaninchen und ihre Beeinflussung durch Rükkenmarksdurchschneidung. Acta neuroveget. 1, 1 (1950).

Roemer, H. jun.: Regelmäßiges Auftreten einer spezifischen Proteinase während des mensuellen Zyklus. Klin. Wschr. 24, 7/10 (1946).

Sher, N.: Verzögerte Menstruation, Ursachen und Behandlung. Brit. Med. J., März (1946).

Siegmund, H.: Steuerung der Zyklusvorgänge. Vortr.Ref.: Wien. klin. Wschr. 62, 515 (1950).

Hämatologie und vegetatives Nervensystem

Allgemeines

Benko, A.: Das Werlhof-Problem. Wien. klin. Wschr. 61, 229 (1949).

Breuer, F.: Vegetatives Nervensystem und Blutbild. Dtsch. Z. Chir. 164, 225 (1930).

Carstens, M.: Das Hypophysenzwischenhirnsystem bei Blutkrankheiten. Zbl. ges. inn. Med. 2, 116 (1947).

Castex, M. R.: Le rôle du s.n.c. dans la régulation de la formule sanguine. Sang 5, 641 (1931).

Clemente, G.: Variazione ematologiche consequenti all'irradiazione ipofisaria. Fol. Med. (It.) 18, 738 (1932).

Collins, J. and *P. M. Kaplan:* Blood studies in nervous diseases. Amer. J. med. Sci. 5, H. 5 (1911).

Fleisch, A. und *P. Weger:* Über eine gefäßerweiternde Substanz der Erythrozyten. Pflügers Arch. 239, 476 (1937).

Foà, P. e *Roizin:* Influenza del s.n.c. sulla compos. morfolog. del sangue. Arch. Fisiol. (It.) 35, 170 (1935).

Frey, E. K.: Der Einfluß des vegetativen Nervensystems auf das Blutbild. Zbl. exper. Med. 13 (1913).

Ginzberg, R. und *L. Heilmeyer:* Über die zentralnervöse Regulation des Blutes. Arch. Psychiatr. (D.) 97, 719 (1932).

Greving, R. und *H. Regelsberger:* Die Nahrungsrhythmik des Blutbildes. Klin. Wschr. 16, 1375 (1937).

Hittmair, A.: Das Adrenalinblutbild usw. Z. klin. Med. 95, 6 (1922).

Hoff, F.: Blut und vegetative Regulation. Erg. inn. Med. 33, 195 (1928).
— Klinische Beiträge zur Frage der zentralnervösen Regulation des Blutes. Klin. Wschr. 11, 1751 (1932).
— Japanische Beiträge zum Problem der zentralnervösen Regulation des Blutes. Klin. Wschr. 17, 638 (1938).
— Lehrb. der sp. pathologischen Physiologie. (1940).

Hoff, F. und *H. Sievers:* Zur Frage der Abhängigkeit der Blutbildveränderungen vom vegetativen Nervensystem. Münch. med. Wschr. 71, 293 (1924).

Jedlowski, P.: Sui presunti centri emoregolatori. Boll. Soc. ital. Biol. sper. 2, 649 (1933).
— L'ematologia nelle malattie nervose e mentali. Bologna: Capelli. 1934.

Kahlson, G. und *R. Werz:* Über Nachweis und Vorkommen gefäßverengender Substanzen im menschlichen Blute. Arch. exper. Path. (D.) 148, 173 (1930).

Lichatschewa, N. P.: Über vasomotorische Stoffe des normalen und des pathologischen Blutes. Terapewtitscheski Arch. 1, 1 (1923).

Milani, G.: I centri vegetativi cerebrali e l'ematopoiesi. Riv. sper. Freniatr. ecc. 385 (1933).

Moretti, J. e *F. Recchia:* Contributo allo studio della regolazione neurovegetative della crasi sang. Pensiero med. 25, H. 6 (1936).

Moser, K.: Zur Frage eines zentralvegetativen Blutregulationszentrums. Dtsch. med. Wschr. 56, 12091 (1930).

Müller, F.: Über die Beziehungen der Haut und des autonomen Nervensystems zum qualitativen Blutbild. Münch. med. Wschr. 71, 202 (1924).

Ostrogorski, P. N.: Zur Frage von der Gerinnung und Viskosität des Blutes bei der Spontangangrän. Verh. 15. russ. Chir. Kongr. Petersburg. 22 (1922).

Port, F. und *Brunnow:* Der Einfluß des vegetativen Nervensystems auf das Blutbild. Arch. exper. Path. (D.) 76, 239 (1914).

Porta, V.: Regolazione nervosa del quadro ematico. Rass. Neuroveg. 1, 569 (1939).

Ratschow, M.: Störungen der Blutverteilung als patho-physiologische Grund-reaktion. Z. Rheumaforsch. 6, 10 (1943).
Rin, C. da e *Costa:* Influenza del s.n. vegetativo centrale sul quadro ematico. Clin. Med. ital. 65, H. 4 (1934).
Stoff, F. und *H. Sievers:* Zur Frage der Abhängigkeit der Blutbildverände-rungen vom vegetativen Nervensystem und über den Wert der Leber-funktionsprüfung Widals. Münch. med. Wschr. 71, 293 (1924).
Urra, J. A. und *V. Baena:* Über die zentralnervöse Regulation des Blut-bildes. Klin. Wschr. 12, 1903 (1933).
Weber, E.: Über die Ursache der Blutverschiebung im Körper bei verschie-denen psychischen Zuständen. Arch. Physiol. Berl. u. Leipz.) 293.
Weichsel, J.: Über die Beeinflussung des Blutbildes durch Reizkörper. Z. klin. Med. 96, 372 (1923).

Anämie

Bargeton, D.: Some effects of acute anaemia on transmission of impulses through sympathetic ganglion. Amer. J. Physiol. 121, 261 (1938).
Beltrametto, L.: Anemia e sistema nervosa vago-simpatico. Clin. med. ital. 68, 151 (1937).

Benzedrinanämie

Davies, I. J.: Benzedrine; Review of its toxic effects, with report of severe case of anaemia following its use. Brit. med. J. 2, 615 (1937).

Blutbild und Atropin

Araki, G.: Experimentelle Untersuchungen über die Atropingewöhnung, über den Einfluß der wiederholten Injektion von Atropin auf den Blut-zucker und das Blutbild sowie auf den Adrenalingehalt der Nebennieren beim Kaninchen. Japan. J. med. Sci., — Pharmacol. — 9, 57 (1936).

Blutbild und funktionelle Neurose

Glaser, F. und *H. Bussmann:* Die vagotonische Leukopenie bei funktionellen Neurosen. Dtsch. med. Wschr. 49, 243 (1923).

Blutbild und Hypophyse

Fretet, J.: Contribution a l'étude des hyperleucocytoses sympathiques. Modi-fications de la formule sanguine consécutives aux cauterisations de la muqueuse pituitaire. Encéphale 3, 147 (1938).
Querido, A. and *G. Overbeek:* Hypophysis and blood picture. Arch. internat. Pharmacodynam. (Am.) 59, 370 (1938).
Roussy, G. et *M. Mosinger:* Plurinucléose neurorenale expérimentale con-sécutive à l'injection répétée d'extraits antéhypophysaires. C. r. Soc. Biol. 122, 1290 (1936).

Rotes Blutbild

Cannon, W. B. and *J. J. Izquierdo:* Emotional polycythaemia. Amer. J. Physiol. 89, 545 (1928).
Cestari, A. et *G. Caletti:* L'anio scitosi degli eritrociti e la resistenza globu-lare nell'ipertensione arteriosa. Cuore 22, 112 (1938).
Greppi, E.: Ipofisi e surrene negli stati di pletora ipertonica. Rass. med. 7, H. 2 (1934).
Greppi, E. e *A. Parino:* Pletora sanguigna e acidosi nella reazione all'adre-nal. Fisiol. e Med. 2, H. 11 (1931).
Meythaler, F. und *W. Julius:* Zur hormonalen Regulation des roten Blut-bildes. Klin. Wschr. 16, 646 (1937).

Monguio, J.: Polyglobulie avec leucopenie dans trois cas de syndromes hypophysotubériens. Soc. Neur. Strasbourg, März 1931.
Salus, F.: Zur zentralnervösen Regulation des roten Blutbildes. Dtsch. Arch. klin. Med. 175, 214 (1933).
Schiff, P. et *R. Simon:* Érythrémie accés accès de catalexie, de chorée et de confusion mentale. Rev. neur. (Fr.) I, H. 1 (1933).
Schiff, P., R. Simon, J. O. Trelles et *J. Ajuriaguerra:* Erythrémie avec chorée. Encéphale 31, 153 (1936).

Weißes Blutbild

Calzavara, G.: Il fermento respiratorio dei leucociti mieloidi nelle affez. nerv. Riv. pat. nerv. 40, 492 (1932).
Dougherty, J. H.: Acute effect of 4-aminopteroylglutamic acid on blood lymphocytes and the lymphatic tissue of Intact and Adrenalectcmized Mice. J. Labor. a. clin. Med. (Am.) 35, Nr. 2 (1950).
Fretet, J.: Contribution a l'étude des hyperleucocytoses sympathiques. Modifications de la formule sanguine consécutives aux cauterisations de la muqueuse pituitaire. Encéphale 3, 147 (1938).
Friedberg, E.: Über den Einfluß des vegetativen Nervensystems auf das weiße Blutbild. Mschr. Kinderhk. 18, 432 (1920).
Lübbers, P.: Über das Auftreten leukozytärer Abbauformen im Blut nach zentralnervöser Reizung. Dtsch. med. Wschr. 72, 158 (1947).
Rosenow, G.: Hirnstichleukozytose. Zbl. exper. Med. 64, 452 (1929).
Roussy, G. et *M. Mosinger:* Plurinucléose neurorenale expérimentale consécutive à l'injection répétée d'extraits antéhypophysaires. C. r. Soc. Biol. 122, 1290 (1936).
Schambouroff, D. A. et *O. P. Belikowa:* Rôle du système nerveux dans l'immunité, irritation conditionelle inhibition condit. et leucocytose. Ann. Inst. Pasteur. Par. 56, 700 (1936).
Wechsler, L.: Über das weiße Blutbild im Insulinschock. Psychiatr.-neur. Wschr. 39, 342 (1937).
Wollenberg, H.: Wirkt die pharmakologische Beeinflussung des vegetativen Nervensystems auf das weiße Blutbild? Z. exper. Path. (D.) 92 (1921).

Blutbild nach Tonsillenmassage

Benedetti, G. e *E. Tavani:* Influenza neurovegetative e reazioni emoleucocitarie da massaggio tonsillare. Riforma med. 53, 274 (1937).

Blutbild und Zwischenhirn

Aburaya, T.: Bedeutung des Zwischenhirns, besonders des Tuber cinereum für das Blutbild. J. chos. med. Assoc. (Jap.) 27, 68 (1937).
Petresco, M.: Erythrémie et diencéphale. Bull. Acad. Méd. Roum., Bucarest (Fr.) 2, 589 (1937).

Blutstillung

Magnus, G.: Über den Vorgang der Blutstillung. Arch. klin. Chir. 125, 612 (1923).

Folsäuretherapie

Fleischhacker, H.: Folsäuretherapie. Vortr.Ref.: Wien. klin. Wschr. 61, 32 (1949).

Gerinnung

Halse, Th.: Gerinnungsferment = fibrinolytisches Ferment? Dtsch. med. Wschr. 72, 81 (1947).
— Vegetative Impulse im Komplex intravasaler Gerinnung. Dtsch. Gesdh.-wes. 713 (1946).
Walker, M. B.: Case showing effect of prostigmine on myasthenia gravis. Proc. Soc. Med., Lond. (1935).

Hämatopoese

Morikawa, K.: Über die autonome Innervation der Knochenmarkshämato-poese. Mitt. med. Ges. Tokyo 52, 95 (1938).

Hämorrhagische Diathese

Lunedei, A. e A. Giannoni: Studi sulle sindromi emorragiche. Nota XI. La diatesi emorragica degli ipertesi e l'apolessia degli emorragici. (Scritti in onore del Prof. F. Schnupfer). Riv. clin. Med. 39 (1938).

Knochenmark

Morikawa, K.: Die autonome Innervation des Knochenmarks. Klin. Wschr. 17, 57 (1938).

Plasma

Bennhold, H.: Ist das Blutplasma ein strömendes Eiweißdepot oder ein Transportorgan? Dtsch. med. Wschr. 72, 401 (1947).

Goldberg, I.: Accion de la insufficiencia hipofisaria sobre las proteinas del plasma. Rev. Soc. argent. Biol. 14, 49 (1938).

Gülzow, M.: Zur Bewertung des Plasmaeiweiß bei der Dystrophie des Erwachsenen. Z. inn. Med. 2, 417 (1947).

Polyglobulie

Lichtwitz, L.: Phosphaturie. In: Hdb. inn. Med. (Mohr-Staehelin) 4, Teil I, S. 971. Berlin: Julius Springer. 1926.

Serum

Herken, H. und H. Remmer: Über die Bedeutung des Nahrungseiweißes für die Synthese der Serumproteine. Ärztl. Wschr. 1, 289 (1947).

Homuth, O.: Zur Kenntnis der Serumwirkung auf die innervierte Strombahn nach Versuch am lebenden Kaninchen. Z. exper. Med. 73, 251 (1930).

Pfeiffer, H., O. Albrecht und M. de Crinis: Das Verhalten der antiproteolytischen Serumwirkung bei gewissen Psychoneurosen. Z. Neur. 10, 428 (1913).

Rosenthal, F. und P. Holzer: Über die nervöse Beeinflussung des Agglutininspiegels. Berl. klin. Wschr. 58, 679 (1921).

Stüttgen, G.: Die Beeinflussung der Cholinesterase im Serum des menschlichen Blutes durch Pyrifer und U.V.-Bestrahlung, besonders im Hinblick auf die Therapie einzelner Dermatosen. Klin. Wschr. 25, 758 1947).

Serumspiegel

Cannavò, L. e G. Fradà: Studi sulla magnesiemia nelle affezioni ipotalamo-ipofisarie. Nota Ia. Comportamento del tasso magnesiemico in alcune sindromi ipofisarie ed ipotalamo-ipofisarie. Communic. Soc. Ital. Biol. Sper. Sez. di Palermo, Febbraio 1936.

Thedering, F. jun.: Zur vegetativen Steuerung des Serumeisens. Klin. Wschr. 27, 496 (1949).

Haut und vegetatives Nervensystem

Allgemeines

Böwing, H.: Zur Pathologie der vegetativen Funktionen der Haut. Dtsch. Z. Nervenhk. 76, 71 (1923).

Bohnstedt, M. R. und G. Fischer: Pharmakodynamische Hautfunktionsprüfungen mit Sympatol. Klin. Wschr. 28, 160 (1950).

Ebbecke, U.: Über die vasomotorische Reaktion der Haut und der inneren Organe. Pflügers Arch. 169, 1 (1917).

Gröer, F. v.: Über pharmakologische Hautreaktionen. Klin. Wschr. 3 (1924).

Kuntz, A.: Cutaneo-visceral vasomotor reflex arcs. J. Neurophysiol. (Am.) 8, 421 (1945).

Lévy-Franckel, A. et *E. Juster:* Le rôle du système endocrino-sympathique dans la pathogénie de certains troubles cutanées. Presse méd. 31 (1923).

Milko, W.: Über erhöhten elektrischen Hautwiderstand bei traumatischen Affektionen des Halssympathikus. Z. Neur. 85, 482 (1923).

Mitumoto, S.: Histamingehalt im Blut und Harn bei Hautkrankheiten. Japan. J. Dermat. a. Ur. H. 3, 25 (1941).

Müller, Fr.: Über die Beziehungen der Haut und des autonomen Nervensystems zum qualitativen Blutbild. Münch. med. Wschr. 71, 202 (1924).

Patzschke, W.: Über die Anwendung der Sympathektomie in der Dermatologie. Ref.: Klin. Wschr. 2, 1480 (1923).

Renander, A.: Cutis verticis gyrata. Akromegalie — Osteoperiostitis hyperplastica. Acta radiol. (Schwd.) 18, 652 (1937).

Richter, C. and *M. Levine:* Sympathectomy in man; its effects on the electrical resistance of the skin. Arch. Neur. (Am.) 38, 756 (1937).

Rouanet, G.: Die Beziehungen der auf die Körperoberfläche projizierten Krankheitszeichen zum vegetativen System. Z. inn. Med. 2, 151 (1947).

Ruete, A. E.: Beziehungen des autonomen Nervensystems zu Hautkrankheiten und deren Behandlung. Med. Welt 16, 57 (1942).

Sfameni, P. e *A. Lunedei:* Sui riflessi viscero-cutanei e sul meccanismo di produzione del dolore nelle affezioni dei visceri e delle sierose. Riv. clin. med. 28, Nr. 19 (1927).

Stahl, R.: Die Bedeutung der Haut und des vegetativen Nervensystems für Herdreaktion, besonders bei der Bäder- und Reiztherapie. Münch. med. Wschr. 71, Nr. 38 (1924).

Uhlenbruck, P.: Plethysmographische Untersuchungen am Menschen. I. Teil. Über die Wirkung der Sinnesnerven der Haut auf den Tonus der Gefäße. Z. Biol. 80, 35 (1924).

Werne, Th. B.: Viscero-cutane Reflexe. Pflügers Arch. 210, 1 (1925).

Allergie

Heim, F. und *A. Ruete:* Serumcholinesterasewerte und Blutzuckerwerte bei einigen, insbesondere allergiebedingten Hauterkrankungen. Klin. Wschr. 24, 432 (1946).

Dermatitis

Harris, W. C. und *R. V. Walley:* Exfoliative Dermatitis als Komplikation bei Streptomycinbehandlung. Lancet 112, 6595 (1950/I).

Dermatomyositis

Talbott, J. H., E. A. Gale, W. V. Consolazio and *F. S. Coombs:* Dermatomyositis with sclerodermia, calcinosis and renal endarteritis associated with focal renal necrosis. Arch. int. Med. (Am.) 63, 476 (1939).

Dermatose

Stüttgen, G.: Die Beeinflussung der Cholinesterase im Serum des menschlichen Blutes durch Pyrifer und U.V.-Bestrahlung, besonders im Hinblick auf die Therapie einzelner Dermatosen. Klin. Wschr. 25, 758 (1947).

Dermographismus

Corbella, T.: Valore del dermografismo nella semeiotica della malattie nervose. Rass. Neuroveg. 2, 42 (1940).

Dicker, E.: Existe-t-il un rapport entre le temps de latence dermographique et la pression sanguine. C. r. Soc. Biol. 125, 1030 (1937).
Gildemeister, M. und *M. Scheffler:* Beobachtungen und Versuche über Dermographismus. Klin. Wschr. 1, 1411 (1922).
Lunedei, A.: Le reazione capillari alle stimolazioni meccaniche sulla cute. Il dermografismo. Riv. clin. med. 28, Nr. 23 (1927).
Müller, L. R.: Studien über den Dermographismus und dessen diagnostische Bedeutung. Dtsch. Arch. Nervenhk. 47/48, 413 (1913).
Pintus, G.: Vasomotilità, sudore, minzione e secrezione sebacea nelle lesioni ponto-bulbari (Contributo anatomo-clinico). Riv. sper. Freniatr. ecc. 62, 5 (1938).
Sturm, A.: Der regionäre Antagonismus der Hautschrift und seine klinische Bedeutung. Z. klin. Med. 138, 793 (1940).

Elephantiasis

Müller, W.: Leistungsbilanz der lumbalen Grenzstrangblockade (Sklerodermie, Elephantiasis). Dtsch. Gesundh.wes. 2, 688 (1947).

Ekzem

Leriche, R.: De la part du sympathique périveineux dans la production de l'eczéma variqueux. Lyon chir. 16, 651 (1919).
Marquezy, R. A. et *M. Ladet:* La mort rapide au cours de l'eczéma du nourrisson; le rôle du système neuro-végétatif. Nourrisson 26, 154 (1928).
Marquezy, R. A., Th. Alajouanine, M. Ladet et *T. Hornet:* La mort rapide au cours de l'eczéma du nourrisson. Rôle du système neuro-végétatif. Bull. Soc. Pédiatr. Par. 36, 165 (1938).
Ramel, E.: Neuropatic eczema. Brit. J. Derm. 49, 307 (1937).

Erfrierungen

Sabatucci, F.: Su di un raro disturbo trofico da congelazione. Policlinico 28, 233 (1921).
Voncken, J. et *J. Guimy:* Sur un cas de traitement par la sympathectomie périartérielle de troubles trophiques et douloureux du pied, consecutifs à une gelure. Bull. Soc. Chirurgiens Par. 47, 689 (1921).

Erythem

Köhler, V. und *L. Penew:* Reflexerythem nach Acetylcholinquaddel. Klin. Wschr. 26, 21 (1948).
Nathan, M.: Erythrémies protopathiques et diéncephale. Presse méd. 39, 403 (1931).
Schiff, P. et *R. Simon:* Erythrémie avec accès de catalexie, de chorée et de confusion mentale. Rev. Neur. (Fr.) I, H. 1 (1933).

Gangrän

Girgolaff, S. S.: Demonstration eines Kranken mit entfernter linker Nebenniere wegen Gangrän des Beines. Westnik Chir. pogranitschn. obl. 1, 185 (1922).
— Zur Pathogenese und Therapie der Spontangangrän. Westnik Chir. pogranitschn. ob. 1, 185 (1922).
Glebowitsch: Über gefäßverengende Stoffe im Blut Kranker, die an Spontangangrän leiden. Westnik Chir. pogranitschn. obl. 2, 21 (1923).
Halpert, A.: Über Mikrokapillarbeobachtungen bei einem Fall von Raynaudscher Gangrän. Z. exper. Med. 11, 125 (1920).

Handley, W. S.: Periarterial injection of alcohol in the treatment of senile gangrene. Lancet **203**, 173 (1922).

Honecker, K.: Die maligne Hautgangrän bei hämorrhagischer Reaktion auf allergischer Grundlage. Dtsch. med. Wschr. **72**, 511 (1947).

Iacchia, L.: Contributo allo studio delle angiotrofoneurosi. Sopra uncaso di adenoma cistico della tiroide con sclerodermia e sindrome di Raynaud (Sindrome endocrino-sinpatica-antiotrofoneurotica?). Policlinico **45**, 16 (1938).

Kümmell, H.: Zur Raynaud'schen Krankheit. Vortr.Ref.: Klin. Wschr. **1**, 1531 (1922).

Laignel-Lavastine, H.: Certaines gangrènes sont des syndromes sympathiques cutanés trophiques. Bull. méd. **38**, 12 (1924).

Malow, S. S.: Rezidive der Gangrän und die palliativen Operationen nach Epinephrektomie bei suprarenaler Arteriose. Zbl. Chir. **51** (1924).

Oppel, W. A.: Über die durch Nebennierenhyperfunktion bedingte arterielle Gangrän. Ref.: Z. org. Chir. **19**, 381 (1923).

— Gangraena spontanea. Praktitscheskaja Med. **34** (1923).

Ostrogorski, P. N.: Zur Frage von der Gerinnung und Viskosität des Blutes bei der Spontangangrän. Verh. 15. russ. Chir. Kongr., Petersburg, **22** (1922).

Haar

Hoff, F.: Haarkleid und vegetatives System. Dtsch. med. Wschr. **75**, 478 (1950).

John, F.: Zur vegetativen Nervenversorgung der menschlichen Haare und Haarmuskeln. Arch. Derm. (D.) **183**, 1 (1942).

Saalfeld, E.: Ein Beitrag zur Lehre von der Bewegung und der Innervation der Haare. Arch. Anat. u. Physiol. (Berl. u. Leipz.) **428** (1901).

— Periarterielle Sympathektomie und Haarwuchs. Pflügers Arch. **204**, 174 (1924).

Hautdurchblutung

Horejsi, J. und *G. Aron:* Cutanreaktionen der Capillaren auf Adrenalin und Histamin bei Kardiopathien. Z. exper. Med. **99**, 17 (1936).

Parrisius, W. und *Wintherlin:* Der Blutstrom in den Hautkapillaren in verschiedenen Körperregionen bei wechselnder Körperlage. Dtsch. Arch. klin. Med. **141**, 243 (1922).

Hautfett

Pintus, G.: Vasomotilità, sudore, minzione e secrezione sebacea nelle lesioni ponto-bulbari. (Contributo anatomo-clinico.) Riv. Sper. Freniatr. (It.) **62**, 5 (1938).

Hautkapillaren

Müller, O.: Die Kapillaren der menschlichen Körperoberfläche in gesunden und kranken Tagen. Stuttgart: Enke. 1922.

— Ergebnisse der Kapillarmikroskopie am Menschen. Klin. Wschr. **2**, 1197 (1923).

Parrisius, W.: Zur Frage der Kontraktilität der menschlichen Hautkapillaren. Pflügers Arch. **191**, 317 (1921).

— und *Wintherlin:* Der Blutstrom in den Hautkapillaren in verschiedenen Körperregionen bei wechselnder Körperlage. Dtsch. Arch. klin. Med. **141**, 243 (1922).

Pfab, B. und *O. Hoche:* Untersuchungen mit dem Kapillarmikroskop bei chirurgischen Gefäßerkrankungen. Mitt. Grenzg. Med. u. Chir. **33**, 123 (1924).

Reedisch, W.: Kapillaroskopische Untersuchungen bei Vasoneurosen. Klin. Wschr. **3**, 1070 (1924).

Spek, J. van der: Klinische Untersuchungen über die Funktion der Hautkapillaren. Dtsch. Arch. klin. Med. 141, 366 (1923).
Szanto, G.: Blood pressure in skin capillaries and surgical shock. Surg. etc.
65, 453 (1937).
Weiss, E.: Kapillarmikroskopie. Münch. med. Wschr. 64, 608 (1917).

Hautmikroskopie

Magnus, G.: Experimentelle Zirkulationsstörungen im Bilde des Hautmikro-
skopes. Dtsch. Ges.Chir. (1923).
Müller, O.: Ergebnisse der Kapillarmikroskopie am Menschen. Klin. Wschr.
2, 1197 (1923).
Pfab, B. und *O. Hoche:* Untersuchungen mit dem Kapillarmikroskop bei
chirurgischen Gefäßerkrankungen. Mitt. Grenzgeb. Med. u. Chir. 38,
123 (1924).
Reedisch, W.: Kapillaroskopische Untersuchungen bei Vasoneurosen. Klin.
Wschr. 3, 1070 (1924).
Weiss, E.: Kapillarmikroskopie. Münch. med. Wschr. 64, 608 (1917).

Hautreizung

Dittmar, F.: Die kutiviszerale Beeinflussung innerer Krankheiten. Dtsch.
Gesundh.wes. 1, 19 (1946).
Goldstein, K. und *W. Reise:* Über induzierte Veränderungen des Tonus.
IX. Über den Einfluß sensibler Hautreize auf die sogenannten vesti-
bul. Reaktionsbewegungen. Klin. Wschr. 4, 1201 u. 1250 (1925).
Haas, H. T. A.: Über die Beeinflussung des Histamingehaltes der Haut
durch Reizstoffe. Naunyn-Schmiedebergs Arch. 197, 161 (1942).
Hermann, H., G. Morin et *L. Cier:* Réactions vasculaires locales consécutives
au refroidissement de la peau chez le chien. C. r. Soc. Biol. 126, 1019
(1937).
Sicard, J. A. et *A. Lichtwitz:* Du rôle du derme dans le traitement des algies
viscérales. Presse méd. 37, Nr. 4 (1929).

Hautsensibilität

Polàk, E.: Sympathikus und Hautsensibilität. Casopis lék. cesk. 63, 913
(1924).
Weiss, S. and *D. Davis:* The significance of the afferent impulses from
the skin in the mechanism of visceral pain. Amer. J. med. Sci. 176,
517 (1928).

Herpes zoster

Findley, Th. und *R. Patzer:* Die Behandlung des Herpes zoster durch
paravertebralen Prokainblock. J. amer. med. Assoc. 128, 1217 (1945).

Hirsutismus

Graef, I., J. J. Bunim and *Rottino:* Hirsutism, hypertension and obesity
associated with carcinoma of adrenal cortex; indeterminate pituitary
adenoma and selective changes in beta cells of hypophysis. Arch. intern.
med. (Am.) 57, 1085 (1936).

Histamintest

Loeser, L. H.: Cutaneous histamine reaction as test of peripheral nerve
function. J. amer. med. Assoc. 110, 2136 (1938).

Kälteschaden

Asturi, A.: Überblick und Richtlinien für die neuzeitliche Behandlung der
Erfrierungen. Minerva med. 33, 566 (1942).

Judmaier, F.: Die Behandlung peripherer Durchblutungsstörungen mit besonderer Berücksichtigung der alten Erfrierungen. Wien. klin. Wschr. **61**, 85 (1949).

Kilian, H.: Kälteschäden. Dtsch. Gesdh.wes. **1**, 33 (1946).

Leditznig, Ch.: Konstitution und Kälteschäden. Wehrmedizin. Wien: Deuticke. 1944.

Schneider, W.: Aetiologie und Pathogenese der Kälteschäden der Haut. Arch. Derm. (D.) **186**, 31 (1946).

Mal perforant

Bardon, G. et *Mathey-Cornat:* Sur un nouveau cas des sympathectomie périartérielle pour maux perforants plantaires évoluants sur un pied gelé de guerre. Soc. méd. et chirurg. Bordeaux **27**. 7. 1923.

Darier, J.: Ulcères trophiques de la bouche et des fosses nasales (Mal perforant bucco-nasal des tabétiques) et le problème des nerfs trophiques. Ann. Derm. (Dr.) **8**, 97 (1937).

Gaudier, H.: Über einen mit Sympathektomie behandelten Fall von Mal perforant an der Fußsohle. Rev. internat. Méd. et Chir. **34**, 151 (1923).

Jakovlievitsch: Traitement de mal perforant par la sympathectomie périartérielle. Lyon chir. **20**, 735 (1923).

Kappis, M.: Über Ursache und Behandlung des Malum perforans mit Bemerkungen zur Frage der Sympathektomie. Klin. Wschr. **1**, 2558 (1922).

Leriche, R.: Résultat éloigné (3 ans et 3 mois) d'une sympathectomie périfémorale pour maux perforants plantaires après section dur sciatique. Presse méd. (Ref.) **31**, 76 (1923).

— A quel niveau faut-il amputer le membre inférieur dans le cas de mal perforant rebelle consécutif à blessure sciatique? Lyon chir. **20**, 496 (1923).

Milko, W.: Über die Behandlung des Malum perforans pedis und über die Sympathektomie. Orv. Hetil. (Ung.) **68**, 101 (1924).

Rhenter, J.: La dénudation de la fémorale dans le traitement de mal perforant plantaire. Ref.: Lyon méd. **107**, 977 (1906).

Wolfes: Mal perforant durch Sympathektomie in drei Wochen geheilt. Ref.: Dtsch. med. Wschr. **49**, 1071 (1923).

Naevi

Buschke, A.: Über den nervösen Ursprung der teleangiektatischen und anämischen Naevi. Arch. Derm. (D.) **129**, 233 (1921).

Neurofibromatosis Recklinghausen

Lichtenstein, W.: Neurofibromatosis (von Recklinghausen's disease of the nervous system). (Analysis of the total pathologic picture). Arch. Neur. (Am.) **822** (1949).

Mondor, H. et *L. Leger:* Quelques aspects chirurgicaux de la maladie de Recklinghausen. J. Chir. (Fr.) **9/10**, 341 (1946).

Neurose

Cernea, R.: Behandlung der Hautneurosen. Praxis (Zürich). **14** (1945).

Pigmentstörung

Maranon, G., C. Richet, M. Sourdel et *H. Netter:* Les troubles pigmentaires d'origine hypophysaire en clinique humaine. Presse méd. **45**, 1883 (1937).

Piloarrektion

Böwing, H.: Störungen der Gefäßfunktion, der Schweißabsonderung der Piloarrektion und der Trophik nach organischen Nervenschädigungen. Klin. Wschr. 2, 469 (1923).

Psoriasis

Lafitte, A. et *G. Huret:* Déséquilibre ovarien et dermatoses. Action thérapeutique de l'hormone mâle dans certaines variétés de psoriasis et d'eczémas. Presse méd. 47, 472 (1939).
Riehl, G.: Psoriasis arthropathica und Hypophysenimplantation. Vortr. Ref.: Wien. klin. Wschr. 62, 483 (1950).
Stein, R. O.: Psoriasis arthropathica. Therapie mit Nebennierenrindenextrakt und Vitamin C. Vortr. Ref.: Wien. klin. Wschr. 62, 483 (1950).
Wiedmann, A.: Hypophysentransplantation bei Psoriasis. Vortr. Ref.: Wien. klin. Wschr. 62, 483 (1950).

Purpura

Parkes-Weber, F.: Cutaneous striae, purpura, high blood pressure, amenorrhea and obesity, of the type sometimes connected with cortical tumors of the adrenal glands, occurring in the absence of any such type of tumor. Brit. J. Derm. 38, 1 (1926).

Röntgenulkus

Gundermann, W.: Über die Behandlung peripherer Röntgenulzera mittels periarterieller Sympathektomie. Bruns' Beitr. 129, 231 (1923).
— Periarterielle Sympathektomie bei Röntgengeschwüren. Ref.: Zbl. Chir. 50, 772 (1923).
Hahn, O.: Die periarterielle Sympathektomie bei Röntgenulkus. Klin. Wschr. (Ref.) 2, 1524 (1923).
— Periarterielle Sympathektomie wegen Röntgenulkus. Zbl. Chir. 50, 1286 (1923).
Reisinger: Über Röntgengeschwüre und Beingeschwüre und deren Behandlung durch Sympathektomie. Klin. Wschr. 3, 94 (1924).

Sensibilität

Foerster, O., Altenburger und *F. W. Kroll:* Über Beziehung des vegetativen Nervensystems zur Sensibilität. Z. Neur. 121, 139 (1929).
Hollander, E.: Dependence of sensation of pain on cutaneous impulses. Arch. Neur. (Am.) 40, 743 (1938).
Long, D. A. and *A. A. Miles:* Opposite actions of thyroid and adrenal hormones in allergic hypersensitivity. Lancet 6603, 492 (1950).
Rosenthal, S. R. und *R. Sonnenschein:* Histamin als möglicher chemischer Vermittler der Schmerzempfindung in der Haut. Amer. J. Physiol. 155, 186 (1949).

Sklerodermie

Benedek, L.: Auftreten von Sklerodermie im Anschluß an psychogene funktionelle Störungen. Dtsch. Z. Nervenhk. 72, 288 (1921).
Goering, D.: Die Sklerodermie, eine Erkrankung des vegetativen Nervensystems. Dtsch. Z. Nervenhk. 75, 53 (1922).
Gohrbrandt, E.: Die Sklerodermia diffusa und ihre Behandlung. Dtsch. Gesdh.wes. 3, 548 (1948).
Hoffmann, E.: Über Sklerodermia adultorum nach Grippe mit Gewebsveränderungen an den kutanen Nerven. Klin. Wschr. 2, 963 (1923).
Horn, W.: Über periarterielle Sympathektomie bei Sklerodermie. Zbl. Chir. 50, 831 (1923).

Iacchia, L.: Contributo allo studio delle angiotrofoneurosi. Sopra un caso di adenoma cistico della tiroide con sclerodermia e sindrome di Raynaud (Sindrome endocrino-sinpatica-angiotrofo-neurotica?) Policlinico 45, 16 (1938).

Luger, A.: Dysphagien bei Sklerodermie. Vortr. Ref.: Wien. klin. Wschr. 62, 498 (1950).

Müller, W.: Leistungsbilanz der lumbalen Grenzstrangblockade (Sklerodermie, Elephantiasis). Dtsch. Gesdh.wes. 2, 688 (1947).

Ott, A.: Über Dysphagien bei Sklerodermie. Vortr. Ref.: Wien. klin. Wschr. 62, 498 (1950).

Pape, R.: Sklerodermische Veränderungen auf Grund neurovegetativer und vaskulärer Störungen. Vortr.Ref.: Wien. klin. Wschr. 62, 288 (1950).

Stierhoff: Vorstellung einer Patientin mit Sklerodermie, und zwar der symmetrischen, diffusen, progredienten Form. Dtsch. med. Wschr. 72, 233 (1947).

Talbott, J. H., E. A. Gale, W. V. Consolazio and F. S. Coombs: Dermatomyositis with sclerodermia, calcinosis and renal endarteritis associated with focal renal necrosis. Arch. int. Med. (Am.) 63, 476 (1939).

Vaubel, E.: Morbus Bechterew und Sklerodermie. Sklerodystrophische Systemerkrankungen. Dtsch. med. Wschr. 74, 321 (1949).

Zinny, M. und J. C. Vivaldo: Über einen Fall von Hemisklerodermie. Prensa méd. argent. 10, 37 (1923).

Striae

Horneck, K.: Experimentelle Erzeugung von Striae cutaneae distensae. Verh. dtsch. Ges. inn. Med. 246 (1936).

Parkes Weber, F.: Cutaneous striae, purpura, high blood pressure, amenorrhea and obesity, of the type sometimes connected with cortical tumors of the adrenal glands, occurring in the absence of any such type of tumor. Brit. J. Derm. 38, 1 (1926).

Stumpfgeschwüre

Leriche, R.: Traitement de certaines ulcérations spontanées des moignons par la sympathectomie périartérielle. Presse méd. 28, 765 (1920).

— Notes sur la physiologie patholog. des moignons oedémateux et sur la manière de comprendre leur traitement. Lyon chir. 18, 709 (1921).

— Traitement d'un moignon douloureux avec troubles vasomoteurs par la section du sciatique suivie de suture nerveux. Lyon chir. 19, 311 (1922).

— Greffe de Nageotte pour ulcération et douleur d'un moignon d'amputation de jambe. Guérison datant de six mois. Lyon chir. 20, 832 (1923).

— Sur les moignons atrophiques douloureux (Moignons maigres). Presse méd. 32, 26 (1924).

Leriche, R. et J. Heitz: Des effets physiologiques de la sympathectomie périphériques (réaction thermique et hypertension locale). C. r. Soc. Biol. 66 (1917).

Santy, P.: Trois cas de sympathectomie périartérielle pour ulcérations trophiques de moignons et ulcération traumatique achilléenne. Lyon chir. 19, 430 (1922).

Temperatur

Hensel, H.: Ein Gerät zur fortlaufenden Registrierung der integralen Hauttemperatur einzelner Körperstellen („Thermointegralschreiber"). Pflügers Arch. 251, 388 (1949).

Schindler-Baumann, J.: Hauttemperaturmessungen bei Zirkulationsstörungen in den Extremitäten. Schweiz. med. Wschr. 75, 636 (1945).

Schlorhaufer, W.: Hauttemperaturmessungen bei Arteriographien. Z. Kreisl.forsch. 38, 546 (1949).

Trophik

Brüning, Fr.: Die Bedeutung des Neuroms am zentralen Nervenende für die Entstehung und Heilung trophischer Gewebsschäden nach Nervenverletzungen. Arch. klin. Chir. 117, 30 (1921).
— Eine neue Erklärung für die Entstehung und Heilung trophischer Geschwüre nach Nervendurchtrennung. Zbl. Chir. 47, 1433 (1920).
— Zur Frage der Entstehung und Heilung trophischer Geschwüre nach Nervendurchtrennung. Zbl. Chir. 48, 824 (1921).
— Nervenlähmung und Nervenreizung in ihrer Bedeutung für die Entstehung trophischer Geschwüre. Klin. Wschr. 1, 729 (1922).
— Der Angiospasmus in der Pathogenese der vasomotorisch-trophischen Neurosen. Dtsch. med. Wschr. 48, 1572 (1922).
— Heilung eines trophischen Geschwürs am Fuß durch Exstirpation des periarteriellen sympathischen Nervengeflechtes der Art. fem. Ref.: Z. org. ges. Neur. 31, 395 (1923).
— Die trophische Funktion der sympathischen Nerven. Klin. Wschr. 2, 67 (1923).
Darier, J.: Ulcères trophiques de la bouche et des fosses nasales (Mal perforant bucco-nasal des tabétiques) et le problème des nerfs trophiques. Ann. Derm. (Fr.) 8, 97 (1937).
Drevermann, P.: Zur operativen Behandlung trophischer Störungen mit der periarteriellen Sympathektomie. Münch. med Wschr. 70, 1358 (1923).
Dumpert, V.: Über das Zustandekommen der trophischen Hautveränderungen nach organischen Affektionen des Nervensystems. Münch. med. Wschr. 71, 511 (1924).
Kirner, I.: Die Neuronenexzision bei trophischem Fingerulkus. Zbl. Chir. 48, 790 (1921).
Laignel-Lavastine: Certaines gangrènes sont des syndromes sympathiques cutanés trophiques. Bull. méd. 38, 12 (1924).
Lehmann, W.: Zu dem Artikel „Eine neue Erklärung für die Entstehung und Heilung trophischer Geschwüre nach Nervendurchtrennung" von Obst.-Arzt Dr. Fr. Brüning. Zbl. Chir. 48, 307 (1921).
— Die Bedeutung des zentralen Neurons für die Entstehung trophischer Ulzera. Klin. Wschr. 3, 719 (1924).
Leriche, R.: Traitement de certaines ulcérations spontanées des moignons par la sympathectomie périartérielle. Presse méd. 28, 765 (1920).
— Recherches sur les ulcérations trophiques après blessures des membres. Lyon méd. 241 (1920).
— De l'action de la sympathectomie périartérielle sur les ulcérations trophiques et de ses indications en pareil cas. J. Méd. et Chir. prat. 92, 776 (1921).
— Une ligature artérielle peut-elle produire par ischémie une ulcération trophique? Bull. Soc. Chirurgiens Par. Juni. 781 (1922).
Molotkoff, G. A.: Heilung von trophischem Geschwür nach Operation am Ischiadikus. Vortr. Ref.: Z. org. Chir. 22, 16 (1922).
Oudard, P. et *G. Jean:* Moignon oedémateux ulcération trophique traité par la sympathectomie périartérielle. Lyon chir. 20, 336 (1923).
Santy, P.: Trois cas de sympathectomie périartérielle pour ulcérations trophiques de moignons et ulcération traumatique achilléenne. Lyon chir. 19, 430 (1922).
Seifert, E.: Über Sympathektomie und trophische Geschwüre. Zbl. Chir. 49, 1833 (1922).
— Beitrag zur Frage der trophischen Geschwüre. Münch. med. Wschr. 69, 1253 (1922).
Schamoff, W. N.: Beobachtungen über trophische Geschwüre bei Verwundung des N. ischiadicus. Nowy Chirurgitscheski Arch. 1, 417 (1923). Ref.: Zbl. Chir. 50, 370 (1923).

Schwarz, F.: Zur chirurgischen Behandlung trophischer Fußgeschwüre nach Schußverletzungen. Z. ärztl.-soz. Vers. 1 (1921).
Twyman, E.: Raynaud'sche Krankheit, trophische Geschwüre, periarterielle Sympathektomie. Surg. Clin. N. Amer. 33, 1659 (1923).

Tumor

Beerman, H.: Tumoren der Haut. Amer. J. Med. Sci. Nr. 889 (1946).

Ulkus

Breitländer: Zur Therapie trophoneurotischer Ulcera, angiospastischer Gangrän und der Kausalgie. Klin. u. Prax. 1, 54 (1946).

Ulcus cruris

Bardon, G. et *Mathey-Cornat:* Sympathectomie périarterielle et ulcères variqueux de jambe. Lyon chir. 20, 694 (1923).
— Sympathectomie périfémorale pour ulcerations torpides plantaires chez und paraplégique de guerre. Presse méd. 31, 668 (1223).
— Douze cas de sympathectomie périartérielle pour ulcères variqueux de jambe. Presse méd. 31, 740 (1923).
Constantini, H.: Ulcère chronique de jambe. Sympathectomie périfémorale. Soc. Chir. Par. 22. 2. 1922.
Ecot, F.: Sympathectomie périartérielle pour ulcère variqueux. Bull. Soc. Chirurgiens Par. (1921).
Ford, R. K.: A note of the treatment of chronic ulceration of the lower extremities. Lancet 1005 (1923).
Nabiss de: De résultats immédiats de la neurotomie sympathique simple, sans résection veineuse, dans les cas d'ulcères variqueux. Verh. Ber. franz. Chir. Kongr. 447 (1921).
Proust, R., J. Lhermitte et *de Nabis:* Le rôle de la section des filets sympathiques dans le traitement des ulcères variqueux etc. Bull. Soc. Chirurgiens Par. 47, 837 (1921).
Reisinger: Über Röntgengeschwüre und Beingeschwüre und deren Behandlung durch Sympathektomie. Klin. Wschr. 3, 94 (1924).
Robineau, M.: La sympathectomie périarterielle dans le traitement des ulcères variqueux. Medicine (Am.) 390 (1923).
Schloessmann: Sympathektomie bei großem Ulcus cruris. Ref.: Klin. Wschr. 3, 1336 (1924).
Volkmann, J.: Behandlung chronischer Unterschenkelgeschwüre mit Nervendehnung. Zbl. Chir. 48, 193 (1921).

Urtikaria

Ebbecke, U.: Kapillarerweiterung, Urtikaria und Schock. Klin. Wschr. 2, Nr. 37/38 (1923).

Xanthomatose

Wortis, S. B., A. Wolf and *C. G. Dyke:* Xanthomatosis and the syndrome of diabetic exophthalmic dysostosis. Amer. J. Dis. Childr. 51, 353 (1936).

Herz und vegetatives Nervensystem
Allgemeines

Almour, R., and *M. H. Kahn:* Studies on the effect of labyrinthine stimulation upon the visceral nervous system. I. Effect of labyrinthine stimulation on the vagus control of the heart. Bull. Ot. etc. Beth. Israel Hosp. (1924).

Bayer, O.: Über die reflektorische Beeinflussung des Herzens in ihrer Abhängigkeit von der Reaktionslage des vegetativen Nervensystems. Klin. Wschr. 27, 459 (1949).

Chiari, H.: Plötzlicher Herztod. Wien. klin. Wschr. 61, 273 (1949).

Darrow, C. W.: Continuous records of systolic and diastolic blood pressure. Arch. Neur. (Am.) 38, 365 (1937).

Dmitrenko, L. F.: Angiocardiopathische Vegetatosen. Z. Kreisl.forsch. 25, 315 (1933); 26, 659 (1934).

Doxiades, L.: Das Beriberiherz im Kindesalter. Ärztl. Wschr. 1, 84 (1947).

Frommel, E. et *D. Zimmet:* Ergotamine et système cardio-vasculaire. Arch. Mal. Coeur etc. 30, 65 (1937).

Gaisböck, F.: Über sog. nervöse Herzbeschwerden und Eignung zum Sport. Klin. Wschr. 14, 1524 (1935).

Gollwitzer-Meier, K.: Zentrale Regulierung des Herzminutenvolumens. Pflügers Arch. 222, 124 (1929).

Govaerts, J.: Tonus cardio-accélérateur dans le ganglion stellaire déconnecté centralement. C. r. Soc. Biol. 119, 1181 (1935).

Hess, W. R.: Einfluß der Peripherie auf die Regulation der Herztätigkeit. Schweiz. med. Wschr. 56, 1 (1926).

Hoff, F.: Haarkleid und vegetatives System. Dtsch. med. Wschr. 75, 478 (1950).

Kauders, O.: Psychische Behandlungsmöglichkeiten bei Herz- und Gefäßkrankheiten. Wien. klin. Wschr. 61, 728 (1949).

Pick, E. P.: Über das Primum und Ultimum moriens im Herzen. Klin. Wschr. I, 662 (1924).

Polzer, K. und *W. Schober:* Die vegetativen Anfälle des Herzens. Wien: W. Maudrich. 1948.

Raab, W.: Neurohormonal bedingte Herzkrankheiten (Pathogenese und Therapie). Arch. Kreisl.forsch. 15, 39 (1949).

Schönbrunner, E.: Hypoxämie des Herzmuskels. Vortr. Ref.: Wien. klin. Wschr. 62, 254 (1950).

Schürger, G.: Über den Einfluß des Nebennierenrindenhormons auf die Ermüdbarkeit und den Muskelstoffwechsel des Herzens. Klin. Wschr. 25, 593 (1947).

Staub, H.: Über körpereigene Wirkstoffe bei Nervenerregung. Klin. Wschr. 16, 1137 (1937).

Weissel, W.: Funktionelle Herzdiagnostik. Wien. klin. Wschr. 61, 452 (1949).

Adam-Stokes

Laufer, S.: Il sistema neurovegetativo nella patogenesi della sindrome di Morgagni-Adam Stokes. Minerva med. (It.) 2, 16 (1933).

Angina pectoris

Antonescu, C. V.: Pathogenic mechanismus of angina pectoris in cases of ovarian insufficiency. Cluj. med. 18, 442 (1937).

Bacon, J.: Resektion des linken oberen Halssympathikus in Lokalanaesthesie bei Angina pectoris. J. amer. med. Assoc. 81, 2112 (1923).

Bennet, C. R.: Angina pectoris. J. med. Assoc. Alabama 6, 377 (1937).

Bérard, M.: Die chirurgische Behandlung der Angina pectoris durch Revascularisation des Myocard. Presse méd. 46, 173 (1938).

Bergmann, G.: Das „epiphrenale Syndrom"; seine Beziehung zur Angina pectoris und zum Kardiospasmus. Dtsch. med. Wschr. 58, Nr. 16 (1932).

Boas, E. P. and *H. Levy:* Extracardiac determinants of site and radiation of pain in angina pectoris with special reference to shoulder pain. Amer. Heart J. 14, 540 (1937).

Böttner, A.: Ein durch Exstirpation der sympathischen Halsganglien gebesserter Fall von Angina pectoris bei einem 70jähr. Manne. Ref.: Klin. Wschr. 3, 1150 (1924).

Borchard, A.: Zur chirurgischen Behandlung der Angina pectoris. Arch. klin. Chir. 127, 212 (1923).

Brown, M. G.: Cervical sympathectomy for angina pectoris. J. amer. med. Assoc. 80, 692 (1923).

Brown, M. G. and *J. E. F. Riseman:* Comparative value of purine derivates in treatment of angina pectoris. J. Amer. med. Assoc. 109, 256 (1936).

Brüning, F.: Die Behandlung angiospastischer Zustände, insbesondere der Angina pectoris, durch Operationen am vegetativen Nervensystem. Arch. klin. Chir. 126, 484 (1923).

— Einige Worte über die Angina pectoris-Frage. Wien. med. Wschr. 74, 1753 (1924).

Bullrich, R. A.: Tratamiento de los dolores de la angina de pecho con el veleno de cobra. Rev. méd. lat.-amer. (Arg.) 22, 744 (1937).

Burnett, C. T.: Pain and pain equivalents in anginal syndrome. Colorado med. 34, 464 (1937).

Coffey, W. B. and *Ph. K. Brown:* The surgical treatment of angina pectoris. Arch. int. med. (Am.) 31, 200 (1923).

Curschmann, H.: Über Angina pectoris vasomotoria und verwandte Zustände. Med. Klin. II, 1133 (1937).

Danielopolu, D.: Die Angina pectoris. Cultura (Bucarest). 119 (1924).

— The pathology and surgical treatment. Brit. med. J. 553 (1924).

— Klinik der Angina pectoris und therapeutische Fragestellungen. Ges. inn. Med. u. Kinderhk. Wien, März 1924.

— Considerations sur la pathogenie de l'angine de poitrine. Wien. med. Wschr. 74, 841 (1924).

— und *Aristide:* Untersuchungen über Herzsensibilität. Möglichkeit, die Angina pectoris zu bessern durch Resektion der hinteren Wurzeln oder der spinalen Nerven. Bull. Soc. méd. Hôp. Par. 47, 69 (1923).

Dicourt, I.: Les injections locales de novocaine dans le traitement de certaines algies de caractère sympathique. Paris méd. 423 (1938).

Dietrich, S.: Die Angina pectoris, ein Syndrom der Ischämie des Herzens, nicht Krankheitseinheit. Med. Welt. 7, 42 (1933).

Dietrich, S. und *H. Schwiegk:* Das Schmerzproblem der Angina pectoris. Klin. Wschr. 12, 135 (1933).

Digilio, V. A. and *J. B. Wolffe:* Pancreatic extract (enzime free) in angina pectoris. Med. Rec. (Am.) 146, 244 (1937).

Edens, E.: Pathogenese und Klinik der Angina pectoris. Verh. dtsch. Ges. inn. Med. 43, 262 (1931).

— Über Angina pectoris mit Reizleitungshemmung. Klin. Wschr. 12, 1763 (1933).

Eiselsberg, P. v.: Angina pectoris und Allergie. Klin. Wschr. 11, 619 (1934).

Eppinger, H.: Klinik der Angina pectoris und ihre therapeutische Fragestellung. Ref.: Klin. Wschr. 3, 766 (1924).

— Angina pectoris. Wien. med. Wschr. 74, 781 (1924).

— und *G. Hofer:* Zur Pathogenese und Therapie der Angina pectoris. Ther. Ggw. 64, 166 (1923).

— Durchschneidung des N. depressor bei Angina pectoris. Ref.: Klin. Wschr. 2, 1290 (1923).

Fauteux, M.: Treatment of coronary disease with angina by pericoronary neurectomy combined with ligation of the great cardiac rein. A case report. Amer. Heart J. 31/I, 260 (1946).

Feld, E.: Ein überraschender Erfolg mit Cardiazol bei Angina pectoris. Med. Klin. 32, 187 (1936).

Flörcken, H.: Kritische Beiträge zur operativen Behandlung der Angina pectoris und des Asthma bronchiale. Arch. klin. Chir. **130**, 68 (1924).

Froment, R., A. Chapuy et *L. Masuy:* Oblitération coronarienne avec angine de poitrine à accès pluri-quotidiens. Action sédative remarquable de l'infiltration novocainique du ganglion étoilé gauche. Lyon méd. **159**, 714 (1937).

Gilbert, N. C., G. K. Fenn und *L. A. Nalefski:* Die Behandlung des Coronarverschlusses durch vasodilatatorisch wirkende Mittel. J. Amer. med. Assoc. **892**, 141 (1949).

Glaser, F.: Die Wirkung der Sympathektomie bei Angina pectoris und Asthma bronchiale. Med. Klin. **20**, 477 (1924).

Gulta, J. C.: Syncopal form of angina pectoris, electrocardiographical study. Indian. med. Gaz. **72**, 295 (1937).

Hahn, O.: Die operative Behandlung der Angina pectoris. Vortr.Ref.: Klin. Wschr. 3 (1924).

Halbron, P., J. Lenormand et *G. Poncet:* Angor syncopal à répétition. Paris méd. **2**, 269 (1937).

Halpert, A.: Cervical sympathectomy for angina pectoris. J. amer. med. Assoc. **82**, 1661 (1924).

Hamperl, H.: Die pathologisch-anatomischen Grundlagen der Angina pectoris. Wien. klin. Wschr. **64**, 641 (1946).

Hausner, E. und *H. Hoff:* Zur Pathogenese des Angstgefühls im Anginapectoris-Anfall. Z. klin. Med. **125**, 493 (1933).

Henry, A.: A new method of resecting the left cervico-dorsal ganglion of the sympathetic in angina pectoris. Ir. J. med. Sci. **5**, 157 (1924).

Hesse, E.: Die chirurgische Behandlung der Angina pectoris und des Asthma bronchiale. Z. org. Chir. **29**, H. 6 (1924) (Ref.).

— Die chirurgische Behandlung der Angina pectoris und des Asthma bronchiale. Zbl. Chir. 51 (1924).

Hochrein, M.: Zur ursächlichen Behandlung der Angina pectoris. Med. Welt **14**, 449 (1940).

Hückel, R.: Zur Frage der Angina pectoris. Med. Klin. **33**, 942 (1937).

Jaffé, R. und *K. Bross:* Befunde bei Herzrupturen (ein Beitrag zur Frage der Angina pectoris). Z. klin. Med. **123**, 63 (1933).

Jegorow, B.: Eine neue Theorie der Angina pectoris. Reizung der sympathischen Ganglien durch Spasmus und Erweiterung der Gefäße in denselben. Z. Kreisl.forsch. **23**, 222 (1931).

Jennings, C. G. and *A. F. Jennings:* Surgical treatment of angina pectoris. Med. J. a. Rec. (Am.) **120**, 311 (1924).

Jessen, H.: Die Neurologie und Neurochirurgie der Angina pectoris. Münch. med. Wschr. **85**, 1097, 1149 und 1186 (1938).

Jonnesko, Th.: Angine de poitrine guérie per la resection du sympathique cervico-thoracique. Bull. Acad. Méd., Par. **84**, 93 (1920).

— Le traitement chirurgical de l'angine de poitrine. Bull. Acad. Méd., Par. **85**, 67 (1921).

— Traitement chirurgical de l'angine de poitrine par la résection du sympathique cervico-thoracique. Bull. Acad. Méd., Par. **86**, 208 (1921).

— Behandlung der Angina pectoris durch die Resektion des Cervico-Thorakalteiles des N. sympathicus. Progr. Clin. 318 (1922).

— La résection du sympathique dans l'angine de poitrine. Presse méd. **31**, 517 (1923).

Jordan, W. R.: Angina pectoris and insulin. Virgin. med. Mthl. **64**, 196 (1937).

Kappis, M.: Die operative Behandlung der Angina pectoris. Med. Klin. **19**, 1658 (1923).

Kohler, R. und *G. v. d. Weth:* Die Wirkung der zervikalen Sympathektomie auf die Angina pectoris und die Ausfallserscheinungen nach diesem Eingriff. Z. klin. Med. **99**, 205 (1923).

Langeron, L.: Résultats éloignées d'une stellectomie double successive faite pour tachycardie sinusale. Réapparition de la tachycardie au bout de vingt-quatre mois. Apparition de signes angineux. Bull. Soc. Hôp., Par. 53, 987 (1937).

Laubry, C.: Le traitement chirurgical de l'angine de poitrine. Bull. méd. 52, 945 (1938).

Lazorthes, G.: Technik der Alkoholbehandlung der ersten Thorakalganglien. Ihre Anwendung in der Behandlung der Angina pectoris. Presse méd. 45, 517 (1947).

Leriche, R. et *R. Fontaine:* Stellectomie double dans l'angine de poitrine; résultat au bout de 9 ans et demi. Arch. Mal. Coeur etc. 31, 985 (1938).

Lewit, W. S.: Sympathectomia cervicalis als palliative Operation bei Angina pectoris. Münch. med. Wschr. 71, 1771 (1924).

Lian, C., H. Welti und *J. Faquet:* Spätresultate von 8 totalen Thyreoidektomien bei nicht-basedowischer Herzinsuffizienz und bei Angina pectoris. Mém. Acad. Chir., Par. Nr. 5, 63 (1937).

Lindgren, I.: Cutane präkordiale Anaesthesie bei Angina pectoris und Coronarinfarkt. Cardiologia (Schwz.) 11, 415 u. 207 (1946/47).

— und *H. Olivecrona:* Operative Behandlung der Angina pectoris. J. Neurosurg. 4, 19 (1947).

Lippross, O.: Zur Pathologie und Therapie der Angina pectoris. Münch. med. Wschr. 87, 727 (1940).

Littauer, E.: Zur Frage der zervikalen Sympathektomie bei Angina pectoris. Dissertation, Berlin 1923.

Lunedei, A. e *A. Giannoni:* Tentativo di riproduzione sperimentale nell'uomo della sindrome epifrenica e della angina pectoris d'origine gastrica. Riv. clin. Med. 35, Nr. 16 (1934).

Mackenzie, J.: A critique of the surgical treatment of angina pectoris. Lancet 207, 695 (1924).

Miani, A.: Contributo al meccanismo d'azione della tiroidectomia nella cura dell'angina di petto e dello scomenso cardiaco; tiroidectomia ed eccitabilità dei nervi cardiaci. Arch. ital. chir. 45, 343 (1937).

Oberndorfer: Die anatomischen Grundlagen der Angina pectoris. Münch. med. Wschr. 72, 1495 (1925).

Odermatt, W.: Die chirurgische Behandlung der Angina pectoris. Ref.: Zbl. Chir. 50, 1577 (1923).

O'Farrell, P. T.: Die Behandlung der Angina pectoris. Practitioner 162, 89 (1949).

Ormos, P.: Histologische Untersuchungen der sympathischen Ganglien von Kranken mit Angina pectoris. Dtsch. med. Wschr. 71 (1924).

Pal, J.: Klinisches und Therapeutisches über Angina pectoris. Wien. Arch. inn. Med. 6, 153 (1923).

— Die krampflösende Wirkung der paravertebralen Injektion. Wien. klin. Wschr. 36 (1924).

Paliard, F., J. Viallier et *B. Muller:* Un cas d'angine de poitrine traité chirurgicalement. Mort subite trois semaines après la stellectomie. Lyon méd. 159, 672 (1937).

Palma, J. R. di and *J. J. Mac Govern:* Disadvantages of thiouracil treatment of angina pectoris. Amer. Heart J. 32/II, 494 (1946).

Plesch, J.: Blood pressure and its disorders including angina pectoris. London: Baillière, Tindall & Co. 1947.

Pleth, V.: Cervical sympathectomy as a means of stopping the pain of angina pectoris. Amer. J. Surg. 36, 300 (1922).

Pletneff, D. D.: Zur Frage der Dauerresultate nach Anwendung der paravertebralen Alkoholinjektion bei Angina pectoris. Z. Kreisl.forsch. 23, 177 (1931).

Raab, W.: Nebennieren und Angina pectoris. Pathogenese und Röntgentherapie. Arch. Kreisl.forsch. 1, 255 (1937).

Raduai, P. und *L. Mosonyi:* Die Bedeutung der Reflexerregbarkeit des Vagus bei Angina pectoris. Klin. Wschr. 16, 228 (1937).

Raney, R. B. and *K. H. Abbot:* Surgical treatment of angina pectoris and Raynaud's disease. Bull. Los Angeles Neur. Soc. 2, 66 (1937).

Reid, M. R. and *G. Eckstein:* Sensory disturbances following sympathectomy for angina pectoris. J. amer. med. Assoc. 83, 114 (1924).

Reid, M. R. and *A. Friedlaender:* Sympathectomy for angina pectoris. J. amer. med. Assoc. 83, 113 (1924).

Riseman, J. E. F. and *M. G. Brown:* Analysis of diagnostic criteria of angina pectoris; critical study of 100 proved cases. Amer. Heart J. 14, 331 (1937).

Saccomanno, G., R. A. Utgterback and *R. M. Klemme:* Anatomic data regarding the surgical treatment of angina pectoris. Ann. Surg. (Am.) 125, 49 (1947).

Schmidt, R.: Zur Kenntnis der Aortalgie (Angina pectoris) und über das System des anginösen linksseitigen Plexusdruckschmerzes. Med. Klin. 18, 6 (1922).

Schmitt, W.: Haben Sympathikusoperationen bei der Angina pectoris noch eine Berechtigung: Z. ges. inn. Med. 3, 575 (1948).

Schneider, A.: Behandlung der Angina pectoris durch Ausschaltung und Dosierung der auslösenden Reize. Fschr. Med. 50, 821 (1932).

Sénsque, F.: Chirurgische Behandlung der Angina pectoris. Presse méd. 32, 171 (1924).

Siedek, H.: Zur Pathologie der Angina pectoris und des Asthma cardiale. Wien. Arch. inn. Med. 30, 107 (1937).

— Angina pectoris. Wien. klin. Wschr. 61, 788 (1949).

Siegen, H.: Kurzwellenbehandlung im Herzheilbad bei Angina pectoris und verwandten Krankheitszuständen. Med. Welt 2, 1477 (1937).

Sniehotta, H.: Die Behandlung der Angina pectoris mit thyreostatischen Stoffen. Dtsch. med. Wschr. 74, 340 (1949).

Staehelin, R. und *Hotz:* Zur operativen Behandlung der Angina pectoris. Klin. Wschr. 2, 1573 (1923).

Stearns, S., J. E. F. Riseman and *W. Gray:* Alcohol in the treatment of Angina pectoris. N.Y.J. Med. 234, 578 (1946).

Stewart, H. J., E. L. Horger and *C. W. Sorenson:* Experience with the anoxemia test in patients with angina pectoris and in those with atypical chest pain. Amer. Heart J., 161, August (1948)

Stübinger, H. G. und *W. Busse:* Die Behandlung der Angina pectoris mit der Novocainblockade des Ganglion stellatum unter Berücksichtigung der Befunde am EKG. Dtsch. med. Wschr. 74, 546 (1949).

Trincas e *Dagnini:* La tiroidectomia totale nella cura dell'angina di petto e dell'insufficenza cardiaca. Clinica 440 (1935).

Vann, J. W.: Angina pectoris. J. Aviat. Med. (Am.) 8, 121 (1937).

Wassermann, S.: Angina pectoris im Zentralnervensystem (die Psychopathia stenocardia). Klin. Wschr. II, 1150 (1935).

Wenckebach, K. F.: A lecture on angina pectoris and the possibilities of its surgical relief. Brit. med. J. 809 (1924).

— und *H. Eppinger:* Zur operativen Behandlung der Angina pectoris. Kongr.zbl. inn. Med. (1923).

Westphal, K. und *E. Kirchner:* Über die therapeutische Anwendung von Keimdrüsenhormonen bei Herzbeschwerden (Angina pectoris) und Erkrankungen des Herzmuskels. Dtsch. med. Wschr. 68, 1065 (1942).

Wingfield, A.: Cardiac angina. Malayan Med. J. 12, 116 (1937).

Wyss, H. de: Zur Pathologie und Therapie der Angina pectoris. Schweiz. med. Wschr. 54, 561 (1924).

Aortenwurzel

Danielopolu, D.: Anatomie und Physiologie der sens. kardio-aortalen Bahnen beim Menschen. Z. klin. Med. **106**, 54 (1927).
Haynal, E.: Zirkumskripte Erweiterung der Aortenwurzel bei vegetativ Stigmatisierten. Wien. klin. Wschr. **61**, 380 (1949).

Arteriosklerose

Hirsch, S. R.: Herzarteriolen, Arteriosklerose des Herzens und Autonomie des Coronarsystems. Schweiz. med. Wschr. *I*, 539 und 542 (1945).

Asthma cardiale

Siedek, H.: Zur Pathologie der Angina pectoris und des Asthma cardiale. Wien. Arch. inn. Med. **30**, 107 (1937).

Coronarkreislauf, s. S. 165 f.

Dekompensation

Bujniewicz, K. v.: Kompensationseinrichtungen des Organismus bei Herzkompensation. Wien. klin. Wschr. **61**, 268 (1949).
Eppinger, H.: Das Asthma cardiale. Berlin 1924.
Hülse, W.: Arbeiten über das Oedem. Zbl. inn. Med. (1932). Klin. Wschr. (1923) und (1928).
Lian, C., J. J. Welti und *J. Faquet:* Spätresultate von 8 totalen Thyreoidektomien bei nicht-basedowischer Herzinsuffizienz und bei Angina pectoris. Mém. Acad. Chir. Par. Nr. 5, 63 (1937).
Sarre, H. und *G. Steinebach:* Kardiale Oedeme und Jahreszeit. Klin. Wschr. **25**, 810 (1947).

Elektrokardiogramm

Dameshek, W., J. Loman and *A. Myerson:* Human autonomic pharmacology; effect on normal cardiovascular system of acetyl-betamethylcholine chloride, atropine, prostigmine, benzedrine — with especial reference to electrocardiogram. Amer. J. med. Sci. **195**, 88 (1938).
Gülzow, M. und *C. A. Brüsch:* Elektrokardiogrammveränderungen durch einen Follikelhormonstoß. Med. Klin. **4**, 140 (1947).
Kehrer, H. E.: Über elektrokardiographische Veränderungen infolge Luftfüllung der Hirnventrikel. Dtsch. med. Wschr. **72**, 288 (1947).
Koppermann, E. und *L. Walz:* Elektrokardiogrammveränderungen bei Hypertonikern vor und nach Sympathikusoperation. Verh. dtsch. Ges. Kreisl.forsch. 15. Tagung, 236 (1949).
Ludwig, H.: Vegetatives Nervensystem und Vorhofselektrokardiogramm. Helv. Med. Acta **12**, H. 2/3 (1945).
Matteis, F. de e *G. Boccuzzi:* Elettrocardiogramme, perssione arteriosa e curva glicemica nei diencefalo-ipofisari durante alcune prove farmacologiche. Arch. Sci. Med. **67**, 101 (1939).
Nadrai, A.: Die Funktionsprüfung des vegetativen Nervensystems mittels Adrenalin-Elektrokardiogramm. Jahrb. Kinderhk. **151**, 274 (1938).
Pick, E.: L'influenza degli esami vestibolari sulla funzione cardiaca; elettrocardiografia durante gli esami vestibolari. Ref.: Arch. ital. Ot. ecc. **46**, 720 (1934).
Rothlin, E. und *A. Cerletti:* Zur Beurteilung der Wirkung von Mutterkorn-Sympathicolytica auf das EKG. Helv. Med. Acta — Serie A. **17**, 3 (1950).
Schaufler, H.: Die Bedeutung der orthostatischen EKG-Veränderungen für die Diagnose der funktionellen Coronarinsuffizienz. Ref.: Wien. klin. Wschr. **61**, 860 (1949).

Ströder, U.: Die Einflüsse der neuen Sympathikolytika auf das Elektrokardiogramm. Verh. dtsch. Ges. Kreisl.forsch. 15. Tag. 240 (1949).

Wendt, L.: Über den Einfluß eines wechselnden Herzfunktionstyps auf die besondere Art des Energiestoffwechsels, des Kontraktionstyps, der Muskelfaserhypertrophie und der ST-Verlagerung im EKG. Med. Mschr. 1, 478 (1947).

Endokard

Sommer, F.: Über Encephalitis bei Endocarditis lenta. Wien. klin. Wschr. 61, 292 (1949).

Frequenz

Bainbridge, F. A.: Influence of venous filling upon the rate of the heart. J. Physiol. (Brit.) 50, 65 (1915/16).

Barcroft, H. und *H. Konzett:* Wirkung von Noradrenalin und Adrenalin auf die Herzfrequenz des Menschen. Lancet 6543, 147 (1949).

Buisson, P., J. Ohner et *M. Andier:* Bradycardie sinusale avec crises nerveuses. Bull. Soc. mil. Hôp. Par. 3, 51, 638 (1939).

Hensle, W.: Zur Behandlung der paroxysmalen Tachykardie. Med. Klin. Nr. 15, 324 (1946).

Hochrein, M. und *G. Weitzmann:* Die Behandlung der paroxysmalen Tachycardie. Med. Welt. Nr. 21, 134 (1934).

Korth, C.: Über die Auslösung von Extrasystolen durch einen zentralnervösen Reiz. Dtsch. med. Wschr. Nr. 13, 449 (1938).

Mechelke, K. und *H. J. Meitner:* Zur Frage der reflektorischen Steuerung der respiratorischen Arrhythmie. Z. Kreisl.forsch. 38, 268 (1949).

Neusser, E.: Tachykardie, Bradykardie etc. Wien: Braumüller. 1904.

Samaan, A.: The antagonistic cardia nerve and heart rate. J. Physiol. (Brit.) 83, 332 (1934).

Schulte, W.: Die synkopalen Anfälle. Stuttgart: G. Thieme. 1939.

Wyss, W. v.: Einflüsse psychischer Vorgänge auf Atmung, Pulsfrequenz, Blutdruck und Blutverteilung. Handb. Physiol. von Bethe u. Mitarb. Bd. 16.

Gastro-kardialer Symptomenkomplex

Bergmann, G.: Das „epiphrenale Syndrom"; seine Beziehung zur Angina pectoris und zum Kardiospasmus. Dtsch. med. Wschr. 58, Nr. 16 (1932).

Kuckuck, W.: Über den gastrokardialen Symptomenkomplex. Med. Klin. 26, 47 (1930).

Lunedei, A. e *A. Giannoni:* Tentativo di riproduzione sperimentale nell'uomo della sindrome epifrenica e della angina pectoris d'origine gastrica. Riv. clin. Med. 35, Nr. 16 (1934).

Herznerven

Bauereisen, E. und *H. Reichel:* Über die inotrope Wirkung der Herznerven. Klin. Wschr. 25, 785 (1947).

Bezold, A.: Innervation des Herzens. II, (1863).

Bohnenkamp, H.: Über die Wirkungsweise der Herznerven. Pflügers Arch. 196, 275 (1922).

Braeucker, W.: Das extracardiale Nervensystem. Verh. dtsch. Ges. Kreisl.forsch. 5, 322 und 357 (1932).

Cori, K.: Untersuchungen über die Ursachen der Unterschiede in der Herznervenerregbarkeit bei Fröschen zu verschiedenen Jahreszeiten. Arch. exper. Path. (D.) 91, 130 (1921).

Couvreur, E. et *J. Duculty:* Innervation accel. cardiaque. J. Physiol. et Path. gén. 23, 265 (1925).

Cyon, E. de: Die Nerven des Herzens. (Übersetzt von Heusner). Berlin: Julius Springer. 1907.

Danielopolu, D.: Recherches sur la sensibilité cardiaque. C. r. Soc. Biol. 271 (1923).

Engelmann, T. W.: Myogene Theorie und Innervation des Herzens. Dtsch. Klin. 4, 215 (1903).

— Über die Wirkungen der Nerven auf das Herz. Arch. Anat. (D.) 315 (1900).

Fahr, Th.: Zur Frage der Ganglienzellen im menschlichen Herzen. Zbl. Herz-krkh. 2, 155 u. 195 (1910).

Frey, E. K.: Herznervenwirkung und chirurgische Behandlung des Asthma bronchiale. Münch. med. Wschr. 71, 603 (1924).

— Versuche über die Art des Herzschlages und der Herznervenwirkung. Münch. med. Wschr. 71 (1924).

— Über Eingriffe am extrakardialen Herznervensystem. Zbl. Chir. 51 (1924).

Ganter, G. und *A. Zahn:* Zur Lokalisation der automatischen Kammer-zentren. Zbl. Physik. 27, 211 (1913).

— Über die Beziehungen der Nervi vagi zu Sinusknoten und Arterioventri-kularknoten. Pflügers Arch. 154, 492 (1913).

Gollwitzer-Meier, K. und *E. Krüger:* Herznerven, Gaswechsel des Warm-blüterherzens. Pflügers Arch. 240, 89 (1938).

Hofmann, F. B.: Die prae- und postganglionären Fasern der regulatorischen Herznerven und die Bedeutung der Herzganglien. Z. Biol. 67, 404 (1917).

— Zur Kenntnis der Funktion des intrakardialen Nervensystems. Z. Biol. 67, 375 (1917).

Ishihara, M.: Zur Pharmakologie der Purkinje'schen Fäden. J. Pharmacol. (Am.) 29, 355 (1926).

Jonnesco, Th. und *Jonescu:* Experimentelle Untersuchungen über die afferenten kardio-aortalen Bahnen und über den physiologischen Nach-weis des Depressor als isolierter Nerv beim Menschen. Z. exper. Med. 48, 315 (1928).

Klapp, R. und *H. Hösslin:* Vagustherapie. Ref.: Klin. Wschr. 3, 600 (1924).

Loewi, O.: Über humorale Übertragbarkeit der Herznervenwirkung. Pflü-gers Arch. 189, 239 (1921), 203, 408 (1924), 204, 361 (1924).

— Weiteres über die humorale Übertragbarkeit der Herznervenwirkung. Klin. Wschr. 3, 680 (1924).

— Über humorale Übertragbarkeit der Herznervenwirkung. II. Mitt. Pflü-gers Arch. 193, 201 (1922).

— Über humorale Übertragbarkeit der negativ chronotopen und negativ dromotropen Vaguswirkung. Klin. Wschr. 3, 1078 (1924).

— Über humorale Übertragbarkeit der Herznervenwirkung. V. Mitt. Pflügers Arch. 204, 629 (1924).

— und *E. Navratil:* Über humorale Übertragbarkeit der Herznerven-wirkung. VI. Mitt. Pflügers Arch. 206, 123 (1924).

— Über humorale Übertragbarkeit der Herznervenwirkung. VII. Mitt. Pflügers Arch. 206, 135 (1924).

— Über humorale Übertragbarkeit der Herznervenwirkung. X. Mitt. Pflü-gers Arch. 214, 678 (1926).

Leriche, R., R. Fontaine et *J. Kunlin:* Contribution à l'étude des nerfs vasomoteurs du coeur. C. r. Soc. Biol. 110, 299 (1932).

Maas, P.: Experimentelle Untersuchungen über die Innervation der Kranz-gefäße des Säugetierherzens. Arch. klin. Chir. 114, 771 (1920).

Masumoto, T.: Über die Aktionsströme des N. depressor. Nagasaki Igakkwai Zasshi (Jap.) 14, 1456 (1936).

Miani, A.: Contributo al meccanismo d'azione della tiroidectomia nella cura dell'angina di petto e dello scomenso cardiaco; tiroidectomia ed eccita-bilità dei nervi cardiaci. Arch. ital. Chir. 45, 434 (1937).

Rothberger, C. J. und *D. Scherf:* Zur Kenntnis der Erregungsausbreitung vom Sinusknoten auf den Vorhof. Z. exper. Med. **53**, 792 (1927).
Schaefer, H.: Impulse im sensiblen Herznerven bei pathologischem Herzschlag. Dtsch. Arch. klin. Med. **195**, 181 (1949).
Witanowski, W. R.: Über humorale Übertragbarkeit der Herznervenwirkung. VIII. Mitt. Pflügers Arch. **208**, 694 (1924).

Herzruptur

Jaffé, R. und *K. Bross:* Befunde bei Herzrupturen (ein Beitrag zur Frage der Angina pectoris). Z. klin. Med. **123**, 62 (1933).

Kardiovaskuläre Reaktion

Bogaert, A. van: Hypothalamus et réactions cardio-vasculaires d'origine centrale. Arch. internat. Pharmacodynam. **53**, 137 (1936).
— Hypothalamus und zentralnervöse Blutdruckregulation. Wien. klin. Wschr. **49**, 1061 (1936).
Diaz, J. T., D. Phelps, E. T. Ellison and *J. C. Burch:* Effects of various gonadotropic substances upon ovaries, pituitaries and adrenals of animals receiving long-term injections of estrone. Amer. J. Physiol. **121**, 794 (1938).
Horejsi, J. und *G. Aron:* Cutanreaktion der Capillaren auf Adrenalin und Histamin bei Kardiopathien. Z. exper. Med. **99**, 17 (1936).
Pokorny, F.: Zur Differentialdiagnose und Therapie funktioneller kardiovaskulärer Erkrankungen. Wien. klin. Wschr. **61**, 154 (1949).
Schimmert, G. jun.: Die vom Herzen ausgehende Kreislaufsteuerung und ihre Bedeutung für die funktionelle Pathologie des Myokardinfarktes. Dtsch. Gesdh.wes. **1**, 17 (1946).
— Die vom Herzen ausgehende reflektorische Kreislaufsteuerung und ihre Bedeutung für die funktionelle Pathologie des Myokardinfarktes. Dtsch. Gesdh.wes. 502 (1946).

Myokarditis

Frontali, G.: Squilibro neuro-vegetativo miocardite nell'intossicazione difterica. Riv. Clin. pediatr. **36**, 385 (1938).
Fuijnami, A.: Über die Beziehung der Myokarditis zu den Erkrankungen der Arterienwandungen. Virchows Arch. **159**, 447 (1900).
Maßhoff, W.: Die infektallergische Myokarditis. Frankf. Z. Path. **58**, 239 (1944).

Myokardnekrose

Hochrein, M.: Der Myokardinfarkt. Dresden-Leipzig: Steinkopff. 1937.

Myokardschaden

Manning, G. W., G. E. Halland and *F. B. Banting:* Vagus stimulation and the production of myocardial damage. Canad. med. Assoc. J. **37**, 314 (1937).
Schimmert, G. jun.: Die vom Herzen ausgehende reflektorische Kreislaufsteuerung und ihre Bedeutung für die funktionelle Pathologie des Myokardinfarktes. Dtsch. Gesdh.wes. **1**, 17 (1946).
— Die vom Herzen ausgehende Kreislaufsteuerung und ihre Bedeutung für die funktionelle Pathologie des Myokardinfarktes. Dtsch. Gesdh.wes. 502 (1946).

Nervus depressor

Bruns, O. und *J. Genner:* Der Einfluß des Depressor auf die Herzarbeit und Aortenelastizität. Dtsch. med. Wschr. **36**, 1696 (1910).
Eppinger, H. und *G. Hofer:* Durchschneidung des N. depressor bei Angina pectoris. Ref.: Klin. Wschr. **2**, 1290 (1923).

Hering, E. H.: Werden beim Vagusdruckversuch die herzhemmenden Vagus-fasern direkt oder indirekt gereizt? Klin. Wschr. 2, 948 (1923).
— Der Sinus caroticus an der Ursprungstelle der Carotis int. als Aus-gangsort eines hemmenden Herzreflexes und eines depressorischen Gefäßreflexes. Münch. med. Wschr. 71, 701 (1924).
Köster, G. und *A. Tschermak:* Über den Nervus depressor als Reflexnerv der Aorta. Pflügers Arch. 93, 23 (1902).
— Über Ursprung und Endigung des N. depressor und N. laryngeus sup. beim Kaninchen. Arch. Anat. u. Physiol. (Berl. u. Leipz.) — Arch. Anat. — Supplement. 255 (1902).
Kümmell, H. jun.: Resektion des linken Halssympathikus und des N. depres-sor bei Angina pectoris mit schwersten stenokardischen Anfällen. Vortr. Ref.: Dtsch. med. Wschr. 50, 292 (1924).
Malmejac, J. et *A. Capel:* Sur le rôle des nerfs dépresseurs lors de pincement courts de l'aorte thoracique. C. r. Soc. Biol. 122, 961 (1936).
Masumoto, T.: Über die Aktionsströme des N. depressor. Nagasaki Igakkwai Zasshi (Jap.) 14, 1456 (1936).
Schafer, E. and *Sh. Walker:* Does the depressor contain efferent fibres? Quart. J. exper. Physiol. 13, 69 (1922).
Stadler, E.: Die Bedeutung des Nervus depressor für Blutdruck und Aorta. Dtsch. Z. Nervenhk. 48, 724 (1913).

Paroxysmale Tachykardie

Flory: Abbruch des Anfalls paroxysmaler Tachykardie durch Vagus-reizung. Dtsch. Z. Chir. 154, 72 (1920).
Kiss, P.: Acetylcholine in treatment of paroxysmal tachycardia. Orv. Hetil. (Ung.) 80, 1188 (1936).
Langeron, L.: Résultats éloignées d'une stellectomie double successive faite pour tachycardie sinusale. Réapparition de la tachycardie au bout de vingt-quatre mois. Apparition de signes angineux. Bull. Soc. méd. Hôp. Par. 53, 987 (1937).
Leriche, R. et *J. Heitz:* Considérations sur la possibilité d'un traitement chirurgical de la tachycardie paroxystique. Lyon chir. 21, 39 (1924).

Perikarditis

Giannoni, A.: La sintomatologia dolorosa delle pericarditi. Riv. clin. med. 35, 271 (1934).
Sicard, A.: Etat actuel de la chirurgie dans le traitement des affections cardiaques et péricardiaques. Progr. med. 65, 831 (1937).

Praekordialer Schmerz

Connell, W. F.: Clinical aspects of praecordial pain. Canad. med. Assoc. J. 38, 147 (1938).

Labyrintho-kardialer Reflex

Neri, V.: Il riflesso labirinto-cardiaco. Vortr. Ref.: Boll. Sci. Med. 330 (1916).

Oto-kardialer Reflex

Balaize, J.: Etude du système neuro-végétatif chez les tuberculeuses au moyen du réflexe oto-cardiaque. Rev. Tbc. (Fr.) 4, 547 (1938).
Frommel, E.: Le réflexe auricolo-cardio-polmonaire. Le rôle de l'oreille dans la pathogénie de certaines morts au bain. J. Physiol. et Path. gén. 41, 327 (1933).
Lafite-Dupont, J. A.: Réflexe auricolo-cardiaque et auricolo-vasomoteure. C. r. Soc. Biol. 76, 731 (1924).

Pulmo-koronarer Reflex

Scherf, D. und *E. Schönbrunner:* Über den pulmo-koronaren Reflex bei Lungenembolien. Klin. Wschr. 16, 340 (1937).

Tympano-kardialer Reflex

Marsigli, C.: Sul riflesso timpano-cardiaco. Valsalva (It.) **3**, 206 (1934).

Vestibulo-kardialer Reflex

Torre, G. dalla e *P. G. Cantele:* Sui riflessi vestibolo-vegetativi. I riflessi vestibolo-sfigmico e vestibolo-cardiaco. Osservazioni cliniche esperimentali. Riv. Ot. ecc. **14**, 1 (1937).

Viszero-kardialer Reflex

Crittenden, P. J.: A study of viscero-cardiac-reflexes. II. The experimental production of cardiac irregularities in icteric dogs with an analysis of the role played by nausea and vomiting. Amer. Heart J. **8**, 8 (1933).
Hinrichsen, J. and *A. C. Ivy:* Effect of stimulation of visceral nerves on coronary flow in dogs. Arch. int. Med. (Am.) **50** (1933).
Scott, H. and *A. C. Ivy:* Viscero-cardiac reflexes. An experimental study in frogs and dogs. Arch. int. Med. (Am.) **49**, 227 (1932).

Rhythmische Störungen

Eckey, P., A. Günzel und *H. W. Wünsche:* Anfallsweise auftretender Rhythmenwechsel als Ursache unklarer Herzbeschwerden. Dtsch. med. Wschr. **64**, 109 (1938).
Masumoto, T.: Untersuchungen über die Bedingungen der nach Karotidenabklemmung auftretenden unregelmäßigen Pulse; der Einfluß der Durchschneidung der beiden Nn. vagi oder der Entfernung der beiden Ganglia stellata. Nagasaki Igakkwai Zasshi (Jap.) **14**, 1149 (1936).
— Untersuchungen über die Bedingungen der nach Karotidenabklemmung auftretenden unregelmäßigen Pulse; der Einfluß des Morphiums, des Bariums oder des Blutdruckes auf den unregelmäßigen Puls. Nagasaki Igakkwai Zasshi (Jap.) **14**, 1442 (1936).
Rosselli del Turco, L.: Variazioni pressorie, plestografiche e del ritmo cardiaco durante le prove calorica egalvanica per l'esame della funzinalità vestibolare. Differenze die comportamento fra l'uomo normale e l'iperteso. Rass. Neuroveg. **1**, 211 (1938).

Schmerz

Brooke, C. R.: Cardio-vascular pain. Med. Bull. Veterans' Admin. (Am.) **14**, 247 (1938).
Fodor, I. et *G. Neumann:* Mechanism of origin of heart muscle pain. Gyógyászat (Ung.) **78**, 707 (1938).
Langston, W.: Premonitory pain in coronary artery occlusion. South. med. J. (Am.) **32**, 333 (1939).

Vitium

Boden, E. und *O. Bayer:* Die Bedeutung des mittleren Aortendruckes für die Coronardurchblutung bei Aorteninsuffizienz und Aortenisthmusstenose. Z. Kreisl.forsch. **15**, 225 (1949).

Infektionskrankheiten und vegetatives Nervensystem

Allgemeines

Bélak, A. und Mitarb.: Vegetatives Nervensystem und Immunität. I.—III. Z. exper. Med. **52**, 559 (1926).
Khreninger, v. und *J. Guggenberger:* Psyche und Infektion. Arch. Hyg. (D.) **109**, 333 (1933).

Marquezy, R., M. Ladet et *P. Gauthier-Villars:* Les lésions viscérales au cours du syndrome malintoxi-infectieux. Le rôle du système neuro-végétatif. Bull. Soc. méd. Hôp., Par. 54, 923 (1923).
Mogilnitzky, B.: Die Veränderungen der sympathischen Ganglien bei Infektionskrankheiten. Virchows Arch. 241, 228 (1923).

Bangsche Erkrankung

Rössle, R.: Beitrag zur Kenntnis der geweblichen Veränderung bei der Bangschen Krankheit des Menschen. Münch. med. Wschr. 80, 5 (1933).

Diphtherie

Frontali, G.: Squilibrio neuro-vegetativo miocardite nell'intossicazione difterica. Riv. clin. pediatr. 36, 385 (1938).
Mogilnitzky, B.: Zur Frage über die Pathologie und pathologische Anatomie des vegetativen Nervensystems bei Scharlach und Diphtherie. Münch. med. Wschr. 71 (1924).
Tonutti, E.: Wirkung nachträglicher Hypophysektomie auf den Eintritt der Nebennierenrindenschäden bei Diphtherietoxinvergiftung. Klin. Wschr. 28, 137 (1950).

Encephalitis epidemica

Beringer, K.: Polydipsie und Encephalitis epidemica. Z. Neur. 86, 496 (1923).
Beringer, K. und *P. György:* Polydipsie nach Encephalitis epidemica. Klin. Wschr. 2, 1493 (1923).
Zeißl, E.: Neuritische Formen einer sporadischen Encephalitis lethargica. Vortr.Ref.: Wien. klin. Wschr. 61, 352 (1949).

Grippe

Riese, W.: Zur Pathologie des Sympathikus bei Grippe. Berl. klin. Wschr. 56, 1202 (1919).

Hepatitis epidemica

Eucker, H.: Die Behandlung der Hepatitis epidemica mittels paravertebraler Novocaininjektion D. VII—D. XI. Arch. inn. Med. 1, 171 (1949).

Immunität

Bogendörfer, L.: Über den Einfluß des Zentralnervensystems auf Immunkörpervorgänge. I.—III. Arch. exper. Path. (D.) 124, 65, (1927); 126, 378 (1927); 133, 107 (1928).
Doerr, R.: Die Immunitätsforschung. Ergebnisse und Probleme in Einzeldarstellungen. Wien: Springer-Verlag. 1947—1951.
Goreczky, L.: Vegetatives Nervensystem und Immunität. Dtsch. med. Wschr. 114 (1942).
Metalnikov, S.: Die Rolle des Nervensystems und der physische Faktor bei der Immunität. Z. exper. Med. 84, 89 (1932).
— Facteurs biologiques es psychiques de l'immunité. Presse méd. I, 753 (1932).
— Influence du système nerveux sur l'immunisation. C. r. Acad. Sci., Par. 178, 671 (1924).
Schambouroff, D. A. et *Belikowa:* Rôle du système nerveux dans l'immunité, irritation conditionelle, inhibition condit. et leucocytose. Ann. Inst. Pasteur 56, 700 (1936).
Waitz, C.: Zur Frage von Immunität und Allergie bei Tuberkulose. Tuberkulosearzt 4, H. 4, 185 (1950).

Malaria

Stahl, O.: Die Leriche Operation, ihre Indikation und ihre Folgen. Z. ärztl. Fortb. 14, 512 (1923).

Vanzetti, G.: Die Malariabehandlung mit intravenösen Adrenalininjektionen. Berlin: Springer-Verlag. 1945.

Poliomyelitis

Stein, F.: Pathologisch-anatomische Erfahrungen bei der Poliomyelitis nach Einführung der „Eisernen Lunge". Ärztl. Wschr. 1, 1129 (1947).

Scharlach

Gastinel, P., M. Conte et *J. Delarue:* Action expérimentale de la toxine streptococcique sur le système neurovégétatif. Rôle de ce système dans la physiologie de la scarlatine. Presse méd. 44, 1806 (1936).

Mogilnitzky, B.: Zur Frage über die Pathologie und pathologische Anatomie des vegetativen Nervensystems bei Scharlach und Diphtherie. Münch. med. Wschr. 71 (1924).

Sepsis

Müller, E.: Die Bedeutung des autonomen Nervensystems für die Klinik der septischen Erkrankungen. Klin. Wschr. 2, 997 (1923).

Streptokokkentoxin

Gastinel, P., M. Conte et *J. Delarue:* Action expérimentale de la toxine streptococcique sur le système neurovégétatif. Rôle de ce système dans la physiologie de la scarlatine. Presse méd. 44, 1806 (1936).

Typhus abdominalis

Brednow, W.: Knochenmarkreaktionen im Verlaufe des Typhus abdominalis. Dtsch. med. Wschr. 72, 632 (1947).

Lühr, K.: Regulationsstörungen beim Fleckfieber. Dtsch. Gesdh.wes. H. 9 (1946).

Themann, G.: Die Titerschwankungen der Weil-Felix-Reaktion im Verlauf des Fleckfiebers und ihre auslösende Ursache. Dtsch. med. Wschr. 72, 168 (1947).

Typhus exanthematicus

Mazkewitsch, J.: Über vasomotorische Neuritiden nach Typhus exanthematicus. Psychiatria, Neurol. i experim. Psichol. 3, 360 (1924).

Virusinfektion

Klare, V.: Ein Fall von gleichzeitiger Erkrankung der Leber und des Zentralnervensystems bei Virusinfektion. Wien. klin. Wschr. 62, 282 (1950).

Infiltrationstherapie und vegetatives Nervensystem

Allgemeines

Althoff, H.: Über Indikation und Technik der Novokainbehandlung der inneren Medizin. Med. Mschr. 1, 7 (1947).

— Die therapeutische Novocainanwendung in der inneren Medizin. Dresden u. Leipzig: Th. Steinkopff. 1947.

Fenz, E.: Behandlung rheumatischer Erkrankungen durch Anaesthesie. Dresden u. Leipzig: Th. Steinkopff. 1941.

— Anaesthesie als Heilweise. Ther. Gegenw. 83, 318 (1942).

Gosio, R.: Novocainizzazione intratiroidea in condizioni morbose varie. Rass. Neuroveg. 1, 557 (1939).

Hoffmann, K. F.: Carl Ludwig Schleich, der Erfinder der Infiltrationsanaesthesie. Med. Mschr. 1, 174 (1947).

Hutter, K.: Aussprache zu Starlinger: Korrelative Diagnostik und Therapie mittels Depotanaesthesie. Vortr.Ref.: Wien. klin. Wschr. 58, 116 (1946).

Langley, J. N.: Antidromic action. J. Physiol. (Brit) 57, 428 (1922).
— Über die Gefäßerweiterer der Katzenpfote. Vortr.Ref.: Klin. Wschr. 2, 1912 (1923).

Lapinski, M.: Über die Gefäßinnervation der Hundepfote. Arch. mikr. Anat. 65, 623 (1905).

Payot, P.: Über die Hemmung der encymatischen Acetylcholin-Spaltung durch Antihistaminica und Anaesthetica. Schweiz. med. Wschr. 76, 1159 (1946).

Sigg, K.: Die Infiltrationsanaesthesie bei rheumatischen Erkrankungen, peripheren Durchblutungsstörungen und bei Distorsionen. Schweiz. med. Wschr. 77, 773 (1947).

Amethocain

Falkner-Hill, E.: Amethocaine or nupereaine. Brit. J. Anaesth. 2, 90 (1947).

Angina pectoris

Lindgren, I.: Cutaneous precordial anaesthesia in Angina pectoris and coronary occlusion (an experimental study). Cardiologia (Schwz.) 11, 207 (1947).

Depotanästhesie

Finsterer, H.: Aussprache zu: Starlinger, Korrelative Diagnostik und Therapie mittels Depotanästhesie. Ref.: Wien. klin. Wschr. 58, 116 (1946).

Starlinger, F.: Korrelative Diagnostik und Therapie mittels Depotanästhesie. Vortr.Ref.: Wien. klin. Wschr. 58, 116 (1946).

Ganglion spheno-palatinum

Cerise, L. et *R. Thurel:* La phénolisation du ganglion sphénopalatin dans les névrites rétrobulbaires. Rev. Ot. etc. (Fr.) 15, 65 (1937).

Donzelot, E. et *B. Ménétrel:* Infiltration novocaïnique des ganglions stellaires dans les syndromes angineux et hypertensifs. Bull. Soc. méd. Hôp., Par. 54, 1649 (1938).

Leriche, R.: L'anesthésie isolée du ganglion étoilé. Presse méd. 42, Nr. 41 (1934).

Leriche, R., R. Fontaine et *L. Friedmann:* L'infiltration stellaire est-elle justifiée dans l'embolie pulmonaire du point de vue physiologique et anatomo-pathologique? Quelle place doit-elle occuper dans la thérapeutique de cette affection? J. Chir. (Fr.) 50, 737 (1937).

Magitot, A.: La douleur oculaire. Sa thérapeutique par l'anesthésie du ganglion sphénopalatin et l'alcoolisation orbitaire. Ann. Ocul. (Fr.) 174, 361 (1937).

Nettel, H. und *H. Nieckau:* Die Behandlung chirurgischer Erkrankungen mit der paravertebralen und Stellatum-Anaesthesie. Dtsch. med. Wschr. 74, 169 (1949).

Ganglion stellatum

Froment, R., A. Chapuy et *L. Masuy:* Oblitération coronarienne avec angine de poitrine à accès pluri-quotidiens. Action sédative remarquable de l'infiltration novocaïnique du ganglion étoilé gauche. Lyon méd. 159, 714 (1937).

Grenzstrangblockade (Novokain)

Müller, W.: Leistungsbilanz der lumbalen Grenzstrangblockade (Sklerodermie, Elephantiasis). Dtsch. Gesdh.wes. 2, 688 (1947).

Impletol

Kraus, E. G.: Zur Heilanaesthesiebehandlung mit Impletol. Med. Klin. 44, 773 (1949).
Lunedei, A.: Sindrome di Cl. Bernard-Horner in seguito ad anestetizzazione del ganglio sfeno-palatino. Sperimentale Nr. 4 (1929).

Laryngologische Anästhesie

Hochfilzer, J. J.: Neuere Methoden der Anästhesie bei otolaryngologischen Eingriffen. Wien. klin. Wschr. 62, 512 (1950).

Novokain

Anselmino, K. J.: Behandlung der Thrombophlebitis mit Novokainblockade der lumbalen sympathischen Grenzstränge. Dtsch. med. Wschr. 37, 38 (1947).
Berner, A.: L'action générale de la novocaine dans le choque operatoire et traumatique. Helv. Chir. Acta 16, H. 6, 373 (1949).
Dicourt, I.: Les injections locales de novocaine dans le traitement de certaines algies de caractère sympathique. Paris méd. 46, 423 (1938).
Gross, D.: Die Novokainbehandlung der essentiellen Hypertonie. Acta neuroveget. 1, 389 (1950).
Hasard, A.: I. La Novocaine (Procaine) et ses actions pharmacodynamiques. In: M. Loeper: Les Médications du Jour. Paris: Masson & Cie. 1949. — II. Actualités Pharmacologiques: La Procaine (Novocaine), reactif pharmacologique et biologique. S. 98. Paris: Masson & Cie. 1949.
Kühtz, E. H.: Über die Technik der Novokain-Injektionen am sympathischen Nervensystem. Med. Klin. 44, 110 (1949).
Lampen, H.: Therapeutische Möglichkeiten bei Asthma bronchiale unter besonderer Berücksichtigung der intravenösen Novokainbehandlung. Ärztl. Wschr. 1, 1040 (1947).
Miltzow, G.: Klinische Beobachtungen an Magenkranken bei subkutanen Infiltrationen von Novokain. Dtsch. Gesdh.wes. 3, 324 (1948).
Moynahan, E. J. and *E. S. Nicholson:* Value of procaine infiltration in the diagnosis and treatment of fibrositis. Brit. med. J. 65, 4228 (1942).
Oury, P., A. Bensaude et *J. Brossard:* Les injections intraveineuses d'atropine et de novocaine dans les syndromes douloureux digestifs. Presse méd. 74, 559 (1946).
Schmitt, W.: Zur Wirkungsweise von Sympathikuseingriffen unter Berücksichtigung der Novokainblockade. Dtsch. med. Wschr. 74, 1392 (1949).
Strotzka, H.: Klinische und experimentelle Untersuchungen zur intravenösen Novokaintherapie. Klin. Med. 4, H. 8 (1949).
Vejda, A.: Die therapeutische Bedeutung des paravertebralen Novokainblocks bei der Pancreatitis acuta. Wien. klin. Wschr. 61, 501 (1949).
Wischnewsky, A. W.: Der Novokainblock als eine Methode der Einwirkung auf die Gewebstrophik. Zbl. Chir. 62, 735 (1935/I).
Zander, R.: Über intravenöse Novokainbehandlung bei Lungenblutungen. Tuberkulosearzt 3, 464 (1949).

Paravertebrale Injektion

Brunn, F.: Paravertebrale Injektionen. Wien. med. Wschr. 74, 1952 (1924).
Brunn, F. und *F. Mandl:* Die paravertebrale Injektion zur Bekämpfung visceraler Schmerzen. Wien. klin. Wschr. 36, 511 (1924).

Findley, Th. und *R. Patzer:* Die Behandlung des Herpes Zoster durch paravertebralen Prokainblock. J. amer. med. Assoc. 128, 1217 (1945).
Gaza, W. v.: Über paravertebrale Neurektomie am Grenzstrang und paravertebrale Injektionstherapie. Klin. Wschr. 3, 525 (1924).
Jung, A. und *H. Fell:* Arteriographie, Sympathicusinfiltration und Sympathektomie bei Erfrierungsschäden. Dtsch. Z. Chir. 255, 249 (1942).
Jurasz, A. T.: Die Paravertebralanaesthesie im Dienste der Gallensteinchirurgie. Zbl. Chir. 41, 1409 (1914).
Kappis, M. und *F. Gerlach:* Die differentialdiagnostische Bedeutung der paravertebralen Novocaineinspritzung. Med. Klin. 19, 1184 (1923).
Nettel, H. und *H. Nieckau:* Die Behandlung chirurgischer Erkrankungen mit der paravertebralen und Stellatum-Anaesthesie. Dtsch. med. Wschr. 74, 169 (1949).
Pal, J.: Die krampflösende Wirkung der paravertebralen Injektion. Wien. klin. Wschr. 36 (1924).

Phlebitis

Aufrère et *F. Mathieu:* L'infiltration du sympathique lombaire dans le traitement des phlébites postopératoires. Lyon méd. 158, 169 (1936).

Prokain

Burstein, C.: Treatment of acute arrhythmias during anesthesia by intravenous procaine. Anesthesiology 7 (1946).
Hasard, A.: I. La Novocaine (Procaine) et ses actions pharmacodynamiques. In: M. Loeper: Les Médications du Jour. Paris: Masson & Cie. 1949. — II. Actualités Pharmacologiques: La Procaine (Novocaine), reactif pharmacologique et biologique. S. 98. Paris: Masson & Cie. 1949.
Uhley, M. H. and *M. Wilurne:* The effect of intravenous procaine of the electrocardiogram of the dog. Amer. Heart J. 36, V, 576 (1943).

Splanchnikusanästhesie

Kappis, M.: Sensibilität und lokale Anaesthesie im chirurgischen Gebiet der Bauchhöhle mit besonderer Berücksichtigung der Splanchnikusanästhesie. Bruns' Beitr. 115, 161.

Kinderheilkunde und vegetatives Nervensystem

Allgemeines

Eckert: Die pharmakologische Prüfung des vegetativen Nervensystems im Kindesalter. Z. Kinderhk. 7, 41 (1913).
Molitch, M. and *J. P. Sullivan:* Effect of benzedrine sulfate on children taking new Stanford achievement test. Amer. J. Orthopsychiatry 7, 519 (1937).
Molitch, M. and *S. Poliakoff:* Effect of benzedrine sulfate on basal metabolism of children. Arch. Pediatr. (Am.) 54, 683 (1937).
Nobencourt, P. et *J. Haguenau:* Caractères radiologiques du crâne et notamment de la selle turcique chez les enfants obèses. Presse méd. 47, 437 (1939).
Senin, U.: Das vegetative Nervensystem in der kinderärztlichen Praxis. Kinderärztl. Prax. 9, 522 (1938).
Viereck: Aus der Pathologie des vegetativen Nervensystems im Kindesalter. Verein inn. Med. u. Kinderhk., Berlin 1912.
Vollner, E. S.: Use of benzedrine inhaler for children. Arch. Otolaryng. (Am.) 37, Nr. 26 (1937).

Acrodynia infantilis

Fiocco, S.: Acrodinia infantile. Arch. ital. Derm. **13**, 498 (1937).
Mayerhofer, E.: Die Bellergal-Behandlung der infantilen Akrodynie. Arch. Kinderhk. III, 94 (1937).

Enuresis

Molitch, M. and *S. Poliakoff:* Effect of benzedrine sulfate enuresis. Arch. Pediatr. (Am.) **54**, 499 (1937).

Ernährungsekzem

Marquezy, R. A. et *M. Ladet:* La mort rapide au cours de l'eczéma du nourrisson; le rôle du système neuro-végétatif. Nourrisson **26**, 154 (1928).
Marquezy, R. A., Th. Alajouanine, M. Ladet et *T. Hornet:* La mort rapide au cours de l'eczéma du nourrisson. Rôle du système neuro-végétatif. Bull. Soc. Pédiatr. Par. **36**, 165 (1938).

Feersche Krankheit

Huber, H. G.: Über Fehldiagnosen bei Feerscher Krankheit. Dtsch. Gesdh.Wes. Nr. 10 (1946).

Mongolismus

Piana, G. A.: Orientamenti neurovegetativi in bambini affetti da mongolismo. Clin. pediatr. **18**, 613 (1936).

Pubertät

Negri, C.: Sulla „magrezza della tarda pubertà femminile" (magrezza ipofisaria giovanile o nuova sindrome di Kylin). Gi. clin. Med. XVIII, 1199 (1937).

Klima und vegetatives Nervensystem

Allgemeines

Carmichael, E. A.: Die Umweltbeziehungen des Menschen (Wärme). Vortr.-Ref.: Dtsch. med. Wschr. **72**, 43 (1947).
Curry, M.: Abhängigkeit klinischer Beobachtungen vom Arangehalt der Luft. Acta neuroveget. **1**, 399 (1950).
Forcher-Mayr: Klimawirkungen durch Kondensationskerne. Ref.: Wien. klin. Wschr. **62**, 55 (1950).
Gellhorn, E. and *J. Feldman:* The influence of cold and heat on the vagoinsulin and the sympathico-adrenal system. Am. J. Physiol. **133**, 670 (1941).
Kley, B. J. van der: Wetter und Krankheiten. Schweiz. med. Wschr. **72**, 766 (1942).
Kliebert, G. and *L. Zselyonka:* Effect of climate on convalescent children with special consideration of regulation of vegetative tonus. Orvosi Hetil. (Ung.) **82**, 36 (1938).
Pfanner, W.: Gedanken zum Föhnproblem. Vortr.Ref.: Wien. klin. Wschr. **62**, 55 (1950).

Höhenklima

Wyss, F. und *A. Gianoli:* Die Veränderungen der Capillarresistenz im Höhenklima. Schweiz. med. Wschr. **76**, 626 (1946).

Kälteschaden

Jung, A. und *H. Fell:* Arteriographie, Sympathicusinfiltration und Sympathektomie bei Erfrierungsschäden. Dtsch. Z. Chir. **255**, 249 (1942).
Kilian, H.: Kälteschäden. Dtsch. Gesdh.wes. **1**, 33 (1946).
Schneider, W.: Kältewirkung und Gesamtorganismus. Dtsch. med. Wschr. **71**, 259 (1946).

Konstitution und vegetatives Nervensystem

Allgemeines

Bauer, J.: Beitrag zur klinischen Konstitutionspathologie. Arch. klin. Med. **126**, 126 (1918).
Borchardt, A.: Aufgaben und Ziele der Konstitutionsforschung. Ref.: Wien. klin. Wschr. **61**, 351 (1949).
Brock, J.: Erhöhte Hungerresistenz der Jugendlichen. Ärztl. Wschr. **1**, 200 (1947).
Hempel, J.: Über die pathoplastische und konstitutionsbiologische Bedeutung der „vegetativen Stigmatisierung" in der Psychiatrie. Arch. Psychiatr. (D.) **108**, 517 (1938).
Kraus, H.: Vegetatives Nervensystem und Individualistik. Klin. Wschr. **1**, 2404 (1922).
Rosselli del Turco, L.: Contributo clinico et anatomo-patologico allo studio delle forme attenuate, costituzionali e familiari del morbo di Cushing. Considerazioni sulla patogenesi di questa malattia. Rass. Neuroveg. **1**, 501 (1939).
Schambouroff, D. A. et *Belikowa:* Rôle du système nerveux dans l'immunité, irritation conditionelle, inhibition conditionelle et leucocytose. Ann. Inst. Pasteur **56**, 700 (1936).
Solms, H.: Die Beziehung des Hydergin-Glukose Testes zu Psyche und Körperbau. Schweiz. Arch. Neur. **65** (1950).
Spadolini, I.: Concetti moderni sulla costituzione anatomo-funzionale del sistema nervoso della vita vegetativa. Biol. med. **12**, 307 (1936).

Allergie

Petow, H.: Die konstitutionelle Bedingtheit der Allergie. Dtsch. med. Wschr. **II**, 1867 (1934).

Blutdruck

Backer, M.: Essential hypertension; constitutional considerations. Amer. J. med. Sci. **192**, 395 (1936).

Dystonie

Klotz, R.: Neue Gesichtspunkte zur Verhütung der Fehlgeburt. Ein Beitrag zur vegetativen Dystonie. Münch. med. Wschr. **83**, 1830 (1936).
Slagle, G. W.: Dystonia of vegetative nervous system; value of specific sedation in treatment. J. Michigan med. Soc. **37**, 537 (1938).

Fettgewebe

Goering, D.: Über den Einfluß des Nervensystems auf das Fettgewebe. Z. Konstit.lehre **8**, 312 (1922).

Innere Konstitution

Bauer, J.: Konstitutionelle Disposition für innere Krankheiten. Berlin 1917.
— Konstitutionelle Disposition zu inneren Krankheiten. Klin. Wschr. **18**, 430 (1926).

Kapillaren

Hagen, W.: Periodische, konstitutionelle und pathologische Schwankungen im Verhalten der Blutkapillaren. Arch. path. Anat. **239**, 504 (1922).

Mygind, S. H. and *D. Dedering:* Ménière's disease as an indicator disturbances in the water metabolism, capillary function and body condition. Ann. Ot. etc. (Am.) **47**, 55 (1938).

Lymphatismus

Arnoldi, W.: Vegetatives System und Lymphatismus. Münch. med. Wschr. **71**, 1746 (1924).

Sympathikotonie

Frank, E.: Über den gegenwärtigen Stand der Lehre von der Vagotonie und Sympathikotonie. Dtsch. med. Wschr. **47**, 159 (1921).

Klineberger, C.: Über Vagotonie und Sympathikotonie. Berl. klin. Wschr. **56**, 719 (1919).

Veil, W. H.: Vagotonie und Sympathikotonie. Dtsch. med. Wschr. **50**, 511 und 532 (1924).

Ulkus

Bauer, J. und *B. Aschner:* Beitrag zur klinischen Konstitutionspathologie bei Ulcus pept. ventr. und duodeni. Klin. Wschr. **1**, 1250 (1922).

Spiegel, E.: Beiträge zur klinischen Konstitutionspathologie. II. Organdisposition bei Ulcus pepticum. Arch. klin. Med. **126**, 45 (1918).

Vagotonie

Dziembowski, S. v.: Die Vagotonie. Berl. klin. Wschr. (1917).

— Die Vagotonie, eine Kriegskrankheit. Ther. Ggw. **56**, 105 (1915).

Eppinger, H.: Vagotonie. Berlin 1910.

— und *W. Hess:* Die Vagotonie. Z. klin. Med. **67** (1909).

Frank, E.: Über den gegenwärtigen Stand der Lehre von der Vagotonie und Sympathikotonie. Dtsch. med. Wschr. **47**, 159 (1921).

Glaser, F.: Der abdominelle Vagusreflex bei Vagotonie. Med. Klin. **18**, 331 (1922).

Hempel, J.: Die vegetativ-dystone Depression. Nervenarzt **10**, 22 (1937).

Klineberger, C.: Über Vagotonie und Sympathikotonie. Berl. klin. Wschr. **56**, 719 (1919).

Lublinski, H.: Beitrag zur Vagotonie. Berl. klin. Wschr. **52**, 1571 (1915).

Manderli, H. und *L. Magg:* Über die Wirkungsbreite des Bellergals und seine spezifisch vegetativen Komponenten in der Behandlung vegetativer Dystonie bei Tuberkulose. Schweiz. med. Wschr. **77**, 83 (1947).

Ritter, A.: Beitrag zur Pathogenese und Therapie der Ulkuskrankheit des Magens unter spezieller Berücksichtigung der vegetativen Konstitution. Schweiz. med. Wschr. **77**, 1251 (1947).

Schäfer, K.: Über die fixierte Vagotonie bei Anpassung an Kohlensäure. Klin. Wschr. **27**, 646 (1949).

Veil, W. H.: Vagotonie und Sympathikotonie. Dtsch. med. Wschr. **50**, 511 und 532 (1924).

Wachstum

Schubert: Wachstumsunterschiede und atrophische Vorgänge am Skelettsystem. Dtsch. Z. Chir. **161**, 80 (1921).

— Verlängerungen und Verkürzungen am wachsenden Knochen durch entzündliche Vorgänge. Dtsch. med. Wschr. **50**, 974 (1924).

Körpertemperatur und vegetatives Nervensystem

Allgemeines

Albert, F.: L'exploration thermométrique appliquée à l'étude de la vaso-motricité périphérique. Bull. Acad. Méd. Belg., Brux. 2, 517 (1937).

Aronson, E.: Allgemeine Fieberlehre. Berlin 1906.

Clark, G., H. W. Magoun and *S. W. Ranson:* Hypothalamic regulation of body temperature. J. Neurophysiol. 2, 61 (1939).

Hatakose: Über Blutdruck- und Körpertemperaturveränderung durch Zwischenhirnstich. Mitt. med. Ges. Chiba 13, H. 9 (1935).

Hess, W. R. und *W. A. Stoll:* Die Regulierung der Körpertemperatur. Helv. physiol. Acta 2, 461 (1944).

Morgan, L. and *A. R. Vonderahe:* The hypothalamic nuclei in heat stroke with note on the central representation of temperature regulation. Arch. Neur. (Am.) 42, 83 (1939)

Möschl, H.: Über einen Fall von Hyperthermie, Diabetes insipidus und Morbus Basedow mit Übergang in primäre Oligurie und Myxödem bei einem parasellaren Tumor. Z. klin. Med. 134, 719 (1938).

Popowa, T. V.: Über den zentralen Mechanismus der physikalischen Wärme-regulation. J. Physiol. (UdSSR.) 32, 627 (1946). Ref.: Klin. Wschr. 25, 889 (1947).

Scheinfinckel, L.: Thermoelektrische Untersuchungen über den wärme-bildenden Einfluß des Nervus sympathicus auf die quergestreifte Muskulatur. Schweiz. med. Wschr. 68/II, 965 (1938).

Serota, H. M.: Temperature changes in cortex and hypothalamus during sleep. J. Neurophysiol. 2, 42 (1939).

Stoll, W. A.: Hypothalamus, Temperaturregulierung. Helv. physiol. Acta. 1, 329 (1943).

Thauer, R.: Der Mechanismus der Wärmeregulation. Erg. Physiol. 41, 607 (1939).

Fieber

Ebbecke, U.: Schüttelfrost, in Kälte, Fieber und Effekt. Vortr. Ref.: Dtsch. med. Wschr. 72, 332 (1947).

Feldman, J. and *E. Gellhorn:* The influence of fever on the vago-insulin and sympathico-adrenal system. Endocrinology 29, 141 (1941).

Gosio, R. e *A. Collicelli:* La „prova della febbre" nella indagine neuro-vegetativa. Rass. Neuroveg. 2, 159 (1940).

Grewing, R.: Die Pathogenese des Fiebers usw. Dtsch. med. Wschr. 48, 1673 (1922).

Hypothalamus und Temperaturregulation

Teauge, R. and *S. W. Ranson:* Role of anterior hypothalamus in temperature regulation. Amer. J. Physiol. 117, 562 (1936).

Hypothermie

Gollwitzer-Meier, K.: Die konsensuelle Hypothermie der Gliedmaßen bei Gesunden und Nervenschußverletzten. Dtsch. med. Wschr. 72, 103 (1947).

Temperatursensibilität

Stewart, G. N. and *W. B. Laffer:* A study of vasomotors reflexes elicited by heath and cold from regions devoid of temperature sensibility. Arch. int. med. (Am.) 11, 365 (1913).

Kreislauf und vegetatives Nervensystem

Allgemeines

Bogaert, L. van: Régulation hypothalamo-hypophysaire de l'appareil circulatoire. Arch. Mal. Coeur etc. 29, 15 und 109 (1936).

Brücke, F.: Über Kreislaufreflexe und Kreislaufzentren. Wien. klin. Wschr. 61, 555 (1949).

Bürger, M.: Die Bedeutung des intrapulmonalen Druckes für Kreislauf und Kollaps bei akuten Anstrengungen. Klin. Wschr. 77, 825 (1926).
— Valsalva'scher Versuch als Kreislaufbelastungsprobe. Verh. dtsch. Ges. inn. Med. 37, 282 (1925).

Cerletti, A., A. Freudinger und *E. Rothlin:* Beitrag zum Problem des sog. Bezoldeffektes. Helv. Physiol. Acta. 6, C 15 (1948).

Euler, U. s. v.: Acetylcholine on the rabbits pulmonary circulation. J. Physiol. (Brit.) 74, 271 (1932).

Foerster, O.: Operat.-experimentelle Erfahrungen beim Menschen über den Einfluß des Nervensystems auf den Kreislauf. Verh. dtsch. Ges. inn. Med. 51, 252 (1939).

Gauer, O. und *F. Linder:* Kreislaufdynamik und vegetativer Tonus des Menschen bei arteriovenösen Fisteln. Klin. Wschr. 26, 1 (1948).

Grohe, H. G.: Die Kreislaufreflexe in der heutigen klinischen Bedeutung. Dtsch. med. Wschr. 72, 127 (1947).

Hartmann, H., L. Orskov und *H. Rein:* Die Gefäßreaktionen der Niere im Verlaufe allgemeiner Kreislauf-Regulationsvorgänge. Pflügers Arch. 238, 239 (1936/37).

Hering, H. E.: Kreislauf und Nervensystem. Verh. dtsch. Ges. Kreisl.-forsch. 141 (1931) und 13 (1933).

Herxheimer, H.: Die gewöhnliche Ohnmacht. Dtsch. med. Wschr. 72, 247 (1947).

Hess, W. R.: Die Zweckmäßigkeit im Blutkreislauf. Basel: B. Schwabe. 1918.
— Regulierung des Blutkreislaufes. Leipzig: Thieme. 1930.
— Das Zwischenhirn und die Regulation von Kreislauf und Atmung. (Beitrag zur Physiologie des Hirnstammes II). Leipzig: Thieme. 1938.

Heymans, C.: Über die Einflüsse von Blutdruck und Blutversorgung auf die Aktivität der Atem- und Vasomotorenzentren. Verh. dtsch. Ges. Kreisl.forsch. 54 (1933).

Hochrein, M. und *Ch. J. Keller:* Über die Wirkung des Adrenalins und adrenalinverwandter Körper (Sympatol und Ephetonin) auf den Kreislauf. Arch. exper. Path. (D.) 156, 37 (1930).

Holler, G.: Schilddrüse, Jodstoffwechsel und Kreislauf. Wien. klin. Wschr. 61, 573 (1949).

Kauffmann, F.: Pathologie des arteriellen Blutdrucks. Handb. d. norm. u. path. Physiol. 7, F. 2, 1383 (1928).

Koch, E.: Die reflektorische Selbststeuerung des Kreislaufes. Dresden: Steinkopff. 1931.

Kuré, K.: Spinalsympathicus und Kreislauf. Cardiologia (Schwz.) 1, 95 (1937).

Landes, G. und *R. Arnold:* Weitere Untersuchungen über den Kreislauf bei Oedemkrankheit. Klin. Wschr. 25, 654 (1947).

Lauter, S. und *H. Baumann:* Über den Kreislauf bei Hochdruck, Arteriosklerose und Apoplexie. Z. klin. Med. 109, 415 (1929).

Mandl, F.: Kreislaufreflexe und Kreislaufzentren. Vortr. Ref.: Wien. klin. Wschr. 61, 352 (1949).

Matthes, K.: Kreislaufuntersuchungen am Menschen mit fortlaufend registrierenden Methoden. Dtsch. med. Wschr. 72, 28 (1947).

Meier-Müller, H.: Zirkulation und vegetatives Nervensystem im Hochleistungsflug. Helvet. med. Acta 8, 780 (1941).

Schimmert, G. jun.: Die vom Herzen ausgehende reflektorische Kreislauf-steuerung und ihre Bedeutung für die funktionelle Pathologie des Myokardinfarktes. Dtsch. Gesdh.wes. 1, 17 (1946).

Schneider, H.: Über die Kreislaufvorgänge bei traumatischem Schock und bei Operationsschock. Klin. Wschr. 11/II, 1129 (1932).

Schröcksnadel, H.: Über einen neuen Regulationsmechanismus zur Koordination von Atmung und Kreislauf. Wien. klin. Wschr. 61, 214 (1949).

Schultz, J. H.: Psyche und Kreislauf. Verh. dtsch. Ges. inn. Med. 203 (1931).

Weicker, B.: Kreislaufschäden und Nikotin. Dtsch. Arch. klin. Med. 185, 393 (1940).

Coronarkreislauf

Anrep, G. V.: The regulation of the coronary circulation. Physiol. Rev. (Am.) 6, 596 (1926).

— and *H. N. Segall:* The regulation of the coronary circulation. Heart 13, 239 (1926).

Arnulf, G.: Section du plexus préaortique et vasomotricité coronarienne. Presse méd. 58, Nr. 16 (1950).

Bodian, D.: Experimental evidence on the cerebral origin of muscle spasticity in acute poliomyelitis. Proc. Soc. exper. Biol. a. Med. (Am.) 61, 170 (1946).

Dock, W.: Die Vorliebe der Arteriosklerose für die Coronararterien. J. amer. Med. Assoc. Juli (1946).

Ducret, S.: Die Reaktion der Coronararterien auf Adrenalin. Pflügers Arch. 225, 680 (1930).

Fauteux, M.: Treatment of coronary disease with angina by pericoronary neurectomy combined with ligation of the great cardiac vein. A case report. Amer. Heart J. 31/I, 260 (1946).

Frey, J. und *W. Kess:* Die Kranzaderdurchblutung bei Anwendung einiger neuerer gefäßerweiternder Stoffe. Klin. Wschr. 16, 1642 (1937).

Gilbert, N. C., G. K. Fenn und *L. A. Nalefski:* Die Behandlung des Coronarverschlusses durch vasodilatatorisch wirkende Mittel. J. Amer. med. Assoc. 892, 141 (1949).

Gollwitzer-Meier, K. und *E. Krüger:* Der Einfluß des Sympathicus auf die Coronargefäße. Pflügers Arch. 236, 594 (1935).

— *Ch. Roetz* und *E. Krüger:* Sauerstoffverbrauch und Kranzgefäßdurchblutung des innervierten Herzens und ihre Beziehung zu Arbeit und Arbeitsform des Herzens. Pflügers Arch. 240, 263 (1938) und Klin. Wschr. 19, 580 und 616 (1940).

Hirsch, S. R.: Herzarteriolen, Arteriosklerose des Herzens und Autonomie des Coronarsystems. Schweiz. med. Wschr. I, 539 und 542 (1935); (Arbeit von *Wegelin*, Arteriosklerose im Myocard). Schweiz. med. Wschr. 57 (1944).

Hochrein, M. und *J. Keller:* Untersuchungen am Coronarsystem. Arch. exper. Path. (D.) 159, 300 (1931).

Katz, L., W. Weinstein and *K. Jachim:* The coronary vasoconstrictor action of foreign species blood. Amer. Heart J. 15, 452 (1938).

Knepper, R. und *G. Waaler:* Hyperergische Arteriitis der Kranz- und Lungengefäße bei funktioneller Belastung. Virchows Arch. 294, 587 (1935).

Kohn, H.: Der Koronarverschluß. Fortb. Kurse Bad Nauheim 8 (1931).

Langston, W.: Premonitory pain in coronary artery occlusion. South. med. J. (Am.) 32, 333 (1939).

Legler, F.: Beobachtungen bei Todesfällen infolge Coronarinsuffizienz. Med. Mschr. 1, 524 (1947).

Lindgren, I.: Cutane präkordiale Anaesthesie bei Angina pectoris und Coronarinfarkt. Cardiologia (Schwz.) 415 und 207 (1946/47).

Morawitz, P. und *A. Zahn:* Untersuchungen über den Koronarkreislauf. Dtsch. Arch. klin. Med. 116, 364 (1914).

Mosinger, M.: Sur les modifications du comportament et les troubles viscéraux neuro-végétatifs chez les cobayes à cortex pré-frontal lésé. C. r. Soc. Biol. 135, 1446 (1941).

Osterwald, K. H. und *H. Meurer:* Über den Einfluß der Lösungsvermittler Diäthanolamin, Aethylendiamin und Isopropanolamin auf die Theophyllinwirkung an den Coronargefäßen und am Kreislauf. Z. Kreisl.forsch. 31, 593 (1939).

Parade, G. W.: Untersuchungen zur Coronarpathologie. Dtsch. med. Wschr. 59, Nr. 35 (1933).

Rein, H.: Die Physiologie der Herz-Kranz-Gefäße. I. Mitt. Die Physiologie der Koronardurchblutung. Verh. dtsch. Ges. inn. Med. 43, 247 (1931); Z. Biol. 92, 101 und 115 (1931).
— Die Physiologie der Herz-Kranz-Gefäße. II. Mitt. Z. Biol. 92, 115 (1932).

Schaufler, H.: Die Bedeutung der orthostatischen EKG-Veränderungen für die Diagnose der funktionellen Coronarinsuffizienz. Ref.: Wien. klin. Wschr. 61, 860 (1949).

Schmidt, W.: Wirkung des Strophantins auf die Koronardurchblutung im Zusammenhang mit den sensiblen Erscheinungen in der Herzgegend betrachtet. Dtsch. med. Wschr. 71, 58 (1946).

York, J. S. and *J. W. Bell:* Fatal coronary failure without infarction, report of a case. Amer. Heart J. 31/I, 780 (1946).

Laryngologie und vegetatives Nervensystem

Allgemeines

Aubert, H. und *G. Roever:* Über die vasomotorischen Wirkungen des Nervus vagus, laryngeus und sympathicus. Pflügers Arch. 1, 211 (1868).

Bilancioni, G. e *E. Tarantelli:* Laringe e simpatica. Arch. ital. Ot. ecc. 33, 321 (1922).

Dworacek, H.: Klinische Erfahrungen über die Hals-Sympathikusblockade bei Ohrkrankheiten. Wien. klin. Wschr. 61, 613 (1949).

Hochfilzer, J. J.: Neuere Methoden der Anaesthesie bei otolaryngologischen Eingriffen. Wien. klin. Wschr. 62, 512 (1950).

Kuntz, A.: Autonomic nervous system in relation to otolaryngology. Trans. Sect. Laryng. etc., Amer. med. Assoc. 106, 32 (1936).

Lempert, J.: Tympanosympathektomie. Eine chirurgische Methode zur Behebung von Ohrgeräuschen. Z. Laryng. usw. 1, 173 (1948).

Murphy, A. B.: The influence of the sympathetic nervous system on the internal ear. Ann. Ot. etc. (Am.). 42 (1933).

Felsenbein

Schmalz, G. und *G. Vogler:* Über die Temperaturbewegung im Felsenbein bei kalorischer Reizung des Vestibularapparates. Pflügers Arch. 204, 708 (1924).

Ganglion scarpae

Bovero, A.: Ainda sobre as connexoes sympathicas do ganglio de Scarpa. Ann. Fec. Med. S. Paolo III, 17 (1928).

Ganglion sphenopalatinum

Cerise, L. et *R. Thurel:* La phénolisation du ganglion sphénopalatin dans les névrites rétrobulbaires. Rev. Ot. etc. (Fr.) **15**, 65 (1937).

Magitot, A.: La douleur oculaire. Sa thérapeutique par l'anesthésie du ganglion sphénopalatin et l'alcoolisation orbitaire. Ann. OcuL (Fr.) **174**, 361 (1937).

Labyrinth

Mies, H.: Labyrinth und Blutdruckzügler. Z. Biol. **97**, 218 (1936).

Neri, V.: Il riflesso labirinto-cardiaco. Boll. Sci. Med. (It.) 330 (1916).

Nishihata, T., Y. Harada und *M. Murakami:* Experimentelle Untersuchungen über den Zusammenhang zwischen dem Ohrlabyrinth und endokrinen Organen sowie dem vegetativen Nervensystem. Jap. J. med. Sci. — Ot. etc. — **1**, 249 (1931).

Pallestrini, E.: Sulle variazioni di eccitabilità del labirinto posteriore in conseguenza di reazioni vasomotoria provocate nell'orecchio esterno e medio. Gi. Accad. Med. Torino **91**, 264 (1928).

Pietrantoni, L.: Contributo allo studio dei riflessi labirintici. L'azione di alcuni farmaci sui fenomeni vasomotori. Valsalva (It.) **3**, 149 (1927).

Pupilli, G.: L'azione di determinati veleni sul riflesso vasomotorico di origine labirintica. Biochim. e Ter.sper. **12**, Nr. 10 (1926).

Roccavilla, A.: Reflettività labirinto-gastrica e gastro-labirintica. Atti del XXVII Congr. ital. Med. int. (1921).

Schmalz, G. und *G. Vogler:* Über die Temperaturbewegung im Felsenbein bei kalorischer Reizung des Vestibularapparates. Pflügers Arch. **24**, 708 (1924).

Seo, M.: Veranlaßt bei Tauben die einseitige Labyrinthexstirpation eine Nebennierenvergrößerung? Tôhoku J. exper. Med. (Jap.) **23**, 336 (1934).

Spiegel, E.: Vegetatives Nervensystem und Labyrinth. Klin. Wschr. **3**, 1295 (1924).

— Experimentelle Analyse der vegetativen Reflexwirkungen des Labyrinths. In: Hdb. d. Neurologie des Ohres, III. Wien: Urban u. Schwarzenberg. 1926.

Spiegel, E. und *Th. Démétriades:* Beiträge zum System des veget. Nerv. VII. Mitt. Der zentrale Mechanismus der vestibulären Blutdrucksenkung und ihre Bedeutung für die Entstehung des Labyrinthschwindels. Pflügers Arch. **205**, 329 (1924).

Szasz, T.: Betrachtungen über den Einfluß der Kopfhaltung etc. Z. Halsusw. HK. **3**, 229 (1922).

— Remarques sur l'influence de la position de la tête ecc. Ann. Mal. Or. ecc. (1923).

Trabucchi, E.: Epilessia canfora applicata sulla corteccia cerebrale. Arch. Fisiol. (It.) **26**, 222 (1928).

Viale, G.: Effetti dell'accitamento termico del labirinto. Arch. Soc. Biol. (1924).

Larynx-Innervation

Terracol, J.: L'innervation sympathique du larynx. Acta Oto-Laryng. **26**, 207 (1938).

Mal perforant bucco-nasale

Darier, J.: Ulcères trophiques de la bouche et des fosses nasales (Mal perforant bucco-nasal des tabétiques) et le problème des nerfs trophiques. Ann. Derm. (Fr.) **8**, 97 (1937).

Ménièresche Erkrankung

Atkinson, M.: Observations on the etiology and treatment of Ménières syndrome. J. amer. Med. Assoc. 116, 1753 (1941).

Mygind, S. H. and *D. Dedering:* Ménières disease as an indicator of disturbances in the water metabolism, capillary function and body condition. Ann. Ot. 47, 55 (1938).

Schlander, E.: Die operative Behandlung des Ménière. Wien. klin. Wschr. 62, 221 (1950).

Wernly, M.: Dihydroergotamin bei pressorischen Krisen und Ménièreschem Syndrom. Schweiz. med. Wschr. 78, 694 (1948).

Mittelohr

Fischer, R.: Über die Beziehung der Vasomotilität zu dem Zeigeversuch und dem Gehörorgan überhaupt. Z. Hals- usw. Hk. 8, 272 (1924).

Kleyn, A. de und *R. Magnus:* Sympathicuslähmung durch Abkühlung des Mittelohres beim Ausspritzen des Gehörorganes der Katze mit kaltem Wasser. Graefes Arch. 95, 341 (1918).

Schur, H.: Antrumresektion und Vagusresektion. Wien. klin. Wschr. 61, 607, 626 u. 846 (1949).

Wood, E. L.: A new drug for treatment of the Eustachian tube and middle ear. Arch. Otolaryng. (Am.) 21, 588 (1935).

Nase

Magnoni, A.: Prove cliniche e rinomanometriche sull'azione della Betafenilisopropilamina sulla mucosa nasale. Ot. ecc. ital. IX, 1 (1939).

Riecker, O. E.: Zur Frage der Rhinitis vasomotorica. Dtsch. med. Wschr. 72, 535 (1947).

Suda, G.: Über reflektorische Beziehungen zwischen Nase und Verdauungsorganen. Arch. Verdgskrkh. 32, 13 (1923).

Nasennebenhöhlen

Aboulker, H.: Symptomes réflexes neurovégétatifs centraux dans les syndromes d'hypertension intracranienne, dans les encéphalites diffuses, et dans les affections des cavités de la face. Rev. Ot. etc. (Fr.) 16, 161 (1938).

Larsell, O., J. F. Barsnes and *R. A. Fenton:* Relation of irritation in region of paranasal sinuses to certain vasomotor changes; experimental study. Arch. otolaryng. (Am.) 22, 266 (1938).

Nervus acusticus

Bovero, A.: Sulla fine struttura e sulle connessioni del ganglio vestibolare del nervo acustico. Mem. Accad. Sci. Torino 64, Serie II (1913/14).

Cantele, P. G. e *Scarpa:* I riflessi otovasomotori nelle applicazione cliniche (nota preventiva). Arch. ital. Ot. 45, 884 (1934).

Kubo, J.: Über die vom Nervus acusticus ausgelösten Augenbewegungen (besonders bei thermischen Reizen). Pflügers Arch. 114, 143 (1906).

Riechert, T.: Zur Klinik und operativen Therapie der Acusticus-Neurinome. Dtsch. med. Wschr. 72, 343 (1947).

Nervus glossopharyngeus

Seitelberger, F.: Ein ungewöhnlicher Fall von Glossopharyngeusanfällen. Vortr. Ref.: Wien. klin. Wschr. 62, 396 (1950).

Nervus hypoglossus

Truffert, P.: Les rapports respectifs des nerfs grand hypoglosse, pneumogastrique et grand sympathique avec la lame artérielle carotidienne. Bull. Soc. Anat. Par. 18, 429.

Nervus laryngeus

Köster, G. und *A. Tschermak:* Über Ursprung und Endigung des N. depressor und N. laryngeus sup. beim Kaninchen. Arch. Anat. usw. Suppl.-Bd. 255 (1902).

Nervus recurrens

Fröschels, E.: Über konservative Behandlung der Rekurrensparesen. Wien. klin. Wschr. 62, 118 (1950).
Wood, G. B.: Recurrent paralysis from traumatic compression of vagus (case report). Trans. amer. laryng. Assoc. 59, 52 (1937).

Otokardialer Reflex

Balaize, J.: Etude du système neuro-végétatif chez les tuberculeux au moyen du réflexe oto-cardiaque. Rev. Tbc. (Fr.) 4, 547 (1938).
Frommel, E.: Le réflexe auriculo-cardia-pulmonaire. Le rôle de l'oreille dans la pathogénie de certaines morts au bain. J. Physiol. et Path. gén. 41, 327 (1933).
Lifite, Dupont J. A.: Réflexe auriculo-cardiaque et auriculo-vasomoteur. C. r. Soc. Biol. 76, 731 (1914).

Otovasomotorischer Reflex

Cantele, P. G. e *A. Scarpa:* I riflessi oto-vasomotori nelle applicazioni cliniche (nota preventiva). Arch. ital. Ot. 45, 884 (1934).

Rhinitis

Byrne, H. V.: The use of benzyl-methyl-carbinamine-carbonate in the treatment of rhinitis. New Engld. J. Med. 209, 1048 (1933).

Schwindel

Curschmann, H.: Differentialdiagnose und Behandlung des Schwindels. Ärztl. Wschr. 1, 90 (1947).

Tonsillen

Benedetti, G. e *E. Tavani:* Influenze neurovegetative e reazioni emoleucocitarie da massaggio tonsillare. Riforma med. 53, 274 (1937).
Tominaga, K.: Untersuchungen über die Wirkung des menschlichen Tonsillenextraktes auf die Blutzuckerherabsetzung; über die Wirkungen von Tonsillenextrakt des Menschen auf den Blutzuckerwert unter Einfluß von vegetativen Nervengiften und Hormonen. J. Biochem. (e., Jap.) 27, 445 (1938).

Tympano-kardialer Reflex

Marsigli, C.: Sul riflesso timpano-cardiaco. Valsalva (It.) 3, 206 (1934).

Vestibularapparat

Allers, R. und *R. Leidler:* Zur Kenntnis einiger physiologischer Auswirkungen der Vestibulariserregung. I. Mitt. Das Verhalten der Atemkurve und des Plethysmogramms bei kalorischer Reizung (Versuche am Menschen). Pflügers Arch. 102, 289 (1924).
Almour, R. and *M. H. Kahn:* Studies on the effect of labyrinthine stimulation upon the visceral nervous system. I. Effect of labyrinthine stimulation on the vagus control of the heart. Bull. Ot.-Laryngol. Beth. Israel Hosp. (1924).

Arslan, K.: Nouvelle méthodes de sémiologie vestibulaire. Essai pour une standardisation des exames vestibulaires. Rev. Laryng. etc. (Fr.) 54, 79 (1934).

Baitschenko, I. P., A. N. Krestownikow und *N. N. Losanow:* Wirkung des vegetativen Nervensystems auf das Zentrum des Vestibularnervens. Fiziol. Z. 17, 1272 (1934).

Bovero, A.: Sulla fine struttura e sulla connesioni del ganglio vestibolare del nervo acustico. Mem. Accad. Sci. Torino 64, Serie II (1913/14).

Camis, M.: Contributi alla fisiologia de labirinto. Nota II a. Effetti della labirintectomia nel cane, particolarimente nelle innervazione vasomotoria. Fol. neurobiol. (D.) 7, 188 (1913).

— Contributi alla fisiologia del labirinto. Nota IV. Ulteriori osservazioni sui fenomeni vasomotori. Arch. Farmacol. sper. 12 (1913).

— La fisiologia dell'apparato vestibolare. Bologna: Zanichelli. 1928.

Camis, M. e *G. Pupilli:* Contributo allo studio dei riflessi vasomotori di origine labirintica. L'azione dei farmaci. Gi. Biol. e Med. sper. 2 (1925).

Canestro, C.: Sindromi vertiginose labirintiche in individui vasoneurotici. Richerche capillaroscopiche. Atti XII. Congr. Soc. ital. Laringol. etc. Parte II a (Communicazioni) S. 48, 1925.

Cantele, P. G.: Sistema labirintico e riflessi vasomotori e respiratori. Arch. ital. Ot. ecc. 44, 129 (1933).

Cojazzi, L.: Ricerche di fisiologia e fisiopatologia vestibolari. V. Ricerche sperimentali sui riflessi vestibolo-vegetativi. Valsalva (It.) 14, Nr. 4 (1938).

Crinis, M. de und *S. Unterberger:* Experimentelle Untersuchungen über vestibulär auszulösende Gefäßwirkungen (mit Kurvendemonstrationen). Z. Hals- usw. Hk. 24, 504 (1929).

Demetriades, Th. und *E. Spiegel:* Der Einfluß des vegetativen Nervensystems auf die labyrinthäre Erregbarkeit. Jahresvers. dtsch. Hals-Nasen-Ohrenärzte, Kissingen. Berlin: Julius Springer. 1923.

Fischer, M. H. und *E. Wodak:* Beiträge zur Physiologie des menschlichen Vestibularapparates. I. Mitt. Die vestibularen Körperreflexe und die Fallreaktion. Pflügers Arch. 202, 523 (1924).

— Beiträge zur Physiologie des menschlichen Vestibularapparates. II. Die Grundlagen und graphischen Registriermethoden etc. Pflügers Arch. 202, 552 (1924).

— Beiträge zur Physiologie des menschlichen Vestibularapparates. V. Mitt. Bilateralmethoden etc. Pflügers Arch. 213, 74 (1926).

Fischer, R.: Über die Beziehung der Vasomotilität zu dem Zeigeversuch und dem Gehörorgan überhaupt. Z. Hals- usw. Hk. 8, 272 (1924).

Gehuchten, P. van: Les connexions centrales du nerf vestibulaire. Rev. neur. (Fr.) 32, 1071 (1925).

Goldstein, K. und *W. Reise:* Über induzierte Veränderungen des Tonus. IX. Über den Einfluß sensibler Hautreize auf die sogenannten vestibularen Reaktionsbewegungen. Klin. Wschr. 4, 1201 u. 1250 (1925).

Grahe, K.: Weitere Mitteilungen über die Auslösung des Nystagmus etc. Passow-Schäfers Beitr. 251 (1921).

Kotyza, F.: Relation of vestibular apparatus to blood pressure. Cas. lék. Cesk. 1242 (1936).

— L'appareil vestibulaire et le système nerveux végétatif. Acta oto-laryng. 25, 51 (1937).

Heux, Les, Y. W. und *A. de Kleyn:* Troubles des mouvements de l'estomac et des mouvements péristaltiques chez les chats après exstirpation unilatérale du labyrinthe. Arch. néerld. Physiol. 16, 269 (1931).

— Disturbances of the movement of the alimentary canal after unilateral labyrinth-exstirpation in cats. Proc. Acad. Amsterdam 34, 836 (1931); Ndld. Tschr. Geneesk. 1, 1652 (1931).

Heux, Les, Y. W. und *A. de Kleyn:* Störungen der Magcn-Darmbewegungen bei Katzen nach Labyrinthexstirpation. 14. Congr. Fisiol. Rom (1932).

Lebensohn, I. E.: Labyrinthine-gastric reflexes. Laryngoscope (Am.) 41, 175 (1931).

Leditznig, Ch.: Konstitution und Kälteschäden. Wehrmedizin. Wien: Deuticke. 1944.

Lunedei, A.: A proposito della genesi dei fenomeni vegetativi oculari da labirintectomia. Valsalva (It.) 7, Nr. 7 (1931).

— L'azione del labirinto posteriore nella regolazione nervosa della vita vegetative. I riflessi vestibolo-vegetativi. Riv. Clin. med. 29, 1017 (1928).

— Sull'influenza delle stimolazioni extra-labirintiche, sopra le reazioni da stimolazione labirintica e sull'influenza dei riflessi vasomotori sopra la reattività vestibolare. La prova naso-labirintica. Riv. ot. ecc. 6, 31 (1929).

Marinesco, G., S. Draganesco, A. Kreindler und *A. Bruch:* Les réflexes vestibulo-végétatifs chez l'homme. C. r. Soc. Biol. 109, 103 (1930).

Orzalesi, F. e *Pellegrini:* Sui rapporti fra i nervi intermedio e vestibolare e sulla struttura del ganglio e del nervo vestibolare nell'uomo. Arch. ital. Anat. 31, 105 (1933).

Patroni, A.: Sul comportamento dei capillari durante e dopo la calorizzazione del vestibolo. Valsalva (It.) 2, 708 (1935).

Pick, E.: L'influenza degli esami vestibolari sulla funzione cardiaca; elektrocardiografia durante gli esami vestibolari. Ref.: Arch. ital. ot. ecc. 46, 720 (1934).

Poppi, U.: Sui riflessi vestibolari. Atti Soc. med.-chir. Padova, Nr. 5 (1927).

Rabinowitsch, J. S.: Epilepsie und Vestibularsystem. Mschr. Psychiatr. 70, 82 (1928).

Rosselli del Turco, L.: Variazioni pressorie, pletismografiche e del ritmo cardiaco durante le prove calorica e galvanica per l'esame della funzionalità vestibolare. Differenze di comportamento fra l'uomo normale e l'iperteso. Rass. Neuroveg. 1, 211 (1938).

Spiegel, E. und *Th. Demetriades:* Beiträge zum Studium des vegetativen Nervensystems. V. Mitt. Der Einfluß des Vestibularapparates auf die Darmbewegungen. Mschr. Ohrenhk. usw. (Ö.) 63 (1924).

— Beiträge zum System des veget. Nerv. III. Mitt. Der Einfluß des Vestibularapparates auf das Gefäßsystem. Pflügers Arch. 146, 185 (1922).

— Beiträge zum System des veget. Nerv. VII. Mitt. Der zentrale Mechanismus der vestibulären Blutdrucksenkung und ihre Bedeutung für die Entstehung des Labyrinthschwindels. Pflügers Arch. 205, 329 (1924).

Tillé, H.: Note sur le mécanisme de l'épreuve vestibulaire calorique (syndrome clinique et piézographique de section du sympathique cervical). Ann. Oto-Laryng. (Fr.) 606 (1936).

Torre, dalla e *P. G. Cantele:* Sui riflessi vestibolo-vegetativi. I riflessi vestibolo-sfigmico e vestibolo-cardiaco. Osservazioni cliniche e sperimentali. Riv. ot. ecc. 14, 1 (1937).

Vasiliu, D. I.: Réflexe vestibulo-capillaire. Rev. Ot. etc. (Fr.) 8, 753 (1930).

Worms, G. et *Chams:* Le réflexe vestibulo-rétinien. 44. Congr. Soc. franc. Opht., März 1931.

Leber und vegetatives Nervensystem

Allgemeines

Axenfeld, H. und *K. Brass:* Zur Frage der funktionellen Diagnostik der Leberparenchymerkrankungen. Wien. klin. Wschr. 61, 180 (1949).

Bauer, W., H. H. Dale, L. T. Poulson and *D. W. Richards:* The control of circulation through the liver. J. Physiol. (Brit.) 74, 343 (1932).

Benda, L. und *E. Rissel:* Wasserhaushalt und Mineralsalzausscheidung bei Leberkranken und ihre Beeinflussung durch Desoxycorticosteron. I. Mitt. Wien. klin. Wschr. **62**, 397 (1950).
— Wasserhaushalt und Mineralsalzausscheidung bei Leberkranken und ihre Beeinflussung durch Desoxycorticosteron. II. Mitt. Wien. klin. Wschr. **62**, 456 und 476 (1950).
Bodo, M., Cotui and *H. N. Benaglia:* Studies on mechanism of morphine hyperglycemia; role of sympathetic nervous system with special reference to sympathetic supply to liver. J. Pharmacol. (Am.) **62**, 88 (1938).
Erspamer, V.: Die enterochromaffinen Zellen der Gallenwege in normalen und pathologischen Zuständen (nach Untersuchungen beim Menschen und bei Säugetieren). Virchows Arch. **297**, 70 (1936).
— Sulla presenza di cellule argentofile (preenterocromaffini) nelle vie biliari dell'uomo e di alcuni mammiferi. Anat. Anz. **85**, 272 (1938).
Halse, Th.: Bemerkungen zur Leberschutztherapie mit Insulin. Med. Mschr. **1**, 336 (1947).
Hiller, E.: Die Glykogenverhältnisse der Leber im Spiel der Gegenregulation von Insulin und Adrenalin. Klin. Wschr. **28**, 120 (1950).
Homburger, F. and *H. Kozol:* Hepatolenticular degeneration. J. amer. med. Assoc. **130**, 6 (1946).
Klare, V.: Ein Fall von gleichzeitiger Erkrankung der Leber und des Zentralnervensystems bei Virusinfektion. Wien. klin. Wschr. **62**, 282 (1950).
Rein, H.: Vasomotorische Schutzreflexe aus dem Stromgebiet der Arteria hepatica. Pflügers Arch. **246**, 866 (1943).
Schiller, O.: Zerebrale Veränderungen durch Leberfunktionsstörung. Wien. klin. Wschr. **61**, 751 (1949).
Schweitzer, F.: Zur Frage der Bedeutung des vegetativen Nervensystems für die Genese und Therapie des hepatocellulären Ikterus. Wien. med. Wschr. **25**, 26 (1949).

Anatomie

Latarjet, A., P. Bonnet et *A. Bonniot:* Les nerfs de la foie et les voies biliaires. Lyon chir. **17**, 13 (1920).
Müller, L. R. und *R. Greving:* Über die Anatomie und Physiologie der Leberinnervation. Dtsch. med. Wschr. **48**, 711 (1922).
Pende, N.: Le sindromi epatiche iperfunzionali. Riforma med. **53**, 1543 (1937).

Gallensekretion

Eiger, M.: Der sekretorische Einfluß des N. vagus auf die Gallenabsonderung. Z. Biol. **66**, 229 (1915).
Tanturi, C. A. and *A. C. Ivy:* On existence of secretory nerves in vagi for reflex excitation and inhibition of bile secretion. Amer. J. Physiol. **121**, 270 (1938).
Watanabe, T.: Studien zur Physiologie und experimentellen Therapie der Gallenabsonderung. Z. exper. Med. **40**, 201 (1924).
Westphal, K.: Muskelfunktion, Nervensystem und Pathologie der Gallenwege. Z. klin. Med. **96**, 22 (1923).
Winkelstein, A.: Experimentelle Untersuchungen über die motorische Funktion der Gallenblase. Klin. Wschr. **2**, 406 (1923).

Glykogen

Eiger, M.: Der Einfluß des N. vagus auf die Glykogenbildung in der Leber usw. Z. Physiol. **30**, 445 (1915).
Lucke, H. und *A. Koch:* Der Einfluß von Hirnstammnarkosen auf die Ausschüttung des kontrainsulären Vorderlappenhormons. Z. exper. Med. **102**, 257 (1938).

Hepatitis epidemica

Eucker, H.: Die Behandlung der Hepatitis epidemica mittels paravertebraler Novocaininjektion D. VII—D. XI. Arch. inn. Med. 1, 171 (1949).
Holler, G.: Ein weiterer Beitrag zur extrahepatischen Viruslokalisation bei Hepatitis epidemica. Vortragsreferat: Wien. klin. Wschr. 61, 845 (1949).
Müller, L. R. und *R. Greving:* Über die Anatomie und Physiologie der Leberinnervation. Dtsch. med. Wschr. 48, 711 (1922).

Leberfunktion

Pende, N.: Le sindromi epatiche iperfuzionali. Riforma med. 53, 1543 (1937).
Stoff, F. und *H. Sievers:* Zur Frage der Abhängigkeit der Blutbildveränderungen vom vegetativen Nervensystem und über den Wert der Leberfunktionsprüfung Widals. Münch. med. Wschr. 71, 293 (1924).

Lues und vegetatives Nervensystem

Allgemeines

Sklarz, E.: Zur Frage der Lues des vegetativen Nervensystems. Derm. Wschr. 74, 393 (1922).
Villaret, M., J, Haguenau, P. Bardin et *M. Payet:* Hallucinose chez un acromégale syphilitique. Rev. neur. (Fr.) 67, 638 (1937).

Coelialgie

Turries, J.: La coelialgie syphilitique. Arch. Mal. Appar. digest. (Fr.) 20, Nr. 6 (1930).

Gastrische Krisen

Ewald, C. A.: Gastrische Krisen bei Tabes. Münch. med. Wschr. 57, 829 (1910).
Exner, A. und *E. Schwarzmann:* Tabes-Krisen, Ulcus ventriculi und Vagus. Wien. klin. Wschr. 24, 1403 (1912).
Pal, J.: Über die Gefäßkrisen und deren Beziehungen zu Magen- und Bauchkrisen der Tabiker. Münch. med. Wschr. 50, 2135 (1903).
Pratsikas, A.: Über Beziehungen zwischen Ulcus ventriculi und gastrischen Krisen. Wien. klin. Wschr. 45, 993 (1932).

Paralyse

Barré, J. A. et *J. Kabaker:* Du rôle du sympathique dans la genèse ou la persistance de certaines paralysies. Ann. Méd. 42, 24 (1937).

Tabes dorsalis

Exner, A.: Die Vagotomie bei gastrischen Krisen. Verh. dtsch. Ges. Naturforsch. u. Ärzte, Wien 1913.
Ewald, C. A.: Gastrische Krisen bei Tabes. Münch. med. Wschr. 57, 829 (1910).
Full, H. und *L. V. Friedrich:* Magengeschwür und Tabes. Münch. med. Wschr. 69, 1246 (1922).
Gaza, W. v.: Über Kommunikationsdurchschneidung bei gastrischen Krisen. Ref.: Münch. med. Wschr. 72 (1925).
Hunt, E. L. und *J. R. Lisa:* Peptic and duod. ulcer in tabes dors. J. amer. med. Assoc. 96, 95 (1931).

Lehmann, W.: Zur Frage der Wurzelresektion bei gastrischen Krisen. Zbl. Chir. 47, 1558 (1920).

Leriche, R.: Traitement chirurgical des crises gastriques du tabès. Verh. Ber. franz. Chir. Kongr. 466 (1912).

— Des douleurs provoquées par l'excitation du bout central des grand splanchniques (douleurs cardiaques, douleurs pulmonaires) au cours des splanchnicotomies. Presse méd. 45, 971 (1937).

Leriche, R. et A. Cade: L'opération de Frank dans un cas de crise gastrique rebelle au cours de tabès. Presse méd. 20, 250 (1912).

Leriche, R. et P. Dufourt: Quatre observations d'élongation du plexus solaire pour crises gastriques du tabès. Lyon chir. 10, 256 (1913).

Pal, J.: Zur Kenntnis der abdominellen Krisen der Tabiker und ihre Beziehungen zur „Aortide abdominale". Med. Klin. 4, 1790 (1908).

— Über die Gefäßkrisen und deren Beziehungen zu Magen- und Bauchkrisen der Tabiker. Münch. med. Wschr. 50, 2135 (1903).

Pfitzner, H.: Ulcus ventriculi bei Tabes. Dtsch. med. Wschr. 52, 1547 (1926).

Roux, la: Lésion du système du grand sympathique dans le tabès etc. Thèse (1908).

Sauvé, L.: Les interventions chirurgicales dans les crises gastriques du tabès. Progr. méd. (Fr.) 42, 205 (1914).

Shawe, R. C.: The gastric crises of tabes dorsalis and their surgical treatment. Brit. J. Surg. 9, 450.

Simonyi: Tabes dorsalis und Ulcus ventriculi. Gyógyászat (Ung.) 652 (1922).

Stiefler, G.: Die Dupuytren'sche Kontraktur als trophische Störung im Symptomenbilde einer Tabes dorsalis. Neur. Zbl. 31, 39 (1912).

Taterka, H.: Über Spontanblutungen bei Tabes dorsalis usw. Mschr. Psychiatr. 62, 347 (1927).

Tinel, J.: Les crises gastriques du tabès et leur traitement chirurgical. Arch. Mal. Appar. digest. (Fr.) 7, 601 (1918).

Zwischenhirn

Dolin, A. O.: Akromegalischer Symptomenkomplex bei Syphilis des Zwischenhirns usw. Dtsch. Z. Nervenhk. 110, 166 (1929).

Magen, Duodenum und vegetatives Nervensystem

Allgemeines

Böwing, H.: Vegetatives Nervensystem und Pathologie der Verdauung. Arch. Verdgskrkh. 33, 23 (1924).

Borchers, E.: Anteil des N. vagus an der motorischen Innervation des Magens im Hinblick auf die operative Therapie von Magenkrankheiten. Bruns' Beitr. 122, 547 (1921).

Braun, W.: Nervendurchschneidung zur Bekämpfung schwerer Reizzustände des Magens. Zbl. Chir. 48, 1038 (1921).

Burdenko, N.: Der Einfluß des Nervensystems auf pathologische Zustände des Magendarmkanals. Z. Neur. 148, 343 (1933).

Chaton, M.: Ulcus de la petit courbure traité par la sympathectomie. Soc. Chir. Par. 12. 7. 1922.

Chevallier, P. et F. Moutier: Perturbations-vasomotrices segmentaires constatées à l'endoscopie gastrique. Arch. Mal. Appar. digest. (Fr.) 27, 1042 (1937).

Collet, F. J.: Réflexe oesophago-vasomoteur. J. méd. Lyon 11, 415 (1930).

Courtade, D. and J. F. Guyon: Le grand sympathique et les muscles circulaires du duodénum. C. r. Soc. Biol. 60, 176 (1906).

Erös, G.: Über die argentaffinen Zellen der Schleimhaut des Magen- und Darmtraktes. Frankf. Z. Path. **36**, 402 (1928).
— Über die Bedeutung der argentaffinen Zellen. Frankf. Z. Path. **40**, 155 (1930).
— Eine neue Darstellungsmethode der sogenannten „gelben" argentaffinen Zellen des Magendarmtraktes. Zbl. Path. **54**, 385 (1932).
Frommel, E. et *D. Zimmet:* Recherches sur l'action pharmacodynamique du tartrate d'ergotamine sur l'estomac etc. Arch. internat. Pharmacodynam. **48**, Nr. 2 (1934).
Gayet, R., B. Minz et *D. Quivy:* Sur la libération d'acetylcholine dans le sang veineux de l'estomac, de l'intestin, du pancréas par stimulation du nerf splanchnique. C. r. Soc. Biol. **126**, 1138 (1937).
Jemerin, E. E. and *F. Hollander:* Gastric vagi in dog. Erroneous assumption of uninterrupted vagal innervation in Pavlov pouch. Proc. Soc. exper. Biol. a. Med. (Am.) **38**, 139 (1938).
Kämmerer, H.: Allergische Magen-Darmstörungen. Wien. klin. Wschr. **54**, 5 (1941).
Katsch, G.: Normale und veränderte Tätigkeit des Magens. In: Handb. f. inn. Med., Mohr-Stähelin **3**, Nr. I, 245 (1925).
Kestner, O.: Der biologische Bauplan des Magens. Pflügers Arch. **205**, 34 (1924).
Kuroda, S.: Pharmakodynamische Studien zur Frage der Magenmotilität. Z. exper. Med. **39**, 341 (1924).
Langen, C. de: Therapy and pathogen. of ulcers of the stomach and duod. Gastroenterologia (Basel) **65**, 1 (1940).
Lohmann, A.: Vasokonstriktorische Nerven für Magen und Darm im Nervus vagus. Z. Biol. **59**, 317 (1912).
Mettler, F. A., J. Splinder, C. C. Mettler and *J. D. Cones:* Disturbances in gastro-intestinal function after localized ablations of cerebral cortex. Arch. Surg. (Am.) **32**, 618 (1936).
Miltzow, G.: Klinische Beobachtungen an Magenkranken bei subkutanen Infiltrationen von Novokain. Dtsch. Gesdh.wes. **3**, 324 (1948).
Nicolaysen, K.: Irritation of the Vagus and hemorrhagic errosions of the stomach. Arch. int. Med. (Am.) **25** (1920).
Popielski, L.: Über das periphere, refl. Zentrum der Magendrüse. Zbl. Physiol. **16**, 121 (1902).
Rilva, V. C.: La anesthesia simpatica en chirurgia gastrica. Rev. españ. Med. y Chir. **4** (1921).
Samaan, A.: The antagonistic cardia nerve and heart rate. J. Physiol. (Brit.) **83**, 332 (1934).
Singer, L.: Autonome und Vagusmagenstörungen und ihre Beziehungen zur Lungentuberkulose. Wien. klin. Wschr. **29**, 624 (1917).
Stöhr, Ph. jun.: Mikroskopische Studien zur Innervation des Magen-Darmkanales. V. Z. Zellforsch. **34**, 91 (1948).
Stubbe-Teglbjaerg, H. P.: Gastrogene Erkrankungen im Zentralnervensystem. Z. Neur. **161**, 241 (1938).
Swiney, B. A. Mc. and *J. M. Robson:* The sympathetic innervation of the stomach. III. The interaction of the vagus and sympathetic nerves. J. Physiol. **73**, 141 (1941).
Tezner, O. und *M. Turold:* Pharmakologische und physiologische Studien am überlebenden menschlichen Magen. Z. exper. Med. **12**, 275 (1921).
Veach, H. O.: Antagonistic action of morphine and atropine on human stomach. J. Pharmacol. (Am.) **61**, 230 (1937).

Allergie

Udaondo: Die allergischen Erscheinungen am Magendarmkanal. Arch. argent. Emfarm. Apar. digest. **14**, 369 (1939).

Anatomie

Amato, L. d' und *P. Macci:* Die sympathischen Ganglien des Magens. Virchows Archiv 180, 246 (1905).

Kessel, L., Ch. Lieb, H. Hymon and *H. Lande:* Studies of exophthalmic goiter and the involuntary nervous system. Arch. int. Med. (Am.) 31, 433 (1923).

Klee, J.: Die Beziehungen der autonomen Nerven zu den Sphinkterreflexen des Magens. 45. Vers. südwestdtsch. Nerven- u. Irrenärzte, Baden-Baden. 1920.

Könnecke, W.: Experimentelle Innervationsstörung am Magen und Darm. Z. exper. Med. 28, 384 (1922).

Latarjet, A. et *P. Bonnet:* Le plexus hypogastrique chez l'homme. Lyon chir. 10 (1913).

Latarjet, A. et *P. Wertheimer:* L'innervation gastrique. J. méd. Lyon 2, 1289 (1921).

May, W.: The innervation of the sphincters and musculature of the stomach. J. Physiol. (Brit.) 31, 260 (1904).

Mehring, H. v.: Über den Einfluß des Nervensystems auf die Funktionen des Magens. Ref.: Berl. klin. Wschr. 36, 447 (1899).

Okamura, Ch.: Über die Darstellung des Nervenapparates in der Magen-Darmwand mittels der Vergoldungsmethode. Z. mikrosk.-anat. Forsch. 35, 218 (1934).

Perman, E.: The nervous apparatus of the stomach and ulcer of the lesser curvature. Acta med. Scand. 53, 703.

Pi-Suner, A. et *I. Puche:* Première note sur le sympathique sensitif. L'innervation afferente de l'estomac. C. r. Soc. Biol. 90, 814 (1924).

Smithies, F.: A treatment of gastric ulcer based upon modern clinical histopathological and physiological investigation. Internat. J. Gastro-Enterol. 13 (1921).

Stierlin, E.: Über die Mageninnervation in ihrer Beziehung zur Aetiologie und Therapie des Ulkus. Dtsch. Z. Chir. 152, 853 (1920).

Suda, G.: Experimentelle Untersuchungen über den Innervationsmechanismus der Magendrüsen. Virchows Arch. 251, 56 (1924).

Worms, G. et *H. Lacaye:* Rapport du pneumogastrique à la région cervicale. Bull. Soc. Anat. Par. 18, 331 (1921).

Cardiospasmus

Hanke, H.: Über den Cardiospasmus und seine Behandlung. Ärztl. Wschr. 1, 1057 (1947).

Holzknecht, R. und *A. Luger:* Zur Pathologie und Diagnostik des Gastrospasmus. Mitt. Grzg. Med. u. Chir. 26, 669 (1913).

Loeper, M. et *Forstier:* Les lésions nerveuses du pneumogastrique et le cardiospasme récurrent dans le cancer de l'estomac. Arch. Mal. Appar. digest. (Fr.) 11, 307 (1921).

Lubbers, B. A.: Achalasie der Cardia und Sympathektomie. Schweiz. med. Wschr. 80, 285 (1950).

Meyer, H.: Entstehung und Behandlung der Speiseröhrenerweiterung und des Kardiospasmus. Mitt. Grenzgeb. Med. u. Chir. 34, 484 (1924).

Mutch, N.: Behandlung des Kardiospasmus. Practitioner 107, 339 (1921).

Riese, H.: Über Kardiospasmus. Ref.: Zbl. Chir. 51, Nr. 39 (1924).

Thieding, Fr.: Über Kardiospasmus, Atonie und „idiopathische" Dilatation der Speiseröhre. Bruns' Beitr. 121, 237 (1921).

Duodenalverschluß

Gerhartz, H.: Die Abzehrung in ihrer Bedeutung für den arteriomesenterialen Duodenalverschluß. Ärztl. Wschr. 1, 609 (1947).

Erbrechen

Hatcher, H. and *P. Weiss:* Studies of vomiting. J. Pharmacol. (Am.) 22, 239 (1924).

Gastrische Krisen

Exner, A.: Die Vagotomie bei gastrischen Krisen. Verh. Ges. dtsch. Naturforsch. u. Ärzte. Wien 1913.

Gaza, W. v.: Über Kommunikationsdurchschneidung bei gastrischen Krisen. Ref.: Münch. med. Wschr. 72 (1925).

Lehmann, W.: Zur Frage der Wurzelresektion bei gastrischen Krisen. Zbl. Chir. 47, 1558 (1920).

Leriche, R.: Traitement chirurgical des crises gastriques du tabès. Verh. Ber. franz. Chir. Kongr. 466 (1912).

— et *A. Cade:* L'opération de Frank dans un cas de crise gastrique rebelle au cours de tabès. Presse méd. 20, 250 (1912).

— et *P. Dufourt:* Quatre observations d'élongation du plexus solaire pour crises gastriques du tabès. Lyon chir. 10, 256 (1913).

Sauvé, L.: Les interventions chirurgicales dans les crises gastriques du tabès. Progr. méd. 42, 205 (1914).

Shawe, R. C.: The gastric crises of tabes dorsalis and their surgical treatment. Brit. J. Surg. 9, 450 (1921—1922).

Tinel, J.: Les crises gastriques du tabès et leur traitement chirurgical. Arch. Mal. Appar. digest. (Fr.) 7, 601 (1918).

Gastromegalie

Wendt, H.: Die Gastromegalie und ihre therapeutische Beeinflussung durch Gynergen. Klin. u. Prax. Nr. 11 (1946).

Innervation

Klee, J.: Die Beziehungen der autonomen Nerven zu den Sphinkterreflexen des Magens. 45. Vers. südwestdtsch. Nerven- u. Irrenärzte. Baden-Baden, 1920.

Könnecke, W.: Experimentelle Innervationsstörung am Magen und Darm. Z. exper. Med. 28, 384 (1922).

Lehmann, G.: Ulcus pepticum und vegetatives Nervensystem. Berl. klin. Wschr. 56, 772 (1919).

May, W.: The innervation of the spincters and musculature of the stomach. J. Physiol. (Brit.) 31, 260 (1904).

Okamura, Ch.: Über die Darstellung des Nervenapparates in der Magen-Darmwand mittels der Vergoldungsmethode. Z. mikrosk.-anat. Forsch. 35, 218 (1934).

Pi-Suner, A. et *I. Puche:* Première note sur le sympathique sensitif. L'innervation afferente de l'estomac. C. r. Soc. Biol. 90, 814 (1924).

Stierlin, E.: Über die Mageninnervation in ihrer Beziehung zur Ätiologie und Therapie des Ulkus. Dtsch. Z. Chir. 152, 853 (1920).

Suda, G.: Experimentelle Untersuchungen über den Innervationsmechanismus der Magendrüsen. Virchows Arch. 251, 56 (1924).

Magencarcinom

Loeper, M. et *Forstier:* Les lésions nerveuses du pneumogastrique et le cardiospasme récurrent dans le cancer de l'estomac. Arch. Mal. Appar. digest. (Fr.) 11, 307 (1921).

Mandl, F.: Die Vagotomie als schmerzstillende Operation beim inoperablen Magenkarzinom. Wien. klin. Wschr. 61, 209 (1949).

Postoperative Magenerweiterung

Gilberti: Iposurrenalismo e dilatatione acuta postoperativa dello stomaco. Boll. clin. (It.) 37, 270.

Magennerven

Ducceschi, V.: Sugli effetti della sezione dei nervi gastrici. Arch. Fisiol. (It.) **8**, 579 (1910).

Jentzer, A.: Névromes de l'ulcère gastriques provoquant des gastralgies rebelles à toute thérapeutique. Ref.: Presse méd. **45**, 892 (1923).

Keppich, J.: Künstliche Erzeugung von chronischen Magengeschwüren mittels Eingriffes am Magenvagus. Wien. klin. Wschr. **34**, 118 (1922).

Klapp, R. und *H. v. Hösslin:* Vagustherapie. Ref.: Klin. Wschr. **3**, 600 (1924).

Klee, J.: Die Magenform bei gesteigertem Vagus- und Sympathikustonus. Münch. med. Wschr. **61**, 1044 (1914).

— Beiträge zur pathologischen Physiologie der Mageninnervation. I. Mitt. Der Brechreiz. Dtsch. Arch. klin. Med. **128**, 204 (1919); II. Mitt. Dtsch. Arch. klin. Med. **129**, 275 (1919); III. Mitt. Dtsch. Arch. klin. Med. **133**, 265 (1920).

Könnecke, W. und *H. Meyer:* Röntgenuntersuchungen über den Einfluß von Vagus und Sympathikus auf Magen und Darm. Mitt. Grenzgeb. Med. u. Chir. **35**, 297 (1922).

Lapinski, M.: Résection des nerfs de l'estomac. Bull. Acad. Méd. Par. **87**, 681 (1922).

Latarjet, A.: La section des nerfs de l'estomac. Lyon chir. **18**, 801 (1921).

Mehring, H. v.: Über den Einfluß des Nervensystems auf die Funktionen des Magens. Ref.: Berl. klin. Wschr. 447 (1899).

Okamura, Ch.: Über die Darstellung des Nervenapparates in der Magen-Darmwand mittels der Vergoldungsmethode. Z. mikrosk.-anat. Forsch. **35**, 218 (1934).

Perman, E.: The nervous apparatus of the stomach and ulcer of the lesser curvature. Acta. med. Scand. (Schwd.) **53**, 703.

Magenneurose

Pribram, B. O.: Chirurgische Erfahrungen bei nervösen Magenerkrankungen. Dtsch. med. Wschr. **50**, 506 (1924).

Motilität

Barré, J. A. la: Origine nerveuse centrale de l'hypermotilité gastrique observée au cours de l'hypoglycémie consécution à l'hépatectomie. C. r. Soc. Biol. **107**, 906 (1931).

Beattie, J. and *D. Sheehan:* The effect of hypothalamic stimulation on gastric motility. J. Physiol. (Brit.) **81**, 218 (1934).

Beyer, K. H. and *W. J. Meek:* Effect of benzedrine sulphate on stomach activity and emptying time. Proc. Soc. exper. Biol. a. Med. (Am.) **37**, 74 (1937).

Heslop, T. S.: Hypothalamus and gastric motility. Quart. J. exper. Physiol. **28**, 335 (1938).

Heux, Les, Y. W. et *de Kleyn:* Troubles des mouvements de l'estomac et des mouvements péristaltique chez les chats après exstirpation unilatérale du labyrinthe. Arch. néerld. Physiol. **16**, 269 (1931).

— Disturbances of the movement of the alimentary canal after unilateral labyrinth-exstirpation in cats. Proc. Acad. Amsterdam **34**, 836 (1931). Ndld. Tschr. Geneesk. **1**, 1652 (1931).

— Störungen der Magen-Darmbewegungen bei Katzen nach Labyrinthexstirpation. 14. Congr. Fisiol. Rom. 1932.

Neurofibromatosis

Feyrter, F.: Über die Neurome und Neurofibromatose des menschlichen Magen-Darmschlauches. Wien: W. Maudrich. 1948. Ref.: Wien. klin. Wschr. 61, 445 (1949).
— Über Neurome und Neurofibromatose, nach Untersuchungen am menschlichen Magen-Darmschlauch. Wien. med. Wschr. 98, 287 (1948).

Neurom des Magens

Jentzer, A.: Névromes de l'ulcère gastriques provoquant des gastralgies rebelles à toute thérapeutique. Ref.: Presse méd. 45, 892 (1923).

Operative Therapie

Rosenauer, F.: Magenresektion oder Vagektomie beim Ulkusleiden? Wien. klin. Wschr. 61, 285 (1949).
Warren, R. and *E. C. Meadows:* Subtotal gastrectomy or vagotomy for peptic ulcerations. Early results and postoperative symptoms. New Engld. J. Med. 240, 367 (1949).

Labyrintho-gastrischer Reflex

Lebensohn, I. E.: Labyrinthine-gastric reflexes. Laryngoscope (Am.) 41, 175 (1931).
Roccavilla, A.: Reflettività labirinto-gastrica e gastro-labirintica. Atti XXVII. Congr. ital. Med. int. 1921.

Sekretion

Antona, L. d': Sullo stato del circolo e dell'apparato digerente nella distrofia miotonica. La sindrome endocrina e umorale. Minerva med. (It.) Nr. 24 (1935).
Atkinson, A. J. et *A. C. Ivy:* Studies on control of gastric secretion; drugs acting on autonomic-sympathetic system; drugs acting as central emetics. Amer. J. digest. Dis. a. Nutrit. 4, 811 (1938).

Gastro-kardialer Symptomenkomplex

Bergmann, G.: Das „epiphrenale Syndrom", seine Beziehung zur Angina pectoris und zum Kardiospasmus. Dtsch. med. Wschr. 58, Nr. 16 (1932).
Kuckuck, W.: Über den gastrokardialen Symptomenkomplex. Med. Klin. 26, 47 (1930).
Lunedei, A. e *A. Giannoni:* Tentativo di riproduzione sperimentale nell'uomo della sindrome epifrenica e della angina pectoris d'origine gastrica. Riv. Clin. med. 35, Nr. 16 (1934).

Ulkus

Bauer, J. und *B. Aschner:* Beitrag zur klinischen Konstitutionspathologie bei Ulcus pepticum ventriculi und duodeni. Klin. Wschr. 1, 1250 (1922).
Bedarida, N. V.: Produz. sper. di ulc. gastr. Arch. ital. chir. 9, 109 (1924).
Bergmann, G. v.: Ulkusproblem. Jahresber. ärztl. Fortb. März (1921).
Bock, H. E. und *H. Meinrenken:* Grenzen der Nebennierenrindenhormon-behandlung bei Magen- und Zwölffingerdarmgeschwür. Dtsch. med. Wschr. 72, 149 (1947).
Busch, F. A.: Das Ulkusproblem. Münch. med. Wschr. II, 1354 (1940).
Daikowsky, J. I. et *P. D. Tarnopolskaja:* Sur le rôle de la composante nerveuse en pathogénie et en thérapeutique de l'affection ulcéreuse de l'estomac et du duodénum. J. belge Gastroentérol. 5, 385 (1937).
Dragstedt, L. R. und *P. W. Schafer:* Die Unterbrechung der Vagus-Innervation des Magens bei gastroduodenalem Ulkus. Surg. (Am.) 17, 742 (1945).

Gianolla: Du rôle de l'innervation des filets des vagues dans le traitement chir. de l'ulcère gastr. Arch. méd. belg. **76**, 618 (1923).

Glaser, A.: Ulzeration am Magen-Darmkanal und chronische Pb-Vergiftung. Berl. klin. Wschr. **58**, 152 (1921).

Glatzel, H.: Ulkussymptome und ihre Bedeutung. Klin. u. Prax. **1**, Nr. 8 (1946).

— Magengeschwür und Tabak. Ärztl. Wschr. **1**, 645 (1947).

Heim, K.: Zur Symptomatologie und Therapie der Ulkuskrankheit. Klin. u. Prax. Nr. 12 (1946).

Hoffmann, V.: Der Ulcus duodeni und ventriculi, eine reine Durchblutungsstörung. Chirurg Nr. 3, 100 (1946).

Holler, G. und *J. Vecsler:* Beobachtungen an Kranken mit Ulkusbeschwerden ohne nachweisbaren Ulkusbefund. Arch. Verdgskrkh. **32**, 285 (1924).

Hülse, W.: Untersuchungen über gefäßverengende Stoffe im Blut. Klin. Wschr. **1**, 2140 (1922).

Ivy, A. C.: Studies on gastric. and duod. ulc. J. amer. Assoc. **75**, 1540 (1920).

Kalk, H.: Das Magen- und Zwölffingerdarmgeschwür im Kriege. Leipzig: Thieme. 1945.

Kawamura, K.: Über die experimentelle Erzeugung von Magengeschwüren durch Nervenläsion. Z. Chir. **540**, 109 (1911).

Keppich, J.: Künstliche Erzeugung von chronischen Magengeschwüren mittels Eingriffes am Magenvagus. Berl. klin. Wschr. **58**, 414 (1921).

Kleine-Natrop, H. E.: Die allergische Komponente des Ulkusschmerzes. Dtsch. med. Wschr. **72**, 549 (1947).

Kolzow, W. W.: Die Rolle des Ganglion coeliacum in der Aetiologie des runden Magengeschwürs. Ref.: Zbl. Chir. **53**, 2225 (1926).

Kreitner, H.: Azidität und Ulkus. Untersuchungen am ulkuskranken Magen in der Ph-Sonde. Wien. klin. Wschr. **62**, 422 (1950).

Licini, C.: Über experimentelle Erzeugung des Magengeschwürs. Bruns' Beitr. **79**, 462 (1912).

Mezo, B. v.: Neues Verfahren zur Behandlung der Magen- und Duodenalgeschwüre. Wien. klin. Wschr. II, 1049 (1940).

Nedzel, A. J.: Exper. gastric ulcer (pitressin-episodes). Arch. Path. (Am.) **26** (1938).

— Vascular spasm in exper. gastric ulcer. Arch. physic. Ther. (Am.) **20**, 683 (1939).

Ophüls, W.: Gastric. ulcera in rabbits following resect. of the pneumogastr. nerves below the diapharm. J. exper. Med. **8**, Nr. 1 (1906).

Pfitzner, H.: Ulcus ventr. bei Tabes. Dtsch. med. Wschr. **52**, 1547 (1926).

Pratsikas, A.: Über Beziehungen zwischen Ulcus ventr. und gastr. Krisen. Wien. klin. Wschr. **45**, 993 (1932).

Rössle, R.: Das runde Geschwür des Magens und des Zwölffingerdarms als „zweite Krankheit". Mitt. Grenzgeb. Med. u. Chir. **25**, 766 (1912).

Ruhmann, W.: Der Ulcus-Kranke. Studien zur Konstitution usw. Berlin: Karger. 1926.

Schiassi, B.: Una voce „contro corrente" sulla genesi e sulla cura della gastroulcera. Bull. Sci. med. **111**, 321 (1939).

Schiff, A.: Chronischer Saturnismus, Ulcus ventr. und vegetatives Nervensystem. Wien. klin. Wschr. **31**, 387 (1919).

Schönbauer, L.: Periarterielle Sympathektomie der Magengefäße beschleunigt im Tierversuch die Heilung traumatisch gesetzter Ulzera. Ref.: Klin. Wschr. **3**, 2319 (1924).

Schüller, A.: Tabes und Ulcus. Ref.: Wien. klin. Wschr. **20**, 1725 (1908).

Simonyi: Tabes dorsalis und Ulcus ventriculi. Gyógyászat (Ung.) 652 (1922).

Stern, W.: Über neurale Feinstrukturen im Ulcusmagen. Vortrag, Ges. f. d. Erforsch. d. veget. Systems, Wien, 21. 2. 1950.

Stöhr, Ph. jun.: Anat. Betrachtungen über das vegetative Nervensystem und seine Veränderungen bei Magenulcus. Dtsch. med. Wschr. 60, 45 (1934).
— Beobachtungen über die Nerven des menschlichen Magens und ihre Veränderungen bei Ulcus chron. Klin. Wschr. 11, 1214 (1932).
Strauss, H.: Über hereditäres und familiäres Vorkommen von Ulcus ventriculi und duodeni. Münch. med. Wschr. 68, 274 (1921).
Wantoch, H.: Über Cholelithiasis und Ulcus ventriculi und duodeni bei Erkrankung des Rückenmarkes. Dtsch. med. Wschr. II, 1038 (1933).
Yano, A.: Experimentelle Untersuchungen über die Heilungstendenz des Magengeschwürs. Beitr. path. Anat. 73, 251 (1925).
Ziegert, H. J.: Darstellung des Ulkusproblems unter dem Gesichtspunkt eines pathologischen Reflexvorganges. Dtsch. med. Wschr. 72, 608 (1947).

Ulcus duodeni

Friedmann, G. A.: The exper. product. of lesions, erosion and acute ulcers in the duod. mucosa of dogs by repeated inject. of epinephrine (bzw. of pilocarpine and adrenalin). J. med. Res. (Am.) 32 (1915) bzw. Juli 1918.
Gruber, B. und *E. Kratzeisen:* Neuere Anschauungen vom Wesen des Ulcus pepticum ventriculi und duodeni. Slg. Abh. Verdgskrkh. 8, 5 (1922).
Westphal, K. und *G. Katsch:* Das neurotische Ulcus duodeni. Mitt. Grenzgeb. Med. u. Chir. 26, 391 (1913).

Ulkusentstehung

Adler, E.: Ein Beitrag zur Genese des Ulcus rotundum. Med. Klin. 15, 483 (1919).
Alkan: Zur Frage der Ulkusentstehung. Dtsch. med. Wschr. 50, 234 (1924).
Alvarez, C.: Behandlung des Magengeschwürs mit Nervenblockierung nach Parker und daraus sich ergebende Folgerungen für die Behandlung der Lungentuberkulose. Rev. méd. Malaga 1, 2 (1921).
Antonini, L.: La resezione intratoracica del vago nei suoi rapporti con la patogenesi dell'ulcera dello stomaco. Riforma med. 30, 88 (1914).
Ask-Upmark, E.: Contribution to the neurogenic conception of the pathogenesis of peptic ulcer. Acta chir. scand. (Schwd.) 82, 336 (1939).
Avancini, L. P.: Ein Beitrag zur Neurogenese des Ulcus pepticum. Wien. klin. Wschr. 61, 104 (1949).
Bergmann, G. v.: Ulcus duodeni und vegetatives Nervensystem. Berl. klin. Wschr. 50, 2374 (1913).
— Über Beziehungen des Nervensystems zur motorischen Funktion des Magens. Münch. med. Wschr. 60, 2459 (1913).
— Die Pathogenese des chronischen Ulcus pepticum. Berl. klin. Wschr. Nr. 22 und 23 (1918).
Bircher, E.: Die Resektion von Ästen des N. vagus zur Behandlung der Ulkuskrankheit. Schweiz. med. Wschr. 50, 519 (1920).
Docq, P.: Recherche sur la pathogénie de l'ulcère gastroduod. Arch. Mal. Appar. digest. (Fr.) 25, 1057 (1935).
Donati, G. S.: Contributo allo studio genesi dell'ulcera gastr. Arch. ital. Anat. e Istol.pat. 2, 1241 (1931).
Durante, L.: The trophic elem. in the origin. of gastr. ulcer. Surg. etc. (Am.) 22, 399 (1916).
Duschl, L.: Beiträge zur Pathogenese des Ulcus ventriculi. Dtsch. Z. Chir. 236, 408 (1932).
Friedmann, G. A.: The experimental production of lesions, erosion and acute ulcers in the duod. mucosa of dogs by repeated inject. of epi-

nephrine (bzw. of pilocarpine and adrenalin). J. med. Res. (Am.) **32**, März (1915) und Juli (1918).

Full, H. und *L. V. Friedrich:* Magengeschwür und Tabes. Münch. med. Wschr. **69**, 1246 (1922).

Graulich, R.: Études concernant la pathogénie de l'ulcus gastrique. Rev. belge Sci. méd. **11**, 93 (1939).

Gundelfinger, E.: Klinische und experimentelle Untersuchungen über den Einfluß des Nervensystems bei der Entstehung des runden Magengeschwüres. Mitt. Grenzgeb. Med. u. Chir. **30**, 189 (1918).

— Klin. u. exper. Untersuchungen über den Einfluß des Nervensystems bei der Entstehung des runden Magengeschwürs. Mitt. Grenzgeb. Med. u. Chir. **30**, 1 (1918).

Häller, S. J.: Untersuchungen zur neurogenen Pathogenese des Ulcus ventriculi pepticum. Münch. med. Wschr. **67**, 393 (1920).

Hayashi, T.: Experimentelle Untersuchungen über die Genese des Magengeschwürs und Anaphylaxie. Trans. jap. Path. Soc. **12**, 118 (1922).

Hess, L. und *J. Faltitschek:* Zur Pathogenese des runden Geschwürs des Magens und Zwölffingerdarmes. Klin. Wschr. I, 679 (1935).

Holler, G. und *E. Pollak:* Histologisch-anatomische Hirnbefunde bei Ulkuskranken und ihre klinische und ätiologische Verwertung. Wien. med. Wschr. **73** (1923).

Kalk, H.: Zeitgemäße Beobachtungen zur Genese des Magen- und Zwölffingerdarmgeschwürs. Ärztl. Wschr. **1**, 623 (1947).

Keppich, J.: Künstliche Erzeugung von chronischen Magengeschwüren mittels Eingriffen am Magenvagus. Wien. klin. Wschr. **34**, 118 (1922).

Könnecke, W.: Experimentelle Ulkuserzeugung. Zbl. Chir. **50**, Nr. 1 (1923).

— Spastischer Ulkus. Münch. med. Wschr. **70**, 981 (1923).

Köster, R.: Allgemeine Betrachtungsweisen über Entstehung und Heilung der Magen- und Zwölffingerdarmgeschwüre. Med. Klin. I, 169 (1935).

Latzel, R.: Experimentelle Untersuchungen über die Ätiologie des Ulcus ventriculi und theoretische Schlußfolgerungen über die Pathogenese usw. Arch. Vdgskrkh. **19**, Erg.-H. 1 (1913).

Lichtenbelt, F. A. J.: Die Ursachen des chronischen Magengeschwürs. Jena: Fischer. 1912.

Lorenzi, N.: L'influenza del sistema nervoso nella patogen. dell'ulcera dello stom. Rass. Sci. med. (1903).

Marchetti, G.: Patogenesi dell'ulcera gastr. e sue applicazioni terapeutiche. Riforma med. **22**, 1373 (1906).

Masten, M. G. und *R. C. Bunts:* Neurogenic erosions and perforations of the stomach and esophagus in cerebral lesions. Report of six cases. Arch. int. med. (Am.) **54**, 916 (1934).

Mogilinitzky, B.: Zur Frage der Entstehungsweise und Ursache neurogener Formen des runden Magengeschwürs. Virchows Arch. **257**, 109 (1925).

— Zur Frage über die Pathologie und Ätiologie der neurogenen Formen des runden Magengeschwürs. Verh. russ. Path.-Kongr. 436 (1925).

— Zur Frage der Pathogenese der neurogenen Formen des Magengeschwürs. Zbl. Path. **25**, 77 (1934).

Molodaja, E. und *B. Jegoroff:* Zur Pathogenese des peptischen Magengeschwürs. Ref.: Z. org. Chir. **35**, 832 (1926).

Müller, O.: Über die Entstehung des runden Magengeschwürs. Münch. med. Wschr. **71**, 572 (1924).

Nagamori, H.: Über exper. Erzeugung des Magengeschwürs bei Kaninchen durch Reizungen des Plexus coel. Dissertation, Würzburg 1910.

Nelken, L.: Zur Klinik und Pathogenese des Magen- und Duodenalgeschwürs. Arch. Vdgskrkh. **42**, 503 (1928).

Nicolaysen, K.: Path.-anat. und experimentelle Studien über die Pathogenese des chronischen Magengeschwürs. Dtsch. Z. Chir. **167**, 145 (1921).

Nothhaas, R.: Zur Entstehung und Behandlung des Magen- und Zwölffingerdarmgeschwürs. Med. Mschr. 1, 343 (1947).

Ohly, A.: Familiäres Auftreten von Ulcus im gastroduodenalen Tractus. Münch. med. Wschr. 70, 1180 (1923).

Palmulli, V.: La pat. dell'ulc. gastr. Riforma med. 29, 1261 (1913).

Pigalew, I. A.: Zur Frage der Genese geschw. Prozesse im Magen-Darmkanal. Zbl. exper. Med. 82, 617 (1932).

Ritter, A.: Beitrag zur Pathogenese und Therapie der Ulkuskrankheit des Magens unter spezieller Berücksichtigung der vegetativen Konstitution. Schweiz. med. Wschr. 77, 1251 (1947).

Rosenbach, Fr. und *E. Eschker:* Exper. Beitrag zur Pathogenese des Ulcus rot. Arch. clin. Chir. 94, 481 (1911).

Schiassi, B.: Una voce „contro corrente" sulla genesi e sulla cura della gastroulcera. Bull. Sci. med. 111, 321 (1939).

Schmincke, A.: Über die experimentelle Entstehung peptischer Erosionen des Magens bei Kaninchen durch Reizung des Plexus coel. Ref.: Münch. med. Wschr. 57, 1372 (1910).

Stahnke, E.: Experimentelle Untersuchungen zur Frage der neurogenen Entstehung des Ulcus ventriculi. Zbl. Chir. 51, Nr. 38 (1924).

Stierlin, E.: Über die Mageninnervation in ihrer Beziehung zur Ätiologie und Therapie des Ulkus. Dtsch. Z. Chir. 152, 853 (1920).

Vedova, dalla: Experimentelle Beiträge zur Kenntnis der Pathogenesis des Ulcus ventriculi. Arch. Vdgskrkh. 8, 255 und 411 (1902).

Zironi, G.: Experimentelle Beiträge zur Pathogenesis des Ulcus roturdum des Magens. Arch. klin. Chir. 91, 662 (1910).

Ulkus und mediastinaler Symptomenkomplex

Marcovich, P.: Der mediastinale Symptomenkomplex bei Ulkuskranken. Med. Klin. 19, 642 (1923).

Ulcus pepticum

Ask-Upmark, E.: Contribution to the neurogenic conception of the pathogenesis of peptic. ulcer. Arch. chir. scand. (Schwd.) 82, 336 (1939).

Avancini, L. P.: Ein Beitrag zur Neurogenese des Ulcus pepticum. Wien. klin. Wschr. 61, 104 (1949).

Bergmann, G. v.: Das spasmogene Ulcus pepticum. Münch. med. Wschr. 60, 169 und 1459 (1913).

— Die Pathogenese des chronischen Ulcus pepticum. Berl. klin. Wschr. 55, Nr. 22 und 23 (1918).

Cushing, H.: Peptic ulcers and the interbrain. Surg. etc. 55, 1 (1932).

Docq, P.: Recherche sur la pathogénie de l'ulcère gastroduod. Arch. Mal. Appar. digest. (Fr.), 25, 1057 (1935).

Holler, G.: Peptisches Ulcus und vegetatives System. Acta neuroveget. 1, 145 (1950).

Kobayashi, M.: Über experimentelle Erzeugung der peptischen Erosion. Diss. Marburg 1909. Frankf. Z. Path. 3, 566 (1909).

Lehmann, G.: Ulcus pepticum und vegetatives Nervensystem. Berl. klin. Wschr. 56, 772 (1919).

Morioka, T.: Experimentelle Untersuchungen über die Beziehungen zwischen dem postoperativen peptischen Jejunalgeschwür und dem Lymphfollikel. Nachtrag. Über die Bedeutung des vegetativen Nervensystems für das postoperative Jejunalgeschwür. Arch. jap. Chir. 15, 872 (1938).

Ruffin, J. M., K. S. Grimson und *R. C. Smith:* Die Wirkung der transthorakalen Vagotomie auf den klinischen Verlauf bei Patienten mit Ulcus pepticum. Gastroenterology 7, 599 (1946).

Spiegel, E.: Beiträge zur klinischen Konstitutionspathologie. II. Organdisposition bei Ulcus pepticum. Arch. klin. Med. 126, 45 (1918).

Thompson, V. C. and *A. H. Hames:* Vagotomy for peptic ulcer. Lancet 44 (1947).

Warren, R. and *E. C. Meadows:* Subtotal gastrectomy or vagotomy for peptic ulcerations. Early results and postoperative symptoms. New Engld. J. Med. 240, 367 (1949).

Westphal, K.: Untersuchungen zur Frage der nervösen Entstehung peptischer Ulzera. Dtsch. Arch. klin. Med. 114, 327 (1914).

Ulkusperforation

Shirlaw, J. T.: On cases of perfor. duod. ulc. in which mistaken diagnosis of lead poisoning were made Lancet 2, 1775 (1911).

Ulcus tuberculosum

Arloing, F.: Des ulcérations tuberculeuses de l'estomac. Thèse de Lyon 1902.

Bartel, J.: Über Ulcus und Lungentuberkulose. Mitt. Ges. inn. Med. Wien 9, 88 (1910).

Chevrier: De la tuberculose et des sténoses tuberculeuses de pylore. Rev. Chir. (Fr.) 25 (1905).

Gossmann: Über das tuberkulöse Magengeschwür. Mitt. Grenzgeb. Med. u. Chir. 26, 721 (1913).

Keller, K.: Zur Pathogenese und Therapie der Magentuberkulose. Bruns Beitr. 88, 586 (1914).

Knoflach, J. G. u. R. Pape: Ein Fall von polypöser nicht ulcerierter Magentuberkulose. Wien. klin. Wschr. 1934, II.

Petrischky: Zur Diagnose und Therapie des primären Ulcus ventriculi tuberculosum. Verh. 17. Kongr. inn. Med. 1899. Dtsch. med. Wschr. 394 (1899/I).

Poncet, G.: Sur la tuberculose inflammatoire de l'estomac. Bull. Soc. nat. Chir. 1908.

— et *R. Leriche:* Tuberculose inflammatoire de l'estomac. Tumeurs et sténose pyloriques d'origine tuberculeuse. Graz. Hôp. 1908.

Schlesinger, H.: Die Pylorustuberkulose und der tuberkulöse Wandabszeß des Magens. Münch. med. Wschr. 187 (1914/I).

Simmonds: Über die Tuberkulose des Magens. Münch. med. Wschr. 317 (1900/I).

Zesas, D.: Die Tuberkulose des Magens. Zbl. Grenzgeb. Med. u. Chir.

Vagusausschaltung bei Ulkus

Gianolla: Du rôle de l'innervation des filets des vagues dans le traitement chirurgical de l'ulcère gastrique. Arch. méd. belg. 76, 618 (1923).

Keppich, J.: Künstliche Erzeugung von chronischen Magengeschwüren mittels Eingriffen am Magenvagus. Wien. klin. Wschr. 34, 118 (1922).

Lapinski, M.: Résection des nerfs de l'estomac. Bull. Acad. Méd. (Fr.) 87, 681 (1922).

Latarjet, A.: La section des nerfs de l'estomac. Lyon chir. 18, 801 (1921).

Litthauer, M.: Über die Folgen der Vagusdurchschneidung, insbesondere ihre Wirkung auf die Funktion des Magens. Arch. klin. Chir. 113, 712 (1920).

Neugebauer, Fr.: Zu dem Aufsatze von Borchers: Motilitätsstörungen des Magens und Vagusresektion. Zbl. Chir. 48, 226 (1921).

Steinthal, C.: Die Ausschaltung des N. sympathicus und des N. vagus nach Stierlin bei Ulcus ventriculi. Zbl. Chir. 47, 1293 (1920).

Vagektomie

Karnitschnigg, H.: Über das Verhalten der Harndiastase und der Blutzuckerwerte nach Vagektomie wegen Ulkuskrankheit. Wien. klin. Wschr. 61, 58 (1949).

Krautberger, E.: Über Vagektomie bei Magenleiden. Ref.: Wien. klin. Wschr. **61**, 272 (1949).
Oppolzer, R.: Aussprache zu R. Boller: Beschwerden nach Vagektomie. Ref.: Wien. klin. Wschr. **61**, 77 (1949).
Rosenauer, F.: Magenresektion oder Vagektomie beim Ulkusleiden? Wien. klin. Wschr. **61**, 285 (1949).
Schur, H.: Aussprache zu R. Boller: Beschwerden nach Vagektomie. Ref.: Wien. klin. Wschr. **61**, 78 (1949).

Vagotomie

Beattie, A. D.: Vagotomy and partial pylorectomy. Lancet CCLVII, 525 (1950).
Dragstedt, L. R. und *P. W. Schafer:* Die Unterbrechung der Vagus-Innervation des Magens bei gastroduodenalem Ulkus. Surg. etc. **17**, 742 (1945).
Ebner, E.: Über Erfahrungen mit der dauernden und zeitweiligen Ausschaltung des Nervus vagus (Vagotomie und Vagotrypsie) bei der Ulkuskrankheit. Wien. klin. Wschr. **61**, 296 (1949).
Hollander, F.: Der Insulintest zum Nachweis intakter Nervenfasern nach Vagotomie bei Ulcus pepticum. Gastroenterology **7**, 607 (1946).
Kostlivý, S.: Influence de la vagotomie sous diaphr. dans le traitement de l'hypertonie et de la spasmodicité de l'estomac. Arch. franco-belg. Chir. **10**, 918 (1924).
Reiter, C.: Vagotomie, Magenulcus, Tbc. Wien. klin. Wschr. **30**, 621 (1917).
Rubaschow, S.: Beitrag zur Lehre über die Folgen der Vagotomie. Bichels int. Beitr. Path. u. Ther. Vdgsorg. **3**, 463 (1912).
Thompson, V. C. and *A. H. Hames:* Vagotomy for peptic ulcer. Lancet 44 (1947).
Warren, R. and *E. C. Meadows:* Subtotal gastrectomy or vagotomy for peptic ulcerations. Early results and postoperative symptoms. New Engld. J. Med. **240**, 367 (1949).

Milz und vegetatives Nervensystem

Allgemeines

Barcroft, I., Y. Nisimaru and *S. R. Furi:* The action of the splanchnic nerves on the spleen. J. Physiol. (Brit.) **74**, 321 (1932).
Stephens, J. G.: Vaso-dilator and vaso-constrictor substances on normal and denervated spleens. J. Physiol. (Brit.) **99**, 127 (1940).

Anatomie

Sakurei, T.: Beitrag zur Kenntnis der Nervenversorgung der Milz, besonders über die spinal parasympathische Innervation der Milz. Mitt. med. Ges. Tokyo, **51**, 1323 (1937).
Sauerbruch, F. und *E. Knake:* Über Beziehungen zwischen Milz und Hypophysenvorderlappen. Klin. Wschr. **17**, 1268 (1937).

Muskel und vegetatives Nervensystem

Allgemeines

Ganter, G.: Über die einheitliche Reaktion der glatten Muskulatur beim Menschen. Münch. med. Wschr. **71**, 194 (1924).
Mertens, O., H. Rein und *F. G. Valdecasas:* Gefäßwirkungen des Adrenalins im ruhenden und arbeitenden Muskel. Pflügers Arch. **237**, 454 (1936).
Moynahan, E. J. and *E. S. Nicholson:* Value of procaine infiltration in the diagnosis and treatment of fibrositis. Brit. med. J. **65**, 4228 (1942).
Riesser, O.: Muskeltonus. Klin. Wschr. 152 (1925).

Atrophie

Hartung, H.: Sympathikusresektion bei Asthma bronchiale und Muskelatrophie. Zbl. Chir. 51, 2300 (1924).

Dystrophie

Vorderwinkler, K.: Zur Pathogenese der progressiven Muskeldystrophie. Dtsch. Z. Nervenhk. 163, H. 1, 12 (1949).

Erregbarkeit

Adlersberg, D. und *E. Klaften:* Hormone und neuromuskuläre Erregbarkeit. Klin. Wschr. 16, 124 (1937).
Ducceschi, V.: Système nerveux sympathique et tonus musculaire. Arch. internat. Physiol. 20, 331 (1922).

Glatte Muskulatur

Rittmann, R.: Pharmakologische Untersuchungen an der menschlichen Bronchialmuskulatur. Wien. med. Wschr. 74, 2057 (1924).

Myalgie

Schoger, A.: Zur Behandlung der Myalgien und Neuralgien. Zugleich ein Beitrag zur Arbeit von Jespersen: „Myosen", in der Zeitschrift für Rheumaforschung 6, 393 (1943); Z. Rheumaforsch. 6, 409 (1943).

Myasthenie

Friesz, J. und *S. Marno:* Über die Wirkung des Prostigmin bei Myasthenia. Klin. Wschr. 15, 1272 (1936).
Kennedy, F. and *A. Wolf:* Experiments with Quinine and Prostigmine in treatment of myotonia and myasthenia. Arch. Neur. (Am.) 37, 68 (1937).
Kostakow, St.: Über klinische Beobachtungen bei Myasthenia gravis mit Prostigmin. Dtsch. med. Wschr. 62, 296 (1936).
Krueger, E. und *G. Saecker:* Experimentelle Untersuchungen zur Frage der Prostigminwirkung bei der Myasthenia gravis. Dtsch. Z. Nervenhk. 146, 139 (1938).
Laruelle, L.: Syndrome myasthénique et basedowien associés. Rév. Neur. (Fr.) 2, 630 (1926).
Nowotny, K. und *F. K. Redlich:* Zur Klinik und Pathologie der Myasthenia gravis. Klin. Wschr. 17, 262 (1938).
Ortizy y T. Ramirez: Precordialgia miasténica de esfuerzo. Arch. lat.-amer. Card. y Hemat. (Mex.) 8, 223 (1938).
Salmon, A.: L'importance du système neuro-végétatif dans la myasthénie bulbaire. Arch. Neur. (fr., Rum.) 2, Nr. 3, (1938). Lit.: Rass. Neuroveg. 1, Nr. 5, 433 (1939).
Schönberg, H.: Grenzfall von Morbus Basedowi und Myasthenia gravis pseudo-paralytica. Dtsch. med. Wschr. 63, 738 (1937).
Stedman, E.: The cholinesterase content of blood in myasthenia gravis. J. Physiol. (Brit.) 84, 56 (1935).
Tellefsen, A.: Über die vegetative motorische Innervation der quergestreiften Muskulatur, beleuchtet an einem Fall von Myasthenia gravis. Nord. med. Tskr. (Schwd.) 1219 (1941).
Trabucchi, E.: Contributo allo studio della patogenesi della miastenia. Riv. Pat. nerv. 3, 470 (1937).
Trömner, E.: Myasthenie und Basedowoid. Ref.: Zbl. Neur., 42, 639 (1926).

Vedsmand, H.: Myasthenia gravis, Morbus Basedowi (pluriglanduläre Insuffizienz). Ugeskr. Laeg. (Dän.) 85, Nr. 23, 405 (1923).
Walker, B. M.: Treatment of myasthenia gravis with physostigmine. Lancet 1, 1200 (1934).
— Case showing effect of prostigmine on myasthenia gravis. Proc. Soc. Med., Lond. (1935).

Myotonia congenita

Poncher, H. C. de and *H. W. Wade:* Pathogenesis and treatment of Myotonia congenita. Amer. J. Dis. Childr. 55, 945 (1938).
Russell, W. R. and *E. Stedman:* Observation on Myotonia. Lancet 2, 742 (1936).
Smith, W. A.: Quinine treatment of myotonic congenita. J. amer. Med. Assoc. 108/I, 43 (1937).
Wolf, A.: Quinine: an effective form of treatment for myotonia. Arch. Neur. (Am.) 36, 382 (1936).

Myotonie

Antona, L. d': Sulla probabile patogenesi diencefalica di alcune forme di miopatia progressiva. Minerva med. (It.) Nr. 11 (1935).
— Sullo stato del circolo e dell'apparato digerente nella distrofia miotonica. La sindrome endocrina ed umorale. Minerva med. (It.) Nr. 24 (1935).
— Sulla distrofia miotonica. Contributo clinico ed anatomico. Policlinico H. 8 (1926).
Kennedy, F. and *A. Wolf:* Experiments with Quinine and Prostigmine in treatment of myotonia and myasthenia. Arch. Neur. (Am.) 37, 68 (1937).

Quergestreifte Muskulatur

Bottatzi: Über sympathische Innervation der quergestreiften Muskeln. Ref.: Klin. Wschr. 2, 1912 (1923).
Dusser de Barenne: Über die Innervation und den Tonus der quergestreiften Muskeln. Pflügers Arch. 165, 165 (1917).
Frank, E.: Die parasympathische Innervation der quergestreiften Muskulatur und ihre klinische Bedeutung. Berl. klin. Wschr. 57 (1920).
Frank, E., M. Nothmann und *H. Hirsch-Kaufmann:* Über die dreifache motorische Innervation der quergestreiften Muskeln. Klin. Wschr. 1, 1820 (1922).
Gollwitzer-Meier, K. und *H. Fack:* Zur Wirkung des Adrenalins auf die aktuelle Reaktion des Skelettmuskelblutes. Pflügers Arch. 251, 344 (1949).
Kennedy, F. and *A. Wolf:* Quinine in myotonia and prostigmine in myasthenia. A clinical evaluation. J. amer. Med. Assoc. 110, 198 (1938).
Nevin, R. W.: Primary disease of voluntary muscles. J. Neur. (Am.) 61, 1 (1938).
Okamoto, Y.: Über den Angriffspunkt der sympathischen und parasympathischen Gifte am quergestreiften Muskel. Klin. Wschr. 3, 20 (1924).
Rehbein, M.: Über Muskelverknöcherung nach Rückenmarksverletzung. Dtsch. Z. Chir. 178, 60 (1923).
Scheinfinckel, L.: Thermoelektrische Untersuchungen über den wärmebildenden Einfluß des Nervus sympathicus auf die quergestreifte Muskulatur. Schweiz. med. Wschr. 68/II, 965 (1938).
Tellefsen, A.: Über die vegetative motorische Innervation der quergestreiften Muskulatur, beleuchtet an einem Fall von Myasthenia gravis. Nord. med. Tskr. (Schwd.) 1219 (1941).

Skelettmuskulatur

Mies, H.: Skelettmuskulatur und vegetatives Nervensystem. Klin. Wschr. 16, 595 (1937).

Mittelmann, B.: Über längere tonische Beeinflussungen des Kontraktionszustandes der Skelettmuskulatur des Menschen. Pflügers Arch. 196, 531 (1922).
Rehbein, M.: Über Muskelverknöcherung nach Rückenmarksverletzung. Dtsch. Z. Chir. 178, 60 (1923).

Spasmen

Bodian, D.: Experimental evidence on the cerebral origin of muscle spasticity in acute poliomyelitis. Proc. Soc. exper. Biol. a. Med. (Am.) 61, 170 (1946).
Cohen, A., Ph. Trommer and *J. Goldman:* Physostigmine for muscle spasm in rheumatoid arthritis. J. amer. med. Assoc. 130, 265 (1946).

Tonus

Negrin y Lopez, J. und *Th. Brücke:* Zur Frage nach der Bedeutung des Sympathikus für den Tonus der Skelettmuskulatur. Pflügers Arch. 166, 55 (1917).
Spiegel, E.: Experimentelle Untersuchungen über Mechanismus und Innervation des Muskeltonus. Klin. Wschr. 2, 288 (1923).

Niere und vegetatives Nervensystem

Allgemeines

Cerletti, A., R. Bircher und *E. Rothlin:* Protektive Wirkung von CCK 179 (Hydergin) auf die Entstehung der kortikalen Nierenischaemie (sog. Oxfordhunt). Helv. Physiol. Acta 7, C 7 (1949).
Dambrin, L.: Physiologie des nerfs du rein. Arch. Mal. Reins etc. 8, 261 (1934).
Enger, R. und *H. Gerstner:* Der Einfluß der Niere auf den Blutdruck nach ihrer völligen Lösung aus dem Gewebszusammenhang des Organismus. Z. exper. Med. 102, 413 (1938).
Gaudier, H.: Über einen mit Sympathektomie behandelten Fall von Mal perforant an der Fußsohle. Rev. internat. Méd. et Chir. 34, 151 (1923).
Hadlich, E.: Über Blutdrucksteigerung und Nierenerkrankungen auf dem Boden der Migräne. Dtsch. Z. Nervenhk. 75, 13 und 123 (1922).
Hamet, R.: Effets de l'ergotamine injectée dans la cication générale sur les vaisseaux de la patte et du rein. C. r. Soc. Biol. 122, 918 (1936).
Hartmann, H., L. Orskov und *H. Rein:* Die Gefäßreaktionen der Niere im Verlaufe allgemeiner Kreislauf-Regulationsvorgänge. Pflügers Arch. 238, 239 (1936/37).
Hutter, K.: Durchblutungsschäden von Nieren und Nierenhüllen. Österr. Arzt H. 5 (1946).
— Erkrankungen des uropoetischen Systems und der Prostata durch Störung der Blutströmung. Wien. Beitr. Urol. S. 1. Wien: W. Maudrich. 1947.
Kollerbrunner, V.: Nierenarterien, mechanische Eigenschaften, Verhalten gegenüber Adrenalin. Pflügers Arch. 233, 126 (1933).
Pico, O.: Der Blasennierenreflex. Rev. españ. Ur. y Derm. 24, 41 (1922).
Schretzenmayr, A.: Über kreislaufregulatorische Vorgänge bei der Nierentätigkeit. Z. exper. Med. 92, 367 (1933).
Stahl, R. und *W. Schute:* Über den Einfluß des vegetativen Nervensystems auf die Nierenfunktion beim Menschen. Z. exper. Med. 35, 312 (1923).
Uehlinger, E.: Nieren, Skelett und Kalziumstoffwechsel. Wien. klin. Wschr. 61, 417 (1949).

Westphal, K. und *C. Sievert:* Über den Reizstoff der genuinen Hypertension; die Ergebnisse der Untersuchungen über blutdrucksteigernde Substanzen im Blute von genuinen Hypertensionen, renalen Hypertensionen und malignen Sklerosen. Z. klin. Med. 133, 248 (1938).

Adrenalinämie bei Nephritis

Fraenkel, A.: Über den Gehalt des Blutes an Adrenalin bei chron. Nephritis und bei Morbus Basedowi. Arch. exper. Path. (D.) 60, 395 (19C9).

Albuminurie

Cokkalis, P.: Eiweiß- und Zuckerausscheidung bei Erregungszuständen und ihre Beziehungen zur Innervation der Niere. Dtsch. Z. Chir. 229, 129 (1930).

Uyeda, H.: Beiträge zur Kenntnis der orthotischen Albuminurie. Z. klin. Med. 97, 394 (1923).

Anatomie

Ambard, L.: Les nerf des reins. Soc. intern. Ur. 1, 48.

Haebler, H.: Über die nervöse Versorgung der Nierenkelche. Z. Ur. 16, 377 (1922).

Handron, C. J.: Some clinical manifestations of autonomic nervous system imbalance. Albany med. Ann. 56, 122 (1937).

Könnecke, W.: Zur experimentellen Untersuchung der Niereninnervation. Z. ur. Chir. 13, 157 (1923).

Latarjet, A. et *P. Bertrand:* Recherches anatomiques sur l'innervation des capsules surrénales, des reins et de la partie supérieure de l'uretère. Lyon chir. 20, 452 (1923).

Mauerhofer, F.: Die sekretorische Innervation der Niere. Z. Biol. 78, 31 (1915).

Oelsnitz, de: Valeur sémiologique des réactions circulatoires provoquées par la compression élastique dans les troubles vasculaires d'origine sympathique. Bull. Soc. Hôp. Par. 45, 824 (1921).

Petit-Dutaillis, D. et *P. Flandrin:* Chirurgische Anatomie der Nierennerven. Bull. Soc. Anat. Par. 93, 635 (1923).

Renner, O.: Über die Innervation der Niere. Dtsch. Arch. klin. Med. 110, 101 (1913).

Rhode, W. und *P. Ellinger:* Über die Funktion der Nierennerven. Zbl. Physiol. 27, 12 (1913).

Stierlin, E. und *Th. Verriotis:* Über den Einfluß des Nervensystems auf die Funktion der Niere. Dtsch. Z. Chir. 152, 37 (1920).

Stöhr, Ph.: Über die „Innervation" der menschlichen Nierenkapsel. Z. Anat. 71, 313 (1924).

Anurie

Goldenberg, M. and *S. W. Goldenberg:* New Test for Hypertension due to circulating Epinephrine. J. amer. med. Assoc. 13. Dez. (1947).

Hammesfahr, C.: Zur Frage der Reflexanurie. Z. Ur. 14, 269 (1920).

Blutdruck

Bluntschli, H. J. und *H. Straub:* Über die Bedeutung der Nierentätigkeit für die Blutdruckwirkungen eines dihydrierten Ergotderivats, Dihydroergocornin. Experientia 5, 46 (1949).

Braun, L.: Experimentelle Untersuchungen über Blutdruck und Niere. Wien. klin. Wschr. II, 225 (1933).

Enzer, R., F. Linder und *H. Sarre:* Die Erzeugung eines renalen Hochdruckes bei hypophysen- und bei nebennierenlosen Hunden. Z. exper. Med. 104, 10 (1938).

Lepeschkin, E.: Kreislaufdynamische Untersuchungen zur Frage der Genese des Hochdruckes bei der akuten Nephritis, insbes. der Feldnephritis. Klin. Wschr. 25, 774 (1947).
Wertheimer, P. und *R. Guillet:* Betrachtungen zur Raynaudschen Erkrankung. Lyon chir. 44, 145 (1949).

Dekapsulation

Barby, D. T.: Les effets d'acétylcholine chez le chien décapsulé et atropine. C. r. Soc. Biol. 124, 1208 (1937).
Hutter, K.: Ergebnisse der Nierenenthülsung bei einseitiger Nierenblutung. Arch. klin. Chir. 160, 63 (1930).

Diurese

Howet, F.: Effet immédiat de l'hypophysectomie sur la diurèse du chat. C. r. Soc. Biol. 122, 798 (1936).
Noble, R. L., H. Rinderknecht and *P. C. Williams:* Clinical hyperfunction of posterior lobe of pituitary suggested by pressor and antidiuretic substance obtained frome urine. Lancet 1, 13 (1938).

Eklampsie

Pal, J.: Über renale Gefäßkrisen und den eklamptischen Anfall. Med. Klin. 17, 94 (1921).

Endarteriitis renalis

Talbott, J. H., E. A. Gale, W. V. Consolazio and *F. S. Coombs:* Dermatomyositis with sclerodermia, calcinosis and renal endarteriitis associated with focal renal necrosis. Arch. int. med. (Am.) 63, 476 (1939).

Enervation des Nierenstiels

Biermann, U.: Die Entnervung des Nierenstiels zur Beseitigung der Ureterenspasmophilie und ihrer sympathikotonischen Fernstörungen. Med. Klin. 44, 760 (1949).

Gefäßkrisen

Pal, J.: Über renale Gefäßkrisen und den eklamptischen Anfall. Med. Klin. 17, 94 (1921).

Innervation

Ambard, L.: Les nerfs des reins. Soc. int. Ur. 1, 48.
Asher, L.: Die Innervation der Niere. Dtsch. med. Wschr. 41, 1000 (1915).
Asher, L. und *W. Jost:* Die sympathische Innervation der Niere. Z. Biol. 64, 441 (1914).
— Die sympathische Niereninnervation und deren Anpassungsfähigkeit an den Funktionszustand. Zbl. Physiol. 28, 1 (1914).
Jost, W.: Die sympathische Innervation der Niere. Z. Biol. 65, 441 (1914).
Jungmann, P. und *E. Meyer:* Experimentelle Untersuchungen über die Abhängigkeit der Nierenfunktion vom Nervensystem. Arch. exper. Path. (D.) 73, 49 (1913).
Könnecke, W.: Zur experimentellen Untersuchung der Niereninnervation. Z. ur. Chir. 13, 157 (1923).
— Die Funktionsprüfung entnervter Nieren. 47. Vers. dtsch. Ges. Chir. (1923).
— Die Funktion entnervter Nieren. Klin. Wschr. 2, 900 (1923).
Latarjet, A. et *P. Bertrand:* Recherches anatomiques sur l'innervation des capsules surrénales, des reins et de la partie supérieure de l'uretère. Lyon chir. 20, 452 (1923).
Legeu, F.: Enervation du rein. J. Praticiens 210 (1923).

Legeu, F. et *P. Flandrin:* Enervation du rein. Presse méd. 31, 741 (1923).
Mauerhofer, F.: Die sekretorische Innervation der Niere. Z. Biol. 78, 31 (1915).
Ogata, M.: Action of depressor nerve on kidney blood vessels. Sei-I-Kai Med. J. (Jap.) 55 (1936).
Petit-Dutaillis, D. et *P. Flandrin:* Chirurgische Anatomie der Nierennerven. Bull. Soc. Anat. Par. 93, 635 (1923).
Pico, O.: Der Einfluß der Nierennerven auf die Traubenzuckerschwelle. C. r. Soc. Biol. 89, 1115 (1923).
Renner, O.: Über die Innervation der Niere. Dtsch. Arch. klin. Med. 110, 101 (1913).
Rhode, W. und *P. Ellinger:* Über die Funktion der Nierennerven. Zbl. Physiol. 27, 12 (1913).
Stierlin, E. und *Th. Verriotis:* Über den Einfluß des Nervensystems auf die Funktion der Niere. Dtsch. Z. Chir. 152, 37 (1920).
Stocker, A.: Haemoklase und Sympathikuslähmung. Z. Neur. 79, 193 (1922).

Liponephrose

Villa, L.: Ipotesi e spunti per un riferimento diencefalo-ipofisario nella patogenesi delle sindrome liponefrosiche. Rass. Fisiopat. Clin. 9, Nr. 5, 257 (1937).

Nephritis

Fraenkel, A.: Über den Gehalt des Blutes an Adrenalin bei chron. Nephritis und bei Morbus Basedowi. Arch. exper. Path. (D.) 60, 395 (1909).
Lemoine, G. H.: Enervation double des reins dans un cas de nephrite hématurique douloureuse. Scalpel (Belg.) 76, 123 (1923).
Lepeschkin, E.: Kreislaufdynamische Untersuchungen zur Frage der Genese des Hochdruckes bei der akuten Nephritis, insbes. der Feldnephritis. Klin. Wschr. 25, 774 (1947).
Litzner, St.: Über die akute diffuse Glomerulonephritis. Med. Mschr. 1, 381 (1947).

Nephropathie

Michelazzi, A. M.: Contributo allo studio dei rapporti tra nefropatie degenerative, alterazioni metaboliche e sistema diencefalo-ipofisario. Rass. Fisiopat. Clin. 9, 727 (1937).
Patrassi, G.: Sindrome adiposo-ipertensivo-diabetica in soggetto postencefalitico, evoluta in quadro nefrotico-ipotiroideo con „guargione" del diabete. Rass. Neuroveg. 1, 545 (1939).

Nierenentnervung

Gerbi, C.: Considerazioni sull'operazione di denervazione renale nella cura della ipertensione arteriosa. Atti Soc. lomb. Chir. 5, 286 (1936).
Grabfield, G. P., B. Prescott and *W. K. Swan:* Studies on denervated kidney: effect of ergotamine and atropine on uricosuric effect of cinchophen. J. Pharmacol. (Am.) 61, 293 (1937).
Lemoine, G. H.: Enervation double des reins dans un cas de nephrite hématurique douloureuse. Scalpel (Belg.) 76, 123 (1923).
Papin, E.: De l'énervation des reins dans des affections douloureuses de cet organe. Arch. franco-belg. Chir. (Belg.) 615 (1923).
— De l'énervation des reins. J. méd. franc. 13, 79 (1924).
— et *L. Ambard:* L'énervation des reins. Arch. Mal. Reins etc. 1, 1 (1922).

Nierenfunktion

Alexejeff, A. und *Balsky:* Über die humorale Wirkung des Schmerz-reizes auf die Funktion der Niere. Arch. biol. Nauk. **40**, 37 (1935).

Debré, R., J. Marie, D. Nachmansohn et *J. Bernard:* Diabète insipide. Etude de l'élimination des chlorures et du pouvoir concentrateur du rein. Bull. Soc. méd. Hôp. Par. **52**, 967 (1936).

Starling, E. H. und *E. B. Verney:* Trennung von Glomerulus- und Harn-kanälchentätigkeit bei der Säugetierniere. Pflügers Arch. **205**, 47 (1924).

Phosphaturie

Fischer, K.: Nephralgien bei Phosphaturie. Dtsch. Z. Chir. **203**, 314 (1927).

Lichtwitz, L.: Phosphaturie. In: Handb. inn. Med. (Mohr-Staehelin). **4**, Teil I, S. 971. Berlin: Julius Springer. 1926.

Schmerz

Fischer, K.: Nephralgien bei Phosphaturie. Dtsch. Z. Chir. **203**, 314 (1927).

Hepburn, T. N.: Denervation and displacement of the ureter. New Y. J. Med. **1255**, 186 (1934).

Steinbildung

Fischer, K.: Rasche Steinbildung in der Restniere nach Nephrektomie. Z. Ur. **23**, 604 (1929).

Hutter, K.: Schmerzbekämpfung beim Harnsteinanfall. Wien. klin. Wschr. **53**, 64 (1941).

Klemperer, F.: Nierensteinkrankheit als Neurose. Ther. Ggw. **73**, 14 (1932).

Taterka, H.: Über Steinbildung in den Nieren nach Wirbelsäulenverletzung. Z. Neur. **105**, 661 (1926).

Sympathikusausschaltung

Eppinger, H.: Über Nierenstörungen bei halbseitiger Sympathikuslähmung. Berl. klin. Wschr. **58**, 1349 (1921).

Gibson, T. E.: Present status of renal sympathectomy. J. Ur. (Am.) **36**, 334 (1936).

Wirkung vegetativer Stoffe

Barby, D. T.: Les effets d'acétylcholine chez le chien décapsulé et atropine. C. r. Soc. Biol. **124**, 1208 (1937).

Zuckerausscheidung

Boer, S. de and *E. B. Verney:* Hyperglycaemic and phlorhizin glycosuria in the heart-lung-kidney preparation. J. Physiol. (Brit.) **58**, 433 (1924).

Cokkalis, P.: Eiweiß- und Zuckerausscheidung bei Erregungszuständen und ihre Beziehungen zur Innervation der Niere. Dtsch. Z. Chir. **229**, 129 (1930).

Pathologie und vegetatives Nervensystem

Allgemeines

Aschner, B.: Über das Stoffwechsel- und Eingeweidezentrum im Zwischenhirn. Berl. klin. Wschr. 53, Nr. 28 (1916).

Dresel, K.: Zur Pathogenese und Differential-Diagnose vegetativer Störungen. Klin. Wschr. 3, Nr. 8 (1924).

Häller, S. J.: Untersuchungen zur neurogenen Pathogenese des Ulcus ventriculi pepticum. Münch. med. Wschr. 67, 393 (1920).

Iselin, H.: Chirurgische Beobachtungen über die Mitwirkung des Sympathikus bei der Entstehung von Krankheiten. Schweiz. med. Wschr. 66, 840 (1936).

Knauer, A. und *E. Billigheimer:* Über organische und funktionelle Störungen des vegetativen Nervensystems unter bes. Berücksichtigung der Schreckneurosen. Z. Neur. 50, 333 (1921).

Lévy-Franckel, A. et *E. Juster:* Le rôle du système endocrino-sympathique dans la pathogénie de certains troubles cutanées. Presse méd. 31, 260 (1923).

Marinescu, G.: Relation between gigantism and acromegaly from point of view of pathogenesis and pathologic anatomy. Endocrin., Gynec., Obstetr. 2, 124 (1937).

— et *A. Kreindler:* Oblitération progressive et complete de deux carotides primitives; accès épileptiques considérations sur le rôle des sinus carotidiens dans la pathogénie des accès épileptiques. Presse méd. 44, 833 (1936).

Menzel, W.: Zur Pathogenese der Cushing'schen Krankheit. Z. klin. Med. 131, 565 (1937).

Parrisius, W.: Anomalien des peripheren Gefäßsystems als Krankheitsursache. Münch. med. Wschr. 71, 224 (1924).

Pende, N.: I fondamenti patogenetici neuro-endocrini della ipertensione arteriosa solitaria ed il suo nuovo trattamento razionale. Riv. osped. 26, 531 (1936).

Pierret, R., P. Coulouma, A. Breton et *L. Devos:* La zonité dorsale supérieure (considérations pathogéniques). Progr. méd. (Fr.) 66, 81 (1938).

Raab, W.: Nebennieren und Angina pectoris. Pathogenese und Röntgentherapie. Arch. Kreisl.forsch. 1, 255 (1937).

Rosselli del Turco, L.: Contributo clinico et anatomo-patologico allo studio delle forme attenuate, costituzionali e familiari del morbo di Cushing. Considerazioni sulla patogenesi di questa malattia. Rass. Neuroveg. 1, Nr. 6, 501 (1939).

Salmon, A.: Il ruolo dell'elemento endocrino e dell'elemento neuro-vegetativo nella patogenesi dell morbo di Flajani-Basedow. Policlinico 44, 47 (1937).

Sansone, L.: Sindromi tipo Cushing (studio clinico e considerazioni patogenetiche). Arch. Sci. med. 64, 681 (1937).

Severi, L.: L'ipotalamo nelle patogenese dell'acromegalia. Arch. „De Vecchi" 1, 74 (1938).

Siegel, W.: Abkühlung als Krankheitsursache. Dtsch. med. Wschr. 34, 454 (1908).

Spadolini, I.: Primi risultati sperimentali di alcune ricerche di orientamento intorno ad una nuova concezione patogenetica della tetania paratiroi dopriva. Boll. Soc. ital. Sper. 1 (1938).

Speranski, A. D.: A basis for the theory of medicine. New York: International Publishers. 1943.

Trabucchi, E.: Contributo allo studio della patogenesi della miastenia. Riv. Pat. nerv. 3, 470 (1937).

Villa, L.: Ipotesi e spunti per un riferimento diencefalo-ipofisario nella patogenesi delle sindromi liponefrosiche. Rass. Fisiopat. Clin. 9, Nr. 5, 257 (1937).
Vogt, C. und *O.:* Aetiologie und Erkrankungsbild. Klin. Wschr. 25, 609 (1947).
Wiesel, J.: Zur Pathologie des chromaffinen Systems. Virchows Arch. 176, 113 (1904).

Pathologische Anatomie und vegetatives Nervensystem

Allgemeines

Leriche, R.: Notes sur la physiologie patholog. des moignons oedémateux et sur la manière de comprendre leur traitement. Lyon chir. 18, 709 (1921).
Lewandowsky, M.: Stand und Aufgaben der allg. Physiologie und Pathologie des sympathischen Systems. Z. Neur. 14, 281 (1913).
Marinescu, G.: Relation between gigantism and acromegaly from point of view of pathogenesis and pathologic anatomy. Endocrin., Gynecol., Obstetr. 2, 124 (1937).
Mogilnitzky, B.: Zur Frage über die Pathologie und pathologische Anatomie des vegetativen Nervensystems bei Scharlach und Diphtherie. Münch. med. Wschr. 71 (1924).

Aktinomykose

Stahr, H.: Aktinomykose des Ganglion semilunare und aktinomykotisch-eitrige Leptomeningitis. Dtsch. med. Wschr. 48, 586 (1922).

Angeborene Mißbildungen

Massobrio, E. e *G. Boccuzzi:* Complessa sindrome iperpituitarica da ipopinealismo per probabile tumore della pineale associata a malformazzioni congenite. Gi. Accad. Med. Torino 101, 412 (1938).

Sympathische Ganglien

Abrikossoff, A. O.: Über die pathologischen Veränderungen in den sympathischen Ganglien. Virchows Arch. 240, 281 (1921).
Mogilnitzky, B.: Die Veränderungen der sympathischen Ganglien bei Infektionskrankheiten. Virchows Arch. 241, 228 (1923).
Paliard, F., J. Viallier et *B. Muller:* Un cas d'angine de poitrine traité chirurgicalement. Mort subite trois semaines après la stellectomie. Lyon méd. 159, 672 (1937).
Roussy, G. et *M. Mosinger:* Sur la présence de granulations éosinophiles et de granulations de mélanie dans les ganglions sympathiques-latéro-vertebraux. C. r. Soc. Biol. 126, 1066 (1937).
Stahr, H.: Aktinomykose des Ganglion semilunare und aktinomykotisch-eitrige Leptomeningitis. Dtsch. med. Wschr. 48, 586 (1922).
Thomas, A. R.: Syndrome du ganglion cervical inférieur. Presse méd. 26, Nr. 36 (1918).

Gangrän

Malow, S. S.: Rezidive der Gangrän und die palliativen Operationen nach Epinephrektomie bei suprarenaler Arteriose. Zbl. Chir. 51 (1924).
Oppel, W.: Über die durch Nebennierenhyperfunktion bedingte arterielle Gangrän. Ref.: Z. org. Chir. 19, 381 (1923).
— Gangraena spontanea. Praktitschesk. Med. 34 (1923).
Ostrogorski, P. N.: Zur Frage von der Gerinnung und Viskosität des Blutes bei der Spontangangrän. Verh. 15. russ. Chir. Kongr., Petersburg. 22 (1922).

Wieting, J.: Darm- und Penisgangrän auf allgemein angiospastischer Grundlage. Dtsch. med. Wschr. 47, 1129 (1921).

Genitalorgane

Coban, B. et *C. Parhon:* Correlation oculo-orchitique. Nouvelle contribution à l'étude des organes actino-récepteurs. C. r. Soc. Biol. 119, 1660 (1935); 120, 219 (1935).

Müller, L. R.: Klinische und experimentelle Studien über die Innervation der Blase, des Mastdarms und der Genitalorgane. Dtsch. Z. Nervenhk. 21, 86 (1902).

Müller, L. R. und *W. Dahl:* Die Innervation der männlichen Geschlechtsorgane. Dtsch. Arch. klin. Med. 107, 113 (1912).

Ohmori, D.: Über die Entwicklung der Innervation der Genitalapparate als peripheren Aufnahmeapparat der genitalen Reflexe. Z. ges. Anat. 70, 347 (1924).

Oppenheimer, M. J.: Autonomic control of retractor penis in the cat. Amer. J. Physiol. 122, 745 (1938).

Putti, V.: Della simpatectomia periarteriosa nelle lesione dei nervi periferici. Ref.: Zbl. Chir. 50, 1526 (1923).

Takahashi, N.: Hodenatrophie nach Exstirpation des abdominalen Grenzstranges. Pflügers Arch. 196, 237 (1922).

Halswirbel und Halsrippen

Leriche, R.: Syndrome sympathique périartériel grave du membre supérieur lié a la présence d'une côte cervicale. Très grande amélioration par la suppression de l'anomalie. J. Méd. et Chir. prat. 92, 789 (1921).

Page, I. H.: Physiological properties of central excitatory agent in fluid obtained by occipital puncture of man and animals. Amer. J. Physiol. 120, 392 (1937).

Sargent, P.: Lesions of the brachials plexus associated with rudimentary ribs. Brain 44, 95 (1921).

Thorburn, W.: The seventh cervical rib and its effects on the brachial plexus. Brit. med. J. 1318 (1904).

Todd, T. W.: The vascular symptoms in "cervical rib". Lancet 2/I, 362 (1912).

— The arterial lesions in cases of "cervical rib". J. Anat. a. Physiol. 47, 250 (1913).

Nebenniere

Ljalin, J.: Zur pathologischen Anatomie der Nebenniere bei der sog. spontanen Gangrän. Ref.: Z. org. Chir. 19, 381 (1923).

Neurome

Fischer, Th. v.: Zur Kenntnis der Neurome des Sympathikus. Frankf. Z. Path. 28, 603 (1922).

Läwen, A.: Die Anwendung der Nervendurchtrennung nach W. Trendelenburg bei Amputationen und der Operation traumatischer Neurome. Zbl. Chir. 46, 626 (1919).

Leriche, R.: Quelques suggestions sur le rôle possible des névromes de cicatrisations des petits rames nerveux dans la pathol. des membres et des viscères. Lyon chir. 19, 550 (1922).

Masson, P.: Les névromes sympathiques de l'appendicite obliterante. Lyon chir. 18, 281 (1921).

Sauerbruch, F.: Die Nekrose einer Lungenhälfte nach Exstirpation eines Ganglioneuroms des Brustsympathikus und ihre allgemein pathologische Bedeutung. Münch. med. Wschr. 70, 1011 (1923).

Ödeme

Rusznyak, S.: Untersuchungen über die Entstehung des Ödems. Klin. Wschr. **2,** 1988 (1923).

Paralyse

Barré, J. A. la et *J. Kabaker:* Du rôle du sympathique dans la genèse ou la persistance de certaines paralysies. Ann. Méd. **42,** 24 (1937).

Speiseröhre

Guns, P.: La sensibilité oesophagienne. Ann. Soc. Sci. Brux., Sér. C. (1927). Arch. Mal. Appar. Digest. (Fr.) **18,** 370 (1928).
Okamura, Ch. Über die Darstellung des Nervenapparates in der Speiseröhrenwand mittels der Vergoldungsmethode. Z. mikrosk.-anat. Forsch. **37,** 128 (1935).

Tabes dorsalis

Leriche, R.: Traitement chirurgical des crises gastriques du tabès. Verh. Ber. franz. Chir. Kongr. 466 (1912).
Leriche, R. et *A. Cade:* L'opération de Frank dans un cas de crise gastrique rebelle au cours de tabès. Presse méd. **20,** 250 (1912).
Leriche, R. et *P. Dufourt:* Quatre observations d'élongation du plexus solaire pour crises gastriques du tabès. Lyon chir. **10,** 256 (1913).
Pal, J.: Zur Kenntnis der abdominellen Krisen der Tabiker und ihre Beziehungen zur „Aortide abdominale". Med. Klin. **4,** 1790 (1908).
Roux, la: Lésion du système du grand sympathique dans le tabès etc. Thèse (1908).

Zentrale Anteile des vegetativen Nervensystems

Bodechtel, G.: Anatomie, Physiologie, Pathologie und Klinik der zentralen Anteile des vegetativen Nervensystems. Fortschr. Neur. **8,** 175 (1936).
Lhermitte, J.: Les douleurs épigastriques liées aux affections du système nerveux central. Nutrition (Fr.) **7,** 305 (1937).
Monnier, M.: L'influence du système végétatif central sur les fonctions psychiques normales et pathologiques. Encéphale **11,** 75 (1937).
Nicolesco, J. et *M. Nicolesco:* Quelques données sur les centres végétatifs de la région infundibulo-tubérienne et de la frontiére diencephalo-télencéphalique. Rev. neur. (Fr.) **11,** 3 (1929).
Spiegel, E.: Die zentrale Lokalisation autonomer Funktionen. Z. Neur. **21,** 297 (1920).
— Die diagnostische Bedeutung vegetativer Funktionsstörungen des Zentralnervensystems. Jahreskurse ärztl. Fortbild. Mai (1921).
Stier, E.: Schädigung der vegetativen Hirnzentren durch Kopftrauma. Arch. orthop. u. Unfallchir. **38,** 223 (1937).

Periphere Nerven und vegetatives Nervensystem

Allgemeines

Babinski, J. et *R. Froment:* Contribution à l'étude des troubles nerveux d'ordre reflexe. Examen pendant l'anesthésie chloroformique. Rev. neur. (Fr.) **28,** 925 (1914/15).
— Contractures et paralysies traumatiques d'ordre réflexe. Presse méd. Nr. 11, 881 (1916).
Bacq, Z. M.: Physiologie des appareils vaso-moteurs. Liège méd. **31,** 568 und 603 (1938).
Collet, F. J.: Réflexe oesophago-vasomoteur. J. Méd. Lyon **11,** 415 (1930).

Cyon, E. de: Die Nerven des Herzens. (Übersetzt von *Heusner.)* Berlin: Julius Springer. 1907.

Dajceva, Kl.: Nervus sympathicus und das Problem trophischer Nerven. Lijecn. vjesnik. **46,** 231 (1924).

Dale, H.: (William Henry Welch lectures). Acetylcholine as chemical transmitter of effects of nerve impulse; history of ideas and evidence. Peripheral autonomic actions. Functional nomenclature of nerve fibres. J. Mt. Sinai Hosp. **4,** 401 (1938).

— (William Henry Welch lectures). Acetylcholine as chemical transmitter of effects of nerve impulses; chemical transmission at ganglionic synapses and voluntary motor nerve endings. Some general considerations. J. Mt. Sinai Hosp. **4,** 416 (1938).

Dechaume, M.: La douleur après les extractions dentaires; rôle du sympathique; essai de pathogénie et de traitement. Presse méd. **45,** 451 (1937).

Deriabin, V. S.: Der Einfluß einer Schädigung des Thalamus opticus und des Hypothalamus auf die höhere Nerventätigkeit. J. Physiol. (UdSSR.) **32,** 533 (1946). Ref.: Klin. Wschr. **25,** 797 (1947).

Dresel, K.: Experimentelle Untersuchungen zur Anatomie und Physiologie des peripheren und zentralen vegetativen Nervensystems. Z. exper. Med. **37,** 1417 (1923).

— Zur Pathogenese und Differential-Diagnose vegetativer Störungen. Klin. Wschr. **3,** Nr. 8 (1924).

Engelloch, F.: Studien über antagonistische Nerven. Z. Biol. **66,** 99 (1916).

Eppinger, H., W. Falta und *C. Rudinger:* Über den Antagonismus sympathischer und autonomer Nerven in der inneren Sektretion. Wien. klin. Wschr. **20,** 752 (1908).

Eppinger, H. und *W. Hess:* Zur Pathologie des vegetativen Nervensystems. Z. klin. Med. **67,** 345 (1909).

Ferris, E. B., R. B. Capps and *S. Weiss:* Relation of carotid sinus to autonomic nervous system and neuroses. Arch. Neur. (Am.) **37,** 365 (1937).

Foerster, W.: Antidrome Leitung im sensiblen Nerven. Klin. Wschr. **1,** 1435 (1922).

Ford, F. R. and *B. Woodhall:* Phenomena due to misdirection of regenerating fibres of cranial, spinal and autonomic nerves; clinical observations. Arch. Surg. (Am.) **36,** 480 (1938).

Gurwitsch, E. S.: Zur Symptomatologie der Veränderungen des sympathischen Nervensystems bei Verletzungen der peripheren Nerven. Sammelber. Arb. Neur. etc. (1920).

Hatano: Über die Verteilung der sympathischen Nervenfasern in den peripheren Nerven. Trans. jap. path. Soc. **12,** 73 (1922).

Jendrassik, L.: Humorale Übertragbarkeit von Nervenreizen bei Warmblütern. Biochem. Z. **144,** H. 5/6 (1924).

Keller, A. D.: Protection by peripheral nerve section of the gastro-intestinal tract from ulceration following hypothalamic lesions. Arch. Path. (Am.) **21,** 165 (1936).

Kodama, S.: A further report on the effect of stimulation of the sensory nerves upon the rate of liberation of epinephrine from the suprarenal glands. Tôhoku J. exper. Med. (Jap.) **4,** 465 (1924).

Kuré, K.: Die Frage nach der trophischen Innervation des passiven Gewebes durch Spinalparasympathicus. Klin. Wschr. **15,** 822 (1936).

Langley, J. N.: On the stimulation and paralysis of nerve-cells and of nerve-endings. Part. I. J. Physiol. (Brit.) **27,** 224 (1901).

— Antidromic Action II. Stimulation of the peripheral nerves of the cat's hind foot. J. Physiol. (Brit.) **58,** 67 (1923/24).

Lapinski, M.: Zur Frage der Beteiligung der Nervenstämme der hinteren Extremitäten an der vasomotorischen Innervation der distalen Gebiete derselben. Virchows Arch. 183, 1 (1906).
— Beitrag zu der Frage des vasomotorischen Spieles der peripheren Blutgefäße infolge der Erkrankung der Bauchorgane. Lijecn. vjesn. (S.-Sl.) 44, 109 (1922).
Lehmann, W.: Die Chirurgie der peripheren Nervenverletzungen. Berlin (1919).
— Erkrankungen und Erfahrungen bei 115 Nervenoperationen. Arch. Neur. 114, 229 (1919).
Leriche, R.: De la causalgie envisagé comme une névrite du sympathique et de son traitement par la dénudation et l'excision des plexus nerveux périartériels. Presse méd. 24, 178 (1916) und Rév. neur. (Fr.) Nr. 1 (1916).
Maranon, G., C. Richet, M. Sourdel and *H. Netter:* Syndromes hypophyso-neuro-musculaires. J. méd. Franc. 26, 371 (1937).
Meyer, H. und *R. Gottlieb:* Die experimentelle Pharmakologie. Wien: Urban & Schwarzenberg. 1910.
Michailow, S.: Leitungsbahnen des sympathischen Nervensystems. Pflügers Arch. 128, 283 (1909).
Oppenheim, H.: Beiträge zur Kenntnis der Kriegsverletzungen des peripherischen Nervensystems. Berlin: Karger. 1917.
Puysseleyr, R. de: De l'importance en chirurgie du sympathique cervical des variations anatomiques des organes nerveux, artériels et osseux de la bas du cou. Ann. Anat. Path. (Fr.) 13, 439 (1936).
Rasumowsky: Über Alkoholisation von Nervenstämmen bei angiosklerotischer Gangrän. Nowochirurgitsch. Arch. 3, 205 (1923).
Riquier, G. C.: La topografia fascicolare dei nervi periferici e la sua importanza clinica. Sassari: Tip. Gallizzi. 1919.
Shimbo, M.: Die Verteilung der sympathischen Fasern in peripherischen Nerven. Pflügers Arch. 195, 617 (1922).
Tinel, J.: Nerfs périphériques. Syndromes sympathiques dans les causalgies. Rev. neur. (Fr.) Nr. 10, 11 und 12 (1917).
Trendelenburg, W.: Weitere Versuche über langdauernde Nervenausschaltung für chirurgische Zwecke. Z. exper. Med. 7, 251 1919).
— Die Methode der vorübergehenden Nervenausschaltung durch Gefrieren für chirurgische Zwecke. Münch. med. Wschr. 65, 1367 (1918).
Valentin, B.: Die Nervenvereisung. Med. Klin. 18, 1337 (1922).

Adrenerge Nerven

Bacq, Z. M.: Nerfs cholinergiques, nerfs adrénergiques. Kongr. Ber. XVI. internat. Physiol. Kongr. Zürich. 1, 11 (1938).

Akroparaesthesie

Calzavara, D.: Angiotrophonévrese acroparésthésique et sympathectomie périarterielle. Arch. ital. Chir. (1920).
Hahn, L.: Kapillarverletzung bei den vasokonstriktorischen Paraesthesien. Zbl. inn. Med. 45 (1923).
Heissen, F.: Zur Klinik der einfachen Akroparaesthesien. Klin. Wschr. 2, 2473 (1923).

Chirurgie

Cordel, H.: Das Hoffmann-Tinelsche Zeichen als Hilfsmittel zur Bestimmung des Operationstermins bei Verletzungen peripherer Nerven. (Das Symptom der „Paraesthesie-Differenz"). Dtsch. med. Wschr. 72, 79 (1947).
Danielopolu, D.: Chirurgie du système végétativ. Bull. méd. 37, 988 (1923).

Flörcken, H.: Beiträge zur Chirurgie des Nervus sympathicus. Ref.: Zbl. Chir. 51, 1131 (1924).

Hahn, O.: Die Chirurgie des vegetativen Nervensystems. Leipzig: J. A. Barth. 1925.

Hertz: A propos de traitement des troubles trophiques consécutifs à la section du sciatique. Lyon chir. 20, 328 (1923).

Kirklin, J. W., F. Murphy and *J. Berkson:* Suture of peripheral nerves. Factor affecting prognosis. Surg. etc. 88, 719 (1949).

Kirner, I.: Die Neuronenexcision bei trophischem Fingerulkus. Zbl. Chir. 48, 790 (1921).

Kutomanow, W. F.: Zur chirurgischen Anatomie des Nervus phrenicus. Zbl. Chir. 51 (1924).

Läwen, A.: Die Anwendung der Nervendurchtrennung nach W. Trendelenburg bei Amputationen und der Operation traumatischer Neurome. Zbl. Chir. 46, 626 (1919).

— Vereisung des Nervenquerschnittes bei Amputationsstümpfen und bei frischen Amputationen. Verh. Ges. Chir. 1. Teil, 204 (1922).

Lapinski, M.: Résection des nerfs de l'estomac. Bull. Acad. Méd. Par. 87, 681 (1922).

Latarjet, A.: La section des nerfs de l'estomac. Lyon chir. 18, 801 (1921).

Lehmann, W.: Die Chirurgie der peripheren Nervenverletzungen. Berlin (1919).

— Erkrankungen und Erfahrungen bei 115 Nervenoperationen. Arch. Neur. 114, 229 (1919).

— Zur Frage der Wurzelresektion bei gastrischen Krisen. Zbl. Chir. 47, 1558 (1920).

— Zu dem Artikel „Eine neue Erklärung für die Entstehung und Heilung trophischer Geschwüre nach Nervendurchtrennung" von Obst.-Arzt Dr. Fr. Brüning. Zbl. Chir. 48, 307 (1921).

— Über Hyperaemie nach Nervenunterbrechung. Pflügers Arch. 12, 666 (1924).

Leriche, R.: De l'élongation et de la section des nerfs périvasculaires dans certains syndromes douloureux d'origine artérielle et dans quelques troubles trophiques. Lyon chir. 10, 378 (1913).

— Sur la nature des ulcérations trophiques consécutives à la section du nerf grand sciatique et de leur traitement. Lyon chir. 18, 31 (1921).

Oehler, J.: Doppelseitige Phrenikusdurchtrennung bei Singultus. Münch. med. Wschr. 69, 1344 (1922).

Paliard, F., J. Viallier et *B. Muller:* Un cas d'angine de poitrine traité chirurgicalement. Mort subite trois semaines après la stellectomie. Lyon méd. 159, 672 (1937).

Pawlenko, W. A.: Die chirurgische Anatomie des N. splanchnicus. Ref.: Z. org. Chir. 16, 399 (1922).

Cholinerge Nerven

Bacq, Z. M.: Nerfs cholinergiques, nerfs adrénergiques. Kongr. Ber. XVI. internat. Physiol. Kongr. Zürich. 1, 11 (1938).

Choreatische Zuckungen

Bodoson, A. E. J.: Acrodynie et chorée fibrillaire de Morvan. Brux. méd. 17, 1626 (1937).

Gefäßnerven

Gilding, H. P.: Course of vaso-constrictor nerves to periphery. J. Physiol. (Brit.) 74, 34 (1932).

Glaser, W.: Über die Nervenverzweigungen innerhalb der Gefäßwand. Dtsch. Z. Nervenhk. 50, 305 (1914).

Glaser, W.: Die Nerven in den Blutgefäßen des Menschen. Arch. Anat. u. Physiol. (1914).

Hahn, L.: Kapillarverletzung bei den vasokonstriktorischen Paraesthesien. Zbl. inn. Med. 45 (1923).

Joris, H.: Les nerfs des vaisseaux sanguins. Bull. Acad. Méd. Belg. Brux. 20, 502 (1906).

Kerper, A. H.: The distribution of unmylinated nerve fibres to the arteries of the extremities. Anat. Rec. (Am.) 35, 17 (1937).

Läwen, A.: Vereisung des Nervus ischiadicus und des Nervus saphenus bei angiospastischen Schmerzzuständen der unteren Extremität. Münch. med. Wschr. 69, 389 (1922).

Langley, J. N.: The secretion of sweat. J. Physiol. (Brit.) 56, 110 (1922).
— Über die Gefäßerweiterer der Katzenpfote. Ref.: Klin. Wschr. 2, 1912 (1923). (Internat. Physiol. Kongr. Edinburgh).

Laubmann, W.: Gefäßnerven zu den oberflächlichen Arterien des Kopfes. Anat. Anz. 57, 313 (1924).

Leriche, R. et *C. Policard:* Sur quelques fauts de physiologie pathol. touchant les blessures de sympathique périartériel, la contusion artérielle ou l'oblitération spontané des artères déchirées par un projectile. Bull. Soc. Chirurgiens Par. 45, 718 (1919).

Malméjac, J. et *H. Haimovici:* Sur les vasoconstricteurs des membres postérieurs chez le chien. C. r. Soc. Biol. 121, 663 (1935).
— Pression endovasculaire et tonus vaso-constricteur. C. r. Soc. Biol. 121, 1505 (1936).
— Sur le mécanisme de la vasodilatation consécutive à une brusque déplétion vasculaire. C. r. Soc. Biol. 122, 223 (1936).
— Sur les fibres vasodilatatrices cholinergiques des membres postérieurs du chien. C. r. Soc. Biol. 122, 226 (1936).
— Sur les appareils nerveux vasomoteurs périphériques. C. r. Soc. Biol. 122, 681 (1936).
— Vasodilatation à la déplétion par mise en jeu d'appareils locaux. C. r. Soc. Biol. 123, 23 (1936).

Saltó, Z.: Physiologischer Nachweis der spinal-parasympathischen vasodilatatorischen Fasern. Mitt. med. Ges. Tokyo 52, 827 (1938).

Stämmler, M.: Anatomische Befunde am sympathischen Nervensystem bei vasomotorischen Neurosen. Dtsch. med. Wschr. 71, 457 (1924).

Tournade, A. et *C. Sarrouy:* Action vaso-dilatatrice de l'acétylcholine sur le système artériolaire spasmé. C. r. Soc. Biol. 122, 665 (1936).
— L'acétyl-choline provoque-t-elle l'hypotension artérielle par une „attaque" centrale, en même temps que périphérique du système vasomoteur? C. r. Soc. Biol. 122, 199 (1936).

Wiedhopf, O.: Die Ausschaltung der motorischen Nerven und der Gefäßnerven durch die Leitungsanaesthesie und ihre praktische Bedeutung. Bruns' Beitr. 132, H. 1 (1921).
— Die Beeinflussung der verschiedenen Nervenarten speziell der Gefäßnerven durch die Leitungsanästhesie. Dtsch. Ges. Chir. (1924).
— Der Verlauf der Gefäßnerven in den Extremitäten und deren Wirkung bei der periarteriellen Sympathektomie. Münch. med. Wschr. 72, 413 (1925).

Hautnerven

Hoffmann, E.: Über Skleroderma adultorum nach Grippe mit Gewebsveränderungen an den kutanen Nerven. Klin. Wschr. 2, 963 (1923).

Histamintest

Loeser, L. H.: Cutaneous histamine reaction as test of peripheral nerve function. J. amer. med. Assoc. 110, 2136 (1938).

Kausalgie

Berry, R. L., K. N. Campbell und *R. H. Lyons:* Tetraäthylammonium bei peripheren Gefäßstörungen und Kausalgie. Surgery (Am.) **20**, 525 (1946).

Breitländer: Zur Therapie trophoneurotischer Ulcera, angiospastischer Gangrän und der Kausalgie. Klin. u. Prax. **1**, 54 (1946).

Brüggemann, M.: Das autonome Nervensystem im Bilde der Kausalgie. Ärztl. Wschr. **1**, 430 (1947).

Evans, J. A.: Sympathektomie bei Sympathikus-Reflexdystrophie (Kausalgie). Bericht über 29 Fälle. J. amer. med. Assoc. **132**, 11 (1946).

Moser, H.: Die Kausalgie als Verletzungsfolge. Ärztl. Mh. berufl. Fortbild. **11**, 995 (1948).

Schorre, E.: Die Kausalgie. Klin. u. Prax. **8**, 125 (1946).

— und *G. E. Storing:* Zur Genese der Kausalgie. Ref.: Klin. Wschr. **22**, 475 (1943).

Wertheimer, P. und *C. Gaillard:* Über 14 Beobachtungen von Kausalgie. J. chir. (Fr.) **63**, 1 (1947).

Nervenleitung

Brown, M.: Neuromuscular and ganglionic transmission. Kongr. Ber. XVI. Int. Physiol. Kongr. Zürich. **1**, 14 (1938).

Klein, M. R. et *G. Guiot:* Sur les phénomènes d'arrêt de fonction par cicatrices nerveuses. Presse méd. **74**, 270 (1946).

Nervenverletzung

Gollwitzer-Meier, K.: Die konsensuelle Hypothermie der Gliedmaßen bei Gesunden und Nervenschußverletzten. Dtsch. med. Wschr. **72**, 103 (1947).

Grenell, R. G. and *H. S. Burr:* Electrical correlates of peripheral nerve injury: A preliminary note. Science **103**, 48 (1946). Ref.: Ärztl. Wschr. **1**, 34 (1947).

Randerath, E.: Zur Frage der Heilung schußverletzter peripherer Nerven. Chirurg. H. 6 (1947).

Schönbauer, L.: Behandlung und Nachbehandlung von Nervenverletzungen. Wien. klin. Wschr. 10 (1943).

Zülch, K. J.: Der Nervenschußschmerz. Z. Chir., Neur. u. Psych. (1943).

Nervus facialis

Bégouin: Traitement chirurgical de la névralgie faciale. Verh. Ber. franz. Chir. Kongr. 789 (1908).

Biehl, C.: Sensible und vasomotorische Funktion des N. facialis. Wien. klin. Wschr. **13**, 131 (1900).

Cavazzani, E.: Sur deux cas de névralgie faciale traité avec succès par la résection du ganglion cervical supérieur du sympathique. Trav. neur. chir. **6**, 86 (1902).

Delagénière, H.: De la résection du grand sympathique cervical pour névralgie facial rebelle. Trav. neur. chir. **6**, 81 (1902).

Delbet, P.: Résection du ganglion cervical supérieur du grand sympathique pour névralgie faciale rebelle. Arch. gén. méd. 1976 (1906).

Jaboulay, M.: Le traitement chirurgical des névralgies faciales. Verh. Ber. franz. Chir. Kongr. 644 (1908).

Köster, G.: Beitrag zur Lehre der Lähmung des VII. N. usw. Dtsch. Arch. klin. Med. **68**, 343 (1900); **72**, 327 (1902).

Nowikoff, W. S.: L'ablation du ganglion cervical supérieur du sympathique dans le traitement de la paralysie faciale et comme partie intégrante de l'ablation totale de la parotide. Lyon chir. **21**, 525 (1924).

Wertheimer, P.: L'orientation actuelle du traitement de la névralgie facial. Lyon chir. **20**, 463 (1923).

Nervus ischiadicus

Läwen, A.: Vereisung des Nervus ischiadicus und des Nervus saphenus bei angiospastischen Schmerzzuständen der unteren Extremität. Münch. med. Wschr. 69, 389 (1922).

Leriche, R.: Sur la nature des ulcérations trophiques consécutives à la section du nerf grand sciatique et de leur traitement. Lyon chir. 18, 31 (1921).

— A propos de la nature des troubles trophiques consécutifs à la section du nerf sciatique et de leur traitement. Bull. Soc. Chirurgiens Par. 1071 (1922).

— A propos des accidents de la sympathectomie périartérielle. Bull. Soc. Chirurgiens Par. 1121 (1922).

— Résultat éloigné (3 ans et 3 mois) d'une sympathectomie périfémorale pour maux perforants plantaires après section sur sciatique. Soc. Chir. Lyon 1923. Presse méd. 31, 76 (1923).

Pero, C.: L'istamina intradermica nella terapia della sciatica e di altre affezioni reumatiche. Suo meccanismo d'azione. Rass. Neuroveg. 1, 123 (1938).

Putti, V.: Lomboartrite e sciatica vertebrale. Bologna: Cappelli. 1936.

Schamoff, W. N.: Beobachtungen über trophische Geschwüre bei Verwundung des N. ischiadicus. Nowy Chirurgitsch. Arch. 1, 417 (1922). Ref.: Zbl. Chir. 50, 370 (1923).

Nervus medianus

Sicard, J. A.: Traitement des névrite du médian par l'alcoolisation tronculaire sous lésionelle. Bull. Soc. méd. Hôp. Par. 39, 586 (1915).

Nervus phrenicus

Elinson, F. L.: Changes in vegetative nervous system following alcoholization of diaphragmatic nerve in pulmonary tuberculosis. Probl. tuberk. 82 (1938).

Hess, W. R. und *O. A. M. Wyss:* Physikalische Atmungsregulierung, Aktionsstrombilder des Phrenicus. Pflügers Arch. 237, 761 (1936).

Kutomanow, W. F.: Zur chirurgischen Anatomie des Nervus phrenicus. Zbl. Chir. 51 (1924).

Landé, E.: Der Einfluß der Phrenikusexhairese auf Stand und Beweglichkeit des Zwerchfells. Z. Tbk. 39, 418 (1924).

Lehmann, E.: Über die Erfolge der Phrenikusexhairese. Z. Tbk. Nr. 41 (1924).

Oehler, J.: Doppelseitige Phrenikusdurchtrennung bei Singultus. Münch. med. Wschr. 69, 1344 (1922).

Nervus splanchnicus

Scheiner, H.: Action hypertensive de l'extrait ultrafiltré de rate chez le chien préalablement traité par l'extrait posthypophysaire. C. r. Soc. Biol. 125, 125 (1937).

Nervus ulnaris

Norsch, K.: Über eine isolierte vegetative Störung nach Ulnarisschädigung. Z. Neurochir. 2, 320 (1937).

Reichel, H.: Dupuytrensche Fingerkontraktur als Folge von Verletzung des N. ulnaris. Dtsch. Z. Chir. 138, 466 (1916).

Nervus vestibularis

Kotyza, F.: Relation of vestibular apparatus to blood pressure. Cas. Lek. cesk. 1342 (1936).

Kotyza, F.: L'appareil vestibulaire et le système nerveux végétatif. Acta oto-
laryng. (Schwed.) **25**, 51 (1937).
Orzalesi, F. e *Pellegrini:* Sui rapporti fra i nervi intermedio e vestibolare
e sulla struttura del ganglio e del nervo vestibolare nell'uomo. Arch.
ital. Anat. **31**, 105 (1933).
Poppi, U.: Sui riflessi vestibolari. Atti Soc. med.-chir. Padova. Nr. 5 (1927).

Neuralgie

Janichewski, A. et *M. Lebel:* Une variété de neuralgie; la sympathalgie due
à une tumeur glomique. Presse méd. **36**, 116 (1928).
Schoger, A.: Zur Behandlung der Myalgien und Neuralgien. Zugleich ein
Beitrag zur Arbeit von *Jespersen:* „Myosen" in der Zeitschrift f.
Rheumaforschung **6**, 393 (1943). Z. Rheumaforsch. **6**, 409 (1943).

Neuralgie des Nervus trigeminus

Kulenkampff, D.: Über die Trigeminusneuralgie und ihre Behandlung. Ref.:
Z. org. Chir. **24**, 450 (1924).
Pappalardo, G. S.: La resecione del simpatico cervicale nella cura della
nevralgia grave del trigemino. Rev. Venata Sci. med. **34** (1901).
Pinatelle, L.: Epileptique sympathectomisée pour névralgie de la face et
guérie depuis deux mois. Lyon méd. **64** (1906).
Poirier, P.: Résection du ganglion supérieur pour le tic douloureux de la
face. Arch. gén. méd. 1790 (1903).

Neuralgia ischiadica

Coste, F., D. Petit-Dutaillis, G. Morin et *Ribadeau-Dumas:* Scoliose et
topographie radiculaire dans la névralgie sciatique. Rev. rhumat. **9**,
165 (1942); Ref.: Z. Rheumaforsch. **6**, 295 (1943).
Vaubel, E.: Zur Lokalisation der Schmerzzustände im Gebiet des Nervus
ischiadicus. Dtsch. med. Wschr. **3**, 49 (1943).

Neuritis

Souques, A.: Synesthésalgie dans certaines névrites douloureuses. Rev. Neur.
(Fr.) Nr. 19 (1915).

Neuritis vasomotoria

Mazkewitsch, J.: Über vasomotorische Neuritiden nach Typhus exanthematicus. Psychiatria, Neur., experim. Psychol. **3**, 360 (1924).

Paraesthesie

Hahn, L.: Kapillarverletzung bei den vasokonstriktorischen Paraesthesien.
Zbl. inn. Med. **45** (1923).

Plexus brachialis

Grage, H.: Partielle Lähmung des Plexus brachialis in Kombination mit
Sympathikuslähmung. Dtsch. Z. Nervenhk. **80**, 204 (1923).
Sargent, P.: Lesions of the brachials plexus associated with rudimentary
ribs. Brain **44**, 95 (1921).
Thorburn, W.: The seventh cervical rib and its effects on the brachial
plexus. Brit. med. J. 1318 (1904).

Sensibilität

Lehmann, W.: Über eigenartige Beziehungen der Oberflächen- und Tiefensensibilität. Arch. Neur. **70**, 302 u. 309 (1924).
Leriche, R.: La résection de sympathique a-t-elle une influence sur la sensibilité périphérique? Rev. Chir. (Fr.) Nr. 10/11, 553 (1922).

Neumann, A.: Über die Sensibilität innerer Organe. Zbl. Grenzgeb. Med. u. Chir. 13, 401 (1910).

Regard, G. L.: Retour paradoxal de la sensibilité après résection de filets sympathiques. Rapport par Th. de Marteil. Bull. Soc. Chirurgiens Par. 619 (1922).

Tournay, A.: Influence du sympathique sur la sensibilité. C. r. Soc. Biol. 173, 939.

Sympathikuslähmung

Bodenheimer, L.: Zur Symptomatologie der Lähmung des sympathischen Grenzstranges. Z. Neur. 92 (1924).

Cobb, St. and *H. W. Scarlett:* A report of eleven cases of cervical sympathetic injury causing the oculopupillary syndrome. Arch. Neur. (Am.) 3, 636 (1920).

Eppinger, H.: Über Nierenstörungen bei halbseitiger Sympathikuslähmung. Berl. klin. Wschr. 58, 1349 (1921).

Grage, H.: Partielle Lähmung des Plexus brachialis in Kombination mit Sympathikuslähmung. Dtsch. Z. Nervenhk. 80, 204 (1923).

Gross, D.: Eine Lähmung des rechten Halssympathikus durch Schußverletzung. Münch. med. Wschr. 64, 1093 (1917).

Mayou, M. S.: Paralysis of the sympathetic. Ref.: Zbl. Augenhk. 41, 62 (1917).

Metzner, R. und *E. Wölfflin:* Klinische und experimentelle Untersuchungen über Halssympathikuslähmung. Arch. Ophthalm. (D.) 89, 308 (1915); 91, 167 (1916).

Neter, E.: Lähmung des Halssympathikus. Klin. Wschr. 3, 631 (1924).

Pollak, E.: Über einen Fall von einseitiger angeborener Halssympathikuslähmung. Wien. klin. Wschr. 25, 1310 (1913).

Rosenfeld, A.: Beitrag zur Symptomatologie der Sympathikuslähmung. Münch. med. Wschr. 51, 2039 (1904).

Stocker, A.: Haemoklase und Sympathikuslähmung. Z. Neur. 79, 193 (1922).

Wardenburg, P. K.: Über ungleiche Färbung bei Lähmung des N. sympathicus. Ndld. Tschr. Geneesk. 64, 258 (1920).

Trophische Störungen

Barbe, A.: Les troubles trophiques dans les lésions du nerf tibial postérieur. Progr. méd. (Fr.) 47, 397 (1920).

Blanc, E. le y *J. Fortacin:* La elongacion nerviosa en el tratamiento de los procesos troficos e inflammatorios. Med. ibera 49 (1919).

Böwing, H.: Zur Pathologie des vegetativen Nervensystems. — Störungen der Gefäßfunktion, der Schweißabsonderung, der Piloarrektion und der Trophik nach organischen Nervenschädigungen. Klin. Wschr. 2, 469 (1923).

Breslauer, F.: Die Pathogenese der trophischen Gewebsschäden nach der Nervenverletzung. Dtsch. Z. Chir. 150, 50 (1919).

Calzavara, D.: Angiotrophonévrese acroparésthésique et sympathectomie périarterielle. Arch. ital. Chir. (1920).

Cassirer, C.: Die vasomotorisch-trophischen Erkrankungen. In: Kraus-Brugsch: Spezielle Pathologie und Therapie innerer Krankheiten. Bd. 10.

— Die vasomotorisch-trophischen Neurosen. Berlin 1912.

— Die Rolle des vegetativen Nervensystems in der Pathologie der vasomotorisch-trophischen Neurosen. Ref.: Münch. med. Wschr. 59, 2646 (1912).

Curschmann, H.: Untersuchungen über das funktionelle Verhalten der Gefäße bei trophischen und vasomotorischen Neurosen. Münch. med. Wschr. 54, 2519 (1907).

— Vasomotorische und trophische Neurosen. Münch. med. Wschr. 71, (1924).

Dimitz, L.: Ein Beitrag zur Kenntnis der sekretorischen, vasomotorischen und trophischen Störungen bei traumatischen Läsionen der Extremitätennerven. Wien. klin. Wschr. 29, 942 (1916).

Drevermann, P.: Zur operativen Behandlung trophischer Störungen mit der periarteriellen Sympathektomie. Münch. med. Wschr. 70, 1358 (1923).

Dumpert, V.: Über das Zustandekommen der trophischen Hautveränderungen nach organischen Affektionen des Nervensystems. Münch. med. Wschr. 71, 511 (1924).

Gariepy, U.: Chirurgie sympathique. Neurotrophoses et algies posttraumatiques de l'ouvrier. Un. méd. Canada 65, 630 (1936).

Hertz, J.: A propos de traitement des troubles trophiques consécutifs à la section du sciatique. Lyon chir. 20, 328 (1923).

Higier, H.: Vasomotorisch-trophische Störungen und deren Heilung mittels periarterieller Sympathektomie. Klin. Wschr. 1, 1208 (1922).

Hildebrand, O.: Über neuropathische Gelenkerkrankungen. Arch. klin. Chir. 115, 443 (1921).

Hirsch, K.: Über einen Fall von Medianusverletzung mit seltenen trophischen Störungen. Dtsch. med. Wschr. 32, 799 (1906).

Kirner, I.: Die Neuronenexzision bei trophischem Fingerulkus. Zbl. Chir. 48, 790 (1921).

Laignel-Lavastine: Certaines gangrènes sont des syndromes sympathiques cutanés trophiques. Bull. méd. 38, 12 (1924).

Lehmann, W.: Beiträge zur Kenntnis der sekretorischen und vasomotorisch-trophischen Störungen nach Nervenverletzungen. Med. Klin. 13, 629 (1917).

Leriche, R.: De l'élongation et de la section des nerfs périvasculaires dans certains syndromes douloureux d'origine artérielle et dans quelques troubles trophiques. Lyon chir. 10, 378 (1913).

— Recherches sur les ulcérations trophiques après blessures des membres. Lyon méd. 241 (1920).

— Une ligature artérielle peut-elle produire par ischémie une ulcération trophique? Bull. Soc. Chirurgiens Par. 781 (1922).

— A propos de la nature des troubles trophiques consécutifs à la section du nerf sciatique et de leur traitement. Bull. Soc. Chirurgiens Par. 1071 (1922).

— Sur l'érythromélalgie. Bull. Soc. Chirurgiens Par. 49, 398 (1923).

— Résultat après trois ans d'une sympathectomie périartérielle pour trophoedème du membre inférieur posttraumatique. Lyon chir. 20, 805 (1923).

Leriche, R. et J. Heitz: Vue d'ensemble sur la physiologie et le traitement des troubles trophiques et douloureux des moignons. Chir. Org. Movim. 8, 425 (1924).

Molotkoff, A. G.: Die Pathogenese trophoneurotischer Haut-Knochen-Veränderungen und ein neuer Versuch ihrer chirurgischen Behandlung. Verh. russ. Pirogoff-Ges. (1922).

Polenoff, A. L.: Die Reiztheorie der Pathogenese trophischer Störungen bei Verletzungen des peripheren Nervensystems der Extremitäten im Lichte der Tatsachen neuester chirurgischer Therapie. Westnik Chir. pogranitschn. obl. 1, 17.

Reich, L.: Neue Betrebungen zur Behandlung seniler Ernährungsstörungen der Gliedmaßen. Klin. Wschr. 1, 2164 (1922).

Renander, A.: Cutis verticis gyrata. Akromegalie — Osteoperiostitis hyperplastica. Acta radiol. (Schwd.) 18, 652 (1937).

Riedel, K.: Über trophische Störungen bei den Kriegsverletzungen der peripheren Nerven. Münch. med. Wschr. 63, 913 (1916).

Sabatucci, F.: Su di un raro disturbo trofico da congelazione. Policlinico 28, 233 (1921).

Schlesinger, H.: Vasomotorisch-trophische Neurosen. Wien. med. Wschr. 69, 1165 (1919).

Schüle, F.: Nachuntersuchungen von Distorsionen großer Gelenke mit besonderer Berücksichtigung sympathischer Dystrophien. Arch. orthop. u. Unfallchir. 38, 621 (1938).

Stiefler, G.: Die Dupuytrensche Kontraktur als trophische Störung im Symptomenbilde einer Tabes dorsalis. Neur. Cbl. 31, 39 (1912).

Stopford, J. S. B.: Trophic disturbances in gunshot injuries of peripheral nerves. Lancet 194, 465 (1918).

Stradyn, P. J.: Über trophische, sekretorische und vasomotorische Störungen an den Extremitäten nach Verletzungen der peripheren Nervenstämme. Nowy Chirurgitsch. Arch. 1, 391 (1921).

Voncken, J. et J. Guimy: Sur un cas de traitement par la sympathectomie périartérielle de troubles trophiques et douloureux du pied, consecutifs à une gelure. Bull. Soc. Chirurgiens Par. 47, 689 (1921).

Permeabilität und vegetatives Nervensystem

Allgemeines

Engel, D.: The influence of the sympathetic nerves on capillary permeability. J. Physiol. (Brit.) 99, 161 (1941).

Eppinger, H.: Die Permeabilitätspathologie als die Lehre vom Krankheitsbeginn. Wien: Springer-Verlag. 1949.

Gefäße

Asher, L.: Der Einfluß der Gefäßnerven auf die Permeabilität der Gefäße, insbesondere derjenigen der vorderen Kammer. Klin. Wschr. 1, 1559 (1922).

Yamamoto, J.: Untersuchungen über den Einfluß der sympathischen Innervation auf die Permeabilität der Gefäße. Biochem. Z. 145, 201 (1924).

Gewebe

Asher, L., C. Abelin und *N. Scheinfinkel:* Abhängigkeit der Gewebspermeabilität von der sympathischen Innervation. Klin. Wschr. 3, 885 (1924).

Ebbecke, U.: Endothelzellen, Rougetzellen und Adventitiazellen in ihrer Beziehung zur Kontraktilität der Kapillaren. Klin. Wschr. 2, 1341 (1923).

— Kapillarerweiterung, Urtikaria und Schock. Klin. Wschr. 2, Nr. 37/38 (1923).

— Über Zellreizung und Zellpermeabilität. Dtsch. med. Wschr. 50, 131 (1924).

Rusznyak, S.: Untersuchungen über die Entstehung des Ödems. Klin. Wschr. 2, 1988 (1923).

Pharmakologie und vegetatives Nervensystem

Allgemeines

Bouckaert, J. J. et F. Jourdan: Sinus carotidiens et circulation cérébrale. Arch. internat. Pharmacodynam. (Am.) 54, 17 (1936).

— Réactions pharmacologiques des vaisseaux cérébraux. Arch. internat. Pharmacodynam. (Am.) 54, 168 (1936).

Brugger, I.: Experimenteller Beitrag zur Wirkungsweise vegetativer Pharmaka. Arch. internat. Pharmacodynam. (Am.) 59, 43 (1938).

Cerletti, A. und *A. Kallenberger:* Über die Beeinflussung der Hypoxieprobe am Menschen durch pharmakodynamische Sympathicolyse. Helvet. Physiol. Acta 6, 795 (1948).

Dameshek, W., J. Loman and *A. Myerson:* Human autonomic pharmacology; effect on normal cardiovascular system of acetyl-betamethylcholine chloride, atropine, prostigmine, benzedrine-with especial reference to electrocardiogram. Amer. J. med. Sci. 195, 88 (1938).

Eckert: Die pharmakologische Prüfung des vegetativen Nervensystems im Kindesalter. Z. Kinderhk. 7, 41 (1913).

Euler, U. and *C. Liljestrand:* Chemical stimulation of carotid sinus and regulation of respiration. Skand. Arch. Physiol. (D.) 74, 101 (1936).

Fröhlich, A.: Die Pharmakologie des vegetativen Nervensystems. Verh.Ber. 16. internat. med. Kongr. Budapest 5, 205 (1909).

Fröhlich, A. und *O. Loewi:* Untersuchungen zur Physiologie und Pharmakologie des autonomen Systems. Arch. exper. Path. (D.) 59, 34 (1908).

Grabfield, G. P.: Pharmacologic study of mechanism of gout. Ann. intern. med. 11, 651 (1937).

Grober: Zur pharmakologischen Prüfung des vegetativen Nervensystems. Ref.: Klin. Wschr. 2, 1718 (1923).

Gröer, F. v.: Über pharmakologische Hautreaktionen. Klin. Wschr. 3 (1924).

Heffter, A.: Handbuch der experimentellen Pharmakologie. Berlin: Julius Springer. 1920.

Heubner, W.: Physiologie und Pharmakologie der Blutkapillaren. Klin. Wschr. 2, 1965 (1923).

— Nachträgliche Bemerkungen zur Physiologie der Blutkapillaren. Klin. Wschr. 3, 20 (1924).

Jendrassik, L.: Humorale Übertragbarkeit von Nervenreizen bei Warmblütern. Biochem. Z. 144, H. 5/6 (1924).

Jun Yasui: Die Pharmakologie der Arterien. Japan. J. med. Sci. — Pharmacol. — 5, Nr. 1 (1930).

Kiessig, H. J.: Untersuchungen über die Wirkungsweise der Sympathicomimetica. Naunyn-Schmiedebergs Arch. 197, 384 und 391 (1941).

Kuroda, S.: Pharmakodynamische Studien zur Frage der Magenmotilität. Z. exper. Med. 39, 341 (1924).

Langley, J. N.: Observations of the physiological action of extracts on the suprarenal bodies. J. Physiol. (Brit.) 27, 237 (1901).

Leathem, J. H.: Effects on blood pressure of injections of urine extracts of normal and hypertensive individuals. Proc. Soc. exper. Biol. a. Med. (Am.) 38, 546 (1938).

Lehmann, G.: Was leistet die pharmakologische Prüfung in der Diagnostik der Störungen im vegetativen Nervensystem? Z. klin. Med. 81, 52 (1915).

Loman, J., M. F. Lesses and *A. Myerson:* Human autonomic pharmacology; effect of acetylbetamethyl-choline chloride (mecholyl) by iontophoresis on arterial hypertension. Ann. intern. med. 12, 1213 (1939).

Matteis, F. de e *G. Boccuzzi:* Elettrocardiogramme, perssione arteriosa e curva glicemica nei diencefalo-ipofisari durante alcune prove farmacologiche. Arch. Sci. Med. 67, 101 (1939).

Meier, R.: Differenzierung der Wirkung der sympathikotropen Pharmaka. Ref.: Dtsch. med. Wschr. 72, 42 (1947).

Milone, G.: Curva glicemica da insulina inibendo o citando farmacologicamente il sistema neuro-vegetativo. Policlinico XCVI, 217 (1939).

Miyarawa, K. X., M. Kido und *K. Kinokuma:* Klinische Einheitstechnik für die pharmakologische Funktionsprüfung des vegetativen Nervensystems. J. Kumamoto Med. Soc. (Jap.) 13, 367 (1937).

Myerson, A.: Human autonomic pharmacology; theories and results of autonomic drug administration. J. Amer. med. Assoc. 110, 101 (1938).

Nychegorodzewa, W. D.: Die Kontraktilität der Kapillaren unter normalen Bedingungen und unter dem Einfluß verschiedener Gifte. Ref.: Z. org. Chir. 24, 320 (1924).

Okamoto, Y.: Über den Angriffspunkt der sympathischen und parasympathischen Gifte am quergestreiften Muskel. Klin. Wschr. 3, 20 (1924).

Pick, E. P.: Neue Erkenntnisse über Bedingungen der Arzneiwirkungen. Wien. klin. Wschr. 61, 546 (1949).

Pietrantoni, L.: Contributo allo studio dei riflessi labirintici. L'azione di alcuni farmaci sui fenomeni vasomotori. Valsalva (It.) 3, 149 (1927).

Pighini, I.: Neurotropismo et neurocrinia del sistema vegetativo. Athen 1926.

Platz, O.: Die pharmakologische Prüfung des vegetativen Nervensystems. Klin. Wschr. 2, 1413 (1923).

Pupilli, G.: L'azione di determinati veleni sul riflesso vasomotorico di origine labirintica. Biochim. e Ter. sper. 12, Nr. 10 (1926).

Rittmann, R.: Pharmakologische Untersuchungen an der menschlichen Bronchialmuskulatur. Wien. med. Wschr. 74, 2057 (1924).

Schenk, P.: Das Blutbild bei Störungen des vegetativen Nervensystems und seine pharmakologische Beeinflussung. Dtsch. med. Wschr. 46, 1192 (1920).

Schwarz, J. N.: Die pharmakologische Untersuchung des vegetativen Nervensystems. Twrapewtitscheski Arch. 1, 61.

Skorzewski, W. und *P. Wasserberg:* Besteht ein Zusammenhang zwischen der Reizung des N. vagus und des Sympathicus einerseits und der unter der Wirkung spezifischer Gifte veränderten Zusammensetzung des Blutes andererseits? Z. exper. Path. 10, 330 (1913).

Takeuchi, S.: Die experimentellen Untersuchungen über die Wirkung der Gifte des autonomen Nervensystems an die Kapillaren. Sei-I-Kai Med. J. (Jap.) 55, 4 (1936).

Tominaga, K.: Untersuchungen über die Wirkung des menschlichen Tonsillenextraktes auf die Blutzuckerherabsetzung; über die Wirkungen von Tonsillenextrakt des Menschen auf den Blutzuckerwert unter Einfluß von vegetativen Nervengiften und Hormonen. J. Biochem. (e., Jap.) 27, 445 (1938).

Trendelenburg, W.: Physiologische und pharmakologische Untersuchungen über die Dünndarmperistaltik. Arch. exper. Path. 81, 55 (1917).

Ude, H.: Über das Vorkommen von gefäßwirksamen Substanzen im menschlichen Liquor. Nervenarzt 10, 561 (1937).

Weichsel, J.: Über die Beeinflussung des Blutbildes durch Reizkörper. Z. klin. Med. 96, 372 (1923).

Wentges, M.: Zur pharmakologischen Prüfung des vegetativen Nervensystems. Dtsch. Arch. klin. Med. 113, 607 (1914).

Wood, E. L.: A new drug for treatment of the Eustachian tube and middle ear. Arch. Otolaryng. (Am.) 21, 588 (1935).

Yagita, K.: Weitere Untersuchungen über die Speichelsekretion. Anat. Anz. 35, 70 (1909).

Yoshimura, R.: On the change of consistence of the urine after section of the renal nerve. Tôhoku J. exper. Med. (Jap.) 1, 113.

Zunz, E.: Elements de pharmacodynamie spéciale. Paris: Masson 1932.

Acetylcholin

Adam, H. M., R. A. McKail, S. Obrador and *W. C. Wilson:* Acetylcholine in the cerebrospinal fluid. J. Physiol. (Brit.) 93, 45 (1938).

Bacq, Z. M.: L'acetylcholine et l'adrenaline. Leur rôle dans la transmission de l'influx nerveux. Paris: Masson. 1937.

Barby, D. T.: Les effets d'acétylcholine chez le chien décapsulé et atropine. C. r. Soc. Biol. 124, 1208 (1937).

Bogdanovitch, S. B. and *H. G. Barbour:* Pharmacological action of deuterium oxide; its protective effect on acetylcholine and epinephrine. J. Pharmacol. (Am.) 62, 149 (1938).

Brecht, K.: Über die trophische Wirkung von Acetylcholin und Aneurin auf die denervierte Hinterextremität der Ratte und auf Unterschenkelgeschwüre des Menschen. Z. exper. Med. 113, 579 (1944).

Brown, G. L., H. Dale and *W. Feldberg:* Reaction of normal mammalian muscle to acetylcholine and to eserine. J. Physiol. (Brit.) 87, 394 (1936).

Brucke, F. T. v.: Response of denervated ganglion to acetylcholine. J. Physiol. (Brit.) 91, 375 (1938).

Chang, Hsi-Chun, Wei-Ming Hsieh, Tsung-Han Li and *R. K. S. Lim:* Humoral transmission of nerve impulses at central synapses. IV. Liberation of acetylcholine into the cerebrospinal fluid by the afferent vagus. Chin. J. Physiol. 13, 153 (1938).

Dale, H.: (William Henry Welch lectures). Acetylcholine as chemical transmitter of effects of nerve impulses; history of ideas and evidence. Peripheral autonomic actions. Functional nomenclature of nerve fibres. J. Mt. Sinai Hosp. 4, 401 (1938).

— (William Henry Welch lectures). Acetylcholine as chemical transmitter of effects of nerve impulses; chemical transmission at ganglionic synapses and voluntary motor nerve endings. Some general considerations. J. Mt. Sinai Hosp. 4, 416 (1938).

Dicker, E.: Réactions locales des capillaires à l'histamine et à l'acétylcholine au cours des diverses variétés d'hypertension. Presse méd. 44, 1454 (1936).

Ellis, L. B. and *S. Weiss:* Eine Studie über kardiovaskuläre Reaktionen auf intravenöse und intraarterielle Injektion von Acetylcholin „beim Menschen". J. Pharmacol. (Am.) 44, 235 (1932).

Euler, U. S. v.: Acetylcholine on the rabbits pulmonary circulation. J. Physiol. (Brit.) 74, 271 (1932).

Flexner, J., M. Bruger and *I. S. Wright:* Autonomic drugs and biliary system; action of acetyl-B-methyl choline chloride (mecholyl) and benzyl methyl carbinamine sulphate (benzedrine sulphate) on gall bladder. J. Pharmacol. (Am.) 67, 174 (1938).

Gayet, R., B. Minz et *D. Quivy:* Sur la libération d'acetylcholine dans le sang veineux de l'estomac, de l'intestin, du pancréas par stimulation du nerf splanchnique. C. r. de Soc. Biol. 126, 1138 (1937).

Gotsev, T.: Über die Wirkung des Acetylcholins auf Blutgefäße, Blutdruck, Herz und Vasomotorenzentren. Arch. exper. Path. (D.) 181, 207 (1936).

— Über die Vasomotorenzentren; Einfluß der Pharmaca. Pflügers Arch. 237, 609 (1936).

Henderson, V. E. and *M. H. Roepke:* The role of acetylcholine in bladder contractile mechanismus and in parasympathetic ganglia. J. Pharmacol. (Am.) 51, 97 (1934).

Hermann, H., F. Jourdan, G. Morin et *J. Vial:* L'éserine intensifie l'action adrénalino-sécrétrice de l'acétylcholine. C. r. Soc. Biol. 124, 317 (1937).

— Etude des propriétés adrénalino-sécrétrices de l'acétylcholine. Relation d'experiences effectuées à l'aide de la technique du „chien sans moelle". Arch. internat. Pharmacodynam. 57, 403 (1937).

Heymans, C., J. J. Bouckaert, S. Farber et *F. Y. Hsu:* Influence réflexogène de l'acétylcholine sur les terminaisons nerveuses chimiosensitives du sinus carotidien. Arch. internat. Pharmacodynam. 54, 129 (1936).

Hoppe-Seyler, F. A. und *N. Schümmelfeder:* Das Vorkommen von Acetylcholin im Blut nach experimentellen Verbrennungen. Z. Naturf. 1, 696 (1946). Ref.: Klin. Wschr. 25, 857 (1947).

Jones, M. S.: Effect of acetyl-choline on somatic symptoms of anxiety. J. ment. Sci. 82, 785 (1936).

Katona, V. v.: Acetylcholin in der Heilung der rheumatischen Erkrankungen. Z. Rheumaforsch. 6, 132 (1943).

Kliss, P.: Acetylcholine in treatment of paroxysmal tachycardia. Orv. Hetil. (Ung.) 80, 1188 (1936).

Köhler, V. und *L. Penew:* Reflexerythem nach Acetylcholinquaddel. Klin. Wschr. 26, 21 (1948).

Kuschinsky, G. und *H. Lüllmann:* Über die Beziehungen der Barium-Ionen zum Acetylcholin. Klin. Wschr. 28, 137 (1950).

Lanari, A.: Accion contracturante de la acetilcolina en la muscolatura estriada de enfermos miotonicos. Rev. Soc. argent. Biol. (1936).

Lombroso, U. e *Q. Bonsignore:* Ricerche sulla fisiologia e farmacologia del sistema nervoso autonomo: azione ipertensiva dell'acetilcolina in animali atropinizzati. Arch. Sci. biol. (It.) 23, 22 (1937).

Lorente de No, R.: Liberation of acetylcholine by superior cervical sympathetic ganglion and nodosum ganglion of vagus. Amer. J. Physiol. 121, 331 (1938).

Payot, P.: Über die Hemmung der encymatischen Acetylcholin-Spaltung durch Antihistaminica und Anaesthetica. Schweiz. med. Wschr. 76, 1159 (1946).

Pickford, M.: The action of acetylcholine in the supraoptic nucleus of the chloralosed dog. J. Physiol. (Brit.) 106, 264 (1947).

Pinotti, O.: Sull'acetilcolina dei nervi colinergici. Boll. Soc. ital. Biol. speer. XII, 765 (1937).

Thornton, J. W.: The liberation of acetylcholine at vagusnerve endings in the isolated perfused lungs. J. Physiol. (Brit.) 82, 14 (1934).

Tournade, A. et *C. Sarrouy:* Action vaso-dilatatrice de l'acétylcholine sur le système artériolaire spasmé. C. r. Soc. Biol. 122, 665 (1936).

Tournade, A., C. Sarrouy et *M. Chevillot:* L'acétylcholine et l'adrénalinosécrétion. C. r. Soc. Biol. 124, 5 (1937).

Villaret, M. et *L. Justin-Besançon:* L'acétylcholine, ses propriétés pharmacodynamiques et physiologiques. Paris méd. 67, 589 (1928).

Adrenalin

Bacq, Z. M.: L'acétylcholine et l'adrénaline. Leur rôle dans la transmission de l'influx nerveux. Paris: Masson. 1937.

Bacq, Z. M. et *P. Heirman:* Une interprétation nouvelle des effets inhibiteurs de l'adrénaline. Ann. Physiol. (Fr.) 14, 476 (1938).

Barcroft, H. und *H. Konzett:* Wirkung von Noradrenalin und Adrenalin auf die Herzfrequenz des Menschen. Lancet 6543, 147 (1949). Ref.: Dtsch. med. Wschr. 74, 350 (1949).

Billigheimer, E.: Über den Antagonismus zwischen Pilocarpin und Adrenalin. Beitrag zur Innervation der Schweißdrüsen. Arch. exper. Path. (D.) 80 (1920).

Bonsignore, A.: Azione dell'atropina e dell'adrenalina sul meccanismo neuro-umorale della membrana nictitante. Biochim. e Ter. sper. 24, 121 (1937).

Bouckart, J. J. et *F. Jourdan:* Influence de l'adrénaline. Arch. internat. Pharmacodynam. 54, 109 (1936).

Brems, A.: Beitrag zur Kenntnis der subcutanen Adrenalinreaktion bei der essentiellen Hypertonie und bei Asthma bronchiale. Acta med. scand. (Schwd.) 64, 546 (1926).

Cachera, R. et *R. Fauvert:* Effets de l'adrénaline sur la circulation cérébrale. C. r. Soc. Biol. 122, 365 (1936).

Chang, Hsi Chun: Die Reaktion der Gehirn- und Lungenarterien auf Adrenalin. Pflügers Arch. 231, 200 (1932).

Cotui, Ch., L. Burstein and *A. M. Wright:* The effect of sympathectomy on the sensitivity to adrenalin of the bronchioles. J. Pharmacol. (Am.) 58, 33 (1936).

Danielopolu, D. et *I. Marcou:* Amphomimétisme de l'adrénaline. C. r. Soc. Biol. 128, 384 (1938).

Dazzi, A.: L'azione dell adrenal. sul sangue. Morgagni 64, 93 (1921).

Deicke, E. und *W. Hülse:* Adrenalinversuche bei Hypertonien. Dtsch. Arch. klin. Med. 145, 360 (1924).

Dicker, E.: L'adrénaline peut-elle être considéré comme la cause de l'hypertension? Presse méd. 45, 1117 (1937).

Dieden, H.: Über die Wirkung des Adrenalins auf die Schweißsekretion. Z. Biol. **66**, 387 (1916).

Doménech-Alsina, F.: Etudes sur la physio-pathologie du choc. Rôle de l'adrénaline dans le mantien de la pression artérielle après hémorragie. Arch. internat. Physiol. **45**, 298 (1937).

Dowall, R. J. S. and *I. Whan:* Adrenaline dilatation. J. Physiol. (Brit.) **88**, 11 (1937).

Ducret, S.: Die Reaktion der Coronararterien auf Adrenalin. Pflügers Arch. **225**, 680 (1930).

— Tonusschwankungen und Adrenalinerregbarkeit der Mesenterialgefäße. Pflügers Arch. **227**, 753 (1931).

Elliot, T. R.: The action of adrenaline. J. Physiol. (Brit.) **32**, 401 (1905).

Fieschi, A.: Sulla resistenza globul. e sulla reazione all'adrenal. Minerva med. (It.) **9**, H. 49 (1929).

Fischer, H.: Bestimmung des Adrenalingehaltes des Nebennierentumors. Z. klin. Med. **134**, 184 (1938).

Gasnier, A. et *A. Mayer:* Action antagoniste de l'adrénaline et de l'ergotamine sur la respiration du lapin. Ann. Physiol. (Fr.) **13**, 571 (1937).

Gaspari, F.: Ricerche sul decorso della gravidanza nelle cavie sottoposte all'azione farmacodinamica dell'atropina, della pilocarpina dell'adrenalina e dell ergotamina (ricerche sperimentali). Ginecologia **3**, 795 (1937).

Gellhorn, E., C. W. Darrow and *L. Yesinick:* Effect of epinephrine on convulsions. Arch. Neur. (Am.) **42**, 826 (1939).

Gley, E. et *A. Quinard:* Influence de la sécrétion surrénale sur les actions vasomotrices dépendant du nerf splanchnique. C. r. Acad. Sci. **157**, 66.

Goldenberg, M. and *C. W.:* New test for hypertension due to circulating epinephrine. J. Amer. med. Assoc. Dezember (1947).

Gollwitzer-Meier, K. und *H. Fack:* Zur Wirkung des Adrenalins auf die aktuelle Reaktion des Skelettmuskelblutes. Pflügers Arch. **251**, 344 (1949).

Grayson, J. and *H. J. C. Swan:* Action of Adrenaline, Noradrenaline and Dihydroergocornine on the Colonic ciculation. Lancet **6603**, 488 (1950).

Greer, C. M., J. O. Pinkston, J. H. Baxter jun. and *E. S. Brannon:* Norepinephrine β-(3, 4-di-hygroxyphenyl-β-hydroxyethylamine) as a possible mediator in sympathetic division of autonomic nervous systems. J. Pharmacol. (Am.) **62**, 189 (1938).

— Norepinephrine as a possible mediator in the sympathetic division of the autonomic nervous system. Kongr. Ber. XVI. int. Physiol. Kongr. Zürich **2**, 283 (1938).

Greppi, E. e *A. Parino:* Pletora sanguigna e acidosi nella reaz. all'adrenal. Fisiol. e Med. **2**, H. 11 (1931).

Grill, C.: Observations in the adrenalin need in man and the effect of adrenalin on the blood pressure at different blood pressure heights. Acta med. scand. (Schwd.) **91**, 628 (1937).

Hanzlik, P. J. and *C. C. Cutting:* Clinical trials with quinine-epinephrine intravenously. J. amer. med. Assoc. **129**, 1241 (1945).

Heggelin, R. und *H. Nabholz:* Das Nebennierenmarksyndrom. Zur Kasuistik der chromaffinen Geschwülste. Mit einem Beitrag über den Adrenalinnachweis von H. Fischer. Z. klin. Med. **134**, 161 (1938).

Heiden, R. A.: Über die histologischen Änderungen der Hypophyse nach Injektion von Adrenalin und Cortidyn. Inaug. Diss. Rostock. 1936.

Hermann, H.: Esérine et adrénalinosécrétion. C. r. Soc. Biol. **124**, 617 (1937).

— *F. Jourdan, G. Morin* et *J. Vial:* L'esérine intensifie l'action adrénalinosécrétrice de l'acétylcholine. C. r. Soc. Biol. **124**, 317 (1937).

— *G. Morin* et *J. Vial:* Sur l'action vaso-motrice des doses infimes d'adrénaline. C. r. Soc. Biol. **122**, 1099 (1936).

Hess, W. R.: Zur Adrenalinreaktion beim Menschen. Klin. Wschr. **2**, 1553 (1923).

Hess, W. R. und *R. Gundlach:* Adrenalin und die Sekretion des Magensaftes. Pflügers Arch. 185, 122 (1920).

Hittmair, A.: Das Adrenalinblutbild usw. Z. klin. Med. 95, 6 (1922).

Hochrein, M. und *Ch. J. Keller:* Über die Wirkung des Adrenalins und adrenalinverwandter Körper (Sympatol und Ephetonin) auf den Kreislauf. Arch. exper. Path. (D.) 156, 37 (1930).

Holtz, P.: Adrenalin — Arterenol. Wien. klin. Wschr. 62, 365 (1950).

Horejsi, J. und *G. Aron:* Cutanreaktionen der Capillaren auf Adrenalin und Histamin bei Kardiopathien. Z. exper. Med. 99, 17 (1936).

Jacobsohn, D. und *G. Kahlson:* Über Beziehungen zwischen Karotissinus, Adrenalin und Dünndarmmotorik. Scand. Arch. Physiol. 77, 251 (1937).

Jores, A.: Experimentelle Untersuchungen über die Wirkung der Nebennieren auf die Hypophyse; die Änderungen in dem Gehalt der Hypophysen weißer Ratten an thyreotropem Hormon bei Nebennierenmangel und nach Injektion von Cortidyn und Adrenalin. Z. exper. Med. 102, 285 (1938).

— Experimentelle Untersuchungen über die Wirkungen der Nebennieren auf die Hypophyse: über die histologischen Änderungen des Hypophysenvorderlappens nach Zufuhr von Adrenalin und Cortidyn. Z. exper. Med. 102, 289 (1938).

Jourdan, F. et *P. Galy:* Inversion par le F 883 de l'action vasculaire périphérique de l'adrénaline et de l'extrait de genet. C. r. Soc. Biol. 122, 1244 (1936).

Kisch, F.: Änderungen des Blutkreislaufes im Mesenterium lebender Katzen bei intravenöser Injektion von Adrenalin. Pflügers Arch. 220, 612 (1928).

Kohler, D. et *J. Levy:* Adrénalino-sécretion et ésérine. Influence de l'ésérine sur les propriétés excito-ganglionnaires de quelques substances. C. r. Soc. Biol. 126, 405 (1937).

Kuré, K., Y. Nakaya, K. Murakami und *S. Okinaka:* Hyperadrenalinämie bei essentieller Hypertonie. Klin. Wschr. 12, 454 (1933).

Kylin, E.: Studien über die Adrenalinreaktion bei Störungen im vegetativen Nervensystem. Zbl. inn. Med. 51 (1924).

Lewis, J. T. e *F. N. Gallo:* Acción de la eserine sobre la secreción de adrenalina. Rev. Soc. argent. Biol. 13, 489 (1937).

Lockett, M. F.: Die Blutdruckwirkung von Adrenalin und Noradrenalin bei Hunden nach Adrenektomie und Sympathektomie. J. Physiol. (Brit.) 108, H. 3, 46 (1949).

Lohmann, A.: Über die antagonistische Wirkung der in den Nebennieren enthaltenen Substanzen Suprarenen und Cholin. Pflügers Arch. 122, 203 (1908).

Mertens, O., H. Rein und *F. G. Valdecasas:* Gefäßwirkungen des Adrenalins im ruhenden und arbeitenden Muskel. Pflügers Arch. 237, 454 (1936).

Mori, M. und *T. Minami:* Wirkungen des Adrenalins, Atropins und Pilocarpins auf die Kalium- und Calciummenge im Serum. Kumamoto med. Soc. (Jap.) 13, 1340 (1937).

Myerson, A. and *W. Than:* Human autonomic pharmacology. IX. Effect of cholinergic and adrenergic drugs on the eye. Arch. Ophthalm. (Am.) 18, 78 (1937).

Nadrai, A.: Die Funktionsprüfung des vegetativen Nervensystems mittels Adrenalin-Elektrokardiogramm. Jb. Kinderhk. 151, 274 (1938).

Oettel, K.: Verwendbarkeit adrenalinähnlicher Körper. Z. inn. Med. 1, 54 (1946).

Roome, N. W.: Epinephrin und die Durchblutung in den Extremitäten. Amer. J. Physiol. 123, 543 (1938).

Rothlin, E.: Über ein antagonistisches Verhalten isolierter Herzkranzgefäße verschiedener Tierarten gegenüber Adrenalin. Wien. tierärztl. Mschr. 8, 1 (1921).

Takeuchi, S.: Über die Wirkungen des Adrenalins, Cholins und Histamins auf den Blutdruck des gesunden Kaninchens und des verschiedener innersekretorischer Organe exstirpierten Kaninchens. Sei-I-Kai med. J. (Jap.) **55** (1936).
Trendelenburg, P.: Adrenalin und adrenalinverwandte Substanzen. Handb. d. exper. Pharmakologie von *Heffter.* Bd. II. Berlin: Julius Springer.
Vanzetti, G.: Die Malariabehandlung mit intravenösen Adrenalininjektionen. Berlin: Springer-Verlag. 1945. Ref.: Wien. klin. Wschr. **62,** 378 (1950).
Wense, Th.: Die Wirkung des Adrenalins auf das Wachstum von Säugetieren. Pflügers Arch. **251,** 38 (1949).

Ajmalinin (Ophixylinserpentin)

Hamet, R.: Sur un nouveau paralysant électif des vasoconstricteurs adrénalino-sensibles: l'ajmalinine, alcaloide cristallisé de l'Ophioxylum serpentinum Willd. Bull. Sci. pharmacol. **43,** 364 (1936).

Aktinien

Richet, C.: Arbeiten über Anaphylaxie beim Aktiniengift. C. r. Soc. Biol. **170** (1902), 246 (1903), 302 (1904), 112 (1905).

Alkohol

Handley, W. S.: Periarterial injection of alcohol in the treatment of senile gangrene. Lancet **203,** 173.
Magitot, A.: La douleur oculaire. Sa thérapeutique par l'anesthésie du ganglion sphénopalatin et l'alcoolisation orbitaire. Ann. Ocul. (Fr.) **174,** 361 (1937).
Rasumowsky: Über Alkoholisation von Nervenstämmen bei angiosklerotischer Gangrän. Nowachirurgitsch. Arch. **3,** 205 (1923).
Sicard, J. A.: Traitement des névrites du médian par l'alcoolisation tronculaire sous lésionelle. Bull. Soc. méd. Hôp. Par. **39,** 586 (1915).
— Traitement des névrites douloureuses de guerre (causalgies) par l'alcoolisation nerveuse locale. Presse méd. **24,** 241 (1916).

Amethocain

Falkner-Hill, E.: Amethocaine or nupereaine. Brit. J. Anaesth. **2,** 90 (1947).

Amine

Barger, G. and *H. H. Dale:* Chemical structure and sympathomimetic action of amines. J. Physiol. (Brit.) **41,** 19 (1910).
Piness, G., H. Miller and *G. A. Alles:* Clinical observations on phenylaminoethanol sulfate. J. amer. Med. Assoc. **94,** 790 (1930).
Tainter, M. L.: Comparative actions of sympathomimetic compounds: phenyl and substituted phenylderivates, non-phenylic compounds and aliphatic amines. Arch. internat. Pharmacodynam. **46,** 192 (1933).

Antihistamin

Churchill, J. A. und *G. D. Gammon:* Die Wirkung von Antihistaminkörpern auf Krampfleiden. J. amer. med. Assoc. **141,** H. 1, 18 (1949).
Dews, P. B. and *J. D. P. Graham:* The antihistamine substance 2786 R. P. Brit. J. Pharmacol. a. Chemother. **1,** 278 (1946). Ref.: Klin. Wschr. **26,** 251 (1948).
Friedberg, V.: Eine neue Therapie der Schwangerschaftstoxikosen mit Antihistaminsubstanzen. Geburtsh. u. Frauenhk. **9,** 128 (1949).
Kellner, H.: Über Antihistaminanwendung (Antistin Ciba) bei einigen therapeutischen Zwischenfällen. Wien. klin. Wschr. **61,** 891 (1949).

Mayer, R. L.: Antihistaminic substances and experimental sensitivations. Ann. Allergy **5**, 113 (1947). Ref.: Klin. Wschr. **26**, 251 (1948).
Payot, P.: Über die Hemmung der encymatischen Acetylcholinspaltung durch Antihistaminica und Anaesthetica. Schweiz. med. Wschr. **76**, 1159 (1946).

Arterenol

Bacq, Z. M.: Arterenol as possible sympathetic hormone. J. Pharmacol. (Am.) **62**, 37 (1938).
Holtz, P.: Adrenalin — Arterenol. Wien. klin. Wschr. **62**, 365 (1950).

Atropin (Noratropin)

Ambrosetto, C.: L'apparato digerente negli encefalitici cronici durante il trattamento con decotto di radici di atropa Belladonna. Rass. Neuroveg. **1**, 191 (1938).
Araki, G.: Experimentelle Untersuchungen über die Atropingewöhnung, über den Einfluß der wiederholten Injektion von Atropin auf den Blutzucker und das Blutbild sowie auf den Adrenalingehalt der Nebennieren beim Kaninchen. Jap. J. med. Sci. Pharmacol. **9**, 57 (1936).
Barby, D. T.: Les effets d'acétylcholine chez le chien décapsulé et atropine. C. r. Soc. Biol. **124**, 1208 (1937).
Bonsignore, A.: Azione dell'atropina e dell'adrenalina sul meccanismo neuroumorale della membrana nictitante. Biochim. Terap. sper. **24**, 121 (1937).
Dameshek, W. and *O. Feinsilver:* Human autonomic pharmacology: use of acetylbetamethyl choline chloride (mecholyl) as diagnostic test for poisoning by atropine series of drugs. J. amer. Med. Assoc. **109**, 561 (1937).
Finkelmann, J. and *L. B. Shapiro:* Benzedrine sulfate and atropine in treatment of chronic encephalitis. J. amer. Med. Assoc. **109**, 344 (1937).
Gaspari, F.: Ricerche sul decorso della gravidanza nelle cavie sottoposte all'azione farmacodinamica dell'atropina, della pilocarpina, dell'adrenalina e dell ergotamina (ricerche sperimentali). Ginecologia **3**, 795 (1937).
Grabfield, G. P., B. Prescott and *W. K. Swan:* Studies on denervated kidney: effect of ergotamine and atropine on uricosuric effect of cinchophen. J. Pharmacol. (Am.) **61**, 293 (1937).
Gray, J. S.: Effect of atropine on gastric secretion and its relation to gastric theory. Amer. J. Physiol. **120**, 657 (1937).
Hamet, R.: Sur le mécanisme de l'action vasodilatatrice de l'atropine. C. r. Soc. Biol. **122**, 42 (1936).
Katz, G. et *G. Kaltz:* Action of atropine and eserine on adrenalin secretion caused by KCl and CaCl. Proc. Soc. exper. Biol. a. Med. (Am.) **36**, 848 (1937).
Lombroso, U. e *Q. Bonsignore:* Ricerche sulla fisiologia e farmacologia del sistema nervoso autonomo: azione ipertensiva dell'acetilcolina in animali atropinizzati. Arch. Sci. Bol. (It.) **23**, 22 (1937).
Magitot, A.: Intolérance aigue pour l'atropine. Bull. Soc. Ophthalm. Par. **49**, 168 (1937).
Marconi, F. e *L. Marco:* Determinazione della adrenalina nelle surrenali di animali sottoposti allo shock insulinico mortale, all'azione combinate dell'insulina e dell'atropina ed allo shock analfilattico. Boll. Soc. ital. Biol. sper. **12**, 169 (1937).
Mori, M. und *T. Minami:* Wirkungen des Adrenalins, Atropins und Pilocarpins auf die Kalium- und Calciummenge im Serum. Kumamoto Med. Soc. (Jap.) **13**, 1340 (1937).
Quigley, J. P.: Diminished effectiveness of second administration of atropine and novatropine. Mechanism of recovery. Proc. Soc. exper. Biol. a. Med. (Am.) **36**, 450 (1937).

Quigley, J. P.: Relative effectiveness of atropine and novatropine on gastric and colotonic motility of unanesthetized dog. J. Pharmacol. (Am.) 61, 30 (1937).
— Mental disturbances from atropine given to subjects under influence of insulin. J. amer. Med. Assoc. 109, 1363 (1937).
Sahlgren, E.: Bemerkenswerte schädliche Wirkungen bei Atropinbehandlung. Hyperkinesen, schizophrenieähnlich psychischer Zustand. Dtsch. Z. Nervenhk. 143, 283 (1937).
Scheiner, H.: Effects hypertenseurs produits par l'excitation du nerf splénique chez le chien atropinisé et cocainisé. C. r. Soc. Biol. 124, 1219 (1937).
Veach, H. O.: Antagonistic actions of morphine and atropine on human stomach. J. Pharmacol. (Am.) 61, 230 (1937).
Winiarz, W.: Effects of pilocarpine and of atropine on epileptic attacks produced by metrazol. Polska gaz. lek. 16, 844 (1937).

Barium

Masumoto, T.: Untersuchungen über die Bedingungen der nach Karotidenabklemmung auftretenden unregelmäßigen Pulse; der Einfluß des Morphiums, des Bariums oder des Blutdrucks auf den unregelmäßigen Puls. Nagasaki Igakkwai Zasshi (Jap.) 14, 1442 (1936).

Bellergal

Beyer, K.: Bellergal bei Lungentuberkulösen mit neurovegetativen Beschwerden. Praxis 37, 41 (1938).
Manderli, H. und L. Magg: Über die Wirkungsbreite des Bellergals und seine spezifisch vegetativen Komponenten in der Behandlung vegetativer Dystonie bei Tuberkulose. Schweiz. med. Wschr. 77, 83 (1947).
Mayerhofer, E.: Die Bellergal-Behandlung der infantilen Akrodynie. Arch. Kinderhk. III, 94 (1937).
Noguer-Moré, J.: Accion del bellergal sobre algunos trastornos neurovegativos y psiquicos de la obesidad. Med. ibera. 2, 78 (1936).

Benadryl

McGavack, T. H., H. Elias and L. J. Boyd: The influence of dimethylaminoethyl benzydryl ether hydrochloride (Benadryl) upon normal persons and upon those suffering from disturbances of the autonomic nervous system. J. Labor a. clin. Med. (Am.) 560 (1946). Ref.: Klin. Wschr. 25, 637 (1947).
Willcox, R. R.: Use of "Benadryl" for penicillin urticaria. Brit. med. J. 4480, 732 (1946).

Benzedrin

Beyer, K. H. and W. J. Meek: Effect of benzedrine sulfate on stomach activity and emptying time. Proc. Soc. exper. Biol. a. Med. (Am.) 37, 74 (1937).
Boyd, E. M. and W. F. Connell: Vasoconstrictor properties of benzedrine and its use in relief of common cold. Amer. J. med. Sci. 194, 768 (1937).
Callander, C. L.: Arterial decortication. Ann. Surg. 77, 15 (1923).
Colognese, G.: Un nuovo simpatico-mimetico: il fenilamino-propano (simpamina o benzedrina) con particolare riguardo alla sua azione sul sistema nervoso centrale. Rass. Studi. psichiatr. 27, 125 (1938).
Davidoff, E. and E. C. Reifenstein jun.: The stimulating action of benzedrine sulfate. A comparative study of the responses of normal persons and of depressed patients. J. amer. Med. Assoc. 103, 1770 (1937).

Davidoff, E. and *E. C. Reifenstein jun.*: Resultats of 18 months of benze-drine sulfate therapy in psychiatry. Amer. J. Psychiatr. 95, 845 (1939).

Davies, I. J.: Benzedrine; Review of its toxic effects, with report of severe case of anaemia following its use. Brit. med. J. 2, 615 (1937).

Ehrlich, W. E. and *E. B. Krumbhaar*: Effects of large doses of benzedrine sulfate on albine rat: functional and tissue changes. Ann. int. Med. (Am.) 10, 1874 (1937).

Fellinger, K. und *V. Lachnit*: Entfettung durch Weckamine. Wien. klin. Wschr. 62, 469 (1950).

Finkelmann, J. and *L. B. Shapiro*: Benzedrine sulfate and atropine in treat-ment of chronic encephalitis. J. amer. Med. Assoc. 109, 344 (1937).

Freireich, A. W. und *W. S. Landsberg*: Benzedrinsulfat bei Vergiftung mit Barbitursäurederivaten. J. amer. Med. Assoc. 131, 661 (1946). Ref.: Med. Mschr. 1, 462 (1937).

Gullotta, S. e *P. Angelelli*: La cura degli stati depressivi con la Benzedrina. Atti XXI. Congr. Soc. ital. Psichiatr. Riv. sper. Freniatr. ecc. 61, H. 3—4.

Guttmann, L. and *W. Sargant*: Observations on benzedrine. Brit. med. J. 1013 (1937).

Molitsch, M. and *S. Poliakoff*: Effect of benzedrine sulfate enuresis. Arch. Pediatr. (Am.) 54, 499 (1937).

— and *S. Poliakoff*: Effect of benzedrine sulfate on basal metabolism of children. Arch. Pediatr. (Am.) 54, 683 (1937).

— and *J. Sullivan*: Effect of benzedrine sulfate on children taking new Standford achievement test. Amer. J. Orthopsychiatry 7, 519 (1937).

Myerson, A., J. Loman and *W. Dameshek*: Physiologic effects of benzedrine and its relationship on other drugs, affecting the nervous System. Amer. J. med. Sci. 192, 560 (1936).

— and *M. Ritvo*: Benzedrine sulfate and its value in spasm of the gastro-intestinal tract. J. amer. Med. Assoc. 107, 24 (1936).

Nathanson, M. H.: The central action of beta-aminoprophylbenzene (Benze-drine). J. amer. Med. Assoc. 108, 528 (1937).

Pagniez, P.: Effets et indications de sels de benzédrine. Presse méd. 45, 1205 (1937).

Peoples, A. A. and *E. H. Guttmann*: Hypertension produced with benze-drine: its psychological accompaniments. Lancet 1, 1107 (1936).

Prinzmetal, M. and *W. Bloomberg*: The use of benzedrine for treatment of narcolepsy. J. amer. Med. Assoc. 105, 2051 (1935).

Rosselli del Turco, L.: La Beta-Fenil-Isopropil-Amina (Simpamina, Benze-drina), medicamento ad azione neuro-vegetative. Rass. Neuroveg. 1, 140 (1938).

— Le variazioni della glicemia provocate dalla Beta-fenil-isopropil-amina (Simpamina, benzedrina). Riv. clin. med. Nr. 2 (1939).

Scarano, J. A.: Rapidity of shrinkage and immediate and secondary reac-tions following local applications of ephedrine and benzedrine. Med. Rec. (Am.) 140, 602 (1934).

Simpson, N. A. and *E. Simon*: Experimental determination of amount of "benzedrine" in the therapeutic dose from "benzedrine inhaler". Amer. J. Pharmacol. 109, 343 (1937).

Solomon, P., R. S. Mitchell and *M. Prinzmetal*: The use of benzedrine sul-fate in postencephalitic Parkinson's disease. J. amer. Med. Assoc. 108, 1765 (1937).

Ulrich, H., C. E. Trapp and *B. Vigdoff*: The treatment of narcolepsy with benzedrine sulfate. Arch. anat. Med. 9, 1213 (1936).

Vollner, E.: Use of benzedrine inhaler for children. Arch. Otolaryng. (Am.) Nr. 26 (1937).

Wilbur, D. L., A. R. Maclean and *E. V. Allen:* Clinical observations on effect of benzedrine sulfate: study of patients with states of chronic exhaustion, depression and psychoneurosis. J. amer. Med. Assoc. 109, 549 (1937).

Brechmittel

Atkinson, A. J. et *A. C. Ivy:* Studies on control of gastric secretion; drugs acting on autonomic-sympathetic system; drugs acting as central emetics. Amer. J. digest. Dis. a. Nutrit. 4, 811 (1938).

Campher

Meduna, L. v.: Über experimentelle Campherepilepsie. Arch. Psych. 102, 4 (1934).
— Versuche über biologische Beeinflussung des Ablaufes der Schizophrenie. I. Campher- und Cardiazolkrämpfe. Z. Neur. 152, 235 (1935).

Cardiazol

Meduna, L. v.: Versuche über biologische Beeinflussung des Ablaufes der Schizophrenie. I. Campher- und Cardiazolkrämpfe. Z. Neur. 152, 235 (1935).
Pfister, H. O.: Die neuro-vegetativen Störungen der Schizophrenien und ihre Beziehungen zur Insulin-, Cardiazol- und Schlafkurbehandlung. Schweiz. Arch. Neur. 39, 77 (1937).
Serra, A.: Rapporti fra nistagmo calorico e fenomeni vegetative preconvulsivi da cardiazol. Rass. Neuroveg. 1, 324 (1938).

Cinchophen

Grabfield, G. P., B. Prescott and *W. K. Swan:* Studies on denervated kidney: effect of ergotamine and atropine on uricosuric effect of cinchophen. J. Pharmacol. (Am.) 61, 293 (1937).

Chinin

Antona, L. d': L'azione del chinino nella distrofia miotonica in rapporto alle recenti vedute sulla trasmissione umorale dell'impulso nervoso. Rass. Neuroveg. 1, 347 (1938).
Smith, W. A.: Quinine treatment of myotonia congenita. J. amer. Med. Assoc. 108/I, 43 (1937).
Wolf, A.: Quinine: an effective form of treatment for myotonia. Arch. neur. (Am.) 36, 382 (1936).

Chloraethyl

Gastinel, P. et *R. Sohier:* Recherches sur le rôle du système neuro-végétatif dans les lésions à distance observées chez l'animal intoxiqué pour le sulfure d'etyle dichloré. C. r. Soc. Biol. 127, 46 (1938).
Wiedhopf, O.: Vereisung des Nervenquerschnittes zur Behandlung von Schmerzzuständen usw. Bruns' Beitr. 132 (1921).
— Experimentelle Untersuchungen über die Wirkung der Nervenvereisung und der periarteriellen Sympathektomie auf die Gefäße der Gliedmaßen. Arch. klin. Chir. 126, 163 (1923).

Chloroform

Vorschütz, J.: Zur Frage der Entstehung der Spätchloroformschäden. Dtsch. Z. Chir. 183, 246 (1923).

Cholin

Arai, K.: Cholin als Hormon der Darmbewegung. Pflügers Arch. 193, 359 (1922).

Fecht, E.: Behandlung des Karzinoms mit Cholin. Strahlenther. 80, H. 1 (1949).

Fenz, E. und *F. Zell:* Der Einfluß der Parasympathicushemmung auf die Cholesterinestersenkung nach thyreotropem Hormon, Thyroxin, Dijodthyrosin und Jodthyreopepton. Z. exper. Med. 102, 32 (1937).

Gaetrelet, J., H. Scheiner et *A. Kaevin:* Choline ultra-filtrable du sang et excitation vagale. C. r. Soc. Biol. 127, 1435 (1938).

Gasnier, A. et *A. Mayer:* Action de la choline et de dérivés sur la perspiration du lapin. Ann. Physiol. (Fr.) 13, 579 (1937).

Lohmann, A.: Über die antagonistische Wirkung der in den Nebennieren enthaltenen Substanzen Suprarenen und Cholin. Pflügers Arch. 122, 203 (1908).

McGeorge, M.: Cholinesterase activity in disease with special reference to myasthenia gravis. Lancet 1, 69 (1937).

Myerson, A. and *W. Than:* Human autonomic pharmacology. IX. Effect of cholinergic and adrenergic drugs on the eye. Arch. Ophthalm. (Am.) 18, 78 (1937).

Stedman, E.: The cholinesterase content of blood in myasthenia gravis. J. Physiol. (Am.) 84, 56 (1935).

Takeuchi, S.: Über die Wirkungen des Adrenalins, Cholins und Histamins auf den Blutdruck des gesunden Kaninchens und des verschiedener innersekretorischer Organe exstirpierten Kaninchens. Sei-I-Kai-Med. J. (Jap.) 55 (1936).

Cholinesterase

Heim, F.: Änderung der Serumcholinesteraseaktivität in der Anaphylaxie. Klin. Wschr. 24—25, H. 7/10 (1946).

Heim, F. und *A. Ruete:* Serumcholinesterasewerte und Blutzuckerwerte bei einigen, insbesondere allergiebedingten Hauterkrankungen. Klin. Wschr. 24—25, H. 5/6 (1946).

Schümmelfeder, N.: Der Einfluß örtlicher Durchblutungsstörungen auf die Cholinesterase des Blutes. Klin. Wschr. 24—25, H. 7/10 (1946).

Stüttgen, G.: Die Beeinflussung der Cholinesterase im Serum des menschlichen Blutes durch Pyrifer und U.V.-Bestrahlung, besonders im Hinblick auf die Therapie einzelner Dermatosen. Klin. Wschr. 25, 758 (1947).

Wollemann, M. und *I. Huszák:* Über den Ursprung der Azetylcholinesterase in pathologischen Liquoren. Wien. klin. Wschr. 61, 90 (1949).

Cocain

Lenggenhager, K.: Warum erweitert Cocain die Pupille? Schweiz. med. Wschr. 76, 534 (1946).

Scheiner, H.: Effets hypertenseurs produits par l'excitation du nerf splénique chez le chien atropinisé et cocainisé. C. r. Soc. Biol. 124, 1219 (1937).

Cortidyn

Heiden, R. A.: Über die histologischen Änderungen der Hypophyse nach Injektion von Adrenalin und Cortidyn. Inaug. Diss. Rostock (1936).

Jores, A.: Experimentelle Untersuchungen über die Wirkung der Nebennieren auf die Hypophyse; die Änderungen in dem Gehalt der Hypophysen weißer Ratten an thyreotropem Hormon bei Nebennierenmangel und nach Injektion von Cortidyn und Adrenalin. Z. exper. Med. 102, 285 (1938).

— Experimentelle Untersuchungen über die Wirkungen der Nebennieren auf die Hypophyse: über die histologischen Änderungen des Hypophysenvorderlappens nach Zufuhr von Adrenalin und Cortidyn. Z. exper. Med. 102, 289 (1938).

Deuteriumoxyd

Barbour, H. G. and *J. B. Herrmann:* Pharmacological action of deuterium oxide; sympathomimetic action of deuterium oxide in mice. J. Pharmacol. (Am.) **62**, 158 (1938).

Bogdanovitch, S. B. and *H. G. Barbour:* Pharmacological action of deuterium oxide; its protective effect on acetylcholine and epinephrine. J. Pharmacol. (Am.) **62**, 149 (1938).

Dibenamin

Rothlin, E.: Bemerkungen zur amphotropen Wirkung des Dibenamins. Ref.: Wien. klin. Wschr. **62**, 432 (1950).

Dihydroergocornin

Bluntschli, H. J. und *H. Straub:* Über die Bedeutung der Nierentätigkeit für die Blutdruckwirkungen eines dihydrierten Ergotderivats, Dihydroergocornin. Experientia **5**, 46 (1949).

Dihydroergotamin

Hofmann, P.: Zur Pathogenese und Therapie des vasomotorischen Kopfwehs mit Dihydroergotamin (DHE). Schweiz. med. Wschr. **80**, 28 (1950).

Kral, A.: Neurologische Erfahrungen mit Dihydroergotamin. Schweiz. Arch. Neur. **62** (1948).

Pokorny, J.: Erste Erfahrungen mit Dihydroergotamin. Praxis **37**, 957 (1948).

Pritzker, B.: Die Beeinflussung der psychomotorischen Erregung durch Dihydroergotamin (DHE 45). Schweiz. med. Wschr. **77**, 985 (1947).

Schminke, R.: Über die experimentelle Entstehung peptischer Erosionen des Magens bei Kaninchen durch Reizung des Plexus coel. Münch. med. Wschr. **57**, 1372 (1910).

Simon, K.: Die Behandlung der Trigeminusneuralgie mit Dihydroergotamin (DHE 45). Dtsch. med. Rundschau **3** (1949).

Spühler, O.: Dihydroergotamin (DHE 45) als Sympathicolyticum in der inneren Medizin. Schweiz. med. Wschr. **76**, 1259 (1946).

— Die experimentelle Untersuchung eines neuen Sympathicolyticums, des Dihydroergotamins (DHE 45). Schweiz. med. Wschr. **77**, 28 (1947).

Wernly, M.: Dihydroergotamin bei pressorischen Krisen und Ménière'schem Syndrom. Schweiz. med. Wschr. **78**, 694 (1948).

Dijodthyrosin

Fenz, E. und *F. Zell:* Der Einfluß der Parasympathicushemmung auf die Cholesterinestersenkung nach thyreotropem Hormon, Thyroxin, Dijodthyrosin und Jodthyreopepton. Z. exper. Med. **102**, 32 (1937).

Ephedrin

Melville, K. J.: On the pressor activity and stability of different mixtures of ephedrine and pituitary (posterior lobe) extract. Anesthesiology **7**, 176 (1946). Ref.: Klin. Wschr. **25**, 637 (1947).

Scarano, J. A.: Rapidity of shrinkage and immediate and secondary reactions following local applications of ephedrine and benzedrine. Med. Rec. (Am.) **140**, 602 (1934).

Epinephrin

Essex, H. E.: Blood pressure of the woodschuck and its response to injections of histamine and epinephrine. Proc. Soc. exper. Biol. a. Med. (Am.) **35**, 319 (1936).

Kodama, S.: A further report on the effect of stimulation of the sensory nerves upon the rate of liberation of epinephrine from the suprarenal glands. Tôhoku J. exper. Med. (Jap.) 4, 465 (1924).

Rogoff, J. M., E. N. Nixon, G. N. Stewart and *E. Marcus:* Epinephrine secretion in hypophysectomized dogs. Proc. Soc. exper. Biol. a. Med. (Am.) 37, 715 (1938).

Wilkins, R. W., S. Weiss and *F. W. Haynes:* Effect of epinephrine in circulatory collapse induces by sodium nitrite. J. clin. Invest. (Am.) 17, 41 (1938).

Ergometrin

Donatelli, L.: Azioni periferiche della ergometrina sul simpatico. Ricerche sulla pressione e sull' utero. Boll. Soc. ital. Biol. sper. 14, 57 (1939).

Ergotamin

Barry, D. T.: Some features of pharmacological actions of yohimbine and ergotamine. Arch. internat. Pharmacodynam. 55, 385 (1937).

Beley, A. P. L.: Quelques considérations sur le traitement sympathicolytique par le tartrate d'ergotamine des troubles psychopathiques liés à un déséquilibre neurovégétatif. Monde méd. 48, 51 (1938).

Frommel, E.: Le point d'attaque du tartrate d'ergotamine. Rev. méd. Suisse rom. 56, Nr. 14 (1936).

— et *D. Zimmet:* Recherches sur l'action pharmacodynamique du tartrate d'ergotamine sur l'estomac etc. Arch. internat. Pharmacodynam. 48, Nr. 2 (1934).

— Le tartrate d'ergotamine paralyse-t-il le sympathique irien? Ann. Ocul. (Fr.) 174, 178 (1937).

— Ergotamine et système cardio-vasculaire. Arch. Mal. Coeur etc. 30, 65 (1937).

— L'action du tartrate d'ergotamine sur les chromatophores de la grenouille. Arch. internat. Pharmacodynam. 55, 175 (1937).

Gasnier, A. und *A. Mayer:* Action antagoniste de l'adrénaline et de l'ergotamine sur la respiration du lapin. Ann. Physiol. (Fr.) 13, 571 (1937).

Gaspari, F.: Ricerche sul decorso della gravidanze nelle cavie sottoposte all'azione farmacodinamica dell'atropina, della pilocarpina, dell'adrenalina e dell ergotamina ricerche sperimentali. Ginecologia 3, 795 (1937).

Grabfield, G. P., B. Prescott and *W. K. Swan:* Studies on denervated kidney: effect of ergotamine and atropine on uricosuric effect of cinchophen. J. Pharmacol. (Am.) 61, 293 (1937).

Hamet, R.: Sur un effet physiologique apparement paradossal de l'ergotamine. C. r. Soc. Biol. 122, 267 (1936).

Heymans, C. et *J. Bouckaert:* Ergotamine et réflexes vasomoteurs. La localisation de l'ergotamine sur les réflexes vasomoteurs du sinus carotidien. Arch. internat. Pharmacodynam. 39, 213 (1930).

— La localisation de l'action paralysante de l'ergotamine sur les réflexes vasomoteurs du sinus carotidien chez le chien. C. r. Soc. Biol. 104, 1043 (1930).

— et *P. Regniers:* Ergotamine et réflexes du sinus carotidien. Arch. internat. Pharmacodynam. 36, 116 (1929).

Eserin

Brown, G. L., H. H. Dale and *W. Feldberg:* Reaction of normal mammalian muscle to acetylcholine and to eserine. J. Physiol. (Brit.) 87, 394 (1936).

Hermann, H.: Eserine et adrénalinosécrétion. C. r. Soc. Biol. 124, 617 (1937).

— *F. Jourdan, G. Morin* et *J. Vial:* L'ésérine intensifie l'action adrénalinosécrétrice de l'acétylcholine. C. r. Soc. Biol. 124, 317 (1937).

Katz, G. et *G. Kaltz:* Action of atropine and eserine on adrenalin secretion caused by KCl and CaCl. Proc. Soc. exper-Biol. a. Med. (Am.) **36**, 848 (1937).
Kohler, D. et *J. Levy:* Adrénalino-sécrétion et ésérine. Influence de l'ésérine sur les propriétés excito-ganglionnaires de quelques substances. C. r. Soc. Biol. **126**, 405 (1937).
Lewis, J. T. e *F. N. Gallo:* Acción de la eserina sobre la secreción de adrenalina. Rev. Soc. argent. Biol. **13**, 489 (1937).

Ginster (F 883)

Jourdan, F. et *P. Galy:* Inversion par le F 883 de l'action vasculaire périphérique de l'adrénaline et de l'extrait de genet. C. r. Soc. Biol. **122**, 1244 (1936).

Histamin

Binet, L. et *D. Kolher:* Action de quelques sympatholytiques sur les effets vasculaires de l'histamine. C. r. Soc. Biol. **135**, 345 (1941).
Cameron, W. M. and *M. L. Tainter:* Comparative actions of sympathomimetic compounds: Bronchodilator actions in bronchial spasm induced by histamine. J. Pharmacol. (Am.) **57**, 152 (1936).
Delherm, L. et *A. Gajdos:* L'histamine. Paris: Vigot frères. 1935.
Dicker, E.: Réactions locales des capillaires à l'histamine et à l'acétylcholine au cours des diverses variétés d'hypertension. Presse méd. **44**, 1454 (1936).
Essex, H. E.: Blood pressure of the woodschuck and its response to injections of histamine and epinephrine. Proc. Soc. exper. Biol. a. Med. (Am.) **35**, 319 (1936).
Farneti, P.: Über zwei Methoden der Histamintherapie chronischer Arthropathien. (Ein Vergleich der therapeutischen Resultate und der Reaktionserscheinungen.) Z. Rheumaforsch. **6**, 113 (1943).
Feldberg, W. and *W. O'Connor:* Liberation of histamine from perfused lung by peptone. J. Physiol. (Brit.) **90**, 288 (1937).
— and *C. H. Kellaway:* Liberation of histamine from perfused lung by snake venoms. J. Physiol. (Brit.) **90**, 257 (1937).
— and *E. V. Keogh:* Liberation of histamine from perfused lung by staphylococcal toxin. J. Physiol. (Brit.) **90**, 280 (1937).
Greving, R.: Anteile des vegetativen Nervensystems. In: Möllendorf, Handb. d. mikrosk. Anat. des Menschen. Berlin: Julius Springer. Bd. 9. 1928.
Horejsi, J. und *G. Aron:* Cutanreaktionen der Capillaren auf Adrenalin und Histamin bei Kardiopathien. Z. exper. Med. **99**, 17 (1936).
Imschweiler, A.: Über das Verhalten der basalgekörnten Zellen im Darmepithel der Ratte nach wiederholter subkutaner und peroraler Verabreichung von Histamin. Z. mikrosk.-anat. Forsch. **47**, 441 (1940).
Issekutz, B. v., M. Leinzinger und *B. v. Issekutz jun.:* Wirkungsort des Thyroxins. Arch. exper. Path. (D.) **185**, H. 4—6, 673 (1937).
Kimmig, J.: Histamininhibitoren. Dtsch. med. Wschr. **72**, 598 (1947).
Peczenik, O.: Über den Einfluß des vegetativen Nervensystems auf die Schilddrüse. Pflügers Arch. **235**, 486 (1935).

Hydergin

Cerletti, A., R. Bircher und *E. Rothlin:* Protektive Wirkung von CCK 179 (Hydergin) auf die Entstehung der kortikalen Nierenischaemie (sog. Oxfordhunt). Helvet. Physiol. Acta. **7**, C 7 (1949).
Eichler, O., J. Heinzel und *Fr. Linder:* Anwendung dihydrierter Mutterkornalkaloide (CCK 179 = Hydergin) bei peripheren Durchblutungsstörungen und anderen sympathicotonen Krankheitsbildern. Versuch einer Analyse. Klin. Wschr. **28**, 298 (1950).

Gast, W. und *E. F. Hueber:* Über die Behandlung der Hypertension mit Hydergin. Ref.: Wien. klin. Wschr. 62, 500 (1950).
Solms, H.: Die Beziehungen des Hydergin-Glukose-Tests zu Psyche und Körperbau. Schweiz. Arch. Neur. 65 (1950).

Insulin

Berg, B. N.: Insulin response in acromegaly. Bull. neur. Inst. N. Y. 6, 178 (1937).
Jordan, W. R.: Angina pectoris and insulin. Virgin. med. Mthl. 64, 196 (1937).
Marconi, F. e *L. Marco:* Ricerche sul contenuto adrenalinico delle surrenali in animali allo stato fisiologico e in vari stati morbosi; negli stati di intossicazione e di shock insulinico ed anafilattico. Arch. internat. Pharmacodynam. 56, 49 (1937).
— Determinazione della adrenalina nelle surrenali di animali sottoposti allo shock insulinico mortale, all'azione combinate dell'insulina e dell'-atropina ed allo shock anafilattico. Boll. Soc. ital. Biol. sper. 12, 169 (1937).
Milone, G.: Curva glicemica da insulina inibendo o eccitando farmacologicamente il sistema neuro-vegetativo. Policlinico XCVI, 217 (1939).
Pfister, H. O.: Die neuro-vegetativen Störungen der Schizophrenien und ihre Beziehungen zur Insulin-, Cardiazol- und Schlafkurbehandlung. Schweiz. Arch. Neur. 39, 77 (1937).
Quigley, J. P.: Mental disturbances from atropine given to subjects under influence of insulin. J. amer. Med. Assoc. 109, 1363 (1937).
Stokvis, B.: Registration of blood pressure during insulin shock in schizophrenic patients. Ndld. Tschr. Geneesk. 81, 4373 (1937).

Jod

Dyke, H. B. van: Jodverteilung in der Thyreoidea bei Reizung des Sympathicus. Amer. J. Physiol. 56, 168 (1921).

Mecholyl

Gray, J. S. and *A. C. Ivy:* Effects of mecholyl on gastric secretion. Amer. J. Physiol. 120, 705 (1937).

Morphium

Heymans, C. et *F. Bayless:* Influences de l'anesthésie par la morphine — pernocton ou par la chloranosane sur la pression artérielle. Arch. internat. Pharmacodynam. 56, 419 (1937).
Kanan, M. A.: Action of morphine sulfate on intestinal motility and its modification by atropine sulfate. Proc. Soc. exper. Biol. a. Med. (Am.) 36, 506 (1937).
Masson, G.: Action of noxious agents on insulin and adrenalin sensitivity and on glucose tolerance. Endocrinology 29, 453 (1941).
Masumoto, T.: Untersuchungen über die Bedingungen der nach Karotidenabklemmung auftretenden unregelmäßigen Pulse; der Einfluß des Morphiums, des Bariums oder des Blutdrucks auf den unregelmäßigen Puls. Nagasaki Igakkwai Zasshi (Jap.) 14, 1442 (1936).
Veach, H. O.: Antagonistic action of morphine and atropine on human stomach. J. Pharmacol. (Am.) 61, 230 (1937).

Nikotin

Strauss, L. H. und *P. Scheer:* Über die Wirkungen des Nikotins auf die Hypophyse. Z. exper. Med. 102, 102 (1937).
Weicker, B.: Kreislaufschäden und Nikotin. Dtsch. Arch. klin. Med. 185, 393 (1940).

Novokain

Gross, D.: Die Novokainbehandlung der essentiellen Hypertonie. Acta neuroveget. 1, 389 (1950).
Hasard, A.: I. La Novocaine (Procaine) et ses actions pharmacodynamique. II. Actualités Pharmacologiques: La Procaine (Novocaine), reactif pharmocologique et biologique. In: M. Loeper: Les Médications du Jour. Paris: Masson & Cie. 1949.
Kappis, M. und *F. Gerlach:* Die differentialdiagnostische Bedeutung der paravertebralen Novocaineinspritzung. Med. Klin. 19, 1184 (1923).
Läwen, A.: Über die segmentäre Schmerzausschaltung durch paravertebrale Novokaininjektion zur Differentialdiagnose thorakoabdominaler Erkrankungen. Münch. med. Wschr. 69, 1423 (1922).
Lampen, H.: Therapeutische Möglichkeiten bei Asthma bronchiale unter besonderer Berücksichtigung der intravenösen Novocainbehandlung. Ärztl. Wschr. 1, 1040 (1947).

Octanol

Charlier, R.: Action de l'octanol sur la périphérie vasculaire de la grenouille et du rat. Arch. Mal. Coeur etc. 29, 567 (1936).

Papaverin

Allen, E. V. und *G. R. Crisler:* Die Wirkung intraarterieller Injektionen von gefäßerweiternden Mitteln auf die Zirkulation. J. clin. Invest. (Am.) 16, 649 (1937).

Penicillin

Wawersik, F.: Penicillin und Nervensystem. Med. Klin. 21, 510 (1946).

Pentamethylentetrazol (Metrazol)

Masserman, J. H.: Action of metrazol (pentamethylentetrazol) on hypothalamus of cat. Arch. Neur. (Am.) 41, 504 (1939).
Winiarz, W.: Effects of pilocarpine and of atropine on epileptic attacks produced by metrazol. Polska gaz. lek. 16, 844 (1937).

Perkain

Stabile, A.: La hipotensión arterial y el accidente bulbar en la anestesia raquidea por percaina. Arch. urug. Med. etc. 12, 15 (1938).

Pernocton

Heymans, C. et *F. Bayless:* Influences de l'anesthésie par la morphine — pernocton ou par la chloranosane sur la pression artérielle. Arch. internat. Pharmacodynam. 56, 419 (1937).

Phenol

Cerise, L. et *R. Thurel:* La phénolisation du ganglion sphénopalatin dans les névrites rétrobulbaires. Rev. Ot. etc. (Fr.) 15, 65 (1937).

Phenolase

Bacq, Z. M.: Phénolases et excitation sympathique. C. r. Soc. Biol. 126, 1268 (1937).

Phenyl und seine Derivate

Tainter, M. L.: Comparative actions of sympathomimetic compounds: phenyl and substituted phenylderivates, non-phenylic compounds and aliphatic amines. Arch. internat. Pharmacodynam. 46, 192 (1933).

Phenylaethylamin

Bovet, D.: Action de quelques dérivés non saturés de la phényléthylamine sur les ganglions du système nerveux végétatif. Ann. Physiol. (Fr.) 13, 974 (1937).

Phenylisopropylamin

Butturini, L.: Ricerche sull'azione pressoria della fenilisopropilamina. Arch. ital. Sci. farmacol. 6, 303 (1937).
— Ricerche sull'azione midriatica della fenilisopropilamina. Arch. ital. Sci. Farmacol. 6, 352 (1937).
Chistoni, A. e E. Beccari: Ricerche farmacologiche sulla fenil-isopropilamina. 1. Azione sull'occhia. Arch. ital. Sci. farmacol. (1937).
Heymans, C. et F. Bayless: Sur l'action circulatoire de la Beta-p-oxyphenylisopropyl-méthylamine. Arch. internat. Pharmacodynam. 56, 319 (1937).
Marangoni, P.: Influenza della fenilisopropilamina sull'assorbimento del tessuto sottocutaneo della mucosa congiuntivale. Potenziamento dell'anestesia locale. Arch. ital. Sci. farmacol. (1937).
Marri, R.: Azione della β-fenilisopropilamina sul alcuni organi ed apparati della vita vegetativa. Boll. Soc. ital. Biol. sper. 14, 59 (1939).
Rilton, T.: Der Gebrauch von Phenylisopropylamin bei der Behandlung der Fettsucht. Sv. Läkartidn. (Schwd.) 2030 (1941).

Phosgen

Ricker, G.: Beiträge zur Kenntnis der toxischen Wirkung des Chlorkohlenoxydgases (Phosgens). Slg. klin. Vortr. N. F. von *Volkmann.* 3, Nr. 763/67. (1919).

Physostigmin

Cohen, A., Ph. Trommer and J. Goldman: Physostigmine for muscle spasm in rheumatoid arthritis. J. amer. Med. Assoc. 130, 265 (1946).
Walker, B. M.: Treatment of myasthenia gravis with physostigmine. Lancet 1, 1200 (1934).
— Case showing effect of prostigmine on myasthenia gravis. Proc. Soc. med. Lond. (1935).

Pilocarpin

Billigheimer, E.: Über den Antagonismus zwischen Pilocarpin und Adrenalin. Beitrag zur Innervation der Schweißdrüsen. Arch. exper. Path. (D.) 80 (1920).
Gaspari, F.: Ricerche sul decorso della gravidanza nelle cavie sottoposte all'azione farmacodinamica dell'atropina, della pilocarpina, dell'adrenalina e dell ergotamina (ricerche sperimentali). Ginecologia 3, 795 (1937).
Mori, M. und T. Minami: Wirkungen des Adrenalins, Atropins und Pilocarpins auf die Kalium- und Calciummenge im Serum. Kumamoto Med. Soc. (Jap.) 13, 1340 (1937).
Murata, M.: Zur Entstehung der haemorrhagischen Erosion im Tiermagen bei Reizung des autonomen Systems durch Pilocarpin. Mitt. Med. Ges. Tokyo 31 (1917).
Winiarz, W.: Effects of pilocarpine and of atropine on epileptic attacks produces by metrazol. Polska gaz. lek. 16, 844 (1937).

Pituitrin

Cushing, H.: The reaction to post-pituitary extract (pituitrin) when introduced into the cerebral ventricles I—V. Proc. nat. Acad. Sci. Med. (Am.) 17, 163, 171, 178, 239 und 248 (1931).

Melville, K. J.: On the pressor activity and stability of different mixtures of ephedrine and pituitary (posterior lobe) extract. Anesthesiology 7, 176 (1946). Ref.: Klin. Wschr. 25, 637 (1947).

Priscol

Chess, D. and *F. F. Yonkman:* Adrenolytic and sympatholytic actions of priscol (benzyl-imidazoline). Proc. Soc. exper. Biol. a. Med. (Am.) 61, 127 (1946).
Kaufmann, H.: Priscol bei der Behandlung des varikösen Symptomenkomplexes. Dtsch. med. Wschr. 71, 234 (1946).
Meier, R. und *R. Th. Meyer:* Über den peripheren Angriffspunkt des Priscols am Gefäßsystem. Schweiz. med. Wschr. 71, 1206 (1941).

Prokain

Burstein, C.: Treatment of acute arrhythmias during anesthesia by intravenous procaine. Anesthesiology 7 (1946). Ref.: Klin. Wschr. 25, 921 (1947).
Hasard, A.: I. La Novocaine (Procaine) et ses actions pharmacodynamiques. II. Actualités Pharmacologiques: La procaine (novocaine), reactif pharmacologique et biologique. In: M. Loeper: Les Médications du Jour. Paris: Masson & Cie. 1949.

Prominal

Falta, W. und *E. Fenz:* Bemerkungen zum Problem Schilddrüse-Zwischenhirn. Klin. Wschr. 17, 148 (1938).

Prostigmin

Friesz, J. und *S. Marno:* Über die Wirkung des Prostigmins bei Myasthenia. Klin. Wschr. 15, 1272 (1936).
Greenberg, B., J. Loman and *A. Myerson:* Human autonomic pharmacology; effect of mecholyl and prostigmine on size and tonus of bladder. J. Ur. (Am.) 40, 280 (1938).
Harvey, A. M. and *M. R. Whitehill:* Prostigmine as an aid in the diagnosis of myasthenia. J. amer. Med. Assoc. 10, 1329 (1937).
Kennedy, F. and *A. Wolf:* Experiments with Quinine and Prostigmine in treatment of myotonia and myasthenia. Arch. neur. (Am.) 37, 68 (1937).
Kostakow, St.: Über klinische Beobachtungen bei Myasthenia gravis mit Prostigmin. Dtsch. med. Wschr. 62, 296 (1936).
Krueger, E. und *G. Saecker:* Experimentelle Untersuchungen zur Frage der Prostigminwirkung bei der Myasthenia gravis. Dtsch. Z. Nervenhk. 146, 139 (1938).
Liesch, E.: Contributo alla conoscenza delle reazioni pupillari nell'uomo. 1. Alcuni particolari effetti della prostigmina sulla motilità pupillare. Boll. Ocul. 16, 602 (1937).
Winkelman, N. W. and *M. T. Moore:* Prostigmine in the treatment of myasthenia gravis. Arch. neur. (Am.) 37 237 (1937).

Purin

Brown, M. G. and *J. E. F. Riseman:* Comparative value of purine derivates in treatment of angina pectoris. J. amer. Med. Assoc. 109, 256 (1936).
Harpuder, K.: Pharmakologische Beeinflussung des Purinstoffwechsels beim Menschen. I. Einwirkung sympathico- und vagotroper Pharmaka. Z. exper. Med. 42, 1 (1924).

Pyritoxin

Birkmayer, W. und *W. Schmid:* Über die neuroregeneratorische Wirkung des Pyritoxins. Ref.: Wien. klin. Wschr. **62**, 180 (1950).

Rutin

Shanno, R. L.: Rutin, ein neues Mittel zur Behandlung gesteigerter Fragilität der Kapillaren. Amer. J. med. Sci. Nr. 890 (1946).

Schlangengift

Bullrich, R. A.: Tratamiento de los dolores de la angina de pecho con el veleno de cobra. Rev. med. latino-amer. **22**, 744 (1937).

Feldberg, W. et *C. H. Kellaway:* Circulatory and pulmonary effects of venom of Australian copperhead (Denisonia superba). Austral. J. exper. Biol. a. med. Sci. **15**, 81 (1937).

— Circulatory effects of venom of Indian cobra in cats. Austral. J. exper. Biol. a. med. Sci. **15**, 159 (1937).

Hamet, R.: Sur un nouveau paralysant électif des vasoconstricteurs adrénalino-sensibles: l'ajmalinine, alcaloide cristallisé de l'Ophioxylum serpentinum Willd. Bull. Sci. pharmacol. **43**, 364 (1936).

Secale-Präparate

Hammerschmidt, D. und *F. Odenthal:* Über die Wirkung der hydrierten Mutterkornalkaloide auf den arteriellen und venösen Blutdruck. Z. Kreisl.forsch. **39**, 150 (1949/1950).

Hildebrandt, F.: Behandlung peripherer Durchblutungsstörungen und der Hypertonie mit dihydrierten Mutterkornalkaloiden. Nauheim. Fortbild.-lehrg. **15**, 25 (1950).

Rothlin, E. und *A. Cerletti:* Zur Beurteilung der Wirkung von Mutterkorn-Sympathicolytica auf das EKG. Helvet. med. Acta. Serie A. **17**, 3 (1950).

Sutton, G. C., A. Cerletti and *M. Taeschler:* Comparative analysis of the effect of hydrogenated Ergot Alkaloids upon presso- and chemoreceptive reflexes in the cat. Arch. internat. Pharmacodynam. **84**, 393 (1950).

Sympamin

Bucciardi, G.: Azione fisiologica ed indicazioni terapeutiche della simpamina. Argomenti farmacoter. (It.) Nr. 3 (1937).

Colognese, G.: Un nuovo simpatico-mimetico: il fenilamino-propano (simpamina o benzedrina) con particolare riguardo alla sua azione sul sistema nervoso centrale. Rass. Studi psichiatr. **27**, 125 (1938).

Kovacz, L.: Sull'uso di una nuova sostanza simpatico-mimetica in casi di depressioni nevrotiche. Argomenti farmacoter. (It.) **6**, 1 (1938).

Rosselli del Turco, L.: La Beta-Fenil-Isopropil-Amina (Simpamina, Benzedrina), medicamento ad azione neurovegetative. Rass. Neuroveg. **1**, 140 (1938).

— L'azione della beta-fenil-isopropil-amina (simpamina) sulla diuresi. Riv. Clin. med. **39**, 453 (1938).

— Le variazioni della glicemia provocate dalla Beta-fenil-isopropil-amina (Simpamina-benzedrina). Riv. Clin. med. Nr. 2 (1939).

Tognatti, T.: Il solfato di Simpamina nel trattamento sintomatico di affezioni neuro-psichiche. Note Psichiatr. **67**, 1 (1938).

Sympathin

Hermann, H., F. Jourdan, J. Vial et *J. B. Guiran:* Sur le rôle de la sympathine dans la production des effets hypertensifs et hyperglycémiants de l'embolie encéphalo-médullaire expérimentale. C. r. Soc. Biol. **126**, 1011 (1937).

Holtz, P.: Sympathin-chemische Übertragung sympathischer Nerven-erregungen. Klin. Wschr. 28, H. 9/10 (1950).

Testosteron

Salmon, U. J.: Effect of testosterone proprionate upon gonadotropic hor-mone excretion and vaginal smears of human female castrate. Proc. Soc. exper. Med. (Am.) 37, 488 (1937).

Tetraaethylammonium

Berry, R. L., K. N. Campbell und *R. H. Lyons:* Tetraaethylammonium bei peripheren Gefäßstörungen und Kausalgie. Surg. (Am.) 20, 525 (1946).

Thiouracil

Di Palma, J. R. and *J. J. McGovern:* Disadvantages of Thiouracil treatment of angina pectoris. Amer. Heart. J. 32/II, 494 (1946).

Tonephin

Schroeder, H.: Über die blutzuckersteigernde und insulinantagonistische Wirkung des Tonephins usw. Klin. Wschr. 12, 1766 (1933).

Thyreoidin

Bettencourt, J. M. de: Thyroïdine et réflexe de Hering. C. r. Soc. Biol. 122, 238 (1936).

Essex, H. E.: Blood pressure of the woodschuck and its response to injec-tions of histamine and epinephrine. Proc. Soc. exper. Biol. a. Med. (Am.) 35, 319 (1936).

Thyroxin

Fenz, E. und *F. Zell:* Der Einfluß der Parasympathikushemmung auf die Cholesterinestersenkung nach thyreotropem Hormon, Thyroxin, Dijod-thyrosin und Jodthyreopepton. Z. exper. Med. 102, 32 (1937).

Fisher, C. and *W. R. Ingram:* Effect of feeding of thyroid or salt and of tyroidectomy on fluid exchange of cats with diabetes insipidus. Arch. int. med. (Am.) 58, 117 (1936).

Russell, J. A.: Effect of thyroxine on carbohydrate metabolism of hypo-physectomized rats. Proc. Soc. exper. Biol. a. Med. (Am.) 37, 569 (1937).

Yohimbin

Barry, D. T.: Some features of pharmacological actions of yohimbine and ergotamine. Arch. internat. Pharmacodynam. 55, 385 (1937).

Hamet, R.: Différence du comportement physiologique des sympathicoly-tiques vrais du group de l'ergotoxine et de ceux du type de la yohim-bine. C. r. Soc. Biol. 122, 1277 (1936).

Physiologie, pathologische Physiologie und vegetatives Nervensystem

Allgemeines

Bauer, K. F.: Zwischenzellige Organisation des Nervengewebes. Ref.: Ärztl. Wschr. 1, 252 (1946).

Bayliss, W. M.: Researches of the antidromic nerve impulses. J. Physiol. (Brit.) 28, 276 (1902).

— Die Innervation der Gefäße. Erg. Physiol. 5 (1906).

Bechterew, W. v.: Die Funktionen des Nervensystems. Jena: G. Fischer. 1908.

Billicher: Über die feinere Anatomie und physiologische Bedeutung des sympathischen Nervensystems. Münch. med. Wschr. 41, 912 (1894).

Bodechtel, G.: Anatomie, Physiologie, Pathologie und Klinik der zentralen Anteile des vegetativen Nervensystems. Fschr. Neur. 8, 175 (1936).

Brown, M. G.: Neuromuscular and ganglionic transmission. Kongr. Ber. XVI. Internat. Physiol. Kongr. Zürich 1, 14 (1938).

Cannon, W. B.: Die Notfallsfunktionen des sympathico-adrenalen Systems. Erg.Physiol. 27, 380 (1928).

Chang, Hsi-Chun, Wei-Ming Hsieh, Tsung-Han Li and *R. K. S. Lim:* Humoral transmission of nerve impulses at central synapses. IV. Liberation of acetylcholine into the cerebrospinal fluid by the afferent vagus. Chin. J. Physiol. 13, 153 (1938).

Ebbecke, U.: Kapillarerweiterung, Urtikaria und Schock. Klin. Wschr. 2, Nr. 37/38 (1923).

Fedorow, P. S.: Essai de l'étude intravitale des cellules nerveuses et des connexions interneuronales dans le système nerveux autonome. Arch. internat. Neur. 55, 395 (1936).

Fröhlich, A. und *O. Loewi:* Untersuchungen zur Physiologie und Pharmakologie des autonomen Systems. Arch. exper. Path. (D.) 59, 34 (1908).

Höber, R.: Handbuch der normalen und pathologischen Physiologie. I (1927).

Huf, E.: Allgemeinphysiologische Betrachtungen über die Entstehung der Wassersucht. Dtsch. med. Wschr. 72, 293 (1947).

Jaegher, M. de et *A. van Bogaert:* Hypertension hypothalamique expérimentale; sa nature. C. r. Soc. Biol. 118, 546 (1935).

Joseph, H.: Über den Einfluß der Nerven auf Ernährung und Neubildung. Arch. Anat. u. Physiol. — Arch. Anat. — 206 (1872).

Klinger, R.: Neurovegetative Regulationsstörungen im wehrpflichtigen Alter. Dtsch. Mil. Arzt 6, 464 (1941).

Leriche, R.: Notes sur la physiologie patholog. des moignons oedémateux et sur la manière de comprendre leur traitement. Lyon chir. 18, 709 (1921).

Lewandowsky, M.: Stand und Aufgaben der allg. Physiologie und Pathologie des sympathischen Systems. Z. Neur. 14, 281 (1913).

Lion, E. G.: Mechanism of narcolepsy; physiology of autonomic neuroendocrine system of 12 narcoleptics compared to 12 normals. J. nerv. Dis. (Am.) 85, 424 (1937).

Lombroso, U. e *Q. Bonsignore:* Ricerche sulla fisiologia e farmacologia del sistema nervoso autonomo: azione ipertensiva dell'acetilcolina in animali atropinizzati. Arch. Sci. biol. (It.) 23, 22 (1937).

Lullies, H.: Reiz- und Erregungsbedingungen vegetativer Nerven. Erg. Physiol. 38, 621 (1936).

Müller, L. R.: Klinische Beiträge zur Physiologie des sympathischen Nervensystems. Dtsch. Arch. klin. Med. 81 (1912).

— Allgemeine Bemerkungen zur Physiologie des vegetativen Nervensystems. Dtsch. med. Wschr. 37 (1911).

Roussy, G. et *M. Mosinger:* Le champ d'action de l'hypophyse par neurocrinie. C. r. Soc. Biol. 122, 643 (1936).

— Le correlazioni istologiche e funzionali tra il sistema neurovegetativo e le ghiandole endocrine; l'istofisiologia del sistema neurovegetativo. Riforma med. 54, 159 (1938).

Schneider, E.: Neuro-vegetative Störungen in Klinik und Praxis. Med. Welt 15, 1105 (1941).

Spiegel, E.: Die zentrale Lokalisation autonomer Funktionen. Z. Neur. 21, 297 (1920).

Stahl, O.: Über das Wesen der vegetativen Umstimmung des Körpers und ihre Bedeutung für Physiologie, Pathologie und Therapie. Med. Klin. 19, 1625 (1923).

Tigerstedt, R.: Der arterielle Blutdruck. Erg. Physiol. 6, 267 (1907).

Weiss, E.: Kapillarmikroskopie. Münch. med. Wschr. 64, 608 (1917).

Wezler, K. und *A. Böger:* Der arterielle Gesamtwiderstand unter verschiedenartigen Sympathikusreizen. Arch. exper. Path. (D.) 187 (1937).
Zipf, H. F.: Das Ausgangswertgesetz von Wilder und seine Bedeutung für physiologische und pharmakologische Reaktionen. Ref.: Dtsch. med. Wschr. 72, 393 (1947).

Atemzentrum

Pitts, R. F., H. W. Magoun and *S. W. Ranson:* Localisation of the medullary respiratory centers in the cat. Amer. J. Physiol. 126, 673 (1939).

Atmung

Bartorelli, C.: La regulazione del meccanismo simpatico respiratoric; azione della zona riflessogena sino-carotidea.   Arch. Sci. biol. (It.) 22, 159 (1936).
— La regolazione del meccanismo simpatico respiratorio; azione del ganglio stellato e sui rapporti colla zona riflessogena carotidea. Arch. Sci. biol. (It.) 22, 174 (1936).
Camis, M.: Osservazione sull'influsso del simpatico sulla respirazione. Arch. Fisiol. (It.) 21, 385 (1923).
Euler, H. and *C. Liljestrand:* Chemical stimulation of carotid sinus and regulation of respiration. Skand. Arch. Physiol. (D.) 74, 101 (1936).
Gollwitzer-Meier, K.: Abhängigkeit der Erregbarkeit des Atemzentrums von dem Gleichgewicht bestimmter Ionen im Blut. Klin. Wschr. 3 (1924).
Papilian, V. et *H. Cruceanu:* L'influence de la sympathectomie double sur les mouvements respiratoires. J. Physiol. (Fr.) 24, 361 (1926).
— Der Einfluß der beiderseitigen zervikalen Sympathektomie auf die Respirationsbewegungen. Cluj. med. 4, 1 (1923).
Pedden, J. R., M. L. Tainter and *W. M. Cameron:* Comparative actions of sympathomimetic compounds: Bronchodilator actions in experimental bronchial spasm of parasympathetic origin. J. Pharmacol. (Am.) 55, 492 (1935).
Pupilli, G.: Simpatectomia cervicale e respira. Arch. fisiol. (It.) 21, 397 (1924).
Recht, G.: Dyspnoe bei Vagusdruckversuch. Klin. Wschr. 2, 1242 (1923).
Schmidt, H.: Analyse der reflektorisch-tonischen Vaguswirkung auf die Atmung. Pflügers Arch. 240, 419 (1938).
Somer, E. de: Recherches sur la respiration et sur les troubles respiratoires qui apparaissent chez le chien par la vagotomie. J. Physiol. et Path. gén. 22, 291 (1924).

Blase

Lemoine, H.: Le comportement de la vessie après énervation. Ann. Soc. belg. Ur. (1923).
Noguès, P.: Les conditions régulatrices de l'insensibilisation de la vessie. J. Ur. (Fr.) 10, 249 (1920).
Stahl, O.: Die Leriche-Operation. Ref.: Arch. klin. Chir. 126, 167 (1923); Med. Klin. 19, 847 (1923); Zbl. Chir. 50, 1781 (1923).

Blutbewegung

Hasebroek, K.: Über das Problem der selbständigen extrakardialen Blutbewegung. Berl. klin. Wschr. 56, 678 (1919).

Darm

Feyrter, F.: Über die endokrin-nervös bedingte Enteropathie (sogenannte chronische Enteritis). Pathologisch-anatomische Ausführungen. Verh. dtsch. Ges. inn. Med. 52, 458 (1940).

Langheinrich, O.: Psychische Einflüsse auf die Sekretionstätigkeit des Magens und des Duodenums. Münch. med. Wschr. 69, 1527 (1922).
Schneller, J.: Zur Physiologie der Darmbewegungen. Ref.: Klin. Wschr. 1, 298 (1922).
Spiegel, E. und *Th. Demetriades:* Beiträge zum Studium des vegetativen Nervensystems. V. Mitt. Der Einfluß des Vestibularapparates auf die Darmbewegungen. Mschr. Ohrenhk. usw. (Ö.) 58, 63 (1924).
Trendelenburg, W.: Physiologische und pharmakologische Untersuchungen über die Dünndarmperistaltik. Arch. exper. Path. 81, 55 (1917).

Elektrische Untersuchungen

Regelsberger, H.: Elektrische Vorgänge im Bereich des vegetativen Nervensystems. Klin. Wschr. 2, 661 (1923).
Richter, C. P. and *M. Levine:* Sympathectomy in man; its effects on the electrical resistance of the skin. Arch. neur. (Am.) 38, 756 (1937).
Rogers, P. V.: Changes in electrical potential during estrone cycle of rat; partial and complete hypophysectomy and pituitary replacement therapy. Endocrinology 22, 35 (1938).
— Changes in electrical potential in normal, castrated and theelin-treated rats. Amer. J. Physiol. 121, 565 (1938).
Scheinfinckel, L.: Thermoelektrische Untersuchungen über den wärmebildenden Einfluß des Nervus sympathicus auf die quergestreifte Muskulatur. Schweiz. med. Wschr. 68/II, 965 (1938).
Tournay, A. und *E. Krebs:* Die Ergebnisse mechanischer Einwirkungen auf den Nervus sympathicus im Vergleich zu den Ergebnissen elektrischer Reizung. C. r. Soc. Biol. 178, 232 (1924).
Walter, W. G., G. M. Griffiths and *S. Nevin:* Electro-encephalogram in case of pathological sleep due to hypothalamic tumor. Brit. med. J. 1, 107 (1939).
Wybauw, L.: Nouvelles recherches sur les réactions vasodilatatrices provoquées, chez le chat par l'excitation électrique des racines postérieures spinales. C. r. Soc. Biol. 124, 999 (1937).

Erbrechen

Lehmann, W.: Über das Erbrechen. Klin. Wschr. 3, 1937 (1924).

Erregungsleitung

Magnus, R.: Versuche am überlebenden Dünndarm von Säugetieren. III. Mitt: Die Erregungsleitung. Pflügers Arch. 103, 515 (1904).
Regelsberger, H.: Elektrische Vorgänge im Bereich des vegetativen Nervensystems. Klin. Wschr. 2, 661 (1923).

Funktionsprüfung

Bauer, J.: Zur Funktionsprüfung des vegetativen Nervensystems. Dtsch. Arch. klin. Med. 107, 39 (1912).
Ebbecke, U.: Über die Temperaturempfindung in ihrer Abhängigkeit von der Hautdurchblutung und von den Reflexzentren. Arch. Physiol. 169, 395 (1917).
Grober: Zur pharmakologischen Prüfung des vegetativen Nervensystems. Ref.: Klin. Wschr. 2, 1718 (1923).
Hornig, H.: Zur Funktionsprüfung des vegetativen Nervensystems. Münch. med. Wschr. 71 (1924).
Lobenhoffer, W.: Funktionsprüfungen an transplantierten Tieren. Mitt. Grenzgeb. inn. Med. u. Chir. 26, 197 (1911).
Müller, O.: Über die Entstehung des runden Magengeschwürs. Münch. med. Wschr. 71, 572 (1924).

Miyarawa, K. X., M. Kido und *K. Kinokuma:* Klinische Einheitstechnik für die pharmakologische Funktionsprüfung des vegetativen Nervensystems. J. Kumamoto Med. Soc. (Jap.) 13, 367 (1937).

Nadrai, A.: Die Funktionsprüfung des vegetativen Nervensystems mittels Adrenalin-Elektrokardiograms. Jb. Kinderhk. 151, 274 (1938).

Galle

Eiger, M.: Der sekretorische Einfluß des N. vagus auf die Gallenabsonderung. Z. Biol. 66, 229 (1915).

Tanturi, C. A. and *A. C. Ivy:* On existence of secretory nerves in vagi for reflex excitation and inhibition of bile secretion. Amer. J. Physiol. 121, 270 (1938).

Watanabe, T.: Studien zur Physiologie und experimentellen Therapie der Gallenabsonderung. Z. exper. Med. 40, 201 (1924).

Westphal, K.: Über Physiologie, Pathologie und Therapie der Bewegungsvorgänge der extrahepatischen Gallenwege. Klin. Wschr. 3, 1105 (1924).

Winkelstein, A.: Experimentelle Untersuchungen über die motorische Funktion der Gallenblase. Klin. Wschr. 2, 406 (1923).

Gefäße

Anitschkow, S. W.: Die Gefäßreaktionen an den Fingern und Zehen gesunder und kranker Menschen. Diss. Petersburg 1922.

— Über die Tätigkeit der Gefäße isolierter Finger und Zehen von gesunden und kranken Menschen. Z. exper. Med. 35, 43 (1923).

Anrep, G.: On local vascular reactions and their interpretation. J. Physiol. (Brit.) 45, 318 (1912).

Bacq, Z. M.: Sur la pathogénie des spasmes vasculaires. Ann. Soc. méd.-chir. Liège 50 (1938).

Bayliss, W. M.: On the local reactions of the arterial wall to changes of internal pressure. J. Physiol. (Brit.) 28, 220 (1902).

Biehl, C.: Sensible und vasomotorische Funktion des N. facialis. Wien. klin. Wschr. 13, 131 (1900).

Bozler, E.: Mechanism of inhibitory action of vasodilatator nerves. Amer. J. Physiol. 8, 457 (1936).

Brüning, F.: Die Ernährung der Gefäßwand. Klin. Wschr. 3, Nr. 50 (1924).

Burn, J. H.: Sympathetic vasodilator fibres. Physiol. Rev. (Am.) 18, 137 (1938).

Doménech-Alsina, F.: Etudes sur la physio-pathologie du choc. Rôle de l'adrénaline dans le mantien de la pression artérielle après hémorragie. Arch. internat. Physiol. 45, 298 (1937).

Ebbecke, U.: Endothelzellen, Rougetzellen und Adventitiazellen in ihrer Beziehung zur Kontraktilität der Kapillaren. Klin. Wschr. 2, 1341 (1923).

Eugling, M.: Untersuchungen über den peripherischen Tonus der Blutgefäße. Pflügers Arch. 121, 725 (1908).

Fleisch, A.: Verstärkte Durchblutung tätiger Drüsen. Schweiz. med. Wschr. 52, 581 (1922).

Foerster, O.: Über die Vasodilatatoren in den peripheren Nerven und hinteren Rückenmarkswurzeln beim Menschen. Dtsch. Z. Nervenhk. 107, 41 (1928).

Goltz, Fr.: Über den Tonus der Gefäße und seine Bedeutung für die Blutbewegung. Virchows Arch. 29, 394 (1864).

Grützner, P. und *R. Heidenhain:* Beiträge zur Kenntnis der Gefäßinnervation. Pflügers Arch. 16, 1 (1878).

Hamet, R.: Effets de l'ergotamine injectée dans la circulation générale sur les vaisseaux de la patte et du rein. C. r. Soc. Biol. 122, 918 (1936).

Hürthle, K.: Die Arbeit der Gefäßmuskeln. Dtsch. med. Wschr. 40, 17 (1914).

Kramer, J. G.: The distribution of the nerves to the arteries of the arm. Anat. Rec. (Am.) 8, 243 (1914).

Lange, F.: Die Gestalt der Blutkapillaren bei Hypertonie. Dtsch. Arch. klin. Med. 152, 302 (1926).

Leriche, R. et *A. Policard:* Etat des capillaires pendant l'excitation du sympathique périartériel chez l'homme. C. r. Soc. Biol. Nr. 40/41 (1920).

Obiditsch-Mayer, I.: Neueres zur pathologischen Histologie des peripheren vegetativen Nervensystems mit besonderer Berücksichtigung des neuro-vaskulären Systems. Wien. klin. Wschr. 61, 121 und 799 (1949).

Odermatt, W.: Die Schmerzempfindlichkeit der Blutgefäße. Bruns' Beitr. 127, 1 (1922).

Simony: Gleichgewicht im Blutgefäßsystem und nervöser Schock. Rev. Chir. (Fr.) 42, 637 (1923).

Weiss, S.: Über Spontankontraktionen überlebender Arterien. Pflügers Arch. 181, 213 (1920).

Glomus caroticum

Bartorelli, C.: La regolazione del meccanismo simpatico respiratorio; azione del ganglio stellato e sui rapporti colla zona riflessogena carotidea. Arch. Sci. biol. (It.) 22, 174 (1936).

Castro, F. de: Über die Struktur und Innervation des Glomus caroticum beim Menschen und bei den Säugetieren. (Anatomisch-experimentelle Untersuchungen.) Z. Anat. u. Entw.gesch. 89 (1929).

Haut

Böwing, H.: Zur Pathologie der vegetativen Funktionen der Haut. Dtsch. Z. Nervenhk. 76, 71 (1923).

Ebbecke, U.: Über die vasomotorische Reaktion der Haut und der inneren Organe. Pflügers Arch. 169, 1 (1917).

— Über die Temperaturempfindung in ihrer Abhängigkeit von der Haut-durchblutung und von den Reflexzentren. Arch. Physiol. 169, 395 (1917).

Herz

Bohnenkamp, H.: Über die Wirkungsweise der Herznerven. Pflügers Arch. 196, 275 (1922).

Brunner, A.: Die erfolgreiche Entfernung eines großen Ganglienneuroms des hinteren Mittelfellraumes. Arch. klin. Chir. 129, 364 (1923).

Cyon, E. de: Die Nerven des Herzens. (Übersetzt von *Heusner.*) Berlin: Julius Springer. 1907.

Loewi, O.: Über humorale Übertragbarkeit der Herznervenwirkung. Pflügers Arch. 189, 239 (1921), 203, 408 (1924), 204, 361 (1924).

— Weiteres über die humorale Übertragbarkeit der Herznervenwirkung. Klin. Wschr. 3, 680 (1924).

— Über humorale Übertragbarkeit der negativ chronotropen und negativ dromotropen Vaguswirkung. Klin. Wschr. 3, 1078 (1924).

Marzocchi, G. e *A. Poppi:* Formile di previsione della grandezza del cuore mel vivente. Endocrinologia 15, 385 (1940).

Hirnzentren

Chen, M. P., M. K. S. Lim, S. C. Wang and *C. L. Yi:* On question of myelence-phalic sympathetic centre; effect of stimulation of pressor area on visceral function. Chin. J. Physiol. 10, 445 (1936).

— — — — On the question of a myelencephalic sympathetic centre. VI. Syndrome of lesions of the myelencephalo-spinal sympathetic neurone. Chin. J. Physiol. 13, 49 (1938).

Gollwitzer-Meier, K.: Abhängigkeit der Erregbarkeit des Atemzentrums von dem Gleichgewicht bestimmter Ionen im Blut. Klin. Wschr. 3, (1924).

Grewing, R.: Lage und Tätigkeit der vegetativen Zentren im Zwischenhirn. Z. Neur. **83**, 22 (1923).

Hare, K.: Degeneration of the supraoptic nucleus following hypophysectomy in the dog. Proc. amer. Physiol. Soc. **70** (1937).

Knapp, A.: Das Zwerchfellzentrum in der Gehirnrinde und der Singultus. Mschr. Psychiatr. **50**, 333 (1921).

Hypophyse

Ahlström, C. G.: Das Vorkommen basophiler Zellinfiltration in der Neurohypophyse. Klin. Wschr. **14**, 1456 (1935).

Chiodi, V. et R. Pugliesi: L'istofisiologia dell'ipofisi in rapporto al metabolismo dell'acqua; ricerche sperimentali. Endocrin. e Pat. costit. **12**, 198 (1936).

Collin, R. et T. Fontaine: Deux conceptions de la circulation porte hypophysaire. Rev. franç. Endocrin. **14**, 295 (1936).

Diaz, J. T., D. Phelps, E. T. Ellison and J. C. Burch: Effects of various gonadotropic substances upon ovaries, pituitaries and adrenals of animals receiving long-term injections of estrone. Amer. J. Physiol. **121**, 794 (1938).

Heublein, G. W.: Some observations concerning the hypophysical fossa. Amer. J. Roentgenol. **56**, 299 (1946).

Houssay, B. A.: Certain relations between parathyroids, hypophysis and pancreas. New Engld. J. Med. **214**, 1128 (1936).

Roussy, G. et M. Mosinger: La régulation nerveuse du fonctionnement hypophysaire; ses conséquences physiopathologiques et thérapeutiques. Presse méd. **44**, 1521 (1936).

Schellong, F.: Hypophyse und Kreislauf. Ref.: Rass. Neuroveg. **1**, 596 (1939).

Kapillaren

Hagen, W.: Periodische, konstitutionelle und pathologische Schwankungen im Verhalten der Blutkapillaren. Arch. Anat. u. Physiol. **239**, 504 (1922).

Hintze, A.: Die Füllungszustände der Blutkapillaren und die auf sie einwirkenden Reaktionen. I. Mechanische Ursachen. Arch. klin. Chir. **118**, 361. (1921).

Horejsi, J. und G. Aron: Cutanreaktionen der Capillaren auf Adrenalin und Histamin bei Kardiopathien. Z. exper. Med. **99**, 17 (1936).

Krogh, A.: Anatomie und Physiologie der Kapillaren. Berlin: Julius Springer. 1929.

— Studies of physiology of capillaries. J. Physiol. (Brit.) **55**, 412 (1921).

Krogh, A., G. Harrop and P. B. Rehberg: Studies in the physiology of capillaries. J. Physiol. (Brit.) **56**, 179 (1922).

Kylin, E.: Über die peristaltischen Bewegungen der Blutkapillaren. Klin. Wschr. **2**, 14 (1923).

Leriche, R. et A. Policard: Etat des capillaires pendant l'excitation du sympathique périartériel chez l'homme. C. r. Soc. Biol. Nr. 40/41 (1920).

— Etude sur la circulation capillaires chez l'homme pendant l'excitation des nerfs sympathiques périartériels et la ligature des artères. Lyon chir. **17**, 703 (1920).

Lintzenmeier, G.: Kapillarmikroskopische Untersuchungen. Zbl. Gynäk. **46**, 1010 (1922).

Lunedei, A.: Note di semeiotica de capillari. Sperimentale **81**, H. 3 (1927).

— Le reazione capillari alle stimolazioni meccaniche sulla cute. Il dermografismo. Riv. Clin. med. **28**, Nr. 23—24 (1927).

Müller, O.: Die Kapillaren der menschlichen Körperoberfläche in gesunden und kranken Tagen. Stuttgart: F. Enke. 1922.

Mygind, S. H. and *D. Dedering:* Ménière's disease as an indicator of distur-
bances in the water metabolism, capillary function and body condition.
Ann. Ot. etc. (Am.) **47,** 55 (1938).
Nevermann, H.: Kapillardruckmessungen. Klin. Wschr. 3 (1924).
Nychegorodzewa, W. D.: Die Kontraktilität der Kapillaren unter normalen
Bedingungen und unter dem Einfluß verschiedener Gifte. Ref.: Z. Org.
Chir. **24,** 320 (1924).
Parrisius, W.: Kapillarstudien bei Vasoneurosen. Dtsch. Z. Nervenhk. **72,**
(1921).
— Zur Frage der Kontraktilität der menschlichen Hautkapillaren. Pflügers
Arch. **191,** 317 (1921).
— Über die Autonomie des Kapillarsystems. Klin. Wschr. **2,** 1881 (1923).
Parrisius, W. und *Wintherlin:* Der Blutstrom in den Hautkapillaren in
verschiedenen Körperregionen bei wechselnder Körperlage. Dtsch. Arch.
klin. Med. **141,** 243 (1922).
Policard, A.: Les capacités contractiles des capillaires sanguines. Presse
méd. **31,** 1081 (1923).
Rich, A.: Condition of the capillaries in histamine shock. J. exper. Med.
(Am.) **33,** 287 (1921).
Rogers, P. V.: Changes in electrical potential in normal, castrated and
theelin-treated rats. Amer. J. Physiol. **121,** 565 (1938).
Takeuchi, S.: Die experimentellen Untersuchungen über die Wirkung der
Gifte des autonomen Nervensystems an den Kapillaren. Sei-I-Kai Med.
J. (Jap.) **55,** 4 (1936).

Karotisdruckversuch

Hering, H. E.: Der Karotisdruckversuch. Münch. med. Wschr. **71,** 330
(1924).

Kleinhirn

Kaplan, P. M.: Role of cerebellum in function of sympathetic nervous
system. Exper. med. J. **64,** 16 (1936).
Moruzzi, G.: Azione del paleocerebellum sui riflessi vasomotori. Arch. fisiol.
(It.) **38,** 36 (1938).

Kreislauf und Puls

Leriche, R. et *C. Convert:* Sur le mécanisme sympathique de l'hémostase
spontanée des certaines playes sèches des artères. Presse méd. **25,** 603
(1917).
Lunedei, A.: Fisiopatologia della pressione arteriosa. Rass. Neuroveg. **1,**
3 (1938).
Magnus, G.: Experimentelle Zirkulationsstörungen im Bilde des Haut-
mikroskopes. Dtsch. Ges. Chir. (1923).
Romm, S. O.: Über den Einfluß der Innervation der Lungengefäße auf die
Dauer des Lungenkreislaufes des Blutes. Pflügers Arch. **204,** 396 (1924).
Rothschuh, K. E.: Über das Verhalten der Blutdruck-Amplitude bei der
Kreislaufdekompensation. Dtsch. med. Wschr. **64,** 436 (1938).
Schellong, F.: Hypophyse und Kreislauf. Ref.: Rass. Neuroveg. **1,** 596
(1939).
Schneyer: Inwieweit ist das Fehlen der Fußpulse pathognomonisch für
die Claudicatio intermittens. Dtsch. med. Wschr. **50,** 109 (1924).
Sergent, E., M. Fourestier et *J. Brincourt:* Le rôle du système nerveux dans
les modifications pathologiques de la circulation vasculaire du poumon.
Bull. Acad. méd. Par. **120,** 23 (1933).
Steele, J. M.: Interpretation of arterial elasticity from measurements of
pulse wave velocities; affect of pressure. Amer. Heart J. **14,** 452
(1937).

Tigerstedt, R.: Lehrbuch der Physiologie des Kreislaufes. 1. Aufl.: Leipzig 1893 und 2. Aufl.: Berlin-Leipzig 1921.

Torre, G. dalla e *P. G. Cantele:* Sui riflessi vestibolo-vegetativi. I riflessi vestibolo-sfigmico e vestibolo-cardiaco. Osservazioni cliniche esperimentali. Riv. ot. ecc. **14**, 1 (1937).

Travi, A. M. e *R. C. Garbiotto:* Determination de la velocidad circulatoria durante el bloqueo total del vago. An. Inst. Modelo clin. Med. B. Air. **17**, 273 (1936).

Westphal, K. und *C. Sievert:* Über den Reizstoff der genuinen Hypertension; Untersuchungen über Kreislaufwirkungen der blutdrucksteigernden Substanz aus dem Blute von genuinen Hypertensionen. Z. klin. Med. **133**, 277 (1938).

Wezler, K.: Der Ruhezustand des Kreislaufs. (Ein experimenteller Beitrag zur Theorie des Blutdrucks.) Z. Biol. **98**, 438 (1938).

— und *A. Böger:* Die physiologischen Bedingungen für die Entstehung des Hochdrucks beim Menschen. Med. Klin. **33**, 1628 (1937).

Wilkins, R. W., S. Weiss and *F. W. Haynes:* Effect of epinephrine in circulatory collapse induced by sodium nitrite. J. clin. Invest. (Am.) **17**, 41 (1938).

Leber

Eiger, M.: Der Einfluß des N. vagus auf die Glykogenbildung in der Leber usw. Z. Physiol. **30**, 445 (1915).

Freund, H.: Welche Bedeutung hat die Durchschneidung der Leberarterien und der sie begleitenden Lebernerven für den Zuckerstich. Arch. exper. Path. (D.) **26**, 311 (1914).

Müller, L. R. und *R. Greving:* Über die Anatomie und Physiologie der Leberinnervation. Dtsch. med. Wschr. **48**, 711 (1922).

Stoff, F. und *H. Sievers:* Zur Frage der Abhängigkeit der Blutbildveränderungen vom vegetativen Nervensystem und über den Wert der Leberfunktionsprüfung Widals. Münch. med. Wschr. **71**, 293 (1924).

Lunge

Romm, S. O.: Über den Einfluß der Innervation der Lungengefäße auf die Dauer des Lungenkreislaufes des Blutes. Pflügers Arch. **204**, 396 (1924).

Sergent, E., M. Fourestier et *J. Brincourt:* Le rôle du système nerveux dans les modifications pathologiques de la circulation vasculaire du poumon. Bull. Acad. méd. Par. **120**, 23 (1933).

Winder, C. V.: Isolation of the carotid sinus pressoreceptive respiratory reflex. Amer. J. Physiol. **122**, 306 (1938).

Magen

Bergmann, G. v.: Ulcus duodeni und vegetatives Nervensystem. Berl. klin. Wschr. **50**, 2374 (1913).

— Über Beziehungen des Nervensystems zur motorischen Funktion des Magens. Münch. med. Wschr. **60**, 2459 (1913).

Borchers, E.: Anteil des N. vagus an der motorischen Innervation des Magens im Hinblick auf die operative Therapie von Magenkrankheiten. Bruns' Beitr. **122**, 547 (1921).

Ducceschi, V.: Sugli effetti della sezione dei nervi gastrici. Arch. fisiol. (It.) **8**, 579 (1910).

Gray, J. S.: Effect of atropine on gastric secretion and its relation to gastric theory. Amer. J. Physiol. **120**, 657 (1937).

Gray, J. S. and *A. C. Ivy:* Effects of mecholyl on gastric secretion. Amer. J. Physiol. **120**, 705 (1937).

Klee, J.: Die Beziehungen der autonomen Nerven zu den Sphinkterreflexen des Magens. Vers. südwestdtsch. Nerven- u. Irrenärzte, Baden-Baden, Juni 1920.

Klee, J.: Über die motorischen Magenreflexe. Klin. Wschr. 3, 817 (1924).
Kuroda, S.: Pharmakodynamische Studien zur Frage der Magenmotilität. Z. exper. Med. 39, 341 (1924).
Langheinrich, O.: Psychische Einflüsse auf die Sekretionstätigkeit des Magens und des Duodenums. Münch. med. Wschr. 69, 1527 (1922).
Mehring, H. v.: Über den Einfluß des Nervensystems auf die Funktionen des Magens. Ref.: Berl. klin. Wschr. 36, 447 (1899).
Mettler, F. A., J. Splinder, C. C. Mettler and *J. D. Cones:* Disturbances in gastro-intestinal function after localized ablations of cerebral cortex. Arch. Surg. 32, 618 (1936).
Myerson, A. and *M. Ritvo:* Benzedrine sulfate and its value in spasm of the gastro-intestinal tract. J. amer. Med. Assoc. 107, 24 (1936).
Smithies, F.: A treatment of gastric ulcer based upon modern clinical histopathological and physiological investigation. Internat. J. Gastro-enterol. 13 (1921).
Watanabe, T.: Über den Einfluß der doppelseitigen intrathorakalen Sympathiko- und Splanchnotomie auf die motorische Funktion des Magens. Fschr. Röntgenstr. 30, 512 (1922/1923).

Milz

Maione, M.: Sulla influenza della milza nella calcioemoregolazione. Boll. Soc. ital. Biol. sper. 16, 66 (1941).

Mineralstoffwechsel

Frommel, E., A. Bischler et *J. Piquet:* L'action antidotale du calcium sur l'ion ferro. Ses conditions. Les relais cholinésterasique de cette action. Schweiz. med. Wschr. 76, 3 (1946).
Heilmeyer, L.: Eisen und Kupfer als Wirkstoffe im Organismus. Ref.: Dtsch. med. Wschr. 72, 92 (1947).
Zondek, H.: Die Bedeutung des Antagonismus von Kalium und Calcium für die Physiologie und Pathologie. Klin. Wschr. 2, 382 (1923).

Muskeln

Brücke, E. Th. v.: Zur Frage nach der Bedeutung des Sympathikus für den Tonus der Skelettmuskulatur. Pflügers Arch. 166, 55 (1917).
Ducceschi, V.: Système nerveux sympathique et tonus musculaire. Arch. internat. Physiol. 20, 331 (1922).
Dusser de Barenne, J. G.: Über die Innervation und den Tonus der quergestreiften Muskeln. Pflügers Arch. 166, 145 (1917).
Freund, H. und *W. H. Jansen:* Über Muskelstoffwechsel und Wärmeregulation. Klin. Wschr. 2, 979 (1923).
Hürthle, K.: Die Arbeit der Gefäßmuskeln. Dtsch. med. Wschr. 40, 17 (1914).
Kennedy, F. and *A. Wolf:* Quinine in myotonia and prostigmine in myasthenia. A clinical evaluation. J. amer. Med. Assoc. 110, 198 (1938).
Leriche, R. et *J. Heitz:* Influence de la sympathectomie périartérielle ou de la résection d'un segment artériel sur les contractions volontaires des muscles. C. r. Soc. Biol. 189 (1917).
Weitbrecht, E. und *W. Saleck:* Zur Frage der Beteiligung sympathischer Nerven beim Tonus der Skelettmuskulatur. Z. Biol. 71, 246 (1920).

Nebenniere

Erbslöh, F.: Über die normale und pathologische Histologie der Säuglingsnebennieren. Klin. Wschr. 25, 622 (1947).
Harrop, G. A.: The water and salt hormone of the adrenal cortex. Bull. Johns Hopk. Hosp. 59, 25 (1936).

Hermann, H., F. Jourdan, G. Morin and *J. Vial:* Adrénalino-sécrétion par excitation directe de la glande surrénale énervée chez le chien. C. r. Soc. Biol. **122**, 579 (1936).

Langley, J. N.: Observations of the physiological action of extracts on the suprarenal bodies. J. Physiol. (Brit.) **27**, 237 (1901).

Lohmann, A.: Über die antagonistische Wirkung der in den Nebennieren enthaltenen Substanzen, Suprarenen und Cholin. Pflügers Arch. **122** 203 (1908).

Marconi, F. e *L. di Marco:* Ricerche sul contenuto adrenalinico delle surrenali in animali allo stato fisiologico e in vari stati morbosi; negli stati di intossicazione e di shock insulinico ed anafilattico. Arch. internat. Pharmakodynam. **56**, 49 (1937).

Moscati, G.: Sull'antagonismo fra surrenali e pancreas. Fol. med. (It.) 353 (1922).

Tournade, A. M. et *M. Chabrol:* La contraction de la rate par excitation du splanchnique relève d'un double mécanisme nerveux et adrénalique. C. r. Soc. Biol. **90**, 835 (1924).

Tscheboksareff, M.: Über sekretorische Nerven der Nebenniere. Pflügers Arch. **137**, 59 (1911).

Periarterielle Nerven

Denning, H.: Zur Physiologie der periarteriellen Nerven. Klin. Wschr. **3**, 727 (1924).

— Zur Physiologie der periarteriellen Nerven. Ref.: Münch. med. Wschr. **72**, (1925).

Leriche, R. et *J. Heitz:* De l'action de la sympathique périartérielle sur la circulation périphérique. Arch. Mal. Coeur etc. **9**, 79 (1917).

— et *A. Policard:* Etat des capillaires pendant l'excitation du sympathique périartériel chez l'homme. C. r. Soc. Biol. Nr. 40/41 (1920).

— Etude sur la circulation capillaires chez l'homme pendant l'excitation des nerfs sympathiques périartériels et la ligature des artères. Lyon chir. **17**, 703 (1920).

Malméjac, J. et *H. Haimovici:* Sur les vasoconstricteurs des membres postérieurs chez le chien. C. r. Soc. Biol. **121**, 663 (1935).

— Pression endovasculaire et tonus vaso-constricteur. C. r. Soc. Biol. **121**, 1505 (1936).

— Sur le mécanisme de la vasodilatation consécutive à une brusque déplétion vasculaire. C. r. Soc. Biol. **122**, 223 (1936).

— Sur les fibres vasodilatatrices cholinergiques des membres postérieurs du chien. C. r. Soc. Biol. **122**, 226 (1936).

— Sur les appareils nerveux vasomoteurs périphériques. C. r. Soc. Biol. **122**, 681 (1936).

— Vasodilatation à la déplétion par mise en jeu d'appareils locaux. C. r. Soc. Biol. **123**, 23 (1936).

— et *G. Jonesco:* Sur l'entretien du tonus pariétal des artères de moyen et petit calibre. C. r. Soc. Biol. **127**, 83 (1938).

Schilf, E.: Die Gefäßinnervation an den Extremitäten und die periarterielle Histonektomie. Dtsch. med. Wschr. **50**, Nr. 38 (1924).

Stahl, O. und *F. Brüning:* Über die physiologische Wirkung der Exstirpation des periarteriellen sympathischen Nervengeflechtes. Klin. Wschr. **1**, 1402 (1922) und II. Mitt. Klin. Wschr. **2**, 1208 (1923).

Nervenzellen

Langley, J. N.: On the stimulation and paralysis of nerve-cells and of nerve-endings. Part. I. J. Physiol. (Brit.) **27**, 224 (1901).

Sanchèz-Calvo, R.: Einfluß der Dunkelheit auf das Zellbild der Hypophyse. Virchows Arch. **300**, 560 (1937).

Sanchez-Calvo, R.: Ist eine cytologische Lokalisation der thyreotropen Hormone der Hypophyse möglich? Virchows Arch. **300**, 565 (1937).
— Basophilie des Hypophysenhinterlappens (HHL) und Geisteskrankheiten. Psychiatr.-neur. Wschr. **40**, 8 (1938).
Scharrer, E.: Die Erklärung der scheinbar pathologischen Zellbilder im Nucleus supraopticus und Nucleus paraventricularis. Z. Neur. **145**, 462 (1933).

Nervus accessorius

Grossmann, F.: Zur Anatomie und Physiologie des N. vagoaccessorius. Wien. med. Wschr. **66**, 984 (1916).
Sakurai, T.: Extrapyramidaler Kern und extrapyramidale Fasern im Accessorius und Hypoglossus. Mitt. med. Ges. Tokyo **51** 1301 (1937).

Nervus depressor

Brücke, E. Th. v.: Über die reziproke reflektorische Erregung der Herznerven bei Reizung des Nervus depressor. Z. Biol. **65**, 507 (1917).

Nervus hypoglossus

Sakurai, T.: Extrapyramidaler Kern und extrapyramidale Fasern im Accessorius und Hypoglossus. Mitt. med. Ges. Tokyo **51**, 1301 (1937).

Nervus splanchnicus

Klee, J.: Der Einfluß des Splanchnikus auf den Ablauf der Verdauungsbewegungen. Pflügers Arch. **145**, 552 (1912).
Lemaire, A.: Le problème de la sensibilité viscérale et l'anesthésie des splanchnalgies. Ann. Soc. Sci. Brux. (Belg.) (1928).
Leriche, R.: Des douleurs provoquées par l'excitation du bout central des grand splanchniques (douleurs cardiaques, douleurs pulmonaires) au cours des splanchnicotomies. Presse méd. **45**, 971 (1937).
Tournade, A. M. et M. Chabrol: La contraction de la rate par excitation du splanchnique relève d'un double mécanisme nerveux et adrénalique. C. r. Soc. Biol. **90**, 835 (1924).
Tournade, A. M., M. Chabrol et Taditsch: Le petit splanchnique, nerf adrénalino sécréteur. C. r. Soc. Biol. **90**, 414 (1924).

Neuron

Kirner, I.: Die Neuronenexcision bei trophischem Fingerulkus. Zbl. Chir. **48**, 790 (1921).
Läwen, A.: Die Anwendung der Nervendurchtrennung nach W. Trendelenburg bei Amputationen und der Operation traumatischer Neurone. Zbl. Chir. **46**, 626 (1919).
Leriche, R.: Quelques suggestions sur le rôle possible des névromes de cicatrisations des petits rames nerveux dans la pathol. des membres et des viscères. Lyon chir. **19**, 550 (1922).
Moore, R. M. and A. O. Singleton: Studies on pain sensibility of arteries, peripheral paths of afferent neurons from arteries of extremities and of abdominal viscera. Amer. J. Physiol. **104**, 267 (1933).

Niere

Graser: Klinische Beobachtungen über Nerveneinflüsse auf die Nierensekretion. Dtsch. Z. Nervenhk. **47/48**, 176 (1913).
Lemoine, G. H.: Enervation double des reins dans un cas de nephrite haematurique douloureuse. Scalpel (Belg.) **76**, 123 (1923).
Rhode, W. und P. Ellinger: Über die Funktion der Nierennerven. Z. Physiol. **27**, 12 (1913).

Stahl, R. und W. Schute: Über den Einfluß des vegetativen Nervensystems auf die Nierenfunktion beim Menschen. Z. exper. Med. 35, 312 (1923).
Stierlin, E. und Th. Verriotis: Über den Einfluß des Nervensystems auf die Funktion der Niere. Dtsch. Z. Chir. 152, 52 (1919).
Stöhr, Ph.: Über die Innervation der menschlichen Nierenkapsel. Z. anat. 71, 313 (1924).

Pankreas

Corral, J. M. de: Die Abhängigkeit der inneren Sekretion des Pankreas vom Nervensystem. Z. Biol. 68, 395 (1918).
Houssay, B. A.: Certain relations between parathyroids, hypophysis and pancreas. New Engld. J. Med. 214, 1128 (1936).
Moscati, G.: Sull'antagonismo fra surrenali e pancreas. Fol. med. (It.) 353 (1922).

Parasympathikus

Kuré, K.: Physiologische und pathologische Bedeutung der parasympathischen Fasern in den hinteren Rückenmarkswurzeln. Klin. Wschr. 3 (1929).
— Die Frage nach der trophischen Innervation des passiven Gewebes durch Spinalparasympathikus. Klin. Wschr. 15, 822 (1936).
— S. Saito and S. Okinaka: Physiologischer Nachweis der spinalparasympathischen Fasern. Arch. ges. Physiol. 238, 290 (1936).
Moteki, S.: Parasympathische Fasern im N. trigeminus und trophische Innervation derselben. Klin. Wschr. 18, 25 (1939).
Pedden, J. R., M. L. Tainter and W. M. Cameron: Comparative actions of sympathomimetic compounds: Bronchodilator action in experimental bronchial spasm of parasympathetic origin. J. Pharmacol. (Am.) 55, 492 (1935).
Sakurai, T.: Beitrag zur Kenntnis der Nervenversorgung der Milz, besonders über die spinal parasympathische Innervation der Milz. Mitt. med. Ges. Tokyo 51, 1323 (1937).
Wybauw, L.: Les fibres vaso-dilatatrices des racines postérieures spinales et l'hypothèse du parasympathique spinal. C. r. Soc. Biol. 124, 1002 (1937).

Plexus coeliacus

Buerger, L. und J. W. Churchmann: Der Plexus coeliacus und mes. und ihre Rolle beim abdominellen Schock. Mitt. Grenzgeb. Chir. u. Med. 16, 507 (1906).
Kolzow, W. W.: Die Rolle des Ganglion coeliacum in der Ätiologie des runden Magengeschwürs. Ref.: Zbl. Chir. 53, 2225 (1926).
Popielski, L.: Zur Physiologie des Plexus coeliacus. Arch. Anat. 338 (1903). (1903).

Plexus praeaorticus

Arnulf, G.: Section du plexus préaortique et vasomotricité coronarienne. Presse méd. 58, Nr. 16 (1950).

Segmentale Reflexe

Heymans, C. et J. J. Bouckaert: Presso-sensibilité réflexogène des zones vasculaires thoraco-abdominales. Ann. Physiol. (Fr.) 14, 556 (1938).
Knapp, A.: Das Zwerchfellzentrum in der Gehirnrinde und der Singultus. Mschr. Psychiatr. 50, 333 (1921).
Reichle, R.: Zur Frage des traumatisch-segmentären Gefäßkrampfes. Bruns' Beitr. 124, 650 (1921).

Vegetative Reflexe

Glaser, F.: Der abdominelle Vagusreflex bei Vagotonie. Med. Klin. **18**, 331 (1922).
— Die therapeutische Bedeutung der vegetativen Reflexe. Ther. Ggw. **65** (1924).
Hamet, R.: Sur une nouvelle méthode de mise en évidence du pouvoir sympathicolytique. C. r. Acad. Sci., Par. **203**, 15 (1936).
— Différence du comportement physiologique des sympathicolytiques vrais du group de l'ergotoxine et de ceux du type de la yohimbine. C. r. Soc. Biol. **122**, 1277 (1936).
— Sur un nouveau type de sympathicolytiques synthétiques. Bull. Acad. méd., Par. **115**, 802 (1936).
— Sur une nouvelle méthode de mise en évidence du pouvoir sympathicolitique. C. r. Acad. Sci., Par. **203**, 208 (1936).
Hammesfahr, C.: Zur Frage der Reflexanurie. Z. Ur. **14**, 269 (1920).
Heymans, C. et *J. Bouckaert:* Ergotamine et réflexes vasomoteurs. La localisation de l'ergotamine sur les réflexes vasomoteurs du sinus carotidien. Arch. internat. Pharmacodynam. **39**, 213 (1930).
— Presso-sensibilité réflexogène des zones vasculaires thoraco-abdominales. Ann. Physiol. (Fr.) **14**, 556 (1938).
— — et *J. Jongbloed:* Sur le mécanisme de hypertension par excitation du bout central du vague. Arch. internat. Pharmacodynam. **53**, 265 (1936).
— Spinal vasomotor reflexes associated with variations in blood pressure. Amer. J. Physiol. **117**, 619 (1936).
Klee, J.: Der Einfluß des Splanchnikus auf den Ablauf der Verdauungsbewegungen. Pflügers Arch. **145**, 552 (1912).
Knapp, A.: Das Zwerchfellzentrum in der Gehirnrinde und der Singultus. Mschr. Psychiatr. **50**, 333 (1921).
Lehmann, W.: Über das Erbrechen. Klin. Wschr. **3**, 1937 (1924).
Leriche, R.: A propos des accidents de la sympathectomie périartérielle. Bull. Soc. Chirurgiens, Par. 1121 (1922).
Masserman, J. H. and *E. W. Hartig:* Influence of hypothalamic stimulation on intestinal activity. J. Neurophysiol. **1**, 350 (1938).
Morrison, R. S. and *K. Rioch:* The influence of the forebrain on an autonomic reflex. Amer. J. Physiol. **120**, 257 (1937).
Moruzzi, G.: Azione del paleocerebellum sui riflessi vasomotori. Arch. fisiol. (It.) **38**, 36 (1938).
Myerson, A. and *M. Ritvo:* Benzedrine sulfate and its value in spasm of the gastro-intestinal tract. J. amer. Med. Assoc. **107**, 24 (1936).
Odermatt, W.: Die Schmerzempfindlichkeit der Blutgefäße und die Gefäßreflexe. Bruns' Beitr. **127**, 1 (1922).
Raduai, P. und *L. Mosonyi:* Die Bedeutung der Reflexerregbarkeit des Vagus bei Angina pectoris. Klin. Wschr. **16**, 228 (1937).
Stewart, G. N. and *W. B. Laffer:* A study of vasomotor reflexes elicited by heat and cold from regions devoid of temperature sensibility. Arch. int. med. (Am.) **11**, 365 (1913).
Tanturi, C. A. and *A. C. Ivy:* On existence of secretory nerves in vagi for reflex excitation and inhibition of bile secretion. Amer. J. Physiol. **121**, 270 (1938).
Winder, C. V.: Isolation of the carotid sinus pressoreceptive respiratory reflex. Amer. J. Physiol. **122**, 306 (1938).

Viszerale Sensibilität

Danielopolu, D.: Recherches sur la sensibilité viscérale. Bull. Soc. méd. Hôp., Par. **39**, 778 (1923).
— Recherches sur la sensibilité cardiaque. C. r. Soc. Biol. 271 (1923).
— und *H. Aristide:* Untersuchungen über Herzsensibilität. Möglichkeit, die Angina pectoris zu bessern durch die Resektion der hinteren Wurzeln oder der spinalen Nerven. Bull. Soc. méd. Hôp., Par. **39**, 69 (1923).

Fröhlich, A. und *H. Meyer:* Zur Frage der visceralen Sensibilität. Z. exper. Med. 29, 87 (1922).

Heymans, C. et *J. J. Bouckaert:* Presso-sensibilité réflexogène des zones vasculaires thoraco-abdominales. Ann. Physiol. (Fr.) 14, 556 (1938).

Hoffmann, V.: Über Sensibilität innerer Organe. Mitt. Grenzgeb. Med. u. Chir. 32, 317 (1920).

Kappis, M.: Sensibilität und lokale Anaesthesie im chirurgischen Gebiet der Bauchhöhle mit besonderer Berücksichtigung der Splanchnikusanästhesie. Bruns' Beitr. 115, 161 (1919).

— Beiträge zur Sensibilität der Bauchhöhle. Mitt. Grenzgeb. Med. u. Chir. 26, 493 (1912).

Lapinski, M.: Beitrag zu der Frage des vasomotorischen Spieles der peripheren Blutgefäße infolge der Erkrankung der Bauchorgane. Lijecn. Vijesn. (S.-Sl.) 44, 109 (1922).

Lehmann, W.: Über die sensiblen Fasern der vorderen Wurzeln und ihre Beziehungen zur Sensibilität der visceralen Organe. Z. exper. Med. 12, 331 (1921).

— Die Sensibilität der Bauchhöhle und ihre Beziehungen zu den sensiblen Fasern der vorderen Wurzeln. Z. exper. Med. 40 (1924).

Lemaire, A.: Le problème de la sensibilité viscérale et l'anesthésie des splanchnalgies. Ann. Soc. Sci. Brux., Belg. (1928).

Leriche, R.: Des douleurs provoquées par l'excitation du bout central des grand splanchniques (douleurs cardiaques, douleurs pulmonaires) au cours des splanchnicotomies. Presse méd. 45, 971 (1937).

Moore, R. M. and *A. O. Singleton:* Studies on pain sensibility of arteries, peripheral paths of afferent neurons from arteries of extremities and of abdominal viscera. Amer. J. Physiol. 104, 267 (1933).

Müller, L. R.: Über die Empfindung in unseren inneren Organen. Zbl. Grenzgeb. Med. u. Chir. 18, 600 (1908).

Neumann, A.: Über die Sensibilität innerer Organe. Zbl. Grenzgeb. Med. u. Chir. 13, 401 (1910).

Paroli, G.: Il problema della sensibilità degli organi genitali interni femminili e la questione del dolore nelle affezioni ginecologiche e nel travaglio del parto. Riv. ital. Ginec. 16, 113 (1934).

Payne, W. W. and *E. P. Poulton:* Experiments on visceral sensation. I. The relation of pain to activity in the human oesophagus. J. Physiol. (Brit.) 65, 217 (1927).

Pieri, G.: Contributo alla fisiologia del sistema nervoso vegetativo nell' uomo. Studi sulla sensibilità del pneumogastrico. Riforma med. 33, Nr. 13 (1937).

Weiss, S. and *D. Davis:* The significance of the afferent impulses from the skin in the mechanism of visceral pain. Amer. J. med. Sci. 176, 517 (1928).

Sinus caroticus

Bartorelli, C.: La regulazione de meccanismo simpatico-respiratorio; azione della zona riflessogena sino-carotidea. Arch. Sci. biol. (It.) 22, 159 (1936).

— La regulazione del meccanismo simpatico respiratorio; azione del ganglio stellato e sui rapporti colla zona riflessogena carotidea. Arch. Sci. biol. (It.) 22, 174 (1936).

Bouckaert, J. J. et *F. Jourdan:* Sinus carotidiens et circulation cérébrale. Arch. internat. Pharmacodynam. 54, 17 (1936).

Bucy, P. C.: Carotid sinus nerve in man. Arch. int. med. (Am.) 58, 418 (1936).

Euler, H. and *C. Liljestrand:* Chemical stimulation of carotid sinus and regulation of respiration. Skand. Arch. Physiol. (D.) 74, 101 (1936).

Forbes, H. S., G. I. Nason and *R. C. Wortmann:* Cerebral circulation, vasodilatation in pia following stimulation of vagus, aortic and carotid
sinus nerves. Arch. neur. (Am.) 37, 334 (1937).
Heymans, C. et *J. J. Bouckaert:* La localisation de l'action paralysante de
l'ergotamine sur les réflexes vasomoteurs du sinus caroditien chez le
chien. C. r. Soc. Biol. 104, 1043 (1930).
— Ergotamine et réflexes vasomoteurs. La localisation de l'ergotamine sur
les réflexes vasomoteurs du sinus carotidien. Arch. internat. Pharmacodynam. 39, 213 (1930).
— *J. J. Bouckaert, S. Farber* et *F. Y. Hsu:* Influence réflexogène de l'acétylcholine sur les terminisation nerveuses chimiosensitives du sinus carotidien. Arch. internat. Pharmacodynam. 54, 129 (1936).
— et *P. Regniers:* Ergotamine et réflexes du sinus carotidien. Arch. internat. Pharmacodynam. 36, 116 (1929).
Leriche, R.: Des effets de la sympathectomie péricarotidienne interne chez
l'homme. Presse méd. 28, 645 (1920).
Marinesco, G. und *A. Kreindler:* Oblitération progressive et complete de
deux carotides primitives; accès epileptiques; considérations sur le
rôle des sinus carotidiens dans la pathogénie de l'accès épileptiques.
Presse méd. 44, 833 (1936).
Weiss, S. and *R. B. Capps:* Syncope and convulsions due to hyperactive
carotid sinus reflex. Diagnosis and treatment. Arch. int. med. (Am.)
58, 407 (1936).
Winder, C. V.: Isolation of the carotid sinus pressoreceptive respiratory
reflex. Amer. J. Physiol. 122, 306 (1938).

Speichelsekretion

Kohnstamm, O.: Vom Zentrum der Speichelsekretion. Ref.: Anat. Anz. 21,
362 (1902).
— Der Nucleus salivatorius inf. Neur. Zbl. 22 (1903).
Yagita, K.: Experimente am Nervus petrosus superf. maior. Fol. neur. 8,
631 (1914).

Sympathikus

Bargeton, D.: Some effects of acute anemia on transmission of impulses
through sympathetic ganglion. Amer. J. Physiol. 121, 261 (1938).
Job, C. und *E. Kux:* Beitrag zur Physiologie des thorakalen Sympathikus.
Klin. Wschr. 28, 130 (1950).
Klee, J.: Die Magenform bei gesteigertem Vagus- und Sympathikustonus.
Münch. med. Wschr. 61, 1044 (1914).
Klingmann, W. O.: Treatment of neurogenic megacolon with selective drugs.
J. Pediatr. (Am.) 13, 805 (1938).
Könnecke, W. und *H. Meyer:* Röntgenuntersuchungen über den Einfluß von
Vagus und Sympathikus auf Magen und Darm. Mitt. Grenzgeb. Med.
u. Chir. 35, 297 (1922).
Kohlmayer, H.: Beobachtungen über die Einwirkung raumbeengender Pro-
zesse im Retroperitonealraum auf das sympathische Nervensystem.
Zbl. Chir. 69, 524 (1942).
Kohnstamm, O. und *Wolfstein:* Versuch einer physiologischen Anatomie
der Vagusursprünge und des Kopfsympathikus. J. Physiol. (Brit.) 8,
177 (1906).
Konzett, H. und *E. Rothlin:* Erregende (excitatory) und hemmende (inhibitory) Wirkungen der adrenergischen Reizüberträgerstoffe. Wien.
med. Wschr. 100, 57 (1950).
Kroll, M. B.: Various therapeutic procedures action through sympathetic
nervous system. Klin. Med. 15, 1236 (1937).
Kuré, K., S. Tetsushiro u. a.: Die morphologische Grundlage der sympathischen Innervation etc. Pflügers Arch. 196, 423 (1922).

Leriche, R. et *J. Heitz:* De l'action de la sympathique périartérielle sur la circulation périphérique. Arch. Mal. Coeur etc. 9, 79 (1917).
— et *A. Policard:* Sur quelques fauts de physiologie pathol. touchant les blessures de sympathique périartériel, la contusion artérielle ou l'oblitération spontanée des artères déchirées par un projectile. Bull. Soc. Chirurgiens Par. 45, 718 (1919).
Metzner, R.: Einiges vom Bau und den Verrichtungen des sympathischen Nervensystems. Slg. anat.-physiol. Vortr. 21 (1913).
Michailow, S.: Leitungsbahnen des sympathischen Nervensystems. Pflügers Arch. 128, 283 (1909).
Müller, L. R.: Beziehungen des Sympathikus zum Vagus. Allg. Z. Psychiatr. 80, 141 (1924).
— und *H. Meyer:* Stand der Lehre vom Sympathikus. 6. Jahresversammlung der Gesellschaft deutscher Nervenärzte. Hamburg. 1912.
Negrin y Lopez, J. und *E. Th. v. Brücke:* Zur Frage nach der Bedeutung des Sympathikus für den Tonus der Skelettmuskulatur. Pflügers Arch. 166, 55 (1917).
Pi-Suner, A. et *I. Puche:* Première note sur le sympathique sensitiv. L'innervation afferente de l'estomac. C. r. Soc. Biol. 90, 814 (1924).
Schäffer, H.: Vagus und Sympathikus. Klin. Wschr. 1, 908 (1922).
Schafer, E.: Experiments on the cervical vagus and sympathetic. Quart. J. exper. Physiol. 12, 231.
Schilf, E.: Vagus und Sympathikus. Klin. Wschr. 2, 2272 (1923).
Schlesinger: Über den Einfluß des Sympathikus auf die Tränensekretion. Arch. Physiol. 128, 351 (1905).
Skorzewski, W. und *P. Wasserberg:* Besteht ein Zusammenhang zwischen der Reizung des N. vagus und des Sympathikus einerseits und der unter der Wirkung spezifischer Gifte veränderten Zusammensetzung des Blutes andererseits? Z. exper. Path. (D.) 10, 330 (1913).
Stahl, O. und *F. Brüning:* Über die physiologische Wirkung der Exstirpation des periarteriellen sympathischen Nervengeflechtes. Klin. Wschr. 1, 1402 (1922) und II. Mitt. Klin. Wschr. 2, 1208 (1923).
Tournay, A.: Influence du sympathique sur la sensibilité. C. r. Acad. Sci. Par. 173, 939.
Traina, S.: Il vago e il simpatico nei loro rapporti con il labirinto non acustico. Atti R. Clin. O. R. L. Roma 149 (1921).
Weitbrecht, E. und *W. Saleck:* Zur Frage der Beteiligung sympathischer Nerven beim Tonus der Skelettmuskulatur. Z. Biol. 71, 246 (1920).
Zondek, H.: Untersuchungen über das Wesen der Vagus- und Sympathikuswirkung. Dtsch. med. Wschr. 47, Nr. 50 (1921).

Sympathicus cervicalis

Byrne, J. und *W. Einthoven:* Die Funktion des cervicalen Sympathikus auf Grund seiner Aktionsströme. Amer. J. Physiol. 65, 350 (1923).
Cannon, W. B. and *P. E. Smith:* New evidence of thyroid secretion following stimulation of the cervical sympathetic. Trans. Assoc. amer. Physicians. 36, 382.
Jaboulay, M.: Intervention sur le sympathique cervical et sur le corps thyroide dans la maladie de Basedow. Lyon chir. 4, 225 (1910).
Jonnesko, Th. et *N. Florescu:* Physiologie du nerf sympathique cervicale chez l'homme. XIII. internat. med. Kongr. Par. 1, 26 (1900). (Abt. Physiol.)
— Phénomènes observés après la résection du nerfs sympathique cervicals chez l'homme. J. Physiol. et Path. gén. 4, 845 (1902).
Karplus, J. P. und *A. Kreidl:* Gehirn und Sympathikus. Erste Mitteilung: Zwischenhirnbasis und Halssympathikus. Pflügers Arch. 129, 138 (1909).

Karplus, J. P.: Gehirn und Sympathikus. Zweite Mitteilung: Ein Sympathikuszentrum im Zwischenhirn. Pflügers Arch. **135**, 401 (1910).

Reinhard, W.: Experimentelle Untersuchungen über die Beziehungen des Halssympathikus zur Schilddrüse. Dtsch. Z. Chir. **180**, 170 (1923).

Schafer, E.: Experiments on the cervical vagus and sympathetic. Quart. J. exper. Physiol. **12**, 231.

Shawe, R. C.: A communication between the vagus and the cervical sympathetic with its clinical aspects. Lancet 640 (1924).

Torrini, U. L.: Influenza del simpatico cervicale sulla reazione nistagmica. Atti XXIII. Congr. Soc. ital. Laring. ecc. Parma. II. Teil 345 (1927).

Wirzuchowski, M.: Solated rabbit's head preparation for study of cervical sympathetic and cephalic vascular reactions. Arch. internat. Pharmacodynam. **58**, 47 (1938).

Wölfflin, E.: Zur Frage der experimentellen Halssympathikusreizung. Klin. Mbl. Augenhk. **68**, 460 (1922).

Synapsen

Herzog, E. und *B. Günther:* Das Synapsenproblem im Sympathikus (Versuch einer morphologisch-physiologischen Betrachtung.) Z. Neur. **160**, 550 (1938).

Kuntz, A.: Synaptic connections in celiac ganglia. Proc. Soc. exper. Biol. a. Med. (Am.) **37**, 445 (1937).

Lawrentjew, B. J.: Experimentell-morphologische Studien über den feineren Bau des autonomen Nervensystems; weitere Untersuchungen über die Degeneration und Regeneration der Synapsen. Z. mikrosk.-anat. Forsch. **35**, 71 (1934).

Schweißdrüsen

Freund, E.: Zur Physiologie der Schweißsekretion. Wien. klin. Wschr. **32**, 1009 (1920).

Kotzareff, A.: Résection partielle du tronc droit du grand sympathique cervical pour hyperhidrose unilatérale du même côté. Schweiz. Rundschau **21**. 601 (1921).

Langley, J. N.: The secretion of sweat. J. Physiol. (Brit.) **56**, 110 (1922).

Temperaturempfindung

Ebbecke, U.: Über die Temperaturempfindung in ihrer Abhängigkeit von der Hautdurchblutung und von den Reflexzentren. Arch. Physiol. **169**, 395 (1917).

Tonus

Goldstein, K. und *W. Reise:* Über induzierte Veränderungen des Tonus. Klin. Wschr. 2, 2338 (1923).

Govaerts, J.: Quelques cas de sympathectomie lombaire. Scalpel (Belg.) 1073 (1936).

Heymans, C.: Sur les mécanismes de la régulation proprioceptive du tonus vasculaire et de la pression artérielle. Cas. lek. cesk. **76**, 718 (1937).

Kennedy, F. and *A. Wolf:* Quinine in myotonia and prostigmine in myasthenia. A clinical evaluation. J. amer. Med. Assoc. **110**, 198 (1938).

Mittelmann, B.: Über längere tonische Beeinflussungen des Kontraktionszustandes der Skelettmuskulatur des Menschen. Pflügers Arch. **196**, 531 (1922).

Negrin y Lopez, J. und *Th. Brücke:* Zur Frage nach der Bedeutung des Sympathikus für den Tonus der Skelettmuskulatur. Pflügers Arch. **166**, 55 (1917).

Weitbrecht, E. und *W. Saleck:* Zur Frage der Beteiligung sympathischer Nerven beim Tonus der Skelettmuskulatur. Z. Biol. **71**, 246 (1920).

Ureter

Boulet, L.: A propos de la survie de l'uretère humain, le rhythme est-il une propriété ganglionnaire? C. r. Soc. Biol. 83, 790.

Vagus

Grossmann, F.: Zur Anatomie und Physiologie des N. vagoaccessorius. Wien. med. Wschr. 66, 984 (1916).

Hering, E. H.: Werden beim Vagusdruckversuch die herzhemmenden Vagusfasern direkt oder indirekt gereizt? Klin. Wschr. 2, 948 (1923).

Klapp, R. und *H. v. Hösslin:* Vagustherapie. Ref.: Klin. Wschr. 3, 600 (1924).

Klee, J.: Der Einfluß der Vagusreizung auf den Ablauf der Verdauungsbewegungen. Pflügers Arch. 145, 557 (1912).

— Die Magenform bei gesteigertem Vagus- und Sympathikustonus. Münch. med. Wschr. 61, 1044 (1914).

Könnecke, W. und *H. Meyer:* Röntgenuntersuchungen über den Einfluß von Vagus und Sympathikus auf Magen und Darm. Mitt. Grenzgeb. Med. u. Chir. 35, 297 (1922).

Kohnstamm, O.: Zur Anatomie und Physiologie der Vaguskerne. Arch. Psychiatr. (D.) 34, 1077 (1901).

Loewi, O.: Über humorale Übertragbarkeit der negativ chromotropen und negativ dromotropen Vaguswirkung. Klin. Wschr. 3, 1078 (1924).

Masumoto, T.: Untersuchungen über die Bedingungen der nach Karotidenabklemmung auftretenden unregelmäßigen Pulse; der Einfluß der Durchschneidung der beiden Nn. vagi oder der Entfernung der beiden Ganglia stellata. Nagasaki Igakkwai Zasshi (Jap.) 14, 1149 (1936).

Moser, E. und *G. Werlich:* Die physikalischen Vagusprüfungen. Münch. med. Wschr. 67, 1177 (1920).

Müller, L. R.: Beziehungen des Sympathikus zum Vagus. Allg. Z. Psychiatr. 80, 141 (1924).

Raduai, P. und *L. Mosonyi:* Die Bedeutung der Reflexerregbarkeit des Vagus bei Angina pectoris. Klin. Wschr. 16, 228 (1937).

Recht, G.: Dyspnoe bei Vagusdruckversuch. Klin. Wschr. 2, 1242 (1923).

Reich, A.: Die Verletzungen des N. vagus und ihre Folgen. Bruns' Beitr. 56, 684 (1908).

Schäffer, H.: Vagus und Sympathikus. Klin. Wschr. 1, 908 (1922).

Schafer, E.: Experiments on the cervical vagus and sympathetic. Quart. J. exper. Physiol. 12, 231.

Schilf, E.: Vagus und Sympathikus. Klin. Wschr. 2, 2272 (1923).

Shawe, R. C.: A communication between the vagus and the cervical sympathetic with its clinical aspects. Lancet 640 (1924).

Skorzewski, W. und *P. Wasserberg:* Besteht ein Zusammenhang zwischen der Reizung des N. vagus und des Sympathikus einerseits und der unter der Wirkung spezifischer Gifte veränderten Zusammensetzung des Blutes andererseits? Z. exper. Path. (D.) 10, 330 (1913).

Tanturi, C. A. and *A. C. Ivy:* On existence of secretory nerves in vagi for reflex excitation and inhibition of bile secretion. Amer. J. Physiol. 121, 270 (1938).

Traina, S.: Il vago e il simpatico nei loro rapporti con il labirinto non acustico. Atti R. Clin. O. R. L. Roma. 149 (1921).

Travi, A. M. e *R. C. Carbiotto:* Determinacion de la velocidad circulatoria durante el bloqueo total del vago. An. Inst. Modelo clin. Med. B. Air. 17, 273 (1936).

Weissenburg, S.: Reflexe im Vagusgebiet. Münch. med. Wschr. 71, Nr. 35 (1924).

Vasomotorenzentren

Gotsev, T.: Über die Vasomotorenzentren; Einfluß der Pharmaca. Pflügers Arch. 237, 609 (1936).

Hermann, H.: Discussione della comunicazione di Malméjac. Ann. Physiol. (Fr.) 13, 1049 (1937).

Hoffmann, R.: Beitrag zur Frage der cerebralen Vasomotion. Z. Laryng. usw. 9, 341 (1920) und 10, 155 u. 457 (1922).

Malméjac, H.: Tonus vasculaire et centres vasomoteurs périphériques. Ann. Physiol. (Fr.) 13, 1047 (1937).

Nayrac, P.: Les problèmes de la vasomotricité cérébrale. Echo méd. N. 6, 601 (1936).

Reedisch, W.: Kapillaroskopische Untersuchungen bei Vasoneurosen. Klin. Wschr. 3, 1070 (1924).

Vallery-Radot, P., P. Blamontier, G. Mauric et *D. Mahoudeau:* Syndrome de vasodilatation hémicéphalique d'origine sympathique. Bull. Soc. méd. Hôp. Par. 54, 183 (1938).

Verdauungsbewegungen

Klee, J.: Der Einfluß des Splanchnikus auf den Ablauf der Verdauungsbewegungen. Pflügers Arch. 145, 552 (1912).

— Über die motorischen Magenreflexe. Klin. Wschr. 3, 817 (1924).

— Beiträge zur Pathologischen Physiologie der Mageninnervation. I. Mitt. Der Brechreiz. Dtsch. Arch. klin. Med. 128, 204 (1919). II. Mitt. 129, 275 (1919). III. Mitt. 133, 265 (1920).

Magnus, R.: Versuche am überlebenden Dünndarm von Säugetieren. II. Mitt. Die Beziehungen des Darmnervensystems zur automatischen Darmbewegung. Pflügers Arch. 102, 349 (1904).

Mehring, H. v.: Über den Einfluß des Nervensystems auf die Funktionen des Magens. Ref.: Berl. klin. Wschr. 36, 447 (1899).

Mettler, F. A., J. Splinder, C. C. Mettler and *J. D. Cones:* Disturbances in gastro-intestinal function after localized ablations of cerebral cortex. Arch. Surg. 32, 618 (1936).

Neugebauer, Fr.: Zu dem Aufsatze von Borchers: Motilitätsstörungen des Magens und Vagusresektion. Zbl. Chir. 48, 226 (1921).

Quigley, J. P.: Relative effectiveness of atropine and novatropine on gastric and colotonic motility of unanesthetized dog. J. Pharmacol. (Am.) 61, 30 (1937).

Schur, H.: Über nervöse Verdauungsstörungen. Ref.: Klin. Wschr. 4, Nr. 1 (1925).

Spiegel, E. und *Th. Demetriades:* Beiträge zum Studium des vegetativen Nervensystems. V. Mitt. Der Einfluß des Vestibularapparates auf die Darmbewegungen. Mschr. Ohrenhk. usw. 58, 63 (1924).

Starling, E. H.: Überblick über den gegenwärtigen Stand der Kenntnisse über die Bewegungen und die Innervation des Verdauungskanals. Erg. Physiol. 1, 446 (1902).

Trendelenburg, W.: Physiologische und pharmakologische Untersuchungen über die Dünndarmperistaltik. Arch. exper. Path. (D.) 81, 55 (1917).

Watanabe, T.: Über den Einfluß der doppelseitigen intrathorakalen Sympathiko- und Splanchnotomie auf die motorische Funktion des Magens. Fschr. Röntgenstr. 30, 512 (1922/1923).

Wärmeregulation

Freund, H.: Über die Bedeutung der Vagi für die Wärmeregulation. Arch. exper. Path. (D.) 72, 285 (1913).

Freund, H. und *W. H. Jansen:* Über Muskelstoffwechsel und Wärmeregulation. Klin. Wschr. 2, 979 (1923).

Isenschmidt, J.: Über den Einfluß des Nervensystems auf die Wärmeregulation und den Stoffwechsel. Med. Klin. 10, 287 (1914).

Isenschmidt, J. und *W. Schnitzler:* Beitrag zur Lokalisation des der Wärme-
regulation vorstehenden Zentralapparates im Zwischenhirn. Arch. exper.
Path. (D.) **76**, 202 (1914).
Leriche, R. et *J. Heitz:* Des effets physiologiques de la sympathectomie
périphériques (réaction thermique et hypertension locale). C. r. Soc.
Biol. **66** (1917).
Plaut, R.: Die Wärmeregulation beim Mensch und beim Tier. Dtsch.
med. Wschr. **50**, 296 (1924).
Pudexu, E. and *E. Manuella:* Il ricambio idrico nelle ipertemie neurovege-
tative. Policlinico **43**, 295 (1936).
Ranson, S. W., C. Fisher and *W. R. Ingram:* Hypothalamic regulation of
temperature in the monkey. Arch. neur. (Am.) **38**, 445 (1937).
Scheinfinckel, L.: Thermoelektrische Untersuchungen über den wärmebilden-
den Einfluß des Nervus sympathicus auf die quergestreifte Muskulatur.
Schweiz. med. Wschr. **68/II**, 965 (1938).
Serota, H. M.: Temperature changes in cortex and hypothalamus during
sleep. J. neurophysiol. (Am.) **2**, 42 (1939).
Thaner, R. und *G. Peters:* Wärmeregulation nach operativer Ausschaltung
des „Wärmezentrums". Pflügers Arch. **239**, 483 (1937).
Toeniessen, E.: Die Bedeutung des vegetativen Nervensystems für die
Wärmeregulation und den Stoffwechsel. Klin. Wschr. **2**, 477 (1923).

Spinale Wurzeln

Kajiyama, M.: Contribution to studies of spinal parasympathetic fibres in
dorsal root. Mitt. med. Ges. Tokyo **51**, 1385 (1937).
Lugaro, E.: Fibre aberranti, fibre centrifughe e fibre ricorrenti nelle radici
posteriore. Monit. Zool. ital. **16**, Nr. 7 (1906).
Lunedei, A.: La questione degli impulsi antidromici e delle fibre centrifughe
nella radice posteriore di fronti ai dati della semeiologia. Monit. Zool.
ital. **41**, 48. Suppl. (1931).
Wybauw, L.: Nouvelles recherches sur les réactions vasodilatatrices provoquées, chez le chat par l'excitation électrique des racines postérieures
spinales. C. r. Soc. Biol. **124**, 999 (1937).
— Les fibres vaso-dilatatrices des racines postérieures spinales et l'hypothèse du parasympathique spinal. C. r. Soc. Biol. **124**, 1002 (1937).

Zentrale Regulation

Dresel, K.: Experimentelle Untersuchungen über die zentrale Regulation
des Blutdruckes und Blutzuckers. Klin. Wschr. **1**, 24 (1922).
— Experimentelle Untersuchungen zur Anatomie und Physiologie des
peripheren und zentralen vegetativen Nervensystems. Z. exper. Med.
37, 1417 (1923).
Isenschmidt, J.: Über den Einfluß des Nervensystems auf die Wärmeregulation und den Stoffwechsel. Med. Klin. **10**, 287 (1914).
— und *W. Schnitzler:* Beitrag zur Lokalisation des der Wärme-
regulation vorstehenden Zentralapparates im Zwischenhirn. Arch. exper.
Path. **76**, 202 (1914).
Knapp, A.: Das Zwerchfellzentrum in der Gehirnrinde und der Singultus.
Mschr. Psychiatr. **50**, 333 (1921).
Leimdörfer, A.: Experimentelle Untersuchungen zur zentralen Regulation
des Blutdruckes. Wien. klin. Wschr. **48**, 1191 (1936).
Molnár, B.: Zur Analyse des Erregungs- und Hemmungszentrums der
Darmsaftreaktion. Dtsch. med. Wschr. **35**, 1384 (1909).
Spiegel, E. und *Th. Demetriades:* Beiträge zum System des veget. Nerv.
VII. Mitt. Der zentrale Mechanismus der vestibulären Blutdrucksenkung
und ihre Bedeutung für die Entstehung des Labyrinthschwindels.
Pflügers Arch. **205**, 329 (1924).

Teauge, R. and *S. W. Ranson:* Role of anterior hypothalamus in temperature regulation. Amer. J. Physiol. 117, 562 (1936).

Thaner, R. und *G. Peters:* Wärmeregulation nach operativer Ausschaltung des „Wärmezentrums". Pflügers Arch. 239, 483 (1937).

Tournade, A. et *C. Sarrouy:* L'acétyl-choline provoque-t-elle l'hypotension artérielle par une „attaque" centrale, en même temps que périphérique du système vasomoteur? C. r. Soc. Biol. 122, 199 (1936).

Zirbeldrüse

Engel, P.: Über den heutigen Stand unseres Wissens von der Zirbelfunktion. Wien. klin. Wschr. 49, 1219 (1937).

Malméjac, J. et *V. Donnet:* Sur l'action vasomotrice centrale des extraits épiphysaires. C. r. Soc. Biol. 126, 370 (1937).

Zwerchfell

Oehler, J.: Doppelseitige Phrenikusdurchtrennung bei Singultus. Münch. med. Wschr. 69, 1344 (1922).

Schlaepfer, K.: Zur Frage der motorischen Innervation des Zwerchfells. Klin. Wschr. 2, 1554 (1923).

Zwischenhirn

Greving, R.: Lage und Tätigkeit der vegetativen Zentren im Zwischenhirn. Z. Neur. 83, 22 (1923).

Isenschmidt, J. und *W. Schnitzler:* Beitrag zur Lokalisation des der Wärmeregulation vorstehenden Zentralapparates im Zwischenhirn. Arch. exper. Path. (D.) 76, 202 (1914).

Nicolesco, J. et *M. Nicolesco:* Quelques données sur les centres végétatifs de la région infundibulo-tubérienne et de la frontière diencephalo-télencéphalique. Rev. neur. (Fr.) 11, 3 (1929).

Olivera e Silva, J. B. de: La glande diencephalique. La neuro-hemocrinie. C. r. Soc. Biol. 120, 72 (1935).

Psychiatrie, Psychologie und vegetatives Nervensystem

Allgemeines

Aiginger, J. und *E. Neumayer:* Über periodische paroxysmale pseudoneurasthenische Zustandsbilder bei Postencephalitikern. Wien. klin. Wschr. 61, 314 (1949).

Alpers, B. J.: Relation of the Hypothalamus to disorder of personality. Arch. neur. (Am.) 38, 291 (1937).

Armstrong, H. G.: Blood pressure and pulse rate as index of emotional stability. Amer. J. med. Sci. 195, 211 (1938).

Benedek, L.: Auftreten von Sklerodermie im Anschluß an psychogene funktionelle Störungen. Dtsch. Z. Nervenhk. 72, 288 (1921).

Bonhoeffer, K.: Vergleichende psychopathologische Erfahrungen aus den beiden Weltkriegen. Nervenarzt 18, 1 (1947).

Buch, M.: Über den Einfluß von Gemütsbewegungen auf den Sympathikus. Wien. klin. Rdschau. Nr. 37 (1902).

Dresel, K.: Die Neurosen des vegetativen Nervensystems. Erg. ges. Med. (1921).

Frankl, V. E.: Psychodynamie und Hypokortikose. Wien. klin. Wschr. 61, 735 (1949).

Freeman, W. und *D. T. Watts:* Psychochirurgie. Stuttgart. 1949.

Gellhorn, E., R. Cortell and *J. Feldman:* The effect of emotion, sham rage and hypothalamic stimulation on the vago-insulin system. Amer. J. Physiol. 133, 532 (1941).

Georgi, F.: Pathophysiologie des Blutes bei Nerven- und Geisteskrankheiten. Fschr. Neur. 4 (1932).

Hess, W. R.: Über die Wechselbeziehungen zwischen psychischen und vegetativen Funktionen. Schweiz. Arch. Neur. 15 (1924) und 16, 1 (1925).

Kamman, G. R. and *R. Gordon:* The psychosomatic aspects of sterility. J. amer. Med. Assoc. 130, 1215 (1946).

Küppers, E.: Über den Ursprung und die Bahnen der Willensimpulse. Z. Neur. 86, 274 (1923).

Langheinrich, O.: Psychische Einflüsse auf die Sekretionstätigkeit des Magens und des Duodenums. Münch. med. Wschr. 69, 1527 (1922).

Marchand, L., P. Petit et *J. Fortineau:* Myxoedème, acromégalie, syndrome infundibulo-tubérien, délire mélancolique, onirisme: thyroidite ligneuse, adénome hypophysaire, encéphalite pédunculoméso diencéphalique. Encéphale 31, 219 (1936).

Monnier, M.: L'influence du système végétatif central sur les fonctions psychiques normales et pathologiques. Encéphale 11, 75 (1937).

Salmon, A.: Il ruolo dei nuclei diencefalici nella vita vegetativa e nella vita psichica. Riv. Sper. freniatr. ecc. 60, 481 (1936).

Schober, W.: Somatopsychisches Depersonalitätserlebnis bei intrathorakalen Erkrankungen. Ref.: Wien. klin. Wschr. 61, 237 (1949).

Schulte, W.: Äußere Einflüsse auf neurologisch-psychiatrische Krankheiten, ein Vergleich mit den ersten Weltkriegserfahrungen. Ärztl. Wschr. 1, 550 (1947).

Solms, H.: Die Beziehungen des „Hydergin-Glukose Tests" zu Psyche und Körperbau. Schweiz. Arch. Neur. 65 (1950).

Stockert, F. G. v.: Das Behandlungsproblem in der Psychiatrie. Dtsch. med. Wschr. 72, 276 (1947).

Stokvis, B.: Blutdruckregistrierung als Methodik zur psychopathischen Forschung. Psychiatr. Bl. (Nd.) 41, 380 (1937).

Storing, G. E.: Zur Psychopathologie des Zwischenhirns. Arch. Psychiatr. 107, 786 (1938).

Weber, E.: Der Einfluß psychischer Vorgänge auf den Körper. Berlin. 1910.
— Über die Ursache der Blutverschiebung im Körper bei verschiedenen psychischen Zuständen. Arch. Physiol. 293.

Weinberg, A.: Ein Versuch zur Darstellung einer psycho-physiologischen Theorie. Z. Neur. 93, 421 (1924).
— Psyche und unwillkürliches Nervensystem. Z. Neur. 85, 543 (1923); 86, 375 (1923).

Weiss, E.: Kapillarmikroskopie. Münch. med. Wschr. 64, 608 (1917).

Zutt, J.: Psychiatrische Betrachtungen zur Pubertätsmagersucht. Klin. Wschr. 24—25, 21 (1946).

Affektivität und Affektbewegungen

Schuster, P.: Beiträge zur Pathologie des Thalamus opticus; motorische Störungen, Thalamushände, mimische und Affektbewegungen, dysarthrische Störungen, vegetative Funktionen, Blicklähmung. Beziehung zu den psychischen Funktionen. Arch. Psychiatr. (D.) 106, 201 (1937).

Allergie

Diehl, F. und *W. Heinichen:* Psychische Beeinflussung allergischer Reaktionen. Münch. med. Wschr. I, 1008 (1931).

Mohr, F.: Die Bedeutung der Psyche bei der Manifestierung und Behandlung allergischer Krankheiten. Nervenarzt 10, 13 (1937).

Schultz, J. H.: Psyche und Allergie. Dtsch. med. Wschr. II, 1907 (1934).

Angst

David, E.: Angstaffekt und vegetatives Nervensystem. Z. Neur. 91, 209 (1924).

Davidoff, E. and C. C. Reifenstein jun.: The stimulating action of benzedrine sulfate. A comparative study of the responses of normal persons and of depressed patients. J. amer. Med. Assoc. 103, 1770 (1937).

Jonnesko, Th.: Traitement chirurgical de l'angine de poitrine par la résection du sympathique cervico-thoracique. Bull. Acad. méd. Par. 86, 208 (1921).

Lemke, R.: Über die Bedeutung des Angstaffektes im Krankheitsgeschehen. Ärztl. Wschr. 1, 300 (1947).

Tinel, J. et D. Santenoise: Vagosympathikus und Anaphylaxie bei Angst- und maniakalischen Zuständen und bei Epilepsie. Presse méd. 30, 321 (1922).

Benzedrintherapie

Davidoff, E. and E. C. Reifenstein jun.: Results of 18 months of benzedrine sulfate therapy in psychiatry. Amer. J. Psychiatr. 95, 845 (1939).

Bewußtsein

Rosenfeld, M.: Untersuchungen über den galvanischen Nystagmus bei Gehirnkranken und bei Störungen des Bewußtseins. Klin. Wschr. 5, 1815 (1926).

Spiegel, E.: Wie kommt der Gefäßschmerz zum Bewußtsein? Klin. Wschr. 2, 947 (1923).

Blutdruck

Peoples, A. A. and E. H. Guttmann: Hypertension produced with benzedrine: its psychological accompaniments. Lancet 1, 1107 (1936).

Stokvis, B.: Registration of blood pressure during insulin shock in schizophrenic patients. Ndld. Tschr. Geneesk. 81, 4373 (1937).

Chorea

Schiff, P. et R. Simon: Erythrémie avec accès de catalexie de chorée et de confusion mentale. Rev. Neur. (Fr.) I, H. 1 (1933).

— — J. O. Trelles et J. Ajuriaguerra: Erythremie avec chorée. Encephale 31, 153 (1936).

Depression

Gullotta, S. e P. Angelelli: La cura degli stati depressivi con la Benzedrina. Riv. Sperim. freniatr. ecc. 61, H. 3—4.

Hempel, J.: Die vegetativdystone Depression. Nervenarzt 10, 22 (1937).

Kovacz, L.: Sull'uso di una nuova sostanza simpaticomimetica in casi di depressioni nevrotiche. Argomenti farmacoter. 6, 1 (1938).

Wilbur, D. L., A. R. Maclean and E. V. Allen: Clinical observations of effect of benzedrine sulfate: study of patients with states of chronic exhaustion, depression and psychoneurosis. J. amer. Med. Assoc. 109, 549 (1937).

Ermüdung

Myerson, A.: Effect of benzedrine sulfate on mood and fatigue in normal and in neurotic persons. Arch. neur. (Am.) 36, 816 (1936).

Erregung

Papez, J.: A proposed mechanism of emotion. Arch. neur. (Am.) 38, 724 (1937).

Gehobenheit

Myerson, A.: Effect of benzedrine sulfate on mood and fatigue in normal and in neurotic persons. Arch. neur. (Am.) 36, 816 (1936).

Geistige Störungen

Quigley, J. P.: Mental disturbances from atropine given to subjects under influence of insulin. J. amer. Med. Assoc. 109, 1363 (1937).

Riddoc, G.: Progressive dementia without headache or changes in the optic disc, due to tumors of the third ventricle. Brain 59, 225 (1936).

Sanchez-Calvo, R.: Basophilie des Hypophysenhinterlappens (HHL) und Geisteskrankheiten. Psychiatr.-neur. Wschr. 40, 8 (1938).

Specht, G.: Vegetatives Nervensystem und Geistesstörung. Münch. med. Wschr. 70, 1373 (1923) und Z. Neur. 84, 438 (1923).

Tenconi, P.: Sopra due casi di magrezza ipofisaria associati a turbe psichico. Gi. Psichiatr. 65, 321 (1937).

Tinel, J. und *D. Santenoise:* Vagosympathikus und Anaphylaxie bei Angst- und maniakalischen Zuständen und bei Epilepsie. Presse méd. 30, 321 (1922).

Toeniessen, E.: Die Bedeutung des vegetativen Nervensystems für die Wärmeregulation und den Stoffwechsel. Klin. Wschr. 2, 477 (1923).

Villaret, M., J. Haguenau, P. Bardin et *M. Payet:* Hallucinose chez un acromégale syphilitique. Rev. neur. (Fr.) 67, 638 (1937).

Wilbur, D. L., A. R. Maclean and *E. V. Allen:* Clinical observations on effect of benzedrine sulfate; study of patients with states of chronic exhaustion, depression and psychoneurosis. J. amer. Med. Assoc. 109. 549 (1937).

Hypnose

Hoff, H. und *R. Heilig:* Psychische Beeinflussung von Organfunktionen insbesondere in der Hypnose. Allg. ärztl. Z. Psychother. I, H. 4.

Stokvis, B.: Etude de l'influence de l'hypnose sur la pression du sang à l'aide d'une nouvelle méthode d'enregistrement automatique ininterrompu. J. Physiol. et Path. gén. 35, 691 (1937).

Impotenz

Pende, N.: Un nouveau traitement de l'impuissance virile fonctionelle par la sympathectomie lombaire inférieure. Presse méd. 45, 147 (1937).

Narkoanalyse

Schindler, R.: Zur Narkoanalyse. I. Wien. klin. Wschr. 61, 752 (1949).

Neurose

Bergmann, G. v.: Zum Abbau der „Organneurosen" als Folge interner Diagnostik. Dtsch. med. Wschr. 53, 2057 (1927).

Bleibrunner, R.: Die Aetiologie und neue kausale Lipoidtherapie der Neurosen. Münch. med. Wschr. 89, Nr. 44, 931 (1942).

Cernea, R.: Behandlung der Hautneurosen. Praxis. 14 (1945).

Dmitrenko, L. F.: Angiocardiopathische Vegetatosen. Z. Kreisl.forsch. 25, 315 (1933); 26 659 (1934).

Faust, J.: Aktive Entspannungsbehandlung. Neue Wege zur Behandlung der Nervosität und Neurasthenie sowie anderer funktioneller Neurosen mit Berücksichtigung der Atmung und Sprache. Stuttgart: Hippokrates. 1949. Ref.: Acta neuroveget. 1, 207 (1950).

Reedisch, W.: Vasoneurose und Arteriosklerose. Med. Klin. Nr. 4, 120 (1936).

Feersche Neurose

Abderhalden, E.: Untersuchung von Fällen der Feerschen Neurose mittels der A.R. Fermentforsch. 15, 333 (1937).

Goldschlag, F. und *W. Stein:* Swift-Feersche Krankheit bei einer erwachsenen Person. Arch. Derm. (D.) 175, 744 (1937).

Lorenz, E.: Zum Wesen und zur Behandlung der Feerschen Krankheit. Arch. Kinderhk. III, 65 (1937).

Funktionelle Neurose

Ferris, E. B., R. B. Capps and *S. Weiss:* Relation of carotid sinus to autonomic nervous system and neuroses. Arch. neur. (Am.) 37, 365 (1937).

Glaser, F. und *H. Bussmann:* Die vagotonische Leukopenie bei funktionellen Neurosen. Dtsch. med. Wschr. 49, 243 (1923).

Goldscheider: Über neurotische Knochenatrophie und die Frage der Funktion des Nervensystems. Z. klin. Med. 60, 1 (1906).

Knauer, A. und *E. Billigheimer:* Über organische und funktionelle Störungen des vegetativen Nervensystems unter bes. Berücksichtigung der Schreckneurosen. Z. Neur. 50, 333 (1921).

Kober, L. R.: Autonomic nervous system; its relation to functional disorders. Southwestern Med. (Am.) 21, 122 (1937).

Noguer-Moré, J.: Accion del bellergal sobre algunos trastornos neurovegetativos y psiquicos de la obesidad. Med. ibera. 2, 78 (1936).

Pende, N.: Un nouveau traitement de l'impuissance virile fonctionelle par la sympathectomie lombaire inférieure. Presse méd. 45, 147 (1937).

Tognatti, T.: Il solfato di simpamina nel trattamento sintomatico di affezioni neuro-psichiche. Note Psichiatr. 67, 1 (1938).

Neurose (Magen und Duodenum)

Pribram, B. O.: Chirurgische Erfahrungen bei nervösen Magenerkrankungen. Dtsch. med. Wschr. 50, 506 (1924).

Westphal, K. und *G. Katsch:* Das neurotische Ulcus duodeni. Mitt. Grenzgeb. Med. u. Chir. 26, 391 (1913).

Vasomotorische Neurose

Curschmann, H.: Vasomotorische und trophische Neurosen. Münch. med. Wschr. 71 (1924).

Iacchia, L.: Contributo allo studio delle angiotrofoneurosi. Sopra un caso di adenoma cistico della tiroide con sclerodermia e sindrome di Raynaud (Sindrome endocrino-sinpatica-angiotrofo-neurotica?). Policlinico 45, 16 (1938).

Kreibich, C.: Zur Angioneurosenfrage. Klin. Wschr. 2, 337 (1923).

Kylin, E.: Über die essentielle Hypertonie als Teilsymptom einer funktionellen Krankheit. Klin. Wschr. 2, 2064 (1923).

Parrisius, W.: Kapillarstudien bei Vasoneurosen. Dtsch. Z. Nervenhk. 72 (1921).

Reedisch, W.: Kapillaroskopische Untersuchungen bei Vasoneurosen. Klin. Wschr. 3, 1070 (1924).

Schlesinger, H.: Vasomotorisch-trophische Neurosen. Wien. med. Wschr. 69, 1165 (1919).

Stämmler, M.: Anatomische Befunde am sympathischen Nervensystem bei vasomotorischen Neurosen. Dtsch. med. Wschr. 71, 457 (1924).

Persönlichkeit

Schilf, E.: Das Sympathische an Kraus' Tiefenperson. Med. Welt 12, 942 (1938).

Schumacher, J.: Veränderungen im Seelenleben bei traumatischer Dystrophia adiposo-genitalis. Ein Beitrag zur Frage des Zusammenhanges zwischen innerer Sekretion und Persönlichkeit. Arch. ges. Physiol. 99, 201 (1937).

Psychoneurose

Pfeiffer, H., O. Albrecht und *M. de Crinis:* Das Verhalten der antiproteolytischen Serumwirkung bei gewissen Psychoneurosen. Z. Neur. 18, 428 (1913).
Wassermann, S.: Angina pectoris im Zentralnervensystem (die Psychopathia stenocardia). Klin. Wschr. II, 1150 (1935).

Psychotherapie

Hoff, H. und *H. Strotzka:* Die Psychotherapie in der Sozialversicherung. Wien. klin. Wschr. 61, 739 (1949).
Holzer, W.: Ärztliche und nichtärztliche Psychotherapie. Wien. klin. Wschr. 62, 358 (1950).
Kauders, O.: Psychische Behandlungsmöglichkeiten bei Herz- und Gefäßkrankheiten. Wien. klin. Wschr. 61, 728 (1949).
— Über die psycho-physische Zwischenschicht und ihre therapeutische Beeinflußbarkeit. Wien: Urban & Schwarzenberg.

Psychisches Trauma

Krone, W.: Diabetes mellitus die Folge eines psychischen Traumas? Med. Klin. 28, 825 (1932).

Schizophrenie

Meduna, L. v.: Versuche über biologische Beeinflussung des Ablaufes der Schizophrenie. I. Campher- und Cardiazolkrämpfe. Z. Neur. 152, 235 (1935).
— La terapia della convulsione nella schizofrenia. Arch. gen. neur. (It.) 17 (1936).
— Konvulsionstherapie der Schizophrenie. Halle/Saale: C. Marhold. 1937.
Minski, L.: Note on some vasomotor disturbances in schizophrenia. J. ment. Sci. 83, 437 (1937).
Pfister, H. O.: Die neuro-vegetativen Störungen der Schizophrenien und ihre Beziehungen zur Insulin-, Cardiazol- und Schlafkurbehandlung. Schweiz. Arch. Neur. 39, 77 (1937).
Sahlgren, E.: Bemerkenswerte schädliche Wirkungen bei Atropinbehandlung. Hyperkinesen, schizophrenieähnlich psychischer Zustand. Dtsch. Z. Nervenhk. 143, 283 (1937).
Stokvis, B.: Registration of blood pressure during insulin shock in schizophrenic patients. Ndld. Tschr. Geneesk. 81, 4373 (1937).

Schlaf

Salmon, A.: Le rôle des corrélations cortico-diencéphaliques et diencéphalo-hypophysaires dans la régulation de la veille et du sommeil. Presse méd. 45, 509 (1937).
Serota, H. M.: Temperature changes in cortex and hypothalamus during sleep. J. neurophysiol. (Am.) 2, 42 (1939).

Wachen

Salmon, A.: Le rôle des corrélations cortico-diencéphaliques et diencéphalo-hypophysaires dans la régulation de la veille et du sommeil. Presse méd. 45, 509 (1937).

Rheumatismus und vegetatives Nervensystem

Allgemeines

Bélak, S.: Spastische und dilatatorische Hyperergie mit Berücksichtigung des Rheumaproblems. Wien. med. Wschr. Nr. 46, 858 (1942).

Chiari, H.: Über Veränderungen in der Adventitia der Aorta und ihrer Hauptäste im Gefolge von Rheumatismus. Beitr. path. Anat. 80, 336 (1928).

Claussen, F. und *F. Steiner:* Die Bedeutung der Konstitution für die Erkrankung an Gelenkrheumatismus. Verh. dtsch. Ges. inn. Med. 50, 299 (1938).

Fellinger, K.: Erfahrungen über Hypophysentherapie des Rheumatismus. Ref.: Wien. klin. Wschr. 62, 324 (1950).

Fenz, E.: Behandlung rheumatischer Erkrankungen durch Anaesthesie. Dresden-Leipzig: Steinkopff. 1941.

— Frühdiagnostik und Behandlung rheumatischer Erkrankungen. Wien. klin. Wschr. 56, 281 (1943).

Gillmann, Th. und *J. Gillmann:* Speranskys Methode des spinalen Pumpens bei Rheumatismus. Amer. J. med. Sci. Nr. 889. Ref.: Med. Mschr. 1, 90 (1947).

Glahn, W. C. und *A. M. Pappenheimer:* Spastische Veränderungen der Gefäße beim Rheumatismus. Amer. J. Path. 2, 235 (1926).

Hubble, D. v.: The nature of the rheumatic child. Brit. med. J. 121 (1943).

Keith, J. D.: Over-stimulation of vagus nerve in rheumatic fever. Quart. J. Med. 7, 29 (1938).

Klinge, F.: Pathologische Anatomie und Histologie des Rheumatismus. Z. Rheumaforsch. 6, 1 (1943).

Ory, M.: Des affections rheumatismales. Rev. thér. Meurice. Nr. 10, 11, 12. Ref.: Z. Rheumaforsch. 6, 489 (1943).

Pero, C.: L'istamine intradermica nella terapia della sciatica e di altre affezione reumatiche. Suo meccanismo d'azione. Rass. Neuroveg. 1, 123 (1938).

Schmengler, F. E.: Über die Wirkung der Fieberschockbehandlung akuter rheumatischer und allergischer Krankheitsbilder und ihre Bedeutung für die Theorie des akuten Rheumatismus. Klin. Wschr. 27, 627 (1949).

Sigg, K.: Die Infiltrationsanaesthesie bei rheumatischen Erkrankungen, peripheren Durchblutungsstörungen und bei Distorsionen. Schweiz. med. Wschr. 773 (1947).

Speranski, A. D.: Contribution à l'étude de la pathogénie du rheumatisme. IV. internationaler Kongreß gegen den Rheumatismus, Moskau 1934. Ber. u. Mitt. herausgg. v. Konchalosky und Danishevski, Moskau-Leningrad. 105, 1936.

Trauner, L.: Zur Aetiologie und Therapie der rheumatischen Erkrankungen, mit Rücksicht auf das vegetative Nervensystem. Arch. med. Hydrol. (Brit.) 16, 67 (1938).

— Zur neuzeitlichen Betrachtungsweise der Schwefelbehandlung rheumatischer Erkrankungen. Balneologe 9, 243 (1942).

Röntgen und vegetatives Nervensystem

Allgemeines

Rahm, H.: Über Röntgenspätschädigungen. Ref.: Zbl. Chir. 51, 154 (1924).

Seligman, B.: Epilepsy associated with pituitary disturbance: response to x-ray therapy. Radiology 29, 723 (1937).

Arteriographie

Perrotti, G.: L'azione della simpatectomia lombare nel fattore vasospasmo nell'endoarterite obliterante giovanile documentata dall'arteriografia. Riforma med. 975 (1938).

Encephalographie

Bailey, P. and *F. Bremer:* A sensory cortical representation of the vagus nerve, wiht a note effects of low pressure on the cortical electrogram. J. neurophysiol. (Am.) 1, 405 (1938).

Glomus caroticum

Hartmann, H.: Tumeur du corpuscule carotidien, ablation incomplète, radio-thérapie. Guérison. Presse méd. 45 (1937).

Sella turcica

Nobencourt, P. et *J. Haguenau:* Caractères radiologiques du crâne et notam-ment de la selle turcique chez les enfants obèses. Presse méd. 47, 437 (1939).

Sympathikus

Könnecke, W. und *H. Meyer:* Röntgenuntersuchungen über den Einfluß von Vagus und Sympathikus auf Magen und Darm. Mitt. Grenzg. Med. u. Chir. 35, 297 (1922).
Natvig, P.: On the influence of sympathectomy on the Roentgen reaction of rabbits. Acta path. e. microbiol. scand. (Dän.) Suppl. XXVI, 239 (1936).

Therapie

Hartmann, H.: Tumeur du corpuscule carotidien, ablation incomplète, radio-thérapie. Guérison. Presse méd. 45 (1937).

Vagus

Könnecke, W. und *H. Meyer:* Röntgenuntersuchungen über den Einfluß von Vagus und Sympathikus auf Magen und Darm. Mitt. Grenzgeb. Med. u. Chir. 35, 297 (1922).

Rückenmark und vegetatives Nervensystem

Allgemeines

Alajouanine, Th., R. Thurel et *A. Brunelli:* Les douleurs alternes dans les lésions bulboprotubéranielles. Rev. neur. (Fr.) 63, 828 (1935).
Bauereisen, E. und *R. Wagner:* Über die Wirkung der galvanischen Längs-durchströmung auf Reflexerregbarkeit und verschiedene Leitungs-funktionen des menschlichen Rückenmarks. Pflügers Arch. 251, 449 (1949).
Fleisch, A.: Venomotorenzentrum und Venenreflexe. Pflügers Arch. 225, 26 (1930).
Heymans, C.: Über die Einflüsse von Blutdruck und Blutversorgung auf die Aktivität der Atem- und Vasomotorenzentren. Verh. dtsch. Ges. Kreisl.forsch. 10, 54 (1933).
Kuré, K.: Die histologische Darstellung der parasympathischen Fasern in den hinteren Rückenmarkswurzeln der Lumbalsegmente. Pflügers Arch. 218 (1928).

Kuré, K.: Physiologische und pathologische Bedeutung der parasympathischen Fasern in den hinteren Rückenmarkswurzeln. Klin. Wschr. 3 (1929).

Meyer, H. E.: Über die Beziehungen zwischen Schilddrüse und Zentralnervensystem. Zbl. inn. Med. 58, 209 (1937).

Müller, E.: Die Erkrankung des Rückenmarks. In: Mohr-Stähelin: Hdb. inn. Med. V, 1926.

Sakurai, T.: Extrapyramidaler Kern und extrapyramidale Fasern im Accessorius und Hypoglossus. Mitt. med. Ges. Tokyo 51, 1301 (1937).

Spiegel, E.: Die zentrale Lokalisation autonomer Funktionen. Z. Neur. 21, 297 (1920).

Stöhr, Ph. jun.: Beobachtungen über die Innervation der Pia mater des Rückenmarks und der Telae choriodeae bei Menschen. Z. Anat. 64, 555 (1922).

Trumble, H. C.: Strategic points in lumbar and sacral outflows of autonomic nervous system: sympathetic denervation of lower limbs. Med. J. Austral. 2, 958 (1937).

Encephalomyelitis

Pette, H.: Das Problem der Entmarkungsencephalomyelitiden in dynamischer Betrachtung. Klin. Wschr. 25, 897 (1947).

Experimentelles

Hermann, N., F. Jourdan, G. Morin et *J. Vial:* Utilisation du chien „sans moelle" comme réactif d'étude pour la physiologie et la pharmacologie de la médullosurrénale. Ann. Physiol. (Fr.) 13, 1012 (1937).

— Etude des propriétes adrénalino-sécrétrices de l'acétylcholine. Relation d'expériences effectuées à l'aide de la technique du „chien sans moelle". Arch. internat. Pharmacodynam. 57, 403 (1937).

— Les régulations périphériques chez le chien sans moelle; fonctions digestives. Arch. internat. Physiol. 45, 461 (1937).

Halsmark

Karplus, J. P. und *A. Kreidl:* 3. Mitt. Sympathische Leitung in Gehirn und Halsmark. Pflügers Arch. 143, 109 (1913).

Liquor

Adam, H. M., R. A. McKail, S. Obrador and *W. C. Wilson:* Acetylcholine in the cerebrospinal fluid. J. Physiol. (Brit.) 93, 45 (1938).

Poliomyelitis

Stein, F.: Pathologisch-anatomische Erfahrungen bei der Poliomyelitis nach Einführung der „Eisernen Lunge". Ärztl. Wschr. 1, 1129 (1947).

Querschnittsläsion

Brix, W. F. und *H. Strotzka:* Atypische klinische Bilder bei extramedullären raumbeengenden Prozessen. Wien. klin. Wschr. 62, 504 (1950).

Kauders, O.: Amputationsstumpf und Phantomglied bei spinalem Querschnittssyndrom. Wien. klin. Wschr. 58, 403 (1946).

Lhermitte, J. et *Ph. Pagniez:* Syndrome de section complète de la moelle dorsale datant de 10 ans consécutive à un traumatisme rachidien remontant à l'age de 3 ans. Presse méd. 30 (1922).

Lohmeyer, K.: Beobachtungen am Krankenbett bei totaler Querschnittslähmung. Med. Klin. 14, 293 (1946).

Schulte, W.: Die Psyche der Rückenmarksquerschnittverletzten. Nervenarzt Nr. 1 (1947).

Vasomotorische Reflexe

Saltó, Z.: Physiologischer Nachweis der spinal-parasympathischen vaso-dilatatorischen Fasern. Mitt. med. Ges. Tokyo **52**, 827 (1938).

Tabes

Exner, A.: Die Vagotomie bei gastrischen Krisen. Verh. Ges. dtsch. Natur-forsch. u. Ärzte. Wien. 1913.

Full, H. und *L. V. Friedrich:* Magengeschwür und Tabes. Münch. med. Wschr. **69**, 1246 (1922).

Gaza, W. v.: Über Kommunikationsdurchschneidung bei gastrischen Krisen. Ref.: Münch. med. Wschr. **72** (1925).

Leriche, R.: Traitement chirurgical des crises gastriques du tabès. Verh. Ber. franz. Chir. Kongr. 466 (1912).

— Des douleurs provoquées par l'excitation du bout central des grands splanchniques (douleurs cardiaques, douleurs pulmonaires) au cours des splanchnicotomies. Presse méd. **45**, 971 (1937).

— et *P. Dufourt:* Quatre observations d'élongation du plexus solaire pour crises gastriques du tabès. Lyon chir. **10**, 256 (1913).

Pal, J.: Zur Kenntnis der abdominellen Krisen der Tabiker und ihre Be-ziehungen zur „Aortide abdominale". Med. Klin. **4**, 1790 (1908).

Roux, la: Lésion du système du grand sympathique dans le tabès etc. Thèse. 1908.

Sauvé, L.: Les interventions chirurgicales dans des crises gastriques du tabès. Progr. méd. **42**, 205 (1914).

Shawe, R. C.: The gastric crises of tabes dorsalis and their surgical treat-ment. Brit. J. Surg. **9**, 450 (1921—22).

Stiefler, G.: Die Dupuytrensche Kontraktur als trophische Störung im Symptomenbilde einer Tabes dorsalis. Neur. Zbl. **31**, 39 (1912).

Verletzung

Rehbein, M.: Über Muskelverknöcherung nach Rückenmarksverletzung. Dtsch. Z. Chir. **178**, 60 (1923).

Vordere Wurzeln

Meyer, A. W.: Verlaufen alle sensiblen Fasern in den vorderen Wurzeln? Zbl. Chir. **48**, 1790 (1921).

Tanfani, A.: Sindrome radiculo-simpatica da artrite cervicale cronica. Gi. Psichiatr. **2**, 100 (1932).

Thomas, A. R.: Syndrome sympathico-radiculaire et causalgie. C. r. Soc. Biol. **80**, 868 (1917).

Hintere Wurzeln

Langley, J. N.: Antidromic action. J. Physiol. (Brit.) **57**, 428 (1922).

Lunedei, A.: La questione degli impulsi antidromici e delle fibre centrifughe nella radice posteriore di fronti ai dati della semeiologia. Monit. Zool. Ital. **41**, 48. Suppl. (1931).

Tanfani, A.: Sindrome radiculo-simpatica da artrite cervicale cronica. Gi. Psichiatr. **2**, 100 (1932).

Thomas, A.: Syndrome sympathico-radiculaire et causalgie. C. r. Soc. Biol. **80**, 868 (1917).

Speicheldrüsen und vegetatives Nervensystem

Allgemeines

Anochin, P. und *A. Anochina-Ivanova:* Vasomotorische und sekretorische Reaktion der Speicheldrüse auf Acetylcholin. Pflügers Arch. **222,** 478 (1929).

Baum, W.: Speichelfluß als Symptom elektrischer Reizung im Zwischenhirn und den angrenzenden Gebieten. Helvet. Physiol. Acta. **3,** 21 (1943).

Kohnstamm, O.: Vom Zentrum der Speichelsekretion. Ref.: Anat. Anz. **21,** 362 (1902).

— Der Nucleus salivatorius inf. Neur. Zbl. **22** (1903).

Wang, S. C.: Salivatory center in the medulla of the cat. J. Neurophysiol. (Am.) **6,** 195 (1943).

Glandula submaxillaris

Chauchard, A., B. Chauchard et *P. Chauchard:* Recherches sur les appareils itératifs. Analyse du fonctionnement neurosécrétoire de la glande sous-maxillaire; les modifications de l'excitabilité neurosécrétoire par diverses types d'agents pharmacologiques. Arch. internat. Pharmacodynam. **57,** 241 (1937).

Hitzker, H.: Über den Einfluß der Nervenleitungen auf das mikroskopische Bild der Glandula submaxillaris beim Hunde. Pflügers Arch. **159,** 487 (1914).

Innervation

Langstroth, G. O., D. R. McRae and *G. W. Stavraky:* Study of cat's submaxillary saliva obtained under nerve stimulation or adrenaline administration. Arch. internat. Pharmacodynam. **58,** 61 (1938).

Réthi: Untersuchungen über die Innervation der Gaumendrüsen. Sitz.-Ber. Akad. d. Wissensch., Wien (1903).

Parotis

Leriche, R. und *J. Heitz:* Behandlung der permanenten Parotisfisteln durch die Entnervung der Speicheldrüse. Zbl. Chir. **41,** 754 (1914).

Piana, G. A.: Orientamenti neurovegetativi in bambini affetti da mongolismo. Clin. Pediatr. **18,** 613 (1936).

Stella, H. de: Traitement des fistules parotidiennes par la résection du nerf auricolo-temporal. Scalpel (Belg.) 198 (1920).

Sympathikusausschaltung

Gamaleia et *F. Mathieu:* A propos de deux cas de fistule salivaire guéries par la procédé de Leriche. Ann. Mal. Or. etc. **43,** 477 (1924).

Speiseröhre und vegetatives Nervensystem

Allgemeines

Collet, F. J.: Réflexe oesophago-vasomoteur. Bull. Acad. Méd., Par. **88,** 34 (1922).

— Réflexe oesophago-vasomoteur. J. méd. Lyon **11,** 415 (1930).

Giannoni, A.: Ricerche sulle sensazioni dolorifiche e sui riflessi vasomotori cutanei da stimolazione esofagea nell'uomo. Riv. clin. Med. **34,** 741 (1933).

Lubbers, B. A.: Achalasie der Cardia und Sympathektomie. Schweiz. med. Wschr. **80,** Nr. 11, 285 (1950).

Suda, G.: Über reflektorische Beziehungen zwischen Nase und Verdauungsorganen. Arch. Vdgskrkh. **32,** 13 (1923).

Dilatation

Rosenthal, E.: Über die Beeinflussung der idiopathischen Oesophagus-dilatation. Ther. Ggw. **65**, 346 (1924).

Erweiterung (idiopathische)

Meyer, H.: Entstehung und Behandlung der Speiseröhrenerweiterung und des Kardiospasmus. Mitt. Grenzgeb. Med. u. Chir. **34**, 484 (1922).
Stark, H.: Die Behandlung der spasmogenen Speiseröhrenerweiterung. Münch. med. Wschr. **71**, 334 (1924).
Thieding, Fr.: Über Kardiospasmus, Atonie und „idiopathische" Dilatation der Speiseröhre. Bruns' Beitr. **121**, 237 (1921).

Innervation

Grewing, R.: Die Innervation der Speiseröhre. Z. angew. Anat. **5**, 327.
Guns, P.: La sensibilité oesophagienne. Ann. Soc. Sci. Brux., Serie C (1927) und Arch. Mal. Appar. digest. (Fr.) **18**, 370 (1928).
Okamura, Ch.: Über die Darstellung des Nervenapparates in der Speiseröhrenwand mittels der Vergoldungsmethode. Z. mikrosk.-anat. Forsch. **37**, 128 (1935).

Kardiospasmus

Meyer, H.: Entstehung und Behandlung der Speiseröhrenerweiterung und des Kardiospasmus. Mitt. Grenzgeb. Med. u. Chir. **34**, 484 (1922).
Riese, H.: Über Kardiospasmus. Ref.: Zbl. Chir. **51**, Nr. 39 (1924).
Thieding, Fr.: Über Kardiospasmus, Atonie und „idiopathische" Dilatation der Speiseröhre. Bruns' Beitr. **121**, 237 (1921).

Schmerz

Kraucher, G. K.: Zur Kenntnis des Plummer-Vinson-Syndroms. Ärztl. Wschr. **1**, 598 (1947).
Payne, W. W. and E. P. Poulton: Visceral pain in the upper alimentary tract. Quart. J. Med. **17**, 53 (1923—24).
— Experiments on visceral sensation. I. The relation of pain to activity in the human oesophagus. J. Physiol. (Brit.) **65**, 217 (1927).

Splanchnikusausschaltung und vegetatives Nervensystem

Allgemeines

Leriche, R.: De la section des splanchniques dans le mégacolon non compliqué avec ou sans dolichocolon. Presse méd. **45**, 1851 (1937).
— *J. Kunlin* et *F. Froehlich:* Infiltrations novocainiques du sympathique lombaire et section du splanchnique dans certaines colites spasmodiques. Progr. med. **67**, 11 (1939).
— *P. Wertheimer* et *P. E. Martin:* Maladie hypertensive traitée par splanchnectomie et surrénalectomie unilatérales gauches. Résultats après quatorze mois. Lyon méd. **161**, 15 (1938).
Ophüls, W.: Gastric ulcera in rabbits following resection of the pneumogastric nerves below the diapharm. J. exper. Med. **8**, Nr. 1 (1906).

Medikamentös

Lemaire, A.: Le problème de la sensibilité viscérale et l'anesthésie des splanchnalgies. Ann. Soc. Sci. Brux. (1928).

Operativ

Antognetti, L.: L'operazione di Pende ed il blocco dello splanchnico sinistro nella cura degli stati ipertensivi. Policlinico **43**, 1011 (1936).
Bouma, N. G.: Zur Frage der Blutdrucksenkung bei der Splanchnikusunterbrechung. Zbl. Chir. **48**, 1326 (1921).

Hermann, H. et *L. Sabadini:* La résection des nerfs splanchniques est-elle légitime comme traitement de l'hypertension artérielle essentielle permanent? Etude critique. Nouveaux resultats experimentaux. Presse méd. 45, 41 (1937).

Leriche, R.: Des douleurs provoquées par l'excitation du bout central des grands splanchniques (douleurs cardiaques, douleurs pulmonaires) au cours des splanchnicotomies. Presse méd. 45, 971 (1937).

Pawlenko, W. A.: Die chirurgische Anatomie des N. splanchnicus. Ref.: Z. org. Chir. 16, 399 (1922).

Sympathikusausschaltung

Allgemeines

Abadie, Ch.: Résection du sympathique cervical comme traitement du goitre exopht. C. r. Soc. Biol. (1909).

— Sympathectomie péri-carotidienne. Presse méd. 28 (1920).

Adson, A. W.: Physiologic effects produced by ablation of autonomic central influences; various forms of sympathectomy in treatment of diseases. Surg. (Am.) 1, 425 (1937).

Calandra: Simpatectomie. Riforma med. 38, 1121 (1922).

Chiari, H.: Über Sympathektomie. Ref.: Zbl. Chir. 49, 1833 (1922).

Cotui, Ch., L. Burstein and *A. M. Wright:* The effect of sympathectomy on the sensitivity to adrenalin of the bronchioles. J. Pharmacol. (Am.) 58, 33 (1936).

Delbet, P.: Sur la sympathectomie. Arch. gén. méd. 3127 (1905).

Doppler, K.: Über Sympathikusausschaltung auf chemischem Wege (mittels Phenol). Med. Klin. 21, 15 (1925).

Ducret, S.: Durchblutungszunahme der Hand nach Sympathikusausschaltung. Lancet 250, 1035 (1949/I). Ref.: Wien. Klin. Wschr. 62, 467 (1950).

Foschini, G.: Über utero-ovariale Sympathektomie. Gazz. Osp. Nr. 112 (1904).

Gasnier, A. et *A. Mayer:* Etude de la perte de poids spontanée du chat sympathectomisé. Ann. Physiol. (Fr.) 13, 605 (1937).

Gomoiu, V.: Chirurgie des Sympathikus. Spital. (Rum.) 41, 54 (1921).

Hahn, O.: Erfahrungen über Sympathektomie. Ref.: Klin. Wschr. 3, 42 (1924).

Hertz: A propos de traitement des troubles trophiques consécutifs à la section du sciatique. Lyon chir. 20, 328 (1923).

Leriche, R. et *J. Heitz:* Des effets physiologiques de la sympathectomie périphériques (réaction thermique et hypertension locale). C. r. Soc. Biol. 66 (1917).

— et *P. Wertheimer:* Etat actuel de la chir. du sympathectomie. J. méd. franç. 10, Nr. 6 (1921).

Liek, E.: Eine ungewollte Sympathektomie und ihre Folgen. Zbl. Chir. 51, 339 (1924).

Nabis, de: De résultats immédiats de la neurotomie sympathique simple, sans resection veineuse, dans les cas d'ulcères variqueux. Verh.Ber. franz. Chir. Kongr. 447 (1921).

Natvig, P.: On the influence of sympathectomy on the Roentgen reaction of rabbits. Acta path. et mikrobiol. scand. (Dän.) Suppl. XXVI, 239 (1936).

Patzschke, W.: Über die Anwendung der Sympathektomie in der Dermatologie. Ref.: Klin. Wschr. 2, 1480 (1923).

Pels-Leusden, Fr.: Über Sympathektomie. Zbl. Chir. 51, 218 (1924).

Pinatelle, L.: Epileptique sympathectomisée pour névralgie de la face et guérie depuis deux mois. Lyon méd. 64 (1906).

Placintianu, G.: Wie sind die guten Resultate der Gewebsheilung zu erkennen bei der Sympathektomie? Spital (Rum.) **43**, 277 (1923).
— Versuche über Wundheilung und Transplantation nach Sympathektomie. Arch. klin. Chir. **128**, 248 (1924).
Proust, R., J. Lhermitte et *de Nabis:* Le rôle de la section des filets sympathiques dans le traitement d'ulcères variqueux etc. Bull. Soc. Chirurgiens, Par. 837 (1921).
Redwitz, E. v.: Aussprache zur Sympathektomie. Ref.: Zbl. Chir. **51**, Nr. 38, (1924).
Schmitt, W.: Zur Wirkungsweise von Sympathikuseingriffen, unter Berücksichtigung der Novocainblockade. Dtsch. med. Wschr. **74**, 1392 (1949).
Seifert, E.: Zur Frage der Sympathektomie. Arch. klin. Chir. **122**, 248 (1923)
Shawe, R. C.: The gastric crises of tabes dorsalis and their surgical treatment. Brit. J. Surg. **9**, 450 (1921—22).
Telford, E. D. and *H. T. Simmons:* Sympathectomy in peripheral arteriosclerosis. Brit. med. J. **4445**, 386 (1946).
Voßschulte, K.: Grundlagen der Schmerzbekämpfung durch Sympathikusausschaltung. Berlin-München: Urban & Schwarzenberg. 1949. Ref.: Wien. klin. Wschr. **62**, 323 (1950).

Angina pectoris

Brüning, Fr.: Die Behandlung angiospastischer Zustände, insbesondere der Angina pectoris, durch Operationen am vegetativen Nervensystem. Arch. klin. Chir. **126**, 484 (1923).
— Über Operationen an den Herznerven bei Angina pectoris. Dtsch. med. Wschr. **49**, 945 (1923).
— Die operative Behandlung der Angina pectoris durch Exstirpation des Hals-Brust-Sympathikus und Bemerkungen über die operative Behandlung der abnormen Blutdrucksteigerung. Klin. Wschr. **2**, 777 (1923).
Coffey, W. B. and *Ph. K. Brown:* The surgical treatment of angina pectoris. Arch. int. med. (Am.) **31**, 200 (1923).
Danielopolu, D.: The pathology and surgical treatment of angina pectoris. Brit. med. J. 553 (1924).
Eppinger, H. und *G. Hofer:* Durchschneidung des N. depressor bei Angina pectoris. Ref.: Klin. Wschr. **2**, 1290 (1923).
Glaser, F.: Die Wirkung der Sympathektomie bei Angina pectoris und Asthma bronchiale. Med. Klin. **20**, 477 (1924).
Halpert, A.: Cervical sympathectomy for angina pectoris. J. amer. Med. Assoc. **82**, 1661 (1924).
Henry, A.: A new method of resecting the left cervico-dorsal ganglion of the sympathetic in angina pectoris. Ir. J. med. Sci. **5**, 157 (1924).
Hesse, E. R.: Die chirurgische Behandlung der Angina pectoris und des Asthma bronchiale. Zbl. Chir. **51** (1924).
Jennings, C. G. and *A. F. Jennings:* Surgical treatment of angina pectoris. Med. J. a. Rec. (Am.) **120**, 311 (1924).
Jonnesko, Th.: Le traitement chirurgical de l'angine de poitrine. Bull. Acad. méd., Par. **85**, 67 (1921).
— Traitement chirurgical de l'angine de poitrine par la résection du sympathique cervico-thoracique. Bull. Acad. méd., Par. **86**, 208 (1921).
— Behandlung der Angina pectoris durch die Resektion des Cervicothorakalteiles des N. sympathicus. Progr. Clin. 318 (1922). Ref.: Z. org. Chir. **20**, 64 (1923).
— La résection du sympathique dans l'angine de poitrine. Presse méd. **31**, 517 (1923).
Kappis, M.: Die operative Behandlung der Angina pectoris. Med. Klin. **19**, 1658 (1923).

Kodama, S.: A further report on the effect of stimulation of the sensory nerves upon the rate of liberation of epinephrine from the suprarenal glands. Tôhoku J. exper. Med. (Jap.) 4, 465 (1924).

Lewit, W. S.: Sympathectomia cervicalis als palliative Operation bei Angina pectoris. Münch. med. Wschr. 71, Nr. 50 (1924).

Littauer, E.: Zur Frage der zervikalen Sympathektomie bei Angina pectoris. Dissertation, Berlin 1923.

Mackenzie, J.: A critique of the surgical treatment of angina pectoris. Lancet 207, 695 (1924).

Odermatt, W.: Die chirurgische Behandlung der Angina pectoris. Ref.: Zbl. Chir. 50, 1577 (1923) und Dtsch. Z. Chir. 182, 341 (1923).

Paliard, F., J. Viallier et *B. Muller:* Un cas d'angine de poitrine traité chirurgicalement, mort subite trois semaines après la stellectomie. Lyon méd. 159, 672 (1937).

Pleth, V.: Cervical sympathectomy as a means of stopping the pain of angina pectoris. Amer. J. Surg. 36, 300 (1922).

Raney, R. B. and *K. H. Abbot:* Surgical treatment of angina pectoris and Raynaud's disease. Bull. Los Angeles Neur. Soc. 2, 66 (1937).

Reid, M. R. and *G. Eckstein:* Sensory disturbances following sympathectomy for angina pectoris. J. amer. Med. Assoc. 83, 114 (1924).

— and *A. Friedlaender:* Sympathectomy for angina pectoris. J. amer. Med. Assoc. 83, 113 (1924).

Sénsque, F.: Chirurgische Behandlung der Angina pectoris. Presse méd. 32, 171 (1924).

Staehelin, R. und *Hotz:* Zur operativen Behandlung der Angina pectoris. Klin. Wschr. 2, 1573 (1923).

Wenckebach, K. F.: A lecture on angina pectoris and the possibilities of its surgical relief. Brit. med. J. 809 (1924).

— und *H. Eppinger:* Zur operativen Behandlung der Angina pectoris. Kongr. inn. Med. (1923).

Arterien

Doppler, K.: Über den Effekt der chemischen Sympathikusausschaltung der Hodenarterien. Wien. klin. Wschr. 38, 1327 (1925).

Asthma bronchiale

Brüning, F. und *P. Jungmann:* Zur chirurgischen Behandlung des Asthma bronchiale. Klin. Wschr. 3, 399 (1924).

Frey, E. K.: Herznervenwirkung und chirurgische Behandlung des Asthma bronchiale. Münch. med. Wschr. 71, 603 (1924).

Generisch, A. v.: Die Exstirpation des Halssympathikus bei Asthma bronchiale. Klin. Wschr. 3 (1924).

Glaser, F.: Die Wirkung der Sympathektomie bei Angina pectoris und Asthma bronchiale. Med. Klin. 20, 477 (1924).

Hartung, H.: Sympathikusresektion bei Asthma bronchiale und Muskelatrophie. Zbl. Chir. 51, 2300 (1924).

Heine, L.: Zur Sympathektomie bei Asthma bronchiale. Ref.: Zbl. Chir. 51, 862 (1924).

Hesse, E.: Die chirurgische Behandlung der Angina pectoris und des Asthma bronchiale. Z. org. Chir. 29, H. 6 (1924) (Ref.).

— Die chirurgische Behandlung der Angina pectoris und des Asthma bronchiale. Zbl. Chir. 51 (1924).

Kaess, F. W.: Zur operativen Behandlung des Asthma bronchiale. Verein. niederrhein.-westfäl. Chir. (1924).

Kümmell, H.: Zur chirurgischen Behandlung des Asthma bronchiale. Arch. klin. Chir. 127, 716 (1923).

— Über die Behandlung des Asthma bronchiale durch Exstirpation des Halssympathikus. Ref.: Klin. Wschr. 2, 1480 (1923).

Kümmell, H.: Die operative Heilung des Asthma bronchiale. Klin. Wschr. 2, 1825 (1923).
— Weitere Erfahrungen über Halsganglienexstirpation bei Asthma. Ref.: Klin. Wschr. 3, 859 (1924).
— Weitere Erfahrung über operative Behandlung des Asthma bronchiale. Ref.: Zbl. Chir. 51, 898 (1924).
Läwen, A.: Resektion des Halssympathikus wegen Asthma bronchiale. Ref.: Klin. Wschr. 3, 860 (1924).
Witzel, O.: Das chirurgische Experiment der einseitigen Exhairese des Halssympathikus bei Asthma bronchiale. Ref.: Zbl. Chir. 51, 1238 (1924).

Basedowsche Erkrankung

Chalier, A.: Résultat eloigné de la sympathectomie cervicale bilatérale chez une basedowienne. Rev. Chir. (Fr.) 44, 193.
— Résultats des interventions dirigées sur le sympathique cervical dans la maladie de Basedow, selon la méthode du professeur Jaboulay. Prov. méd. (Fr.) 26 (1913).
Klose, H. und *A. Hellwin:* Ist die Resektion des Zervikalsympathikus eine zielbewußte Basedowoperation? Klin. Wschr. 2, 627 (1923).
Lenormant, C.: Traitement chirurgical du goitre exophtalmique. Verh.Ber. franz. Chir. Kongr. 82 (1910).
Mauclaire, P.: Traitement de la maladie de Basedow par la sympathectomie périartérielle. Presse méd. 29, 388 (1921).
Reclus, P.: Résection bilatérale du grand sympathique cervical dans le goitre exophtalmique. Bull. Acad. méd., Par. 37, 780.
Reinhard, W.: Die Sympathikus-Ganglionexstirpation bei Morbus Basedowi. Dtsch. Z. Chir. 180, 177 (1923).
Tschermak, A.: Operationen am Sympathikus bei Morbus Basedowi, Epilepsie und Glaukom. Med. Ges. Magdeburg, 24. 10. 1901.

Ganglion stellatum

Gehuchten, P. van: Les connexions centrales du nerf vestibulaire. Ref. neur. (Fr.) 32, 1071 (1925).
Pipkorn, U.: Die temporäre Stellatum-Blockade als poliklinische Behandlungsmethode. Dtsch. med. Wschr. 74, 37 (1949).
Stübinger, H. G. und *W. Busse:* Die Behandlung der Angina pectoris mit der Novocainblockade des Ganglion stellatum unter Berücksichtigung der Befunde am EKG. Dtsch. med. Wschr. 74, 546 (1949).

Gangrän

Brüning, F.: Über Dauererfolge und Mißerfolge der periarteriellen Sympathektomie, insbesondere ihre Ausführung bei der arteriotischen Gangrän. Klin. Wschr. 2, 923 (1923).
Calandra: La simpatectomia vasale nella gangrena presenile. Ann. ital. Chir. 1, 981 (1922).
— La simpatectomia vasale nella gangrena senile. Arch. ital. chir. 6, 696 (1924).
Chastenet de Gréy: La cause et le traitement préventif du sphacèle postopératoire dans les gangrènes séniles. Gaz. Hôp. 94, 1205.
Kümmell, H.: Operative Behandlung der Raynaud'schen Krankheit mit periarterieller Sympathektomie. Ref.: Z. org. Chir. 19, 418 (1923).
Schamoff, W. N.: Von der periarteriellen Sympathektomie bei Gangraena spontanea. Verh. 15. russ. Chir. Kongr. 28 (1922).
— Zur Frage der periarteriellen Sympathektomie bei Spontangangrän. Westnik Chir. pogranitschn. obl. 1, 183 (1922).
Sicard, J. A. et *J. Forestier:* Sympathectomie dans le syndrôme asphyxique de Raynaud. Ref.: Presse méd. 29, 48 (1921).

Glaukom

Angelucci, A.: Der Einfluß der Exstirpation des Sympathikus auf die Heilung des Glaukoms. Verh. Ber. 13. int. med. Kongr., Par. 12, 193 (1900).

Dodd, W. J.: Resektion des oberen Halsganglions des Sympathikus bei Glaukom. Lancet (1901).

Grunert, K.: Operation des Halssympathikus bei Glaukom. Verh. dtsch. ophthalm. Ges. Heidelberg (1900).

Mohr, M. und *K. Grunert:* Beiträge zur Exstirpation des Ganglion cervicale suprenum nervi sympathici bei Glaukom. Klin. Mbl. Augenhk. 38, 159 (1900).

Peugniez, P.: Un cas de résection du ganglion supérieur du sympathique cervical pour glaucome hémorragique. Verh.Ber. franz. Chir. Kongr. 385 (1901).

Tschermak, A.: Operationen am Sympathikus bei Morbus Basedowi, Epilepsie und Glaukom. Med. Ges. Magdeburg, 24. 10. 1901.

Ziehe, M. und *T. Axenfeld:* Sympathikusresektion beim Glaukom. Slg. Abh. Augenhk. 4, H. 1 und 2 (1901).

Hypertonie

Molitch, M. and *J. P. Sullivan:* Effect of benzedrine sulfate on children taking new Stanford achievement test. Amer. J. Orthopsychiatry 7, 519 (1937).

Kausalgie

Agata, G. d': Neurolisi del plesso brachiale e simpatectomia periarteriosa dell'omerale in un caso di paralisi del plesso brachiale e sindrome causalgica per ferita di querra. Chir. Org. Movim. 3, 55 (1919).

Ayala, M.: Douleur sympathique et douleur viscérale. Ref.: Rev. neur. (Fr.) 68, 222 (1937).

Belizki, J. M.: Über operative Behandlung der Kausalgie. Permski Mediz. J. Nr. 3/5, 37 (1923).

Grindbarg, A. G.: Die Sympathektomie bei der Kausalgie und bei anderen Krankheiten. Verh.Ber. Ärztekongr. d. Wolgageb., Kasan 255 (1923).

Grünberg: Die Lerichesche Operation bei der Kausalgie. Kasanski Medez. J. 19, 50 (1923).

Platon, O.: Sympathectomie périartérielle pour causalgie. Arch. franco-belg. Chir. 25, 226.

— Les résultats éloignées de dix-neuf sympathectomies périartérielles pour douleurs causalgiques. Ref.: Bull. Soc. Chirurgiens, Par. 47, 433 (1921).

Singer, G.: Sympathektomie bei Kausalgie. Med. Klin. 19, 123 (1923).

Turbin, W.: Die periphere Sympathektomie nach Leriche in schweren Fällen von Kausalgie. Klinitsch. Med. 1, 1.

Turco, A.: Un caso di causalgie tratto con la decorticazione dell'arteria. Policlinico 28, 127 (1921).

Uspenskaja, W. E.: Beiträge zur Klinik der Kausalgie und über die Erfolge des chirurgischen Eingriffes bei derselben. Sborn. Stat. neuropath. Moskwa. 127 (1923).

Villard: Sympathectomie périartérielle contre les douleurs causalgiques. Thèse Lyon (1920).

Knochenatrophie

Felix: Heilung von Knochenlücken nach Sympathikusausschaltung. Zbl. Chir. 51 (1924).

Heymans, C.: Osteoporosis relleved by sympathectomy. Report of a case. J. amer. Med. Assoc. 82, 1333 (1924).

Lehmann, W.: Zur Frage der neurotischen Knochenatrophie, insbes. der nach Nervenschüssen. Bruns' Beitr. 107, 605 (1917).

Mal perforant

Gaudier, H.: Über einen mit Sympathektomie behandelten Fall von Mal perforant an der Fußsohle. Rev. internat. Med. et Chir. 34, 151 (1923).

Leriche, R.: Résultat éloigné (3 ans et 3 mois) d'une sympathectomie périfémorale pour maux perforants plantaires après section dur sciatique. Presse méd. 31, 76 (1923).

Milko, W.: Über die Behandlung des malum perforans pedis und über die Sympathektomie. Orv. Hetil. (Ung.) 68, 101 (1924).

Rhenter, J.: La dénudation de la fémcrale dans le traitement de mal perforant plantaire. Ref.: Lyon méd. 107, 977 (1906).

Wolfes: Mal perforant durch Sympathektomie in drei Wochen geheilt. Ref.: Dtsch. med. Wschr. 49, 1071 (1923).

Phlebitis

Leriche, R.: Essai de traitement chirurgical des suites éloignées des phlébites du membre inférieur. Presse méd. 31, 309 (1923).

Reynald dos Santos: Syndrome causalgique après phlébite de la veine axillaire. Résection du ganglion étoilé. Guérison. Presse méd. 45, 573 (1937).

Speichelfistel

Gamaleia et F. Mathieu: A propos de deux cas de fistule salivaire guéries par la procédé de Leriche. Ann. Mal. Or. etc. 43, 477 (1924).

Sympathicus cervicalis

Dworacek, H.: Klinische Erfahrungen über die Hals-Sympathikusblockade bei Ohrkrankheiten. Wien. klin. Wschr. 61, 613 (1949).

Köhler, W. und E. Langer: Die Halssympathikusausschaltung in der Epilepsie-Behandlung. Dtsch. med. Wschr. 13 (1950).

Sympathicus lumbalis

Anselmino, K. J.: Behandlung der Thrombophlebitis mit Novocainblockade der lumbalen sympathischen Grenzstränge. Dtsch. med. Wschr. 37, 38 (1947).

— Über die Heilungsaussichten schwerer Stuhlverstopfung durch Novokaininfiltration der lumbalen sympathischen Grenzstränge. Dtsch. med. Wschr. 72, 641 (1947).

Leriche, R., J. Kunlin et F. Froehlich: Infiltrations novocainiques du sympathique lombaire et section du splanchnique dans certaines colites spasmodiques. Progr. méd. (Fr.) 67, 11 (1939).

Sympathicus thoracalis

Lazorthes, G.: Technik der Alkoholbehandlung der ersten Thorakalganglien. Ihre Anwendung in der Behandlung der Angina pectoris. Presse méd. 45, 517 (1947).

Sympathikuschemie

Allgemeines

Bacq, Z. M.: Arterenol as possible sympathetic hormone. J. Pharmacol. (Am.) 62, 37 (1938).

— Phénolases et excitation sympathique. C. r. Soc. Biol. 126, 1268 (1937).

Barbieri: Le système du grand sympathique ne possède pas la même composition chimique que le tissu nerveux axial et les nerfs crâniens ou spinaux. C. r. Acad. Sci. Par. 157, Nr. 1 (1913).

Bietti, G.: Ricerche sul mecanismo d'azione di sostanze simpaticotrope sul seno luminoso. Boll. Ocul. 17, 279 (1938).

Binet, L. et *D. Kolher:* Action de quelques sympatholytiques sur les effets vasculaires de l'histamine. C. r. Soc. Biol. 135, 345 (1941).

Chauchard, A., B. Chauchard et *P. Chauchard:* Influence des agents sympatholytiques sur l'excitabilité dans le domaine du système nerveux autonome. Ann. Physiol. (Fr.) 13, 981 (1937).

Chauchard, P.: Influences des agents sympatholytiques sur l'excitabilité de l'appareil neuromoteur de la membrane nictitante du chat. C. r. Soc. Biol. 126, 844 (1937).

Frommel, E. und *I. Beck:* Die Bedeutung des Sympathikus für den vasomotorischen Coramineffekt. Schweiz. med. Wschr. 80, 13 (1950).

Gaupp, R., jun.: Die Neurosekretion des Sympathikus. Z. Neur. 160, 357 (1937).

Greer, C. M., J. O. Pinkston, J. H. Baxter jun. and *E. S. Brannon:* Norepinephrine β-(3, 4-dihydroxyphenyl)-(β-hydroxyethylamine) as a possible mediator in sympathetic division of autonomic nervous systems. J. Pharmacol. (Am.) 62, 189 (1938).

Holtz, P.: Sympathin-chemische Übertragung sympathischer Nervenerregungen. Klin. Wschr. 28, H. 9/10 (1950).

Manoiloff, E. O.: Weitere Erfahrungen über die Unterscheidung des Nervensystems, insbesondere des N. vagus vom Sympathikus auf chemischem Wege. Wien. klin. Wschr. 49, 1524 (1936).

Meier, R.: Differenzierung der Wirkung der sympathikotropen Pharmaka. Ref.: Dtsch. med. Wschr. 72, 42 (1947).

Rasmussen, T. B. und *A. A. Alessi:* Chemische Methode zur Erzeugung einer prolongierten Sympathikus-Parese. Surg. (Am.) 20, 360 (1946).

Wardenburg, P. K.: Über ungleiche Färbung bei Lähmung des N. sympathicus. Ndld. Tschr. Geneesk. 64, 258 (1920).

Wiedhopf, O.: Über die elektive Empfindlichkeit der sympathischen Nervenfasern gegen Lokalanaesthetika. Münch. med. Wschr. 71, 1537 (1924).

Sympathikuschirurgie

Allgemeines

Bégouin: Traitement chirurgical de la névralgie faciale. Verh-Ber. franz. Kongr. 789 (1908).

Borchardt, A.: Zur chirurgischen Behandlung der Angina pectoris. Arch. klin. Chir. 127, 212 (1923).

Braizeff, W.: Zur Frage der chirurgischen Behandlung der Kausalgie. Medizinski J. 1, 684 (1921).

Brüning, F.: Die Chirurgie des vegetativen Nervensystems. Med. Klin. 19, 671 (1923).

— und *O. Stahl:* Die Chirurgie des vegetativen Nervensystems. Monographie. Berlin: Julius Springer. 1924.

Chaton, M.: Ulcus de la petit courbure traité par la sympathectomie. Soc. chir. Par. 12. 7. 1922.

Curtis, B. F.: Thyroidectomy and sympathectomy for exophthalmic goiter. Ann. Surg. 38, 161 (1903).

Doppler, K.: Über Technik und Effekt der Sympathikodiaphthterese. Wien: Urban & Schwarzenberg. 1928.

Egorow, B. G.: Histologische Veränderungen in den Gefäßwänden nach der Lericheoperation. Zbl. Chir. (1924).

Felix: Heilung von Knochenlücken nach Sympathikusausschaltung. Zbl. Chir. 51 (1924).

Flaxmann, N.: Sympathikus-Chirurgie. Vergleich zwischen der Sterblichkeit bei konservativer und bei chirurgischer Behandlung. Ref.: Dtsch. med. Wschr. 72, 207 (1947).

Flörcken, H.: Kritische Beiträge zur operativen Behandlung der Angina pectoris und des Asthma bronchiale. Arch. klin. Chir. **130**, 68 (1924).

Forster, E.: Behandlung der Epilepsie durch Sympathektomie. Münch. med. Wschr. **70**, 1114 (1923).

Fort, le: Sympathectomie humérale. Bull. Soc. Chirurgiens Par. **43**, 521 (1917).

Gariepy, U.: Chirurgie sympathique. Neurotrophoses et algies posttraumatiques de l'ouvier. Un. méd. Canada. **65**, 630 (1936).

Jaboulay, M.: Chirurgie du grand sympathique et du corps thyroide. Lyon 1900.

— Cliniques chirurgicales B. I. Grand sympathique et corps thyroide. Paris: Maloine. 1902.

Jenckel: Über Sympathektomie. Ref.: Zbl. Chir. **51**, 897 (1924).

Jianu, J.: Beiträge zur Sympathikuschirurgie. Spital (Rum.) **41**, 312 (1921).

Jonnesko, Th.: Traitement chirurgicale du goitre exophthalmique par la sympathectomie. Franz. Chir. Kongr. Verh.Ber. 159 (1910).

Kappis, M.: Weitere Erfahrungen mit der Sympathektomie. Klin. Wschr. **2**, 1441 (1923).

— Über Sympathektomie. Ref.: Zbl. Chir. **50** (1923).

— Die Chirurgie des Sympathikus. Erg. inn. Med. **25**, 561 (1924).

Koppermann, E. und *L. Walz:* Elektrokardiogrammveränderungen bei Hypertonikern vor und nach Sympathikusoperation. Verh. dtsch. Ges. Kreisl.forsch. 15. Tagung. 236 (1949).

Lauwers: Versuche der Sympathektomie auf intraarteriellem Weg. Mém. Acad. Chir. Par. **72**, 210 (1946).

Lemoine: La chirurgie du sympathique. J. neur. (Fr.) **6**, 101 (1923).

Leriche, R.: Trépanation pour méningite séreuse enkystée après sympathectomie péricarotidienne dans un but d'hémostase. Lyon chir. **17**, 392 (1920).

— La résection de sympathique a-t-elle une influence sur la sensibilité périphérique? Rev. Chir. (Fr.) Nr. 10/11, 553 (1922).

— et *P. Wertheimer:* Etat actuel de la chirurgie du sympathectomie. J. med. franc. **10**, Nr. 6 (1921).

Liek, E.: Versuche über Wundheilung nach Sympathektomie. Arch. klin. Chir. **129**, 656 (1924).

— Eine ungewollte Sympathektomie und ihre Folgen. Zbl. Chir. **51**, 339 (1924).

Mandl, F.: Die akute Gefäßkrise nach Sympathikusoperationen. Wien. klin. Wschr. **61**, 449 (1949).

— Sympathikus-Chirurgie. Paracelsus „Chi". (1949).

Markoff, J.: Doppelseitige Resektion der Nn. pudendi interni bei Pruritus vulvae. Russki gynaek. Westnik. **1**, 183 (1923).

Mellick, J.: Successful termination of pregnancy following bilateral sympathectomy. Amer. J. Obstetr. **37**, 334 (1939).

Muller, G. P.: Surgical relations of the sympathetic nervous system. Ann. Surg. **77**, 641 (1923).

Papilian, V. et *H. Cruceanu:* L'influence de la sympathectomie double sur les mouvements respiratoires. J. Physiol. (Brit.) **25**, 361.

Reisinger: Über Röntgengeschwüre und Beingeschwüre und deren Behandlung durch Sympathektomie. Klin. Wschr. **3**, 94 (1924).

Richter, C. P. and *M. Levine:* Sympathectomy in man; its effects on the electrical resistance of the skin. Arch. Neur. (Am.) **38**, 756 (1937).

Riechert, T.: Der heutige Stand der Indikationsstellung in der Sympathikuschirurgie. Dtsch. med. Wschr. **72**, 629, 672 (1947).

Rilva, V. C.: La anesthesia simpatica en chirurgia gastrica. Rev. espan. Med. y Chir. **4** (1921).

Seifert, E.: Zur Frage der Sympathektomie. Arch. klin. Chir. **122**, 248 (1921).

Seifert, E.: Über Sympathektomie und trophische Geschwüre. Zbl. Chir. **49**, 1833 (1922).

Schmitt, W.: Haben Sympathikusoperationen bei der Angina pectoris noch eine Berechtigung? Z. inn. Med. **3**, 575 (1948).
— Zur Wirkungsweise von Sympathikuseingriffen unter besonderer Berücksichtigung der Novocainblockade. Dtsch. med. Wschr. **74**, 1392 (1949).

Schulze-Berge: Sympathektomie wegen Epilepsie. Verein. niederrhein.-westf. Chir. 22. März 1924.

Schwarz, M. A.: Über Sympathektomie. Bull. Soc. Chirurgiens Par. **12** (1924).

Stahl, O.: Beobachtungen an Gefäßen nach Operationen am Sympathikus. Pflügers Arch. **203**, 57 (1924).

Steinthal, C.: Die Ausschaltung des N. sympathicus und des N. vagus nach Stierlin bei Ulcus ventriculi. Zbl. Chir. **47**, 1293 (1920).

Stieda, A.: Zur Sympathektomie. Ref.: Zbl. Chir. **50** (1923).

Terrile, E. e *S. Rolando:* La simpatectomia nella dura della epilessia essenziale. Clin. med. ital. Nr. 1 (1903).

Volkmann, J.: Über einige Zufälle bei der Sympathektomie. Zbl. Chir. **51**, 936 (1924).

Watanabe, T.: Über den Einfluß der doppelseitigen intrathorakalen Sympathiko- und Splanchnotomie auf die motorische Funktion des Magens. Fschr. Roentgenstr. **30**, 512 (1922/1923).

Wertheimer, P., F. Paliard et *P. E. Martin:* Trois observations d'hypertension artérielle permanente traitées chirurgicalement. Lyon chir. **35**, 705 (1938).

White, J. C.: Hyperhidrosis of nervous origin and its treatment by sympathectomy. New. Engld. J. Med. **220**, 181 (1939).

Witzel, O.: Sympathikusoperationen bei der Hemikranie und Epilepsie. Zbl. Chir. **51**, 1004 (1924).

Zinner, N.: Zur Sympathektomie. Diskussion. Dtsch. Ges. Chir. (1923).

Ganglion stellatum-Exstirpation

Leriche, R. et *R. Fontaine:* Stellectomie double dans l'angine de poitrine; résultat au bout de 9 ans et demi. Arch. Mal. Coeur etc. **31**, 985 (1938).

Thorakale Sympathikotomie

Guttmann, L.: Lähmung des Nervus thoracicus longus mit Sympathikus-Schädigung als Sportverletzung (gleichzeitig ein Beitrag zur Pathophysiologie der Schweißsekretion). Dtsch. Z. Nervenhk. **145**, 83 (1938).

Rosenauer, F. und *F. Scheurecker:* Endoskopische transthorakale Sympathikotomie (Kux) und Intratrachealnarkose. Wien. klin. Wschr. **62**, 411 (1950).

Sympathikusresektion

Allgemeines

Abadie, Ch.: Résection du sympathique cervical comme traitement du goitre exophth. C. r. Soc. Biol. (1909).
— Sympathectomie péri-carotidienne. Presse méd. 28 (1920).

Adson, A. W.: Physiologic effects produced by ablation of autonomic central influences; various forms of sympathectomy in treatment of diseases. Surg. (Am.) **1**, 425 (1937).

Agata, G. d': Neurolisi del plesso brachiale e simpatectomia periarteriosa dell'omerale in un caso di paralisi del plesso brachiale e sindrome causalgica per ferita di guerra. Chir. Org. Movim. **3**, 55 (1919).

Alamartine, H.: Anatomie chirurgicale et chirurgie opératoire des nerfs du corps thyroide. Rev. Chir. (Fr.) **39**, 403.

Hering, E.: Der Karotisdruckversuch. Münch. med. Wschr. 71, 330 (1924).
Kotzareff, A.: Résection partielle du tronc droit du grand sympathique cervical pour hyperidrose unilatérale du même côté. Schweiz. Rdschau 21, 601 (1921).
Ledoux, E.: Un cas d'acrocyanose traité et considérablement amélioré par la sympathectomie humérale. Lyon chir. 21, 182 (1924).
Leriche, R.: La résection de sympathique a-t-elle une influence sur la sensibilité périphérique? Rev. Chir. (Fr.) Nr. 10/11, 553 (1922).
Regard: Retour paradoxal de la sensibilité après résection de filets sympathiques. Rapport par Th. de Marteil. Bull. Soc. Chirurgiens, Par. 619 (1922).
Schlössmann: Sympathektomie bei großem Ulcus cruris. Ref.: Klin. Wschr. 3, 1336 (1924).

Cervicale Sympathikusresektion

Bacon, J.: Resektion des linken oberen Halssympathikus in Lokalanästhesie bei Angina pectoris. J. amer. med. Assoc. 81, 2112 (1923).
Balacescu: Die totale und bilaterale Resektion des Sympathicus cervicalis bei Morbus Basedowi. Arch. klin. Chir. 67, 59· (1902).
— Die totale und bilaterale Resektion des Halssympathikus bei Struma exophthalmica. Rev. Chir. (Rum.) (1901).
Balla, A.: Resektion des Halsteiles des Sympathikus bei Glaukom und Sehnervenatrophie. J. amer. Med. Assoc. 3, 3 (1900).
Braun, H.: Über die Resektion des Halssympathikus bei Epilepsie. Arch. klin. Chir. 64, 715 (1901).
Brown, M. G.: Cervical sympathectomy for angina pectoris. J. amer. Med. Assoc. 80, 692 (1923).
Brüning, F.: Zur Technik der kombinierten Reaktionsmethode sämtlicher sympathischer Nervenbahnen am Halse. Zbl. Chir. 50, 1056 (1923).
Cavazzani, E.: Un caso de resezione del simpatico cervicale per affezione dolorosa dell'arte superiore. Ref.: Zbl. Chir. 47, 1356 (1920).
Chalier, A.: Résultat eloigné de la sympathectomie cervicale bilatérale chez une basedowienne. Rev. Chir. (Fr.) 44, 193 (1924).
— Résultats des interventions dirigées sur le sympathique cervical dans la maladie de Basedow, selon la méthode du professeur Jaboulay. Prov. méd. 26 (1913).
Chiasserini, A.: La simpatectomia cervico-toracica per via anteriore: tecnica operativa. Boll. Accad. med., Roma. 16, Nr. 1—2 (1936).
Chipault: Sur une série des 39 cas de chirurgie du sympathique cervical. Trav. neurol.-chir. 6, 1 (1902).
Delagénière, H.: De la résection du grand sympathique cervical pour névralgie faciale rebelle. Trav. neurol.-chir. 6, 81 (1902).
Donath, J.: Der Wert der Resektion des Halssympathikus bei Epilepsie. Wien. klin. Wschr. 10, 383 (1898).
Drüner, L.: Über die chirurgische Anatomie des Halssympathikus. Dtsch. Z. Chir. 184, 409 (1924).
Ettinger: Die Behandlung der Migräne durch die Sympathectomia cervicothoracica. Rev. Chir. (Fr.) Nr. 8 (1902).
Flörcken, H.: Zur Technik der Resektion des Halssympathikus. Zbl. Chir. 51, 267 (1924).
Gross, D.: Eine Lähmung des rechten Halssympathikus durch Schußverletzung. Münch. med. Wschr. 64, 1093 (1917).
Jonnesko, Th.: La résection du sympathique cervical dans l'épilepsie, le goitre exophthalmique et la migraine. XIII. internat. Kongr., Paris, Verh.Ber. 10, 307 (1900).
— Angine de poitrine guérie par la resection du sympathique cervicothoracique. Bull. Acad. méd., Par. 84, 93 (1920).

Jonnesko, Th.: La résection du sympathique cervico-thoracique. Technique opératoire. Presse méd. 30, 353 (1922).
— und *N. Florescu:* Phénomènes observés après la résection du nerfs sympathiques cervicals chez l'homme. J. Physiol. et Path. gén. 4, 845 (1902).
Klose, H. und *A. Hellwin:* Ist die Resektion des Cervicalsympathikus eine zielbewußte Basedow-Operation? Klin. Wschr. 2, 627 (1923).
Kohler, R. und *G. v. d. Weth:* Die Wirkung der zervikalen Sympathektomie auf die Angina pectoris und die Ausfallserscheinungen nach diesem Eingriff. Z. klin. Med. 99, 205 (1923).
Kümmell, H.: Resektion des linken Halssympathikus und des N. depressor bei Angina pectoris mit schwersten stenokardischen Anfällen. Ref.: Dtsch. med. Wschr. 50, 292 (1924).
Läwen, A.: Resektion des Halssympathikus wegen Asthma bronchiale. Ref.: Klin. Wschr. 3, 860 (1924).
Leriche, R.: Traitement de la lagophthalmie permanente dans la paralysie faciale définitive par la section de sympathique cervical. Presse méd. 27, Nr. 22 (1919).
Lewit, W.: Sympathectomia cervicalis als palliative Operation bei Angina pectoris. Münch. med. Wschr. 71, Nr. 50 (1924).
Littauer, E.: Zur Frage der zervikalen Sympathektomie bei Angina pectoris. Dissertation, Berlin 1923.
Mariani, C.: Fernere Ergebnisse der beiderseitigen Resektion des Halssympathikus bei 9 Kranken mit genuiner Epilepsie. Zbl. Chir. 28 (1901).
Papilian, V. et *H. Cruceanu:* L'influence de la sympathectomie double sur les mouvements respiratoires. J. Physiol. et Path. gén. 25, 361.
— Der Einfluß der beiderseitigen cervicalen Sympathektomie auf die Respirationsbewegungen. Cluj med. 4, 1 (1923).
Pappalardo, G. S.: La resecione del simpatico cervicale nella cura della nevralgia grave del trigemino. Rev. Venata Sci. Med. 34 (1901).
Pleth, V.: Cervical sympathectomy as a means of stopping the pain of angina pectoris. Amer. J. Surg. 36, 300 (1922).
Pupilli, G.: Simpatectomia cervicale e respira. Arch. Fisiol. (It.) 21, 397 (1924).
Puysseleyr, R. de: De l'importance en chirurgie du sympathique cervical des variations anatomiques des organes nerveux, artériels et osseux de la bas du cou. Ann. anat. path. (Fr.) 13, 439 (1936).
Reclus, P.: Résection bilatérale du grand sympathique cervical dans le goitre exophthalmique. Bull. Acad. méd., Par. 37, 780.
Ricard, F.: Epilepsie essentielle et résection du grand sympathique cervical. Gaz. Hôp. 286 (1908).
Schilf, E. und *A. Heinrich:* Das histologische Verhalten der Schilddrüse nach einseitiger Halssympathikusexstirpation. Dtsch. med. Wschr. 49, 1756 (1923).
Sébileau, P. und *A. Schwarz:* Technique de la découverte et de la résection du sympathique cervical. Rev. Chir. (Fr.) 35, 161 (1907).
Smith, F. J. and *R. D. Meclure:* Cervical sympathectomy for the relief of pain. Surg. etc. (Am.) 39, 210 (1924).
Wertheimer, P. et *M. Bérard:* La chirurgie de la chaîne sympathique cervicothoracique. (Technique de Gask et Ross). J. Chir. (Fr.) 51, 31 (1938).
Witzel, O.: Das chirurgische Experiment der einseitigen Exhairese des Halssympathikus bei Asthma bronchiale. Ref.: Zbl. Chir. 51, 1238 (1924).

Lumbale Sympathikusresektion

Albert, F. et *P. Dumont:* La chirurgie du sympathique lombaire. Rev. belge Sci. méd. 8, 445 (1936).
Govaerts, J.: Quelques cas de sympathectomie lombaire. Scalpel (Belg.) 1073 (1936).

Jaboulay, M.: La chirurgie du sympathique abdominal et sacré. Trav. neurol.-chir. Nr. 1 (1900).
Lardennois, G.: Sympathectomies lombaires. Mém. Acad. Chir. Par. 62, 1154 (1936).
Nasi: Sulla resezione del simpatico abdominale. Clin. chir. (It.) Nr. 4 (1901).
Pende, N.: Un nouveau traitement de l'impuissance virile fonctionelle par la sympathectomie lombaire inférieure. Presse méd. 45, 147 (1937).
Perrotti, G.: L'azione della simpaticectomia lombare nel fattore vasospasmo nell'endoarterite obliterante giovanile documentata dall'arteriografia. Riforma med. 54, 975 (1938).

Sakrale Sympathikusresektion

Badulescu, M.: Bilaterale sakrale Sympathektomie (Jonnescus Methode) in der Behandlung der inoperablen Uteruskrebse. Spital (Rum.) 40, 144 (1920).
Jaboulay, M.: La chirurgie du sympathique abdominal et sacré. Trav. neurol.-chir. Nr. 1 (1900).

Thorakale Sympathikusresektion

Alvarez, C.: Neue Gesichtspunkte für die chirurgische Behandlung der Lungentuberkulose mittels thorakaler Sympathektomie. Sem. méd. (Arg.) 27, 733 (1920).
Chiasserini, A.: La simpatectomia cervico-toracica per via anteriore: tecnica operativa. Boll. Accad. Med., Roma, Nr. 1—2, 16 (1936).
Ettinger: Die Behandlung der Migräne durch die Sympathectomia cervico-thoracica. Rev. Chir. (Fr.) Nr. 8 (1902).
Jonnesko, Th.: Angine de poitrine guérie par la resection du sympathique cervico-thoracique. Bull. Acad. méd. (Par.) 84, 93 (1920).
— Rezectia sympaticului-dorsal. Rev. chir. 1 (1921).
— La résection du sympathique cervico-thoracique. Technique opératoire. Presse méd. 30, 353 (1922).
Watanabe, T.: Über den Einfluß der doppelseitigen intrathorakalen Sympathiko- und Splanchnotomie auf die motorische Funktion des Magens. Fschr. Roentgenstr. 30, 512 (1922/1923).
Wertheimer, P. et M. Bérard: La chirurgie de la chaîne sympathique cervico-thoracique. (Technique de Gask et Ross.) J. Chir. (Fr.) 51, 31 (1938).

Ganglion coeliacum

Crile, G. and G. Crile jun.: Blood pressure changes in essential hypertension after excision of celiac ganglion and denervation of carotic plexus. Cleveld. clin. Quart. 3, 268 (1936).
Langeron, L.: Résultats éloignées d'une stellectomie double successive faite pour tachycardie sinusale. Réapparition de la tachycardie au bout de vingt-quatre mois. Apparition de signes angineux. Bull. Soc. méd. Hôp., Par. 53, 987 (1937).
Latarjet, A.: Étude sur les voies d'abord chirurgical du plexus hypogastrique et de son ganglion. Lyon chir. 10 (1913).

Ganglion-Exstirpation

Böttner, A.: Ein durch Exstirpation der sympathischen Halsganglien gebesserter Fall von Angina pectoris bei einem 70jähr. Mann. Ref.: Klin. Wschr. 3, 1150 (1924).
Brunner, A.: Die erfolgreiche Entfernung eines großen Ganglienneuroms des hinteren Mittelfellraumes. Arch. klin. Chir. 129, 364 (1923).
Cavazzani, E.: Sur deux cas de névralgie fasciale traité avec succès par la résection du ganglion cervical supérieur du sympathique. Trav. neurol.-chir. 6, 86 (1902).

Cutler, C. V. and *C. L. Gibson:* Removal of the superior cervical ganglion for the relief of glaucoma, with report of a case. Ann. Surg. **36**, 379 (1902).

Delbet, P.: Résection du ganglion cervical supérieur du grand sympathique pour névralgie faciale rebelle. Arch. gén. Méd. 1976 (1906).

Delrez: Résection du ganglion cervical supérieur dans un cas de migraine. J. belge Chir. (1922).

Dodd, W. J.: Resektion des oberen Halsganglions des Sympathikus bei Glaukom. Lancet (1901).

Henry, A.: A new method of resecting the left cervico-dorsal ganglion of the sympathetic in angina pectoris. Ir. J. med. Sci. **5**, 157 (1924).

Hertel, E.: Über die Folgen der Exstirpation des Ganglion cervicale supremum bei jungen Tieren. Arch. vergl. Ophthalm. **49**, 430 (1911).

Hopkins, S. D.: Preliminary report of the bilateral excision of the superior and middle cervical sympathetic ganglia in five cases of epilepsy. N. Y. a. Philadelph. med. J. Nr. 10 (1904).

Lagrange, F.: Résection du ganglion cervical supérieur du sympathique dans le glaucome. Ref.: Arch. gén. Méd. 1203 (1903).

Masumoto, T.: Untersuchungen über die Bedingungen der nach Karotidenabklemmung auftretenden unregelmäßigen Pulse; der Einfluß der Durchschneidung der beiden Nn. vagi oder der Entfernung der beiden Ganglia stellata. Nagasaki Igakkwai Zasshi (Jap.) **14**, 1149 (1936).

Mohr, M. und *K. Grunert:* Beiträge zur Exstirpation des Ganglion cervicale supremum nervi sympathici bei Glaukom. Klin. Mbl. Augenhk. **38**, 159 (1900).

Montgomery, M. L.: The effect of the ablation of the superior cervical sympathetic ganglia upon the continuance of life. Endocrinology **7**, 74 (1923).

Nowikoff, W. S.: L'ablation du ganglion cervical supérieur du sympathique dans le traitement de la paralysie faciale et comme partie intégrante de l'ablation totale de la parotide. Lyon chir. **21**, 525 (1924).

Peugniez, P.: Un cas de résection du ganglion supérieur du sympathique cervical pour glaucome hémorrhagique. Verh.Ber. franz. Chir. Kongr. 385 (1901).

Poirier: Résection du ganglion supérieur pour le tic douloureux de la face. Arch. gén. méd. 1790 (1903).

Reinhard, W.: Die Sympathikus-Ganglionexstirpation bei Morbus Basedowi. Dtsch. Z. Chir. **180**, 177 (1923).

Sucker: The surgery of the superior cervical sympathetic ganglion. N. Y. med. J. (1900).

Wilder, W. H.: The influence of the resection of the cervical sympathetic ganglia in glaucoma. J. amer. Med. Assoc. **42** (1904).

Ganglion thoracale

Sauerbruch, F.: Die Nekrose einer Lungenhälfte nach Exstirpation eines Ganglioneuroms des Brustsympathikus und ihre allgemein pathologische Bedeutung. Münch. med. Wschr. **70**, 1011 (1923).

Paravertebrale Neurektomie

Gaza, W. v.: Über paravertebrale Neurektomie am Grenzstrang und paravertebrale Injektionstherapie. Klin. Wschr. **3**, 525 (1924).

— Über die isolierte Durchschneidung des Ramus communicans und über die Resektion der paravertebralen Nerven. Dtsch. Ges. Chir. (1924).

— Über Kommunikationsdurchschneidung bei gastrischen Krisen. Ref.: Münch. med. Wschr. **72** (1925).

Grimson, K. S., H. Wilson and *D. B. Phemister:* Early and remote effects of total and partial paravertebral sympathectomy on blood pressure, experimental study. Ann. Surg. **106**, 801 (1937).

Niere

Gibson, T. E.: Present status of renal sympathectomy. J. Ur. (Am.) **36**, 334 (1936).

Phenolpinselung

Cerise, L. et *R. Thurel:* La phénolisation du ganglion sphénopalatin dans les névrites rétrobulbaires. Rev. Ot. etc. (Fr.) **15**, 65 (1937.

Plexus caroticus

Crile, G. and *G. Crile jun.:* Blood pressure changes in essential hypertension after excision of celiac ganglion and denervation of carotic plexus. Cleveld. clin. Quart. **3**, 268 (1936).

Leriche, R.: Trépanation pour méningite séreuse enkystée après sympathectomie péricarotidienne dans un but d'hémostase. Lyon chir. **17**, 392 (1920).

— Des effets de la sympathectomie péricarotidienne interne chez l'homme. Presse méd. **28**, 645 (1920).

— Guérison d'ulcères récidivants d'une cornée hypoesthesique par la sympathectomie péricarotidienne interne. Nature de la kératite neuro-paralytique. Bull. Soc. Chirurgiens, Par. 189 (1922).

Sympathektomie

Allgemeines

Anselmino, K. J.: Erfahrungen mit der Cotteschen Operation und der erweiterten hypogastrischen Sympathektomie; nebst Bemerkungen zur Frage der nervösen Leitungsbahnen des Wehenschmerzes. Ref.: Dtsch. med. Wschr. **72**, 393 (1947).

Bordley, J., M. Galdston und *W. E. Dandy:* Die Behandlung der essentiellen Hypertonie vermittels Sympathektomie. Bull. Johns Hopk. Hosp. (1943).

Brouha, L. and *S. J. G. Nowak:* Vagus and the cardio-accelerator-action of atropine in sympathectomized dogs. J. Physiol. (Brit.) **95**, 439 (1939).

Corcoran, A. C. and *J. H. Page:* Renal blood flow and sympathectomy in hypertension. Arch. Surg. **42**, 1072 (1941).

Evans, J. A.: Sympathektomie bei Sympathikus-Reflexdystrophie (Kausalgie). Bericht über 29 Fälle. J. amer. Med. Assoc. **132**, 11 (1946). Ref.: Dtsch. med. Wschr. **72**, 653 (1947).

Evans, J. A. and *C. C. Bartels:* Results of high dorsolumbar sympathectomy for hypertension. Ann. int. Med. (Am.) **30**, 307 (1949).

Felder, D. A., A. F. Simeon, R. Linton und *C. Welch:* Sympathektomien bei Raynaudscher Erkrankung. Surg. etc. **26**, 1014 (1949).

Jung, A. und *H. Fell:* Arteriographie, Sympathicusinfiltration und Sympathektomie bei Erfrierungsschäden. Dtsch. Z. Chir. **255**, 249 (1942).

Lord, J. W. jun. and *W. Hinton:* Exercise after sympathectomy for hypertension. J. amer. Med. Assoc. **129**, 1156 (1945).

Lubbers, B. A.: Achalasie der Cardia und Sympathektomie. Schweiz. med. Wschr. **80**, 285 (1950).

Plotkin, Th.: Über den Nutzen der Sympathektomie nach Operationen an arteriovenösen Aneurysmen. Ref.: Z. Chir. **30**, 1251 (1942).

Rosenauer, F.: Über den Wert der Sympathektomie bei trophischen Schäden mit Ausschluß der genuinen Durchblutungsstörungen. Wien. klin. Wschr. **62**, 696 (1950).

Schönbauer, L.: Sympathektomie vor Aneurysmenoperationen. Ref.: Z. Chir. **49**, 1767 (1943).

Cervicale Sympathektomie

Chiasserini, A.: Dalla simpatectomia cervicale alla tiroidectomia totale nella cura dell'angina di petto. Boll. Soc. Emiliano-Romagn. Chir. I, H. VI (1935).

Hill, K. R. and **L. Abel:** Partial blindness, with other neurological signs, cured by cervico-dorsal sympathectomy. Proc. Soc. Med., Lond. **32,** 75 (1938).

Humerale Sympathektomie

Leriche, R.: Oedème sur aigue post-traumatique de la main avec impotence fonctionelle complète. Transformation soudaine cinque heures après sympathectomie humérale. Lyon chir. **20,** 814 (1923).

Rochez et **Ferrant:** Sympathectomie périhumérale etc. Paris méd. (1918).

Lumbale Sympathektomie

Blain, A. und **N. Kenneth:** Lumbale Sympathektomie bei Endarteriitis obliterans. Surg. **25,** 950 (1949).

Hinton, W.: Thoracolumbale Sympathektomie bei essentieller Hypertonie. N. Y. State J. Med. **44,** 884 (1944).

Periarterielle Sympathektomie

Agata, G. d': Neurolisi del plesso brachiale e simpatectomia periarteriosa dell'omerale in un caso di paralisi del plesso brachiale e sindrome causalgica per ferita di querra. Chir. Org. Movim. **3,** 55 (1919).

Ahrens, R.: Eine Modifikation der periarteriellen Sympathektomie. Zbl. Chir. **52,** H. 1 (1925).

Aigrot: Trois observations de sympathectomie périfémorale. Lyon chir. **20,** 520 (1923).

Antoianu, M. St. und **C. Stoian:** Periarterielle Sympathektomie. Rev. san. milit. **21,** 24 (1922).

Avoni, A.: Alcuni casi di simpatectomia periarteriosa. Ref. Zbl. Chir. **51,** 1527 (1924).

Bardon, G. et **Mathey-Cornat:** Sympathectomie périartérielle et ulcères variqueux de jambe. Lyon chir. **20,** 694 (1923).

— Sur un cas de plaie torpide et fistuleuse, voluant sur un pied gelé et traité par la sympathectomie périartérielle. Presse méd. **31,** 483 (1923).

— Sympathectomie périfémorale pour ulcerations torpides plantaires chez un paraplégique de guerre. Presse méd. **31,** 668 (1923).

— Douze cas de sympathectomie périartérielle pour ulcères variqueux de jambe. Presse méd. **31,** 740 (1923).

— Sur un nouveau cas de sympathectomie périartérielle pour maux perforants plantaires évoluants sur un pied gelé de guerre. Soc. méd. et chir. Bordeaux, 27. 7. 1923.

Barthélémy: Contusion de l'épaule. Paralysie totale de l'avant-bras et de la main. Sympathectomie périvasculaire. Bull. Soc. Chirurgiens, Par. **44,** 1741 (1918).

Bayer, C.: Zur Adventitiaektomie nach Leriche. Zbl. Chir. **51,** 887 (1924).

Bolo, P. O.: La simpatectomia periarterial en los dolores de la endarteritis obliterans. Bol. Soc. Cir. B. Air. **6** (1922).

Brandenburg, K.: Umfrage über die periarterielle Sympathektomie. Med. Klin. **20,** 532 (1924).

Brüning, Fr.: Zur periarteriellen Sympathektomie. Zbl. Chir. **49,** 1898 (1922).

— Heilung eines trophischen Geschwürs am Fuß durch Exstirpation des periarteriellen sympathischen Nervengeflechtes der Art. fem. Ref.: Z. org. Neur. **31,** 395 (1923).

Brüning, Fr. und *E. Forster:* Die periarterielle Sympathektomie in der Behandlung vasomotorisch-trophischer Neurosen. Zbl. Chir. 49, 913 (1922).
— und *O. Stahl:* Über die physiologische Wirkung der Exstirpation des periarteriellen sympathischen Nervengeflechtes. Klin. Wschr. 1, 1402 (1922); 2, 1298 (1923).
Byrne, J. and *P. S. Herwin:* Anisocoria after bilateral sympathicotomy. Proc. Soc. exper. Biol. a. Med. (Am.) 21, 303 (1924).
Callander, C. L.: Arterial decortication. Ann. Surg. 77, 15 (1923).
— A surgical study of arterial decortication. California State J. med. 20, 346 (1922).
Campbell: A preliminary report on arterial sympathectomy. Including a report of two cases. Surg. etc. (Am.) 38, 81 (1924).
Chaton, M.: A propos de sept sympathectomies périfemorales. Rev. méd. Est. 51, 227 (1923).
Constantini, H.: Ulcère chronique de jambe. Sympathectomie périfémorale. Soc. chir. Par. 22. 2. 1922.
Drevermann, P.: Zur operativen Behandlung trophischer Störungen mit der periarteriellen Sympathektomie. Münch. med. Wschr. 70, 1358 (1923).
Ecot, F.: Sympathectomie périartérielle pour ulcère variqueux. Bull. Soc. Chirurgiens Par. (1921).
Elving: Über periarterielle Sympathektomie. Finska läk. sällsk. Hdl. 65, 422 (1923).
Enderlen, E.: Über Sympathektomie. Ref.: Zbl. Chir. 49, 1833 (1922).
Florescu, A.: Einige Betrachtungen über einen Fall periarterieller Sympathektomie. Cluj med. 3, 279.
Friedrich, H.: Was geht in der Extremität nach der periarteriellen Sympathektomie vor sich? Klin. Wschr. 3 (1924).
Goniard, P., Bardenat et *Piétri:* Les modifications oscillométriques des membres après la sympathectomie périartérielle. Lyon chir. 33, 5 (1936).
Guillemin, A.: A propos de la sympathectomie périartérielle. Rev. méd. Est. 51, 335 (1923).
Gundermann, W.: Über die Behandlung peripherer Röntgenulcera mittels periarterieller Sympathektomie. Bruns' Beitr. 129, 231 (1923).
— Periarterielle Sympathektomie bei Röntgengeschwüren. Ref.: Zbl. Chir. 50, 772 (1923).
— Periarterielle Sympathektomie bei schwerer fistelnder Gelenktuberkulose. Ref.: Zbl. Chir. 50, 1460 (1923).
— Über die Wirkung der periarteriellen Sympathektomie auf schwere Gelenk- und Knochentuberkulosen. Zbl. Chir. 51, 336 (1924).
— Periarterielle Sympathektomie bei Knochen- und Gelenktuberkulose. Zbl. Chir. 52 (1925).
Hahn, O.: Die periarterielle Sympathektomie bei Röntgenulkus. Klin. Wschr. (Ref.) 2, 1524 (1923).
— Periarterielle Sympathektomie wegen Röntgenulkus. Zbl. Chir. 50, 1286 (1923).
— Zur Frage der periarteriellen Sympathektomie. Zbl. Chir. 52 (1925).
Halstead, A. E. and *F. Christopher:* Periarterial sympathectomy. J. amer. med. Assoc. 80, 173 (1923).
Hellwig, A.: Periarterielle Sympathektomie an der Karotis bei Migräne. Arch. klin. Chir. 128, 261 (1924).
Higier, H.: Vasomotorisch-trophische Störungen und deren Heilung mittels periarterieller Sympathektomie. Klin. Wschr. 1, 1208 (1922).
— Zur Frage der Anwendung meiner periarteriellen Sympathektomie bei Endarteritis obliterans mit intermittierendem Hinken und spontaner Gangrän. Z. Neur. 85, 52 (1923).
— Zur Frage der therapeutischen periarteriellen Sympathektomie bei neuromuskulärer Erkrankung. Dtsch. Z. Nervenhk. 75, 9 (1923).

Hirsch, L.: Über die Nervenversorgung der Gefäße im Hinblick auf die Probleme der periarteriellen Sympathektomie. Arch. klin. Chir. **137**, 281 (1924).

Hohlbaum, J.: Die periarterielle Sympathektomie nach Leriche. Zbl. Grenzgeb. Med. u. Chir. **37**, 163 (1924).

Horn, W.: Über periarterielle Sympathektomie bei Sklerodermie. Zbl. Chir. **50**, 831 (1923).

Hybner, L.: La sympathectomie périartérielle en Tchécoslovaquie. Lyon chir. **21**, 542 (1924).

Jakovlievitsch: Traitement de mal perforant par la sympathectomie périartérielle. Lyon chir. **20**, 735 (1923).

Jianu, J.: Considérations sur la sympathectomie périartérielle. Rev. Chir. (Fr.) **43**, 482 (1924).

Kaess, F. W.: Zur periarteriellen Sympathektomie. Klin. Wschr. **3**, 729 (1924).

Kappis, W.: Über Ursache und Behandlung des Malum perforans mit Bemerkungen zur Frage der Sympathektomie. Klin. Wschr. **1**, 2558 (1922).
— Die periarterielle Sympathektomie. Ther. Ggw. **64**, 49 (1923).

Klug, W. J.: Erfahrungen mit der Operation nach Leriche. Ref.: Klin. Wschr. **2**, 2058 (1923).

Kreuter, E.: Gefäßschädigung nach periarterieller Sympathektomie. Zbl. Chir. **50**, 1685 (1923).
— Über die periarterielle Sympathikusresektion. Münch. med. Wschr. **71** (1924).

Krida, A.: Periarterial sympathectomy. J. Bone Surg. (Am.) **6**, 675 (1924).

Kropveld, S. M.: Die periarterielle Sympathektomie. Ndld. Tschr. Geneesk. **68**, 2117 (1924).

Kümmel, H.: Operative Behandlung der Raynaudschen Krankheit mit periarterieller Sympathektomie. Ref.: Z. org. Chir. **19**, 418 (1923).
— Beobachtungen und Erfahrungen an 52 Sympathektomien. Zbl. Chir. **50**, 1434 (1923).
— Resektion des linken Halssympathikus und des N. depressor bei Angina pectoris mit schwersten stenokardischen Anfällen. Ref.: Dtsch. med. Wschr. **50**, 292 (1924).

Küttner, H.: Über periarterielle Sympathektomie. Ref.: Zbl. Chir. **49**, 526 (1922) und Klin. Wschr. **1**, 2114 (1922).

Läwen, A.: Die Anwendung der Nervendurchtrennung nach W. Trendelenburg bei Amputationen und der Operation traumatischer Neurome. Zbl. Chir. **46**, 626 (1919).
— Über die periarterielle Sympathektomie bei der Extremitätentuberkulose. Ref.: Klin. Wschr. **3**, 860 (1924) und Münch. med. Wschr. **71**, 191 (1924).

Langley, J. N.: Bemerkungen zur Lericheschen Operation. Ref.: Klin. Wschr. **2**, 1912 (1923).

Lehmann, E.: Periarterial sympathectomy. Ann. Surg. **77**, 30 (1923).

Lehmann, W.: Die Grundlagen der periarteriellen Sympathektomie usw. Erg. Chir. u. Orthop. **17**, 608.
— Periarterielle Sympathektomie an der A. femoralis. Ref.: Klin. Wschr. **1**, 2019 (1922).
— Zur Wirkungsweise der periarteriellen Sympathektomie. Zbl. Chir. **51**, 838 (1924).

Leriche, R.: De la causalgie envisagé comme une névrite du sympathique et de son traitement par la dénudation et l'excision des plexus nerveux périartériels. Presse méd. **24**, 178 (1916) und Rev. neur. (Fr.) Nr. 1 (1916).
— De la sympathectomie périartérielle et de ses résultats. Presse méd. **25**, 513 (1917).

Leriche, R.: Des effets de la sympathectomie péricarotidienne interne chez l'homme. Presse méd. 28, 645 (1920).
— Traitement de certaines ulcérations spontanées des moignons par la sympathectomie périartérielle. Presse méd. 28, 765 (1920).
— Traitement par la sympathectomie périartérielle de la douleur prémonitoire de la gangrène dans l'endartérite oblitérante. Bull. Soc. Chirurgiens Par. 536 (1921).
— Sur les causes du choc de la sympathectomie périartérielle. Bull. Soc. Chirurgiens Par. 1111 (1921).
— Essai de traitement du kraurosis vulvae par la sympathectomie de l'artère hypogastrique. Bull. Soc. Chirurgiens Par. 1150 (1921).
— De l'action de la sympathectomie périartérielle sur les ulcérations trophiques et de ses indications en parail cas. J. méd. et Chir. prat. 92, 776 (1921).
— A propos des accidents de la sympathectomie périartérielle. Bull. Soc. Chirurgiens Par. 1121 (1922).
— Sur l'étude expérimentale, la technique et quelques indications nouvelles de la sympathectomie périartérielle. Presse méd. 30, 1105 (1922).
— Résultat éloigné (3 ans et 3 mois) d'une sympathectomie périfémorale pour maux perforants plantaires après section du sciatique. Presse méd. 31, 76 (1923).
— Résultat après trois ans d'une sympathectomie périartérielle pour trophoedème du membre inférieur post-traumatique. Lyon chir. 20, 805 (1923).
— et *J. Haour:* La mode d'action de la sympathectomie périartérielle sur la réparation des tissus et la cicatrisation des plaies. Presse méd. 29, 856 (1921).
— et *J. Heitz:* Influence de la sympathectomie périartérielle ou de la résection d'un segment artériel sur les contractions volontaires des muscles. C. r. Soc. Biol. 189 (1917).
— et *A. Jung:* De lablation du ganglion sympathique cervical moyen dans la traitement de la tétanie spontanée. Ann. Endocrin. 1, 465 (1940).
— et *A. Policard:* Etat des capillaires pendant l'excitation du sympathique périartériel chez l'homme. C. r. Soc. Biol. Nr. 40/41 (1920).
— et *P. Wertheimer:* Sur la découverte chirurgicale des rameaux communicantes. Lyon chir. 21, 485 (1924).
Maddren, R. F.: Periarterial sympathectomy. Med. J. Rec. (Am.) 119, 553 (1924).
Makai, E.: Zur Indikation und Art der Wirksamkeit der periarteriellen Sympathektomie. Zbl. Chir. 50, 991 (1923).
Matheis, H.: Zur periarteriellen Sympathektomie bei arteriosklerotischer Gangrän. Zbl. Chir. 50, 309 (1923).
Matons, E.: Periarterielle Sympathektomie. Tod durch Perforation der Arterie. Sem. méd. (Fr.) 29, 98 (1922).
Mauclaire, P.: Traitement de la maladie de Basedow par la sympathectomie périartérielle. Presse méd. 29, 388 (1921).
Meneau, A.: Quelques observations de sympathectomie périartérielle. Thèse Lyon. (1921).
Miginiac: Trois observations de sympathectomie périfémorale. Bull. Soc. Chirurgiens Par. 1061 (1922).
Milko, W.: Perforation der Arteria femoralis nach periarterieller Sympathektomie. Zbl. Chir. 51, 513 (1924).
Mouchet, A. et *A. Guillemin:* Sur les coefficients comparés de cicatrisations consécutives à la section du saphène interne et à la sympathectomie périartérielle. Presse méd. 31, 1053 (1923).
Nichita und *A. Florescu:* Drei Fälle von periarterieller Sympathektomie. Rev. san. milit. 224 (1924).

Pacifico, A.: Importanza di alcuni processi morbosi del rachide cervicale nella patogenesi della sindrome di Dupuytren (retrazione dell'aponeurose palmare). Rass. Neuroveg. 1, 34 (1938).

Papilian, V. et *H. Cruceanu:* Recherches expérimentales sur la sympathectomie périartérielle. Presse méd. 29, 588 (1924).

— Physiologische, anatomische und therapeutische Untersuchungen über die periarterielle Sympathektomie. Cluj med. 59 (1924).

Partsch, F.: Demonstration zur periarteriellen Sympathektomie. Ref.: Münch. med. Wschr. 71, 89 (1924) und Zbl. Chir. 51, 901 (1924).

Petrescu, G.: Contribution à l'étude de la sympathectomie périartérielle. Lyon chir. 21, 449 (1924).

Philipowicz, J.: Beiträge zur periarteriellen Sympathektomie. Zbl. Chir. 50, 349 (1923).

Platon, O.: Sympathectomie périartérielle pour causalgie. Arch. franco-belg. Chir. (Belg.) 25, 226.

— Les résultats éloignées de dix-neuf sympathectomies périartérielles pour douleurs causalgiques. Ref.: Bull. Soc. Méd. et Chir. Bord. 47, 433 (1921).

Prezzolini: Della simpatectomia periarteriosa. Morgagni 65, 257 und 457 (1923).

Putti, V.: Della simpatectomia periarteriosa nelle lesione dei nervi periferici. Ref.: Zbl. Chir. 50, 1526 (1923).

Ramond, F., Gerner et *A. Petit:* Traitement de la maladie de Raynaud par la sympathectomie périartérielle. Bull. Soc. Méd. et Chir. Bord. 47, 433 (1921).

Rieder, W.: Zur Frage der periarteriellen Sympathektomie. Zbl. Chir. 51, 1685 (1924).

Ritter, C.: Über periarterielle Sympathektomie. Ref.: Münch. med. Wschr. 71, 844 (1924).

Robineau: La sympathectomie périartérielle dans le traitement des ulcères variqueux. La médicine 390 (1923).

Sabatucci, F.: Su di un raro disturbo trofico da congelazione. Policlinico 28, 233 (1921).

Santy, P.: Trois cas de sympathectomie périartérielle pour ulcérations trophiques de moignons et ulcération traumatique achilléenne. Lyon chir. 19, 430 (1922).

Sebestryén, J.: Periarterielle Sympathektomie bei Knochen- und Gelenktuberkulose. Zbl. Chir. 51, 2528 (1924).

Simeoni, V.: Sulla simpatectomia periarteriosa. Rass. internaz. Clin. 355 (1921).

Singer, G.: Die periarterielle Sympathektomie von Higier und Leriche. Med. Klin. 10, 438 (1923).

Skalone, J.: La simpatectomia periarteriosa per lo sviluppo del circolo collaterale dopo la legatura de i grossi vasi. Ann. ital. Chir. 209 (1924).

Schamoff, W. N.: Von der periarteriellen Sympathektomie bei Gangraena spontanea. Verh. 15. russ. Chir. Kongr. 28 (1922).

— Zur Frage der periarteriellen Sympathektomie bei Spontangangrän. Westnik. Chir. pogranitschn. obl. 1, 183 (1922).

Schilf, E.: Die Gefäßinnervation an den Extremitäten und die periarterielle Histonektomie. Dtsch. med. Wschr. 50, Nr. 38 (1924).

— Physiologische Versuche zur periarteriellen Sympathektomie. Klin. Wschr. 3, 346 (1924).

Schlesinger, H.: Operation von Jaboulay-Leriche beim intermittierenden Hinken. Wien. klin. Wschr. 34, 1020 (1922).

— Über periarterielle Sympathektomie. Ref.: Klin. Wschr. 3, Nr. 24 (1924).

Schönbauer, L.: Periarterielle Sympathektomie der Magengefäße beschleunigt im Tierversuch die Heilung traumatisch gesetzter Ulcera. Ref.: Klin. Wschr. 3, 2319 (1924).

Stahl, O.: Die Leriche-Operation. Diskussion: Arch. klin. Chir. 126, 167 (1923). Ref.: Med. Klin. 19, 847 (1923) und Zbl. Chir. 50, 1781 (1923).
— Die Leriche-Operation, ihre Indikation und ihre Folgen. Z. ärztl. Fortb. 14, 512 (1923).
— und *F. Brüning:* Über die physiologische Wirkung der Exstirpation des periarteriellen sympathischen Nervengeflechtes. I. Mitt. Klin. Wschr. 1, 1402 (1922). II. Mitt. 2, 1208 (1923).

Takats, G.: Über die periarterielle Sympathektomie. Orvosképzés (Ung.). 13, 236 (1923).
— Über die biologischen Grundlagen der Sympathektomie. Ref.: Zbl. Chir. 51, 250 (1924).

Terracol, J.: Deux observations de sympathectomie périartérielle (Operation de Leriche). Bull. Soc. Chirurgiens Par. 48, 618 (1922).

Turbin, W.: Die periphere Sympathektomie nach Leriche in schweren Fällen von Kausalgie. Klinischesk. Med. 1, 1.

Turco, A.: Un caso di causalgia tratto con la decorticazione dell'arteria. Policlinico 28, 127 (1921).

Twyman, E.: Raynaudsche Krankheit, trophische Geschwüre, periarterielle Sympathektomie. Surg. Clin. N. Amer. 33, 1659 (1923).

Villard: Sympathectomie périartérielle contre les douleurs causalgiques. Thèse Lyon. (1920).

Voncken, J. et J. Guimy: Sur un cas de traitement par la sympathectomie périartérielle de troubles trophiques et douloureux du pied, consecutifs à une gelure. Bull. Soc. Chirurgiens Par. 47, 689 (1921).

Wiedhopf, O.: Experimentelle Untersuchungen über die Wirkung der Nervenvereisung und der periarteriellen Sympathektomie auf die Gefäße der Gliedmaßen. Arch. klin. Chir. 126, 163 (1923).
— Die Beeinflussung der verschiedenen Nervenarten, speziell der Gefäßnerven durch die Leitungsanaesthesie. Dtsch. Ges. Chir. 133, 183 (1924).
— Der Verlauf der Gefäßnerven in den Extremitäten und deren Wirkung bei der periarteriellen Sympathektomie. Münch. med. Wschr. 72, 413 (1925).

Wojciechowski, A.: Periarterielle Sympathektomie. Polska Gaz. lek. 1, 820 (1922).
— L'étude expérimentale de la sympathectomie périartérielle. Lyon chir. 320, 421 (1923).

Wortis, S. B., A. Wolf and C. G. Dyke: Xanthomatosis and the syndrome of diabetic exophthalmic dysostosis. Amer. J. Dis. Childr. 51, 353 (1936). Ref.: Rass. Neuroveg. 1, 190 (1938).

Perifemorale Sympathektomie

Miginiac: Trois observations de sympathectomie périfémorale. Bull. Soc. Chirurgiens Par. 1061 (1922).

Rhenter, J.: La dénudation de la fémorale dans le traitement de mal perforant plantaire. Ref.: Lyon méd. 107, 977 (1906).

Praeganglionäre Sympathektomie

Aubigné, M. d' et J. Benassy: La sympathectomie préganglionnaire dans le traitement des algies posttraumatiques des membres. Ref.: Z. Chir. 12, 1341 (1949).

Langley, J. N.: On acon-reflexes in the preganglionic fibres of the sympathetic system. J. Physiol. (Brit.) 25, 364 (1900).

Lewis, Th.: Raynaud's disease and preganglionic sympathectomy. Clin. Sci. 3, 321 (1938).

Speranskaja-Stepanowa, E. N.: Postganglionäre sympathische Axonreflexe. Pflügers Arch. 210, 633 (1925).

Tympanon

Lempert, J.: Tympanonsympathektomie. Eine chirurgische Methode zur Behebung von Ohrgeräuschen. Z. Laryng. usw. 1, 173 (1948).

Symptomatik und vegetatives Nervensystem

Allgemeines

Dejerine, J.: Sémiologie des affections du système nerveux. Paris: Masson. 1914.
Gurwitsch, E. S.: Zur Symptomatologie der Veränderungen des sympathischen Nervensystems bei Verletzungen der peripheren Nerven. Sammelber. Arb. Neur. u. Psych. (1920).
Handron, C. J.: Some clinical manifestations of autonomic nervous system imbalance. Albany med. Ann. 56, 122 (1937).
Holler, G. und *E. Pollak:* Histologisch-anatomische Hirnbefunde bei Ulkuskranken und ihre klinische und ätiologische Verwertung. Wien. med. Wschr. 73 (1923).
Kauffmann, F.: Neurogene Heterochromie der Iris, ein Symptom innerer Krankheiten. Klin. Wschr. 1, 1935 (1922).
Lapinski, M.: Beitrag zu der Frage des vasomotorischen Spieles der peripheren Blutgefäße infolge der Erkrankung der Bauchorgane. Lijecn. Vijesn. (S.-Sl.). 44, 109 (1922).
Lehmann, G.: Was leistet die pharmakologische Prüfung in der Diagnostik der Störungen im vegetativen Nervensystem. Z. klin. Med. 81, 52 (1915).
Leriche, R.: Du syndrome sympathique consécutif à certaines oblitérations artérielles traumatiques et de son traitement périphérique. Bull. Soc. Chir. 310 (1917).
Lhermitte, J.: Les syndromes anatomo-cliniques dépendants de l'appareil végétatif hypothalamique. Rev. neur. (Fr.) 1, 920 (1934).
Lunedei, A. e *A. Giannoni:* Studie sulle sindromi emorragiche. Nota XI. La diatesi emorragica degli ipertesi e l'apoplessia degli emorragici. — Scritti in onore del Prof. F. Schupfer. Riv. Clin. med. 39 (1938).
Mackenzie, J.: Les symptomes et leur interpretation. Paris: Alcan. 1932.
Rosenthal, G.: Nouveaux documents pour l'étude de la symptomatologie dans la tuberculose pulmonaire. Clinique 34, 3 (1939).
Targowla, R.: Le syndrome comitial très tardif des anciens traumatisés cranio-cérébraux de la guerre 1914—1918. Presse méd. 45, 115 (1937).

Vegetative Gleichgewichtsstörung

Barberousse, C. M. e *D. Barbato:* Sindrome de desequilibrio de sistema nervoso vegetativo. Arch. Pediatr. Urug. 8, 705 (1937).
Beley, A. P. L.: Quelques considérations sur le traitement sympathicolytique par le tartrate d'ergotamine des troubles psychopathiques liés à un désequilibre neurovégétatif. Monde méd. 48, 51 (1938).
Spiegel, E.: Die diagnostische Bedeutung vegetativer Funktionsstörungen des Zentralnervensystems. Jahreskurse ärztl. Fortb. Mai 1921.

Hemiballismus

Moersch, F. P. and *W. J. Kernohan:* Hemiballism; clinico-pathologic study. Arch. Neur. (Am.) 41, 365 (1939).

Symptome der Leberüberfunktion

Pende, N.: Le sindromi epatiche iperfuzionali. Riforma med. 53, 1548 (1937).

Mediastinum

Marcowich, P.: Der mediastinale Symptomenkomplex bei Ulkuskranken. Med. Klin. 19, 642 (1923).

Sympathikuslähmung

Bodenheimer, L.: Zur Symptomatologie der Lähmung des sympathischen Grenzstranges. Z. Neur. 92, 597 (1924).
Rosenfeld, A.: Beitrag zur Symptomatologie der Sympathikuslähmung. Münch. med. Wschr. 51, 2039 (1904).

Sympathikussymptome

Arce, J. und *C. A. Castano:* Abdominelle und genitale Sympathikussymptome. Sem. méd. (Arg.) 29, 1105 (1922).
Dresel, K.: Zur Pathogenese und Differentialdiagnose vegetativer Störungen. Klin. Wschr. 3, Nr. 8 (1924).
Jemtel, Le: Oblitération artérielle de l'artère humérale avec syndrome sympathique consécutif. Bull. Soc. Chirurgiens Par. 43, 1085 (1917).
Jonnesko, Th.: Effets tardifs de la résection du cordon cervical du sympathique chez l'homme. Bull. Acad. méd. Par. 48, 715 (1902).
Laignel-Lavastine: Certaines gangrènes sont des syndromes sympathiques cutanés trophiques. Bull. méd. 38, 12 (1924).
Leriche, R.: Syndrome sympathique périartériel grave du membre supérieur lié a la présence d'une côte cervicale. Très grande amélioration par la suppression de l'anomalie. J. Méd. et Chir. 92, 789 (1921).
— Some researches on the periarterial sympathetics. Ann. Surg. 74, 385 (1921).
Marquezy, R., M. Ladet et *P. Gauthier-Villars:* Les lésions viscérales au cours du syndrome malintoxi-infectieux. Le rôle du système neurovégétatif. Bull. Soc. méd. Hôp. Par. 54, 923 (1938).
Oelsnitz, de: Valeur sémiologique des réactions circulatoires provoquées par la compression élastique dans les troubles vasculaires d'origine sympathique. Bull. Soc. méd. Hôp. Par. 45, 824 (1921).
Sollier, P. et *P. Courbon:* Syndrome sympathique des membres supérieurs par commotion de la moelle cervicale. Presse méd. 27 (1919).
Thomas, A. R.: Syndrôme du ganglion cervical inférieur. Presse méd. 26, Nr. 36 (1918).
— Syndrome sympathico-radiculaire et causalgie. C. r. Soc. Biol. 80, 868 (1917).
Tillé, H.: Note sur le mécanisme de l'épreuve vestibulaire calorique (syndrome clinique et piézographique de section du sympathique cervical). Ann. Oto-Laryng. (Fr.) 606 (1936).

Epiphrenisches Syndrom

Lunedei, A. e *A. Giannoni:* Tentativo di riproduzione sperimentale nell'uomo della sindrome epifrenica e della angina pectoris d'origine gastrica. Riv. Clin. med. 35, Nr. 16 (1934).

Schmerzdiagnostik

Giannoni, A.: La sintomatologia dolorosa delle pericarditi. Riv. Clin. med. 35, 271 (1934).
Hückel, R.: Zur Frage der Angina pectoris. Med. Klin. 33, 942 (1937).
Läwen, A.: Über die segmentäre Schmerzausschaltung durch paravertebrale Novokaininjektion zur Differentialdiagnose thorako-abdominaler Erkrankungen. Münch. med. Wschr. 69, 1423 (1922).

Leriche, R.: De l'élongation et de la section des nerfs périvasculaires dans certains syndromes douloureuses d'origine artérielle et dans quelques troubles trophiques. Lyon chir. 10, 378 (1913).
Oille, J. A.: Differential diagnosis of pain in chest. Canad. Med. Assoc. J. 37, 209 (1937).

Schmerz und vegetatives Nervensystem

Allgemeines

Achelis, H.: Die Physiologie des Schmerzes. Nervenarzt 9, 559 (1936).
Alexejeff, A. und *Balsky:* Über die humorale Wirkung des Schmerzreizes auf die Funktion der Niere. Arch. biol. Nauk. 40, 37 (1935).
Ariens-Kappers, C. U.: Anatomy and physiology of pain sensation. Psychiatr. Bl. (Nd.). 41, 783 (1937).
Baudouin, A. et *H. Schaeffer:* Physiologie et pathologie générale de la douleur. Rev. neur. (Fr.) 68, 15 (1937).
Bergmann, G. v.: Das Schmerzproblem der Eingeweide. Chir. Kongr. 1922.
Bohnenkamp, H. und *K. Heuler:* Zur Pathologie des Schmerzes. Dtsch. Z. Nervenhk. 126, 176 (1932).
Bruns, O. und *K. Mayer:* Experimentell-klinische Untersuchungen über die Veränderung der Schmerzempfindungen durch Morphin und eine Kombination von Morphin und Pervitin. Klin. Wschr. 24—25, 24 (1946).
Dechaume, M.: La douleur dans les maladies organiques du système nerveux. Rev. neur. (Fr.) 68, 174 (1937).
Dubreuil, G.: Essai histologique sur la douleur. Bordeaux: Imprimerie moderne. 1921.
Fleckenstein, A.: Die periphere Schmerzauslösung und Schmerzausschaltung. Frankfurt/M.: Steinkopff. 1950. Ref.: Wien. klin. Wschr. 62, H. 34, 594 (1950).
Fleisch, A. und *W. v. Wyss:* Viscerale Tiefensensibilität. Pflügers Arch. 200, 290 (1923).
Foerster, O.: Die Leitungsbahnen des Schmerzgefühls. Handb. d. Neur. Berlin 1926. Erg. Bd. II, 1929.
Frey, M. v.: Versuche über schmerzerregende Reize. Z. Biol. 76, 1 (1922).
Hess, W. R. und *W. H. v. Wyss:* Eingeweidesensibilitäten. Pflügers Arch. 194, 195 (1922).
Hoffmann, V.: Zur Frage der Schmerzbahnen des vegetativen Nervensystems. Dtsch. med. Wschr. 46, 736 (1920).
Läwen, A.: Über die Behandlung angiospastischer Schmerzzustände an der unteren Extremität. Ref.: Zbl. Chir. 49, 786 (1922).
Leriche, R.: Études critiques des mécanismes de la douleur chez les amputés. J. Chir. (Fr.) 66, 1 (1950).
— A propos des accidents de la sympathectomie périartérielle. Bull. Soc. Chirurgiens Par. 1121 (1922).
— La chirurgie de la douleur. Paris: Masson. 1937.
— Neurochirurgie de la douleur. Rev. Neur. (Fr.) 68, 317 (1937).
Lervis, T.: Suggestions relating to the study of somatic pain. Brit. med. J. 12, 321 (1938).
Lugaro, E.: Fisiopatologia del dolore. Riv. pat. nerv. 36, 105 (1930).
Rein, H.: Zur Physiologie des Schmerzes. Schmerz usw. 129 (1939).
Smith, F. J. and *R. D. Meclure:* Cervical sympathectomy for the relief of pain. Surg. etc. 39, 210 (1924).
Tinel, J.: Les algies sympathiques. Presse méd. 29, 263 (1921).
Wiedhopf, O.: Vereisung des Nervenquerschnittes zur Behandlung von Schmerzzuständen usw. Bruns' Beitr. 132 (1921).
— Experimentelle Untersuchungen über die Wirkung der Nervenvereisung und der periarteriellen Sympathektomie auf die Gefäße der Gliedmaßen. Arch. klin. Chir. 126, 163 (1923).

Woollard, H. H., J. E. H. Roberts and *E. A. Carmichael:* An inquiry to referred pain. Lancet 1, 337 (1932).

Akrodynie

Bernard, J.: Acrodynia; report of case. J. amer. Dent. Assoc. 24, 1858 (1937).
Bodoson, A. E. J.: Acrodynie et chorée fibrillaire de Morvan. Brux. méd. 17, 1626 (1937).
Fiocco, S.: Acrodinia infantile. Arch. ital. Derm. 13, 498 (1937).
Gauthier, P.: L'acrodynie à début masqué. Schweiz. med. Wschr. 67, 830 (1937).
Zottermann: Studies in the peripheral nervous mechanism of pain. Acta med. scand. (D.) 80, 185 (1933).

Angina pectoris

Burnett, C. T.: Pain and pain equivalents in anginal syndrome. Colorado Med. 34, 464 (1937).
Dietrich, S. und *H. Schwiegk:* Das Schmerzproblem der Angina pectoris. Klin. Wschr. 12, 135 (1933).
Pleth, V.: Cervical sympathectomy as a means of stopping the pain of angina pectoris. Amer. J. Surg. 36, 300 (1922).
Schmidt, R.: Zur Kenntnis der Aortalgie (Angina pectoris) und über das System des anginösen linksseitigen Plexusdruckschmerzes. Med. Klin. 18, 6 (1922).

Appendixschmerz

Caplescu, C. P. et *Paulian:* Sur les troubles nerveux d'origine appendiculaires. Bull. Acad. Méd. Par. 88, 93 (1922).

Augenschmerz

Magitot, A.: La douleur oculaire. Sa thérapeutique par l'anesthésie du ganglion sphénopalatin et l'alcoolisation orbitaire. Ann. Ocul. (Fr.) 174, 361 (1937).

Bauchschmerz

Brüning, F.: Über die Lokalisation der Bauchschmerzen. Dtsch. med. Wschr. 47, Nr. 22 (1921).
— Die Lehre vom Bauchschmerz. Klin. Wschr. 3, 710 (1924).
— und *E. Gohrbrand:* Ein experimenteller Beitrag zur Pathogenese der Schmerzen bei der Darmkolik. — Ein experimenteller Beweis für die Schmerzleitung durch den Sympathikus bei der Darmkolik. Klin. Wschr. 1, 1657 (1922).
— Ein Beitrag zur Pathogenese der Schmerzen bei der Darmkolik und zur Sensibilität der Darmwand. Z. exper. Med. 29, 367 (1922).
Capps, J. A. and *C. H. Cohlemann:* Experimental observations on the localisation of the pain sense in the parietal and diaphragmatic peritoneum. Arch. int. med. (Am.) 2, Nr. 6 (1922).
— Pain in the pleura, pericardium and peritoneum. New York: Macmillan Co. 1932.
Doppler, K.: Über Technik und Effekt der Sympathicodiaphtherese. Wien: Urban & Schwarzenberg. 1928.
Inberg, K. R.: Abdominal pain. Duodecim (Fld.) 54, 923 (1938).
Läwen, A.: Über die segmentäre Schmerzausschaltung durch paravertebrale Novokaininjektion zur Differentialdiagnose thorakoabdominaler Erkrankungen. Münch. med. Wschr. 69, 1423 (1922).
Lemaire, A.: Le problème de la sensibilité viscérale et l'anesthésie des splanchnalgies. Ann. Soc. Sci. Brux. (1928).
— L'aire douloureuse des viscéropathies. Rev. belge Sci. méd. 1, 1 (1929).

Morley, J.: Abdominal pain. New York: W. Wood & Co. 1931.

Neudörfer, A.: Das Schmerzproblem im Bauchraum und der spastische Ileus. Wien. klin. Wschr. **61,** 439 (1949).

Oury, P., A. Bensaude et *J. Brossard:* Les injections intraveineuses d'atropine et de novocaine dans les syndromes douloureux digestifs. Presse méd. **74,** 559 (1946).

Pal, J.: Über den Darmschmerz. Wien. med. Presse **57** (1903).

Turries, J.: La coelialgie syphilitique. Arch. Mal. Appar. digest. (Fr.) **20,** Nr. 6 (1930).

Weiss, S. and *D. Davis:* The significance of the afferent impulses from the skin in the mechanism of visceral pain. Amer. J. med. Sci. **176,** 517 (1928).

Cardiovasculärer Schmerz

Brooke, C. R.: Cardio-vascular pain. Med. Bull. Veterans Admin. (Am.) **14,** 247 (1938).

Fodor, I et *G. Neumann:* Mechanism of origin of heart muscle pain. Gyogyszat (Ung.) **78,** 707 (1938).

Langston, W.: Premonitory pain in coronary artery occlusion. South. med. J. (Am.) **32,** 333 (1939).

Druckempfindlichkeit

Heymans, C. et *J. J. Bouckaert:* Presso-sensibilité réflexogène des zones vasculaires thoraco-abdominales. Ann. Physiol. (Fr.) **14,** 556 (1938).

Hildebrand, O.: Über neuropathische Gelenkerkrankungen. Arch. klin. Chir. **115,** 443 (1921).

Erythromelalgie

Leriche, R.: Sur l'érythromélalgie. Bull. Soc. Chirurgiens Par. **49,** 398 (1923).

Schmerz nach Extraktion

Dechaume, M.: La douleur après les extractions dentaires; rôle du sympathique; essai de pathogénie et de traitement. Presse méd. **45,** 541 (1937).

Gefäßschmerz

Odermatt, W.: Die Schmerzempfindlichkeit der Blutgefäße und die Gefäßreflexe. Bruns' Beitr. **127,** 1 (1922).

Schmidt, R.: Zur Kenntnis der Aortalgie (Angina pectoris) und über das System des anginösen linksseitigen Plexusdruckschmerzes. Med. Klin. **18,** 6 (1922).

Spiegel, E.: Wie kommt der Gefäßschmerz zum Bewußtsein? Klin. Wschr. **2,** 947 (1923).

Schmerz der weiblichen Genitalorgane

Paroli, G.: Il problema della sensibilità degli organi genitali interni femminili e la questione del dolore nelle affezioni ginecologiche e nel travaglio del parto. Riv. ital. Ginec. **16,** 113 (1943).

Hautempfindlichkeit

Hollander, E.: Dependence of sensation of pain on cutaneous impulses. Arch. neur. (Am.) **40,** 743 (1938).

Rosenthal, S. R. und *R. Sonnenschein:* Histamin als möglicher chemischer Vermittler der Schmerzempfindung in der Haut. Amer. J. Physiol. **155,** 186 (1949).

Sicard, J. A. et *A. Lichtwitz:* Du rôle du derme dans le traitement des algies viscérales. Presse méd. **37,** Nr. 4 (1929).

Herz

Hatzel, K. S.: Cardiac pain. Med. J. Austral. 1, 853 (1937).
Leriche, R.: Des douleurs provoquées par l'excitation du bout central des
  grand splanchniques (douleurs cardiaques, douleurs pulmonaires) au
  cours des splanchnicotomies. Presse méd. 45, 971 (1937).

Herzbeutel

Capps, J. A. and *C. H. Cohlemann:* Pain in the pleura, pericardium and
  peritoneum. New York: Macmillan Co. 1932.
Giannoni, A.: La sintomatologia dolorosa delle pericarditi. Riv. Clin. med.
  35, 271 (1934).

Kausalgie

Agata, G. d': Neurolisi del plesso brachiale e simpatectomia periarteriosa
  dell'omerale in un caso di paralisi del plesso brachiale e sindrome
  causalgica per ferita di querra. Chir. Org. Movim. 3, 55 (1919).
Ayala, M.: Douleur sympathique et douleur viscérale. Ref.: Rev. neur. (Fr.)
  68, 222 (1937).
Barré, J. A.: Sur certaines sympathalgies de la périphérie des membres.
  Presse méd. 30 (1922).
— Sur un syndrome très douloureux du membre supérieur avec oedème
  et troubles neuro-vasculaires à la suite d'un effort sans traumatisme.
  Rev. Chir. (Fr.) 43, 179 (1924).
Belizki, J. M.: Über operative Behandlung der Kausalgie. Permski Med. J.
  Nr. 3/5, 37 (1923).
Berry, R. L., K. N. Campbell und *R. H. Lyons:* Tetra-Aethylammonium bei
  peripheren Gefäßstörungen und Kausalgie. Surg. (Am.) 20, 525 (1946).
Boursier: Contribution à l'étude du traitement chirurgical de la causal-
  gie. Bordeaux 1917.
Braizeff, W.: Zur Frage der chirurgischen Behandlung der Kausalgie.
  Medizinski J. 1, 684 (1921).
Breitländer: Zur Therapie trophoneurotischer Ulcera, angiospastischer Gan-
  grän und der Kausalgie. Klin. u. Prax. 1, 54 (1946).
Brüggemann, M.: Das autonome Nervensystem im Bilde der Kausalgie.
  Ärztl. Wschr. 1, 430 (1947).
Carter, H.: On causalgia and allied painful conditions due to lesions of
  peripheral nerves. J. Neur. (Brit.) 3, 1 (1922).
Dermirtzel, Fr.: Ein Fall von Kausalgie. Mschr. Psychiatr. 56, 137 (1924).
Evans, J. A.: Sympathektomie bei Sympathikus-Reflexdystrophie (Kausal-
  gie). Bericht über 29 Fälle. J. amer. Med. Assoc. 132, 11 (1946). Ref.:
  Dtsch. med. Wschr. 72, 653 (1947).
Girou, E.: Causalgies et syndromes d'origine sympathique. Presse méd. 26,
  584 (1918).
Grindbarg, A. G.: Die Sympathektomie bei der Kausalgie und bei anderen
  Krankheiten. Verh. Ber. 1. Ärztekongr. Wolgageb. Kasan 255 (1923).
Grünberg: Die Lerichesche Operation bei der Kausalgie. Kasanski Medez.
  J. 19, 50 (1923).
Karajanopoulo: Sur un cas de causalgie. Bull. Soc. Chirurgiens Par. (1920).
Leriche, R.: De la causalgie envisagé comme une névrite du sympathique
  et de son traitement par la dénudation et l'excision des plexus nerveux
  périartériels. Presse méd. 24, 178 (1916) und Rev. neur. (Fr.) Nr. 1
  (1916).
— Note sur la causalgie et son traitement. Lyon chir. 16, 531 (1919).
Moser, H.: Die Kausalgie als Verletzungsfolge. Ärztl. Mh. berufl. Fortbild.
  11, 995 (1948).
Platon, O.: Sympathectomie périartérielle pour causalgie. Arch. franco-
  belg. Chir. (Belg.) 25, 226 (1921).
— Les résultats éloignées de dix-neuf sympathectomies périartérielles pour
  douleurs causalgiques. Ref.: Bull. Soc. Chirurgiens Par. 47, 433 (1921).

Reynald dos Santos: Syndrome causalgique après phlébite de la veine axillaire. Résection du ganglion étoilé. Guérison. Presse méd. 45, 573 (1937).

Schorre, E.: Die Kausalgie. Klin. u. Prax. 8, 125 (1946).

Schorre, E. und *Storring:* Zur Genese der Kausalgie. Ref.: Klin. Wschr. 22 (1943).

Sicard, J. A.: Traitement des névrites douloureuses de guerre (causalgies) par l'alcoolisation nerveuse locale. Presse méd. 24, 241 (1916).

Soubeyran, P. et *E. Michon:* Note sur un cas de contusion artérielle, syndrôme causalgique consécutif. Bull. Soc. Chirurgiens Par. 44 (1914).

Thomas, A.: Syndrome sympathico-radiculaire et causalgie. C. r. Soc. Biol. 80, 868 (1917).

Tinel, I.: Nerfs périphériques syndromes sympathiques dans les causalgies. Rev. neur. (Fr.) Nr. 10, 11 und 12 (1917).

Turbin, W.: Die periphere Sympathektomie nach Leriche in schweren Fällen von Kausalgie. Klinitschesk. Med. 1, 1.

Turco, A.: Un caso di causalgia tratto con la decorticazione dell'arteria. Policlinico 28, 127 (1921).

Uspenskaja, W. E.: Beiträge zur Klinik der Kausalgie und über die Erfolge des chirurgischen Eingriffes bei derselben. Sbornik Stat. neuropath. Moskwa 127 (1923).

Villard: Sympathectomie périartérielle contre les douleurs causalgiques. Thèse Lyon 1920.

Wertheimer, P. und *C. Gaillard:* Über 14 Beobachtungen von Kausalgie. J. Chir. (Fr.) 63, 1 (1947).

Kreuzschmerz

Fuchs, H. K.: Über den Kreuzschmerz. Ärztl. Wschr. 1, 912 (1947).

Magen

Jentzer, A.: Névromes de l'ulcère gastriques provoquant des gastralgies rebelles à toute thérapeutique. Ref.: Presse méd. 45, 892 (1923).

Lhermitte, J.: Les douleurs épigastriques liées aux affections du système nerveux central. Nutrition (Fr.) 7, 305 (1937).

Payne, W. W. and *E. P. Poulton:* Visceral pain in the upper alimentary tract. Quart. J. Med. 17, 53 (1923—1924).

Migräne

Alvarez, W. C.: What to do in a rebellious case of migraine: a list of the drugs being used today. Gastroenterology 9, 754 (1947).

Bärtschi-Richaix, W.: Migraine cervicale. Bern: H. Huber. 1949. Ref.: Wien. klin. Wschr. 62, 160 (1950).

Brown, J. A.: Some clinical aspects of head pain associated with sympathetic phenomena. South. med. J. (Am.) 29, 1002 (1936).

Caesar, G.: Der migränose Anfall, seine Kennzeichen, seine Ursachen und sein Wesen. Med. Klin. 49 (1913).

Delrez: Résection du ganglion cervical supérieur dans un cas de migraine. J. belge Chir. (1922).

Ettinger: Die Behandlung der Migräne durch die Sympathectomia cervico-thoracica. Rev. Chir. (Fr.) Nr. 8 (1902).

Gowin: Allergic migraine. A review of sixty cases. J. Allergy (Am.) 3, 557 (1932).

Hadlich, P.: Über Blutdrucksteigerung und Nierenerkrankungen auf dem Boden der Migräne. Dtsch. Z. Nervenhk. 75, 13 u. 125 (1922).

Hellwig, A.: Periarterielle Sympathektomie an der Karotis bei Migräne. Arch. klin. Chir. 128, 261 (1924).

Hoch, P.: Über seltene Formen der Migräne. Arch. Psychiatr. 97, 553 (1932).
Hofmann, P.: Zur Pathogenese und Therapie des vasomotorischen Kopfwehs mit Dihydroergotamin (DHE). Schweiz. med. Wschr. 80, 28 (1950).
Jonnesko, Th.: La résection du sympathique cervical dans l'épilepsie, le goitre exophthalmique et la migraine. XIII. internat. Kongr., Paris 1900. Verh. Ber. 10, 307 (1900).
Klausberger, E.: Migraine cervicale. Ref.: Wien. klin. Wschr. 62, 180 (1950).
Rowbotham, G. F.: Migraine and the sympathetic nervous pathways. Brit. med. J. 4470, 319 (1946).
Storch, Th. J. C. von: Migraine, 1947: a review. Amer. Practitioner (1947).
Witzel, O.: Sympathikusoperationen bei der Hemikranie und Epilepsie. Zbl. Chir. 51, 1004 (1924).

Nervus trigeminus

Jaboulay, M.: Le traitement chirurgical des névralgies faciales. Verh. Ber. franz. Chir. Kongr. 644 (1908).
Jaboulay, M. et Cavaillon: Les résultats éloignés du traitement chirurgical de la névralgie du trijumeau. Lyon méd. 1079 (1908).
Pinatelle, L.: Epileptique sympathectomisée pour névralgie de la face et guérie depuis deux mois. Lyon méd. 64 (1906).
Poirier, P.: Résection du ganglion supérieur pour le tic douloureux de la face. Arch. gén. méd. 1790 (1903).
Wertheimer, P.: L'orientation actuelle du traitement de la névralgie facial. Lyon chir. 20, 463 (1923).

Ösophagusschmerz

Giannoni, A.: Ricerche sulle sensazioni dolorifiche e sui riflessi vasomotori cutanei da stimolazione esofagea nell'uomo. Riv. Clin. med. 34, 741 (1933).
Lunedei, A.: Dolore vagale, dolore esofageo, dolore diaframmatico. Vengono trasmessi impulsi algesiogeni viscerali attraverso il vago? Rass. Neuroveg. 1, 91 (1938).

Phantomschmerz

Aubigné, M. d' et J. Benassy: La sympathectomie préganglionnaire dans le traitement des algies post traumatiques des membres. Ref.: Z. Chir. 12, 1341 (1949),

Pleuraschmerz

Capps, J. A. and C. H. Cohlemann: Pain in the pleura, pericardium and peritoneum. New York: Macmillan Co. 1932.
Leriche, R.: Des douleurs provoquées par l'excitation du bout central des grand splanchniques (douleurs cardiaques, douleurs pulmonaires) au cours des splanchnicotomies. Presse méd. 45, 971 (1937).

Posttraumatischer Schmerz

Gariepy, U.: Chirurgie sympathique. Neurotrophoses et algies posttraumatiques de l'ouvrier. Un. méd. Canada 65, 630 (1936).
Läwen, A.: Vereisung des Nervus ischiadicus und des Nervus saphenus bei angiospastischen Schmerzzuständen der unteren Extremität. Münch. med. Wschr. 69, 389 (1922).
Leriche, R.: Greffe de Nageotte pour ulcération et douleur d'un moignon d'amputation de jambe. Guérison datant de six mois. Lyon chir. 20, 832 (1923).
— Sur les moignons atrophiques douloureux (Moignons maigres). Presse méd. 32, 26 (1924).

Praekordialer Schmerz

Connell, W. F.: Clinical aspects of praecordial pain. Canad. med. Assoc. J. 38, 147 (1938).

Crittenden, P. J.: A study of viscero-cardiac-reflexes. II. The experimental production of cardiac irregularities in icteric dogs with an analysis of the role played by nausea and vomiting. Amer. Heart J. 8, 8 (1933).

Pupille

Amsler, C.: Schmerz und Pupille. Arch. exper. Path. (D.) 103, 138 (1924).

Schulterschmerz

Boas, E. P. and *H. Levy:* Extracardiac determinants of site and radiation of pain in angina pectoris with special reference to shoulder pain. Amer. Heart J. 14, 540 (1937).

Serosa

Sfameni, P. e *A. Lunedei:* Sui riflessi viscero-cutanei e sul meccanismo di produzione del dolore nelle affezioni dei visceri e delle sierose. Riv. Clin. med. 28, Nr. 19 (1927).

Stumpfschmerz

Leriche, R.: Des différents types de moignons douloureux et des opérations applicables à chacun d'eux. Bull. Soc. Chirurgiens Par. 16 (1921).
— Traitement d'un moignon douloureux avec troubles vasomoteurs par la section du sciatique suivie de suture nerveux. Lyon chir. 19, 311 (1922).
— Greffe de Nageotte pour ulcération et douleur d'un moignon d'amputation de jambe. Guérison datant de six mois. Lyon chir. 20, 832 (1923).
— Sur les moignons atrophiques douloureux (moignons maigres). Presse méd. 32, 26 (1924).
Leriche, R. et *J. Heitz:* Vue d'ensemble sur la physiologie et le traitement des troubles trophiques et douloureux des moignons. Chir. Org. Movim. 8, 425 (1924).

Sympathektomie (Schmerz)

Bolo, P. A.: La simpatectomia periarterial en los dolores de la endarteritis obliterans. Bol. Soc. Cir. B. Air. 6 (1922).
Boursier: Contribution à l'étude du traitement chirurgical de la causalgie. Bordeaux 1917.
Cavazzani, E.: Un caso de resezione del simpatico cervicale per affezione dolorosa dell'arte superiore. Ref.: Zbl. Chir. 47, 1356 (1920).
Hellwig, A.: Periarterielle Sympathektomie an der Karotis bei Migräne. Arch. klin. Chir. 128, 261 (1924).
Leriche, R.: De l'élongation et de la section des nerfs périvasculaires dans certains syndromes douloureux d'origine artérielle et dans quelques troubles trophiques. Lyon chir. 10, 378 (1913).
— Traitement par la sympathectomie périartérielle de la douleur prémonitoire de la gangrène dans l'endartérite oblitérante. Bull. Soc. Chirurgiens Par. 536 (1921).
Pinatelle, L.: Epileptique sympathectomisée pour névralgie de la face et guérie depuis deux mois. Lyon méd. 64 (1906).

Synaesthesalgie

Souques, A.: Synesthésalgie dans certaines névrites douloureuses. Rev. neur. (Fr.) Nr. 19 (1915).

Allgemeine Therapie

Cannon, W. B.: Bodily changes in pain, hunger, fear and rage. New York and London, 1915.
— Bodily changes in pain, hunger, fear and rage. An account of recent researches into the function of emotional excitement, 2. Ed. New York: D. Appleton & Co. 1929.
Lepskiy, S. S.: Modern concept of pain and analgesic effect of high frequency currents. Klin. Med. 15, 955 (1937).
Leriche, R.: Alcuni fatti da servire per lo studio sperimentale e per la terapia del dolore. Riforma med. 54, 126 (1938).
— Traitement de la douleur par la méthode sympathique. 4. internat. Neurologenkongr., Paris 1949. Zitiert: Wien. klin. Wschr. 62, 699 (1950).
Mahoney, H.: Schmerzbehandlung bei posttraumatischen und anderen Gefäßverletzungen. Ann. Surg. (Am.) 119, 432 (1944).
Raab, W.: Neurohormonal bedingte Herzkrankheiten (Pathogenese und Therapie). Arch. Kreisl.forsch. 15, 39 (1949).
Voßschulte, K.: Grundlagen der Schmerzbekämpfung durch Sympathikusausschaltung. Berlin-München: Urban & Schwarzenberg. 1949. Ref.: Wien. klin. Wschr. 62, 323 (1950).
White, J. C.: Pain after amputation and its treatment. J. amer. Med. Assoc. 14, 1030 (1944).
— Schmerzzustände nach Amputationen und ihre Behandlung. Wien. med. Wschr. 96, 233 (1946).

Chirurgische Therapie

Kappis, M.: Die Chirurgie des Schmerzes. Med. Welt 12, 37 (1938).
Leriche, R.: La chirurgie de la douleur. Paris: Masson. 1940.

Viszeraler Schmerz

Goldscheider: Zur Frage der Schmerzempfindung des viszeralen Sympathikusgebietes. Dtsch. Z. Chir. 95, 252 (1908).
Jentzer, A.: Névromes de l'ulcère gastriques provoquant des gastralgies rebelles à toute thérapeutique. Ref.: Presse méd. 45, 892 (1923).
Läwen, A.: Über die segmentäre Schmerzausschaltung durch paravertebrale Novokaininjektion zur Differentialdiagnose thorako-abdominaler Erkrankungen. Münch. med. Wschr. 69, 1423 (1922).
Lemaire, A.: Le problème de la sensibilité viscérale et l'anesthésie des splanchnalgies. Ann. Soc. Sci. Brux. (Belg.) (1928).
— L'aire douloureuse des viscéropathies. Rev. belge Sci. méd. 1, 1 (1929).
Leriche, R.: Des douleurs provoquées par l'excitation du bout central des grand splanchniques (douleurs cardiaques, douleurs pulmonaires) au cours des splanchnicotomies. Presse méd. 45, 971 (1937).
Lhermitte, J.: Les douleurs épigastriques liées aux affections du système nerveux central. Nutrition (Fr.) 7, 305 (1937).
Lunedei, A.: Dolore vagale, dolore esofageo, dolore diaframmatico. Vengono trasmessi impulsi algesiogeni viscerali attraverso il vago? Rass. Neuroveg. 1, 91 (1938).
Lunedei, A. e *A. Giannoni:* Il dolore viscerale. Bologna: L. Capelli. 1929.
Paroli, G.: Il problema della sensibilità degli organi genitali interni femminili e la questione del dolore nelle affezioni ginecologiche e nel travaglio del parto. Riv. ital. Ginec. 16, 113 (1934).
Payne, W. W. and *E. P. Poulton:* Visceral pain in the upper alimentary tract. Quart. J. Med. 17, 53 (1923—1924).
Pollock, L. J. and *L. Davis:* Visceral and referred pain. Arch. neur. (Am.) 34, 1041 (1935).
Sfameni, P. e *A. Lunedei:* Sui riflessi visceroculanei e sul meccanismo di produzione del dolore nelle affezioni dei visceri e delle sierose. Riv. Clin. med. 28, Nr. 19 (1927).

Zwerchfellschmerz

Lunedei, A.: Dolore vagale, dolore esofageo, dolore diaframmatico. Vengono trasmessi impulsi algesiogeni viscerali attraverso il vago? Rass. Neuroveg. 1, 91 (1938).
— e *A. Giannoni*: Tentativo di riproduzione sperimentale nell'uomo della sindrome epifrenica e della angina pectoris d'origine gastrica. Riv. Clin. med. 35, Nr. 16 (1934).

Schweißdrüsen und vegetatives Nervensystem

Allgemeines

Bechterew, W. v.: Der Einfluß der Hirnrinde auf die Tränen-, Schweiß- und Harnsekretion. Arch. Anat. 297 (1905).
Freund, E.: Zur Physiologie der Schweißsekretion. Wien. klin. Wschr. 32, 1009 (1920).
Guttmann, L.: Lähmung des Nervus thoracicus longus mit Sympathikus-Schädigung als Sportverletzung. (Gleichzeitig ein Beitrag zur Pathophysiologie der Schweißsekretion.) Dtsch. Z. Nervenhk. 145, 83 (1938).
Langley, J. N. and *K. Uyeno:* The secretion of sweat, the effect of vasoconstriction and of adrenalin. J. Physiol. (Brit.) 56, 206 (1922).
List, G. F. and *M. M. Peet:* Sweat secretion in man; anatomic disturbances in sweating associated with lesions of sympathetic system. Arch. neur. (Am.) 40, 27 (1938).
Pari, C. A.: Vie e centri sudorali spinali. Gazz. Osp. 41, 433.
Schwenkenbecher, A.: Die Innervation der Schweißdrüse. In: Bethe, v. Bergmann, Embden und Ellinger: Handb. d. normalen u. pathol. Physiol. Band IV. Berlin: Julius Springer.

Adrenalin

Billigheimer, E.: Über den Antagonismus zwischen Pilocarpin und Adrenalin. Beitrag zur Innervation der Schweißdrüsen. Arch. exper. Path. (D.) 80 (1920).
Patrassi, G.: Sindrome adiposo-ipertensivo-diabetica in soggetto postencefalitico, evoluta in quadro nefrotico-ipotiroideo con „guargione" del diabete. Accad. med.-fis. Fiorentina. 1939. Ref.: Rass. Neuroveg. 1, 545 (1939).

Anatomie

Dieden, H.: Klinische und experimentelle Studien über die Innervation der Schweißdrüsen. Dtsch. Arch. klin. Med. 117, 180 (1915).
— Die Innervation der Schweißdrüsen. Dtsch. med. Wschr. 49, 1049 (1923).
Kotzareff, A.: Résection partielle du tronc droit du grand sympathique cervical pour hyperidrose unilatérale du même côté. Schweiz. Rdsch. 21, 601 (1921).
Schilf, E.: Die Hemmungsinnervation der Schweißdrüsen. Klin. Wschr. 2, 506 (1923).

Hemihydrosis

Schneider, E.: Ein Beitrag zur Kenntnis der Hemihydrosis faciei, im besonderen derjenigen bei Sympathikusschädigungen. Mschr. Psychiatr. 98, 125 (1938).

Innervation

Billigheimer, E.: Über den Antagonismus zwischen Pilocarpin und Adrenalin. Beitrag zur Innervation der Schweißdrüsen. Arch. exper. Path. (D.) 80 (1920).
— Das Problem der Schweißdrüseninnervation und seine Bedeutung für die Klinik. Münch. med. Wschr. 68, 325 (1921).

Dieden, H.: Klinische und experimentelle Studien über die Innervation der Schweißdrüsen. Dtsch. Arch. klin. Med. 117, 180 (1922).
— Die Innervation der Schweißdrüsen. Dtsch. med. Wschr. 49, 1049 (1923).
Pari, C. A.: Sui rapporti tra l'innervazione cerebrale e l'innervazione spinale della secretione del sudore. Gazz. Osp. 41, 834.
Schilf, E.: Die Hemmungsinnervation der Schweißdrüsen. Klin. Wschr. 2, 506 (1923).
Schilf, E. und *I. Mandur:* Zur Frage der Hemmungsinnervation der Schweißdrüsen. Pflügers Arch. 196, 345 (1922).

Periphere Läsion

Böwing, H.: Störungen der Gefäßfunktion, der Schweißabsonderung, der Piloarrektion und der Trophik nach organischen Nervenschädigungen. Klin. Wschr. 2, 469 (1923).
Karplus, J. P.: Über Störungen der Schweißsekretion bei Verwundungen des Nervensystems. Wien. klin. Wschr. 28, 369 (1916).
Stradyn, P. J.: Über trophische, sekretorische und vasomotorische Störungen an den Extremitäten nach Verletzungen der peripheren Nervenstämme. Nowy Chirurgitsch. Arch. 1, 391 (1921).

Zentrale Läsion

Pintus, G.: Vasomotilità, sudore, minizione e secrezione sebacea nelle lesioni ponto-bulbari. Riv. sper. Freniatr. 62, 5 (1938).

Pilocarpin

Billigheimer, E.: Über den Antagonismus zwischen Pilocarpin und Adrenalin. Beitrag zur Innervation der Schweißdrüsen. Arch. exper. Path. (D.) 80 (1920).

Stoffwechsel und vegetatives Nervensystem

Allgemeines

Allers, R.: Nervensystem und Stoffwechsel. Z. Neur. 60, 281 (1920).
Böwing, H.: Vegetatives Nervensystem und Pathologie der Verdauung. Arch. Vdgskrkh. 33, 23 (1924).
Brugsch, Th., K. Dresel und *F. H. Lewy:* Beiträge zur Stoffwechselneurologie. Z. Path. 21, 358 (1920).
Chiodi, V. et R. Pugliesi: L'istofisiologia dell' ipofisi in rapporto al metabolismo dell'acqua; ricerche sperimentali. Endocrin. e Pat. costit. 12, 198 (1936).
Cohen, E. I.: La maladie de Basedow, affection du système nerveux végétatif. Influence du sympathique sur le métabolisme basal. Ann. Méd. 42, 644 (1937).
Eppinger, H., W. Falta und *C. Rudinger:* Über den Einfluß der Schilddrüse auf Stoffwechsel und Nervensystem. Z. klin. Med. 67, 380 (1909).
Grafe, E. und *E. Grünthal:* Über isolierte Beeinflussung des Gesamtstoffwechsels vom Zwischenhirn aus. Klin. Wschr. 8, 1013 (1929).
Gremels, H. et F. Zinnitz: Über die Stoffwechselsteuerung durch Vagus und Sympathikus. Arch. exper. Path. (D.) 188, 79 (1937).
Isenschmidt, J.: Über den Einfluß des Nervensystems auf die Wärmeregulation und den Stoffwechsel. Med. Klin. 10, 287 (1914).
Joseph, H.: Über den Einfluß der Nerven auf Ernährung und Neubildung. Arch. Anat. usw. 206 (1872).

Katz, G. et *G. Kaltz:* Action of atropine and eserine on adrenalin secretion caused by KCl and CaCl. Proc. Soc. exper. Biol. a. Med. (Am.) **36**, 848 (1937).

Köhler, V., H. Maurer und *W. Münich:* Der Einfluß des Desoxycorticosteron-Glucosids (Ciba) auf den Ruhe-Nüchternumsatz des Stoffwechsels gesunder Menschen. Klin. Wschr. **27**, 116 (1949).

Lapage, C. P.: Allergy, metabolism and the autonomic nervous system. Brit. med. J. Nr. 3856, 985 (1934).

Leipert, Th.: Stoffwechsel und vegetative Regulation (zur Frage der Insulinwirkung). Acta neuroveget. **1**, 51 (1950).

Menzel, W.: Bedeutung und Probleme der Tagesrhythmik. Ref.: Ärztl. Wschr. **1**, 669 (1947).

— Zum Wesen der Tagesrhythmik. Ärztl. Wschr. **1**, 705 (1947).

Michelazzi, A. M.: Contributo allo studio dei rapporti tra nefropatie degenerative, alterazioni metaboliche e sistema diencefalo-ipofisario. Rass. Fisiopat. clin. **9**, Nr. 12, 727 (1937).

Thannhauser, S. J.: Lehrbuch des Stoffwechsels und der Stoffwechselkrankheiten. München 1929.

— Stoffwechselprobleme. Berlin: Julius Springer. 1934.

Toeniessen, E.: Die Bedeutung des vegetativen Nervensystems für die Wärmeregulation und den Stoffwechsel. Klin. Wschr. **2**, 477 (1923).

Azetonkörper

Thomson, D. L.: Anterior pituitary and metabolism of acetone bodies. Proc. Assoc. Res. nerv. a. ment. Dis. (Am.) **17**, 257 (1938).

Chloridausscheidung

Linger, P., D. C. Hare and *S. Levy:* Influence of cerebrospinal fluid in acromegaly on urinary excretion of chlorides. Quart. J. Med. **6**, 241 (1937).

Cholesterinstoffwechsel

Braun, H.: Cholesterin und Cholesterinstoffwechsel. Münch. med. Wschr. **2**, 58 (1947).

— Med. Mschr. **1**, 58 (1947).

Diabetes mellitus, s. S. 58.

Fettstoffwechsel

Anselmino, K. J. und *F. Hoffmann:* Das Fettstoffwechselhormon des Hypophysenvorderlappens. II. Stoffwechselwirkungen und -regulationen des Hormons. Klin. Wschr. **10**, 2383 (1931).

Bailey, P. et *F. Bremer:* Recherches expérimentales sur le diabète insipide et le syndrome adiposogénital. C. r. Soc. Biol. **29**, 286.

Bauer, Th. und *H. Wasing:* Zur Frage der „Adipositas hypophysarea" (basophiles Adenom der Hypophyse). Wien. klin. Wschr. **26**, 1236 (1913).

Bennike, H.: Case of adiposogenital dystrophy treated with physex. Ugeskr. Laeg. (Dän.) **100**, 90 (1938).

Bittorf, A.: Akromegalia, Dystrophia adiposo-genitalis und thyreogene Adipositas acuta symmetrica partialis. Berl. klin. Wschr. **53**, 1172 (1921).

Courtois, J.: Glandes endocrines, système nerveux végétatif et grossesse (physiologie et pathologie). Gaz. Hôp. **111**, 833 und 865 (1938).

Goering, D.: Über den Einfluß des Nervensystems auf das Fettgewebe. Z. Konstit.lehre. **8**, 312 (1922).

Parkes-Weber, F.: Cutaneous striae, purpura, high blood pressure, amenorrhea and obesity, of the type sometimes connected with cortical
tumors of the adrenal glands, occurring in the absence of any such
type of tumor. Brit. J. Derm. 38, 1 (1926).
Taubenhaus, M.: Untersuchungen über das Kohlehydrat- und Fettstoffwechsel-Hormon der Hypophyse bei Diabetikern und bei Hypophysentumoren. Wien. Arch. inn. Med. 29, 251 (1936).

Fettsucht

Gordon, M. B.: Endocrine obesity in children: clinical and laboratory studies
and results of treatment. J. Pediatr. (Am.) 10, 204 (1937).
Graef, I., J. J. Bunim and *A. Rottino:* Hirsutism, hypertension and obesity
associated with carcinoma of adrenal cortex; indeterminate pituitary
adenoma and selective changes in beta cells of hypophysis. Arch. int.
Med. (Am.) 57, 1085 (1936).
Kup, J. von: Fettsucht· cerebralen Ursprungs. Frankf. Z. Path. 49, 331
(1936).
Nobencourt, P. et *J. Haguenau:* Caractères radiologiques du crâne et notam-
ment de la selle turcique chez les enfants obèses. Presse méd. 47, 437
(1939).
Noguer-Moré, J.: Accion del bellergal sobre algunos trastornos neurovegetativos y psiquicos de la obsidad. Med. ibera. 2, 78 (1936).
Patrassi, G.: Sindrome adiposo-ipertensivo-diabetica in soggetto postencefalitico, evoluta in quadro nefrotico-ipotiroideo con „guargione" del
diabete. Accad. med-fisica fiorentina XVII (1939).
Spitz, A.: Das klinische Syndrom: Narkolepsie mit Fettsucht und Polyglobulie in seinen Beziehungen zum Morbus Cushing. Dtsch. Arch. klin.
Med. 181, 286 (1937).

Glykogen

Russell, J. A.: Anterior pituitary factor which maintains muscle glycogen
in fasted hypophysectomized rats. Endocrinology 22, 80 (1938).

Grundumsatz

Falta, W. und *E. Fenz:* Bemerkungen zum Problem Schilddrüse—Zwischenhirn. Klin. Wschr. 17, 148 (1938).
Georgopoulos, M. und *N. Tsamboulas:* Grundumsatz und Hypertonie. Dtsch.
med. Wschr. 64, 452 (1938).
Molitch, M. and *S. Poliakoff:* Effect of benzedrine sulfate on basal metabolism of children. Arch. Pediatr. (Am.) 54, 683 (1937).
Moretti, P.: Onde corte, metabolismo basale e pressione arteriosa. Riforma
med. 53, 955 (1936).
Rasmussen, H.: Über den Grundumsatz bei essentieller Hypertonie. Acta
med. scand. (Schwd.) 93, 594 (1938).
Stevenin, H. et *A. Ferraro:* Il metabolismo basale nei cosidetti postumi della
encefalite epidemica. Riforma med. 40, Nr. 3, 54 (1924).

Harnsäuregicht

Grabfield, G. P.: Pharmacologic study of mechanism of gout. Ann. int. med.
11, 651 (1937).

Kochsalzstoffwechsel

Glatzel, H. und *H. J. Wolf:* Über zentrale Regulationsstörungen des Koch-
salzstoffwechsels. Dtsch. Arch. klin. Med. 183, 243 (1938).
Herzog, A.: Über den Einfluß von Wirkstoffen des Hypophysenhinterlappens auf die insulinogene Kochsalz- und Wasserretention. Z. klin. Med.
134, 446 (1938).

Hesse, E.: Kochsalzretention bei cerebraler Magersucht. Klin. Wschr. 24—25, H. 7/10 (1946).
Veil, W. H.: Über die Auslösung intermed. NaCl-Verschiebungen vom Zentralnervensystem aus. Arch. exper. Path. (D.) 87, 189 (1920).

Kohlehydratstoffwechsel

Anderson, C. M.: Anterior pituitary gland and carbohydrate metabolism. Med. J. Austral. 1, 11 (1938).
Anselmino, K. J.: Hypophyse, Kohlehydratstoffwechsel und Diabetes. Schweiz. med. Wschr. 2, 1061 (1937).
— und *F. Hoffmann:* Über die Blutzuckerwirkung von Hypophysenvorderlappenfraktionen. Z. exper. Med. 94, 305 (1934).
Barris, R. W. and *W. R. Ingram:* Evidence of altered carbohydrate metabolism in cat with hypothalamic lesions. Amer. J. Physiol. 114, 562 (1936).
Barthelheimer, H.: Extrainsulinäre hormonale Regulatoren im diabetischen Stoffwechsel. Erg. inn. Med. 59, 595 (1940).
Chiodi, V. e *R. Pugliesi:* L'istofisiologia dell'ipofisi in rapporto al metabolismo dell'acqua; ricerche sperimentali. Endocrin. e Pat. costit. 12, 198 (1936).
Davis, L., D. Cleveland and *W. Ingram:* Carbohydrate metabolism ecc. Arch. neur. (Am.) 33, 592 (1935).
Dzsinich, A. und *M. v. Pély:* Die Veränderung des Kohlehydratstoffwechsels bei allergischen Zuständen und während der Histaminreaktion. Klin. Wschr. II, 1499 (1935).
Freund, H.: Welche Bedeutung hat die Durchschneidung der Leberarterien und der sie begleitenden Lebernerven für den Zuckerstich? Arch. exper. Path. (D.) 26, 311 (1914).
Gagel, O.: Die Bedeutung des Hypophysen-Zwischenhirnsystems für den Wasser- und Kohlehydratstoffwechsel. Klin. Wschr. 26, 289 (1947).
Grand, Le A., J. Cousin et *P. Lamidon:* Recherches expérimentales sur le centre bulbaire du métabolisme hydrocarboné chez le chien privé de ses mécanismes glycorégulateurs humoraux et cerebraux. C. r. Soc. Biol. 124, 1231 (1937).
Heinsen, H. A.: Regulation des Kohlehydratstoffwechsels unter Vitamin E bei diencephalo-hypophysärer Insuffizienz. Dtsch. med. Wschr. 74, 908 (1949).
Jores, A.: Die hormonale Regulation des Kohlehydratstoffwechsels. Klin. Wschr. 24—25, 97 (1946).
Oberdisse, K. und *R. Werner:* Zuckerneubildung, Abnutzungsquote und Nebennierenrinde. Klin. Wschr. 26, 549 (1948).
Paleari, A.: Ulteriore contributo alla conoscenza della glicoregolazione nelle malattie del sistema nervoso. Rass. Neuroveg. 1, 476 (1939).
Pico, O.: Der Einfluß der Nierennerven auf die Traubenzuckerschwelle. C. r. Soc. Biol. 89, 1115 (1923).
Reiss, E.: Experimenteller Beitrag zur Frage der zentralnervösen Steuerung des Kohlehydratstoffwechsels. Acta neuroveget. 1, 13 (1950).
Rosselli del Turco, L.: Le variazioni della glicemia provocate dalla Beta-fenil-isopropil-amina (Simpamina, benzedrina). Ric. Clin. med. Nr. 2 (1939).
Russell, J. A.: Effects of hypophysectomy and of anterior pituitary extracts on disposition of fed carbohydrate in rats. Amer. J. Physiol. 121, 755 (1938).
— Relation of anterior pituitary to carbohydrate metabolism. Physiol. Rev. (Am.) 18, 1 (1938).
Soskin, S., R. Levine and *E. R. Heller:* Carbohydrate utilization in hypophysectomized dog. Proc. Soc. exper. Biol. a. Med. (Am.) 38, 6 (1938).

Steigerwaldt, F.: Über Untersuchungsmethoden zur Prüfung des Kohlehydratstoffwechsels. Med. Mschr. 1, 253 (1947).
Stockinger, W.: Diabetes mellitus und Glykopathie. Klin. Wschr. 25, 801 (1947).
Taubenhaus, M.: Untersuchungen über das Kohlehydrat und Fettstoffwechsel-Hormon der Hypophyse bei Diabetikern und bei Hypophysentumoren. Wien. Arch. inn. Med. 29, 251 (1936).
Vonderahe, A. R.: Central nervous system and sugar metabolism. Arch. int. Med. (Am.) 60, 694 (1937).

Mineralstoffwechsel

Frommel, E., A. Bischler and *J. Piquet:* L'action antidotale du calcium sur l'ion ferro. Ses conditions. Les relais cholinestérasique de cette action. Schweiz. med. Wschr. 76, 3 (1946).
Heilmeyer, L.: Eisen und Kupfer als Wirkstoffe im Organismus. Frankf. med. Ges., 7. 8. 1946. Ref.: Dtsch. med. Wschr. 72, 92 (1947).
Schäfer, K. und *I. Boenecke:* Die neurovegetative Lenkung des Eisenstoffwechsels. Klin. Wschr. 27, 177 (1949).
Uehlinger, E.: Nieren, Skelett und Kalziumstoffwechsel. Wien. klin. Wschr. 61, 417 (1949).
Veil, W. H.: Über eine mineralische Stoffwechselstörung beim Diabetes mellitus. Verh. dtsch. Kongr. inn. Med., München u. Wiesbaden, 33, 284 (1922).
Zondek, H.: Die Bedeutung des Antagonismus von Kalium und Calcium für die Physiologie und Pathologie. Klin. Wschr. 2, 382 (1923).

Stoffwechsel der Muskeln

Freund, H. und *W. H. Jansen:* Über Muskelstoffwechsel und Wärmeregulation. Klin. Wschr. 2, 979 (1923).
Russell, J. A.: Anterior pituitary factor which maintaine muscle glycogen in fasted hypophysectomized rats. Endocrinology 22, 80 (1938).

Purinstoffwechsel

Dresel, K. und *H. Ullmann:* Zur Frage der nervösen Beeinflussung des Purinstoffwechsels. Z. exper. Med. 24, 214 (1921).
Grabfield, G. P.: Pharmacologic study of mechanism of gout. Ann. intern. med. 11, 651 (1937).
Harpuder, K.: Pharmakologische Beeinflussung des Purinstoffwechsels beim Menschen. I. Einwirkung sympathico- und vagotroper Pharmaka. Z. exper. Med. 42, 1 (1924).

Salzstoffwechsel

Ucko, H.: Über den Einfluß des Nervensystems auf den Wasser- und Salzstoffwechsel. Z. exper. Med. 36, 211 (1923).

Wasserhaushalt

Benda, L. und *E. Rissel:* Wasserhaushalt und Mineralsalzausscheidung bei Leberkranken und ihre Beeinflussung durch Desoxycorticosteron. I. Mitt. Wien. klin. Wschr. 62, 397 (1950); II. Mitt. 62, 456 (1950).
— Wasserhaushalt und Mineralsalzausscheidung bei Leberkranken und ihre Beeinflussung durch Desoxycorticosteron. Wien. klin. Wschr. 62, 456 (1950).
Damm, G.: Störungen des Wasserhaushaltes bei hypophysär-dienzephalen Erkrankungen und ihre diagnostische Bedeutung. Dtsch. med. Wschr. 74, 1000 (1949).

Eckhard, C.: Zur Deutung und Entstehung der vom 4. Ventrikel aus erzeugbaren Hydrurien. Z. Biol. 44, 407 (1903).

Fisher, C. and *W. R. Ingram:* Effect of interruption of supraoptico-hypophyseal tracts on antidiuretic, pressor and oxytocic activity of posterior lobe of hypophysis. Endocrinology 20, 762 (1936).

Fisher, Ch., W. R. Ingram and *S. W. Ranson:* Diabetes insipidus and the neurohormonal control of water balance. Michigan: Edwards Brothers inc. 1938.

Gagel, O.: Die Bedeutung des Hypophysen-Zwischenhirnsystems für den Wasser- und Kohlehydratstoffwechsel. Klin. Wschr. 26, 289 (1947).

Herzog, A.: Über den Einfluß von Wirkstoffen des Hypophysenhinterlappens auf die insulinogene Kochsalz- und Wasserretention. Z. klin. Med. 134, 446 (1938).

Jonas, V.: Über die Einwirkung des thyreotropen Hormons auf den Wasser- und Salzhaushalt des Diabetes insipidus-Kranken. Z. exper. Med. 99, 718 (1936).

Mainzer, F.: Klinische Studien zur Akromegalie; familiäre Akromegalie und Addisonsche Krankheit. Acta med. scand. (Dän.) 92, 185 (1937).

Marx, H.: Der Wasserhaushalt. Berlin: Julius Springer, 1939 und Klin. Wschr. 14, 367 (1935).

Mygind, S. H. and *D. Dedering:* Ménière's disease as indicator of disturbances in the water metabolism, capillary function and body condition. Ann. Ot. (Am.) 47, 55 (1938).

Noble, R. L., H. Rinderknecht and *P. C. Williams:* Clinical hyperfunction of posterior lobe of pituitary suggested by pressor and antidiuretic substance obtained frome urine. Lancet 1, 13 (1938).

Ottonello, P.: Alterazioni infundibolari di origine idrodinamica in decorso di tumori frontali. Riv. Pat. nerv. 47, 492 (1936).

Pudexu, E. and *E. Manuella:* Il ricambio idrico nelle ipertemie neurovegetative. Policlinico (sez. med.) 43, 295 (1936).

Rosselli del Turco, L.: L'azione della beta-fenil-isopropil-amina (simpamina) sulla diuresi. Riv. Clin. med. 39, 453 (1938).

Savoretti, G.: Sulfamidici, temperatura corporea e ricambio idrico. Ricerche sperimentali. Med. sper. Arch. ital. 7, 133 (1940).

Siebeck, R.: Die vegetative Regulation des Wasserhaushalts in Pathologie und Therapie. Med. Welt 11, 1629 (1937).

Spadavecchia, V.: Influenza della prova di carico idrico sulla pressione arteriosa generale e sul tono oculare; ricerche clinico-sperimentali. Ann. Ottalm. ecc. 65, 194 (1937).

Stone, Th. and *H. Chor:* Water metabolism in relation to convulsion. Arch. neur. (Am.) 38, 798 (1937).

Swingle, W. W., J. J. Pfiffner and *W. M. Parkins:* The effect of fluid deprivation and fluid intake upon the revival of dogs from adrenal insufficiency. Amer. J. Physiol. 108, 144 (1934).

Tronchetti, F.: Polidipsia primaria e diabete insipido. Rass. Neuroveg. 1, Nr. 5, 396 (1939).

Ucko, H.: Über den Einfluß des Nervensystems auf den Wasser- und Salzstoffwechsel. Z. exper. Med. 36, 211 (1923).

Villa, L.: Ricambio idrico. Fisiopatologia e clinica. Milano: F. Vallardi, 1932.

Zentren

Bloch, W.: Beziehungen des Hypothalamus zum respiratorischen Stoffwechsel. Helvet. physiol. Acta. 1, 53 (1943).

Brugsch, Th., K. Dresel und *F. H. Lewy:* Stoffwechselneurologie der Medulla oblongata. Verh. dtsch. Ges. inn. Med. 32, 144 (1920).

Grünthal, E., Mulholland und *Strieck:* Einfluß des Zwischenhirns auf den respiratorischen Stoffwechsel. Fschr. Neur. 2, 507 (1930).

Trauma und vegetatives Nervensystem

Allgemeines

Drobec, E.: Klinischer Beitrag zum Kapitel Elektrounfall. Wien. klin. Wschr. **61,** 204 (1949).

Gastinel, P. et *R. Sohier:* Recherches sur le rôle du système neuro-végétatif dans les lésions à distance observés chez l'animal intoxiqué pour le sulfure d'etyle dichloré. C. r. Soc. Biol. **127,** 46 (1938).

Leriche, R.: Recherches sur les ulcérations trophiques après blessures des membres. Lyon méd. 241 (1920).

Lhermitte, J. et *Ph. Pagniez:* Syndrome de section complète de la moelle dorsale datant de 10 ans consécutive à un traumatisme rachidien remontant à l'age de 3 ans. Presse méd. **30** (1922).

Marquezy, R., M. Ladet et *P. Gauthier-Villars:* Les lésions viscérales au cours du syndrome malintoxi-infectieux. Le rôle du système neuro-végétatif. Bull. Soc. méd. Hôp. Par. **54,** 923 (1938).

Marenholtz, v.: Sympathikus und Unfall. Ärztl. Sachverst. Z. **40,** 1 (1934).

Oppenheim: Neurose infolge von Kriegsverletzungen. Berlin: Karger. 1916.

— Beitr. zur Kenntnis der Kriegsverletzungen des peripherischen Nervensystems. Berlin: Karger. 1917.

Schumacher, J.: Veränderungen im Seelenleben bei traumatischer Dystrophia adiposo-genitalis. Ein Beitrag zur Frage des Zusammenhanges zwischen innerer Sekretion und Persönlichkeit. Arch. ges. Physiol. **99,** 201 (1937).

Shumacker, H. B. jun. and *D. I. Abramson:* Posttraumatic vasomotor disorders. With particular reference to late manifestations and treatment. Surg. etc. **88,** 417 (1949).

Stier, E.: Schädigung der vegetativen Hirnzentren durch Kopftrauma. Arch. orthop. u. Unfallchir. **38,** 223 (1937).

Todd, T. W.: The arterial lesions in cases of „cervical rib".

Tyson, M. D. und *J. S. Gaynor:* Unfallchirurgische Indikationen zur Unterbrechung des sympathischen Nervensystems. Arch. Surg. (Am.) **19,** 167 (1946).

Aneurysma

Stich, R. und *A. Fromme:* Die Verletzungen der Blutgefäße und ihre Folgezustände (Aneurysma). Erg. Chir. u. Orthop. **13,** 144 (1921).

Tuffier, M.: Le traitement chirurgical des anévrysmes de l'aorte. Bull. Acad. Méd. Par. **85,** 586 (1921).

Blutdruck

Beiglböck, W.: Trauma und Hochdruck. Z. klin. Med. **127,** 144 (1935).

Pfalz, W.: Hypertonie nach Starkstromverletzung. Dtsch. med. Wschr. Nr. 49, 1647 (1922).

Diabetes

Heyn, A.: Ein Fall von tödlichem Diabetes traumaticus. Z. Med. beamte **33,** 108 (1920).

Woll, J.: Zur Frage des traumatischen Diabetes nach Verletzungen des Zentralnervensystems. Med. Klin. **26,** 1781 (1930).

Gefäßnerven

Albert, F.: Etude expérimentale des troubles vaso-moteurs réflexes d'origine traumatique. Arch. intern. Physiol. **22,** 391 (1924).

Athanassio-Bénisty et *M. H. Meige:* Les signes cliniques des lésions de l'appareil sympathique et de l'appareil vasculaire dans les blessures des membres. Presse méd. 24 (1916).

Ducastaing: Note sur 4 cas de stupeur artérielle traumatique. Bull. Soc. Chirurgiens Par. 14, 606 (1919).

Heitz, J.: Des troubles circulatoires qui accompagnent les paralysies ou les contractures posttraumatiques d'ordre réflexe (type Babinski-Froment). Arch. Mal. Coeur etc. 9, 161 (1917).

Küttner, H.: Der traumatisch-segmentäre Gefäßkrampf. Bruns' Beitr. 120, 1 (1920).

Leriche, R.: Du syndrome sympathique consécutif à certaines oblitérations artérielles traumatiques et de son traitement périphérique. Bull. Soc. Chir. 310 (1917).

— A quel niveau faut-il amputer le membre inférieur dans le cas de mal perforant rebelle consécutif à blessure sciatique? Lyon chir. 20, 496 (1923).

— Sur les déséquilibres vasomoteurs post-traumatiques primitifs des extrémités. Lyon chir. 20, 746 (1923).

— et *Policard:* Sur quelques fauts de physiologie pathol. touchant les blessures de sympathique périartériel, la contusion artérielle ou l'oblitération spontané des artères déchirées par un projectile. Bull. Soc. Chirurgiens Par. 45, 718 (1919).

Reichle, R.: Zur Frage des traumatisch-segmentären Gefäßkrampfes. Bruns' Beitr. 124, 650 (1921).

Soubeyran, P. et *E. Michon:* Note sur un cas de contusion artérielle, syndrôme causalgique consécutif. Bull. Soc. Chirurgiens Par. 44 (1914).

Gefäß- und Nervenverletzung

Boyd, A. M.: Gefäßverletzungen im Kriege. Brit. med. J. 4448 (1946).

Gollwitzer-Meier, K.: Die konsensuelle Hypothermie der Gliedmaßen bei Gesunden und Nervenschußverletzten. Dtsch. med. Wschr. 72, 103 (1947).

Grenell, R. G. and *H. S. Burr:* Electrical correlates of peripheral nerve injury: a preliminary note. Science 103, 48 (1946). Ref.: Ärztl. Wschr. 1, 34 (1947).

Lewandowsky, M.: Gefäß- und Nervenverletzungen. Z. Neur. 13, 409 (1917).

Mahoney, H.: Schmerzbehandlung bei posttraumatischen und anderen Gefäßverletzungen. Ann. Surg. 119, 432 (1944).

Gehirn

Bodechtel, G. und *H. Sack:* Diencephalose und Hirntrauma. Med. Klin. 4, 133 (1947).

Morsier, G. de: Les encéphalopathies traumatiques. Etude neurologique. Arch. suiss. Neur. 1, 121 (1950).

Kontusion

Barthelémy: Contusion de l'épaule. Paralysie totale de l'avant-bras et de la main. Sympathectomie périvasculaire. Bull. Soc. Chirurgiens Par. 44, 1741 (1918).

Tuffier, M.: Contusion de l'épaule, paralysie totale de l'avant-bras et de la main. Bull. Soc. Chirurgiens Par. 44, 1741 (1918).

Verletzung des Nervensystems

Athanassio-Bénisty et *M. H. Meige:* Les signes cliniques des lésions de l'appareil sympathique et de l'appareil vasculaire dans les blessures des membres. Presse méd. 24 (1916).

Breslauer, F.: Die Pathogenese der trophischen Gewebsschäden nach der Nervenverletzung. Dtsch. Z. Chir. 150, 50 (1919).

Briele, G. van der: Ein Fall von isolierter Durchschneidung des N. sympathicus bei Stichverletzung. Dtsch. Z. Chir. 64, 96 (1902).

Brüning, F.: Die Bedeutung des Neuroms am zentralen Nervenende für die Entstehung und Heilung trophischer Gewebsschäden nach Nervenverletzungen. Arch. klin. Chir. 117, 30 (1921).

— Eine neue Erklärung für die Entstehung und Heilung trophischer Geschwüre nach Nervendurchtrennung. Zbl. Chir. 47, 1433 (1920).

— Zur Frage der Entstehung und Heilung trophischer Geschwüre nach Nervendurchtrennung. Zbl. Chir. 48, 824 (1921).

Carter, H.: On causalgia and allied painful conditions due to lesions of peripheral nerves. J. Neur. (Brit.) 3, 1 (1922).

Cobb, St. and H. W. Scarlett: A report of eleven cases of cervical sympathetic injury causing the oculopupillary syndrome. Arch. neur. (Am.) 3, 636 (1920).

Dimitz, L.: Ein Beitrag zur Kenntnis der sekretorischen, vasomotorischen und trophischen Störungen bei traumatischen Läsionen der Extremitätennerven. Wien. klin. Wschr. 28, 942 (1916).

Gross, D.: Eine Lähmung des rechten Halssympathikus durch Schußverletzung. Münch. med. Wschr. 64, 1093 (1917).

Gurwitsch, E. S.: Zur Symptomatologie der Veränderungen des sympathischen Nervensystems bei Verletzungen der peripheren Nerven. Sammelber. Arb. Neur. (1920).

Härtel, F.: Die Kriegsschußverletzungen des Halses. Erg. Chir. u. Orthop. 11, 471 (1922).

Karplus, J. P.: Über Störungen der Schweißsekretion bei Verwundungen des Nervensystems. Wien. klin. Wschr. 28, 369 (1916).

Lehmann, W.: Die Chirurgie der peripheren Nervenverletzungen. Berlin.

— Die Störungen der Lage- und Bewegungsempfindungen in Zehen- und Fingergelenken nach Nervenschüssen. Münch. med. Wschr. 63, 597 (1916).

— Zur Frage der neurotischen Knochenatrophie, insbes. der nach Nervenschüssen. Bruns' Beitr. 107, 605 (1917).

— Beiträge zur Kenntnis der sekretorischen und vasomotorisch-trophischen Störungen nach Nervenverletzungen. Med. Klin. 13, 629 (1917).

Leriche, R.: Sur les déséquilibres vasomoteurs posttraumatiques primitifs des extrémités. Lyon chir. 20, 746 (1923).

— et *Policard:* Sur quelques fauts de physiologie pathol. touchant les blessures de sympathique périartériel, la contusion artérielle ou l'oblitération spontané des artères déchirées par un projectile. Bull. Soc. Chirurgiens Par. 45, 718 (1919).

Milko, W.: Über erhöhten elektrischen Hautwiderstand bei traumatischen Affektionen des Halssympathikus. Z. Neur. 85, 482 (1923).

Pfeiffer, H.: Über kortikale Blasenstörungen und deren Lokalisation bei Hirnverletzten. Z. Neur. 46, 173 (1919).

Polenoff, A. L.: Die Reiztheorie der Pathogenese trophischer Störungen bei Verletzungen des peripheren Nervensystems der Extremitäten im Lichte der Tatsachen neuester chirurgischer Therapie. Westnik Chir. pogranitschn. obl. 1, 17.

Putti, V.: Della simpatectomia periarteriosa nelle lesione dei nervi periferici. Ref.: Zbl. Chir. 50, 1526 (1923).

Rehbein, M.: Über Muskelverknöcherung nach Rückenmarksverletzung. Dtsch. Z. Chir. 178, 60 (1923).

Reich, A.: Die Verletzungen des N. vagus und ihre Folgen. Bruns' Beitr. 56, 684 (1908).

Reichel, H.: Dupuytrensche Fingerkontraktur als Folge von Verletzung des N. ulnaris. Dtsch. Z. Chir. 138, 466 (1916).

Ridder, C.: Über Sympathikusschädigung bei Hals- und Brustschüssen. Berl. klin. Wschr. Nr. 3 (1919).

Riedel, K.: Über trophische Störungen bei den Kriegsverletzungen der peripheren Nerven. Münch. med. Wschr. **63**, 913 (1916).

Sargent, P.: Lesions of the brachials plexus associated with rudimentary ribs. Brain **44**, 95 (1921).

Schamoff, W. N.: Beobachtungen über trophische Geschwüre bei Verwundung des N. ischiadicus. Nowy Chirurgitsch. Arch. **1**, 417 (1923). Ref.: Zbl. Chir. **50**, 370 (1923).

Schneider, E.: Ein Beitrag zur Kenntnis der Hemihydrosis faciei, im besonderen derjenigen bei Sympathikusschädigungen. Mschr. Psychiatr. **98**, 125 (1938).

Sicard, J. A.: Traitement des névrites du médian par l'alcoolisation tronculaire sous lésionelle. Bull. Soc. méd. Hôp. Par. **39**, 586 (1915).

Sollier, P. et P. Courbon: Syndrome sympathique des membres supérieurs par commotion de la moelle cervicale. Presse méd. **27** (1919).

Stopford, J. S. B.: Gunshot injuries of the peripheral nerves; the syndrome of compression. Lancet **190**, 718 (1916).

— Trophic disturbances in gunshot injuries of peripheral nerves. Lancet **194**, 465 (1918).

Stradyn, P. J.: Über trophische, sekretorische und vasomotorische Störungen an den Extremitäten nach Verletzungen der peripheren Nervenstämme. Nowy Chirurgitsch. Arch. **1**, 391 (1921).

— Behandlung der Verletzungen peripherer Nerven. Ref.: Z. org. Chir. **20**, 444 (1923).

Targowla, R.: Le syndrome comitial très tardif des anciens traumatisés cranio-cérébraux de la guerre 1914—1918. Presse méd. **45**, 115 (1937).

Tinel, J.: Les blessures des nerfs. Paris: Masson. 1916.

Vogel, P.: Neurologische Gesichtspunkte zur Beurteilung und Behandlung der Verletzungen peripherischer Nerven. Dtsch. med. Wschr. 807 (1941/II).

Weber, F. K.: Über die Verletzung des N. vagus bei der Entfernung von Geschwülsten des Halses. Russki Wratsch. **13**, 534.

Zaffiro, A.: Contributo allo studio delle lesioni traumatiche del simpatico cervicale etc. Gi. Med. mil. **68**, H. 10 (1920).

Ödem nach Trauma

Leriche, R.: Oedème sur aigue post-traumatique de la main avec impotence fonctionelle complète. Transformation soudaine cinque heures après sympathectomie humérale. Lyon chir. **20**, 814 (1923).

Posttraumatischer Schmerz

Gariepy, U.: Chirurgie sympathique. Neurotrophoses et algies posttraumatiques de l'ouvier. Un. méd. Canad. **65**, 630 (1936).

Schock

Berner, A.: L'action générale de la Novocain dans le choque operatoire et traumatique. Helvet. Chir. Acta **16**, H. 6, 373 (1949).

Buerger, L. und J. W. Churchmann: Der Plexus coeliacus und mesenteric. und ihre Rolle beim abdominellen Schock. Mitt. Grenzgeb. Med. u. Chir. **16**, 507 (1906).

Bund, C. C., R. W. Green, L. Taylor und St. M. Levenson: Verbrennungen. Surg. etc. (1946). Ref.: Dtsch. med. Wschr. **72**, 260 (1947).

Cannon: Traumatic Shock. New York-London. 1923.

Knorr, H.: Moderne Lehren über den traumatischen Schock. Klin. Wschr. **1**, 1115 (1922).

Marconi, F. e *L. di Marco:* Determinazione della adrenalina nelle surrenali di animali sottoposti allo shock insulinico mortale, all'azione combinate dell'insulina e dell'atropina ed allo shock anafilattico. Boll. ital. Biol. sper. 12, 169 (1937).
— Ricerche sul contenuto adrenalinico delle surrenali in animali allo stati fisiologico e in vari stati morbosi; negli stati di intossicazione e di shock insulinico ed anafillatico. Arch. int. Pharm. et Thér. 56, 49 (1937).
Moon, V. H.: Dynamik des Schocks und ihre klinische Bedeutung. Surg. etc. 79, 1 (1944). Ref.: Dtsch. med. Wschr. 71, 276 (1946).
Paolucci, R.: Esperienze sullo shock traumatico. Riforma med. 37, 1079 (1921).
Quénu, E., P. Duval et *P. Moquot:* Du choc traumatique envisagé au point de vue clinique. Presse méd. 31, 700 (1923).
Schallock, G.: Beitrag zur Anatomie des Wundschockes und Wundkollapses. Dtsch. Mil.arzt 7, 76 (1942).
Schneider, H.: Über die Kreislaufvorgänge bei traumatischem Schock und bei Operationsschock. Klin. Wschr. II, 1129 (1932).
Schwiegk, H.: Schock und Kollaps. Funktionelle Pathologie und Therapie. Münch. med. Wschr. 89, Nr. 44, 941 (1942).
Simony: Gleichgewicht im Blutgefäßsystem und nervöser Schock. Rev. Chir. (Fr.) 42, 637 (1923).
Szanto, G.: Blood pressure in skin capillaries and surgical shock. Surg. etc. 65, 453 (1937).
Tagnon, H. J., St. M. Levenson und *Ch. S. Davidson:* Das Auftreten von Fibrinolyse im Schock. Amer. J. med. Sci. Nr. 886 (1946).
Tomb, J. W.: Shock and allied conditions; survey. Lancet 2, 1416 (1937).

Wunden

Bardon, G. et *Mathey-Cornat:* Sur un cas de plaie torpide et fistuleuse, évoluant sur un pied gelé et traité par la sympathectomie périartérielle. Presse méd. 31, 483 (1923).
Leriche, R. et *C. Convert:* Sur la mécanisme sympathique de l'hémostase spontanée des certaines playes sèches des artères. Presse méd. 25, 603 (1917).
Leriche, R. et *J. Haour:* La mode d'action de la sympathectomie périartérielle sur la réparation des tissus et la cicatrisation des plaies. Presse méd. 29, 856 (1921).
Liek, E.: Versuche über Wundheilung nach Sympathektomie. Arch. klin. Chir. 129, 656 (1924).
Placintianu, G.: Wie sind die guten Resultate der Gewebsheilung zu erkennen bei der Sympathektomie. Spital (Rum.) 43, 277 (1923).
— Versuche über Wundheilung und Transplantation nach Sympathektomie. Arch. klin. Chir. 128, 248 (1924).
Santy: Plaie d'axillaire etc. Lyon chir. 20, 512 (1923).
Schallock, G.: Beitrag zur Anatomie des Wundschockes und Wundkollapses. Dtsch. Mil.arzt 7, 76 (1942).
Schamoff, W. N.: Beobachtungen über trophische Geschwüre bei Verwundung des N. ischiadicus. Nowy Chirurgitsch. Arch. 1, 417 (1923). Ref.: Zbl. Chir. 50, 370 (1923).
Schwarz, F.: Zur chirurgischen Behandlung trophischer Fußgeschwüre nach Schußverletzungen. Z. ärztl. soz. Vers. 1 (1921).

Trophik und vegetatives Nervensystem

Allgemeines

Brecht, K.: Über die trophische Wirkung von Acetylcholin und Aneurin auf die denervierte Hinterextremität der Ratte und auf Unterschenkelgeschwüre des Menschen. Z. exper. Med. 113, 579 (1944).

Meusert, W.: Über zentral-nervöse trophische Regulationen. Med. Klin. 44, 1557 (1949).

Pigalew, I. und *Z. Kusnetzowa:* Über die Bedingungen der Entwicklung begrenzter und diffuser Affektionen „trophischen" Charakters. Z. exper. Med. 67, 265 (1929).

Rosenauer, F.: Über den Wert der Sympathektomie bei trophischen Schäden mit Ausschluß der genuinen Durchblutungsstörungen. Wien. klin. Wschr. 62, 696 (1950).

Wischnewsky, A. W.: Der Novokainblock als eine Methode der Einwirkung auf die Gewebstrophik. Zbl. Chir. 62, 735 (1935/I).

Akren

Ploog, D.: Mitteilung über Vitamin-B_1- und C-Behandlung bei trophischen Störungen der Akren. Klin. u. Prax. 1, 178 (1946).

Dystrophie

Gülzow, M.: Zur Bewertung des Plasmaeiweiß bei der Dystrophie des Erwachsenen. Z. inn. Med. 2, 417 (1947).

Vorderwinkler, K.: Zur Pathogenese der progressiven Muskeldystrophie. Dtsch. Z. Nervenhk. 163, 12 (1949).

Fettgewebe

Kuré, K., T. Oi and *S. Okinaka:* Beziehungen des Spinalsympathikus zu der trophischen Innervation des Fettgewebes. Klin. Wschr. 16, 1789 (1937).

Haut

Breitländer: Zur Therapie trophoneurotischer Ulcera, angiospastischer Gangrän und der Kausalgie. Klin. u. Prax. 1, 54 (1946).

Tuberkulose und vegetatives Nervensystem

Allgemeines

Manderli, H. und *L. Magg:* Über die Wirkungsbreite des Bellergals und seine spezifisch vegetativen Komponenten in der Behandlung vegetativer Dystonie bei Tuberkulose. Schweiz. med. Wschr. 27, 83 (1947).

Platonov, G. and *E. Morozova:* Experimental study on influence of vegetative nervous system in cellular reaction in tuberculosis. Probl. tbc. 1550 (1936).

Singer, G.: Autonome und Vagusmagenstörungen und ihre Beziehungen zur Lungentuberkulose. Wien. klin. Wschr. 30, 624 (1917).

Waitz, C.: Zur Frage von Immunität und Allergie bei Tuberkulose. Tuberkulosearzt 4, 185 (1950).

Hyperallergie

Bircher, W.: Die Interferenz von dentaler Herdinfektion mit tuberkulöser Hyperallergie. Zahnärztl. Rdsch. 52, 685 (1943). Ref.: Z. Rheumaforsch. 6, 486 (1943).

Knochen- und Gelenktuberkulose

Gundermann, W.: Periarterielle Sympathektomie bei schwerer fistelnder Gelenktuberkulose. Ref.: Zbl. Chir. 50, 1460 (1923).

— Über die Wirkung der periarteriellen Sympathektomie auf schwere Gelenk- und Knochentuberkulosen. Zbl. Chir. 51, 336 (1924).

Gundermann, W.: Periarterielle Sympathektomie bei Knochen- und Gelenktuberkulose. Zbl. Chir. 52 (1925).
Läwen, A.: Über die periarterielle Sympathektomie bei der Extremitätentuberkulose. Ref.: Klin. Wschr. 3, 860 (1924) und Münch. med. Wschr.
71, 191 (1924).
Sebestryén, J.: Periarterielle Sympathektomie bei Knochen- und Gelenktuberkulose. Zbl. Chir. 51, 2528 (1924).

Lunge

Alvarez, C.: Neue Gesichtspunkte für die chirurgische Behandlung der
Lungentuberkulose mittels thorakaler Sympathektomie. Sem. méd.
(Arg.) 27, 733 (1920).
— Behandlung des Magengeschwürs mit Nervenblockierung nach Parker
und daraus sich ergebende Folgerungen für die Behandlung der Lungen-
tuberkulose. Rev. méd. Málaga. 1, 2 (1921).
Beyrer, K.: Bellergal bei Lungentuberkulösen mit neurovegetativen Be-
schwerden. Praxis 37, 41 (1948).
Deutsch, F. und *O. Hoffmann:* Untersuchungen über das Verhalten des
vegetativen Nervensystems bei tuberkulösen Erkrankungen der Lungen.
Wien. klin. Wschr. 25, 569 (1913).
Frank, A.: Vorläufige Mitteilung über die Verwendung vagotonisierender
Substanzen in der Behandlung der Lungentuberkulose. Wien. klin.
Wschr. 62, 44 (1950).
Guth, E.: Lungentuberkulose und vegetatives Nervensystem. Beitr. Klin.
Tbk. 55, 33 (1923).
Käding, K.: Beziehungen zwischen Lungentuberkulose und vegetativem
Nervensystem. Münch. med. Wschr. 71, 225 (1924).
Lande, E.: Der Einfluß der Phrenikusexhairese auf Stand und Beweglichkeit
des Zwerchfells. Z. Tbk. 39, 418 (1924).
Michon, L., J. Chaize et *H. Mollard:* L'instabilité du système vago-sympathi-
que et les interventions sur le système sympathique au cours de la
tuberculose pulmonaire. Presse méd. 46, 865 (1938).
Rosenthal, G.: Nouveaux documents pour l'étude de la symptomatologie dans
la tuberculose pulmonaire. Clinique 34, 3 (1939).
Straube, G.: Segmental-reflektorische Studien bei der Lungentuberkulose.
Beitr. Klin. Tbk. 102, 18 (1949).
Sturm, A.: Lungentuberkulose und vegetatives Nervensystem. Z. ges. inn.
Med. 2, 698 (1947).
— Neuromuskuläre Kavernenprobleme bei Lungentuberkulose. Dtsch. med.
Wschr. 72, 347 (1947).

Nervus phrenicus

Elinson, F. L.: Changes in vegetative nervous system following alcoholization of diaphragmatic nerve in pulmonary tuberculosis. Probl. tbc.
82 (1938).
Rosenfeld, R.: Erfolge und Erfahrungen bei 25 Fällen von Phrenikus-
quetschung und Pneumoperitoneum bei Pleuritis exsudativa tuberculosa.
Schweiz. med. Wschr. 76, 551 (1946).

Phrenikusexhairese

Lande, E.: Der Einfluß der Phrenikusexhairese auf Stand und Beweglichkeit des Zwerchfells. Z. Tbk. 39, 418 (1924).
Lehmann, E.: Über die Erfolge der Phrenikusexhairese. Z. Tbk. Nr. 41
(1924).

Tumor und vegetatives Nervensystem

Allgemeines

Adson, A. W.: Physiologic effects produced by ablation of autonomic central influences; various forms of sympathectomy in treatment of diseases. Surgery **1**, 425 (1937).

Agata, G. d': Neurolisi del plesso brachiale e simpatectomia periarteriosa dell'omerale in un caso di paralisi del plesso brachiale e sindrome causalgica per ferita di querra. Chir. Org. Movim. **3**, 55 (1919).

Ball, H. A. and *L. T. Semuels:* Relation of hypophysis to growth of malignant tumors; study of influence of nutritional factors on Walker tumor 256 in relation to effect hypophysectomy. Amer. J. Canc. **32**, 50 (1938).

Borst, M.: Streiflichter zum Krebsproblem. Münch. med. Wschr. **6** (1941/I).

Horchler, A.: Neurohormonale Störungen in Beziehung zum Geschwulstproblem und sich hieraus ergebende therapeutische Rückschlüsse. Z. Geburtsh. **131**, 187 (1949).

Kohlmayer, H.: Beobachtungen über die Einwirkung raumbeengender Prozesse im Retroperitonealraum auf das sympathische Nervensystem. Zbl. Chir. **69**, 524 (1942).

Weber, F. K.: Über die Verletzung des N. vagus bei der Entfernung von Geschwülsten des Halses. Russki Wratsch. **13**, 534.

Carcinoid

Coronini, C. und *C. Reitter:* Vegetativ-neurotische Störungen bei Karzinoiden. Ref.: Zbl. path. Anat. **81**, 425 (1943).

Carcinom

Chauchard, P.: Etude comparative des modifications apportées à l'excitabilité de diverse appareils neuromoteurs de l'écrevisse par la nicotine. C. r. Soc. Biol. **126**, 647 (1937).

Fecht, E.: Behandlung des Karzinoms mit Cholin. Strahlentherapie **80**, H. 1 (1949). Ref.: Wien. klin. Wschr. **62**, 497 (1950).

Extramedullärer Tumor

Brix, W. F. und *H. Strotzka:* Atypische klinische Bilder bei extramedullären raumbeengenden Prozessen. Wien. klin. Wschr. **62**, 504 (1950).

Gehirn

Dreyfuss, M.: Considerazioni anatomo-cliniche su di un caso di „craniofaringioma" (tumore di Erdheim). Riv. Pat. nerv. **48**, 398 (1936).

Ottonello, P.: Alterazioni infundibolari di origine idrodinamica in decorso di tumori frontali. Riv. Pat. nerv. **47**, 492 (1936).

Riddoc, G.: Progressive dementia without headache or changes in the optic disc, due to tumors of the third ventricle. Brain **59**, 225 (1936).

Glomus caroticum

Hartmann, H.: Tumeur du corpuscule carotidien, ablation incomplète, radiothérapie. Guérison. Presse méd. **45** (1937).

Grenzstrangtumor

Bisset, C.: A case of an extraordinary initable sympathetic tumor. Mem. med.-chir. London **3**, 1792.

Homma, H.: Grenzstrangtumoren. Ref.: Wien. klin. Wschr. **61**, 79 (1949).

Hypophyse

Taubenhaus, M.: Untersuchungen über das Kohlehydrat- und Fettstoff-wechsel-Hormon der Hypophyse bei Diabetikern und bei Hypophysen-tumoren. Wien. Arch. inn. Med. **29**, 251 (1936).

Urechia, C. I.: Cancer métastatique de la région hypophysotubérienne avec diabète insipide. Paris méd. **2**, 129 (1936).

Venzoni, M.: Osservazioni anatomo-patologiche su tumore eosinofilo dell'ipofisi accompagnato da acromegalia e gozzo ed adenoma basofilo asintomatico. Gi. Veneto Sci. med. **II**, 495 (1937).

Wittermann, E.: Hypophysengangtumoren und vegetative Zentren des Zwischenhirns. Nervenarzt **9**, 441 (1936).

Hypophysen-Tumor

Fröhlich, A.: Ein Fall von Tumor der Hypophyse ohne Akromegalie. Wien. klin. Rdsch. **15**, 883 u. 906 (1901).

Hypothalamus

Walter, W. G., G. M. Griffiths and *S. Nevin:* Electro-encephalogram in case of pathological sleep due to hypothalamic tumor. Brit. med. J. **1**, 107 (1939).

Nebenniere

Fischer, H.: Bestimmung des Adrenalingehaltes des Nebennierentumors. Z. klin. Med. **134**, 184 (1938).

Frank, R. T.: A suggested test for functional cortical adrenal tumor. Proc. Soc. exper. Biol. a. Med. (Am.) **31**, 1204 (1934).

Graef, I., J. J. Bunim and *A. Rottino:* Hirsutism, hypertension and obesity associated with carcinoma of adrenal cortex; indeterminate pituitary adenoma and selective changes in beta cells of hypophysis. Arch. int. med. (Am.) **57**, 1085 (1936).

Heggelin, R. und *H. Nabholz:* Das Nebennierenmarksyndrom. Zur Kasuistik der chromaffinen Geschwülste. Mit einem Beitrag über den Adrenalin-nachweis von H. Fischer. Z. klin. Med. **134**, 161 (1938).

Josephson, B.: The adrenal cortical syndrom in a case with tumor from an accessory adrenal gland. Acta med. scand. (Dän.) **90**, 335 (1936).

Neurom

Freund, P.: Ein Ganglioneurom des rechten Halssympathikus. Frankf. Z. Path. **13**, 266 (1923).

Läwen, A.: Die Anwendung der Nervendurchtrennung nach W. Trendelen-burg bei Amputationen und der Operation traumatischer Neurome. Zbl. Chir. **46**, 626 (1919).

Paragangliom

Halscheidt, W.: Klinische und pathologisch-physiologische Betrachtungen an Hand eines extrasuprarenalen malignen Paraganglioms. Z. ges. inn. Med. **4**, 117 (1949).

Parasellärer Tumor

Möschl, H.: Über einen Fall von Hyperthermie, Diabetes insipidus und Morbus Basedow mit Übergang in primäre Oligurie und Myxoedem bei einem parasellaren Tumor. Z. klin. Med. **134**, 719 (1938).

Sonnenbestrahlung

Roffo, A. H. y *M. Yanovsky:* El sistema neuro-vegetativo en los tumores provocados por la irradiacion solar. Bol. Inst. Med. exper. Canc., B. Air. **13**, 507 (1936).

Stirnhirn-Tumor

Haug, K.: Cerebral bedingter Diabetes mellitus bei Stirnhirntumor. Mschr. Psychiatr. 88, 324 (1933).

Sympathikus

Semel, H.: Ein Tumor des Nervus sympathicus. Bruns' Beitr. 73, 50 (1911).

Intrasellärer Tumor

Nager, R.: L'opération des tumeurs intrasellaires par la voie transethmoidale de Chiari. Ann. méd.-psychol. Nr. 2, 228 (1936).

Zirbeldrüse

Massobrio, E. e *G. Boccuzzi:* Complessa sindrome iperpituitarica da ipopinealismo per probabile tumore della pineale associata a melformazzioni congenite. Gi. Accad. Med. Torino 101, 412 (1938).

Urologie und vegetatives Nervensystem

Allgemeines

Chwalla, R.: Die neuesten Fortschritte der urologischen Hormontherapie und der urologischen Endokrinologie. Wien. med. Wschr. 96, 197 (1946).
Dide, M. et *A. Bauduin:* Le système vésiculeux. Ses rapports avec les fonctions parasympathiques du mésocéphales. Rev. neur. (Fr.) 65, 1438 (1923).
Lichtenauer, F.: Der Einfluß des vegetativen Nervensystems auf die Funktion der ableitenden Harnwege. Ref.: Klin. Wschr. 26, 254 (1948).
Patrassi, G. e *E. Slavich:* La sindrome „Poliuria-edemi" come espressione di sofferenza diencefalotiroidea. Rass. Neuroveg. 1, 375 (1939).

Anurie

Goetzl, A.: Reflektorische Anurie. Pflügers Arch. 83, 628 (1901).

Blase

Bayliss, W. M.: On the local reactions of the arterial wall to changes of internal pressure. J. Physiol. (Brit.) 28, 220 (1902).
Benelli, R.: Contributo sperimentali alla farmacologia degli ormoni sessuali. L'azione degli ormoni maschili sulla musculatura vesicale. Rass. Neuroveg. 2, 21 (1940).
Böwing, H.: Zur Pathologie der Innervation der Blase, Mastdarm und Gebärmutter. Dtsch. Z. Nervenhk. 75, 189 (1922).
Elliott, T. R.: The innervation of the bladder and the urethra. J. Physiol. (Brit.) 35, 366 (1907).
Giordano, G. B.: Osservazioni semeiotiche, fisiopatologiche e cliniche sui disturbi della funzione vescicale nelle malattie nervose, specialmente encefaliche. Rass. Neuroveg. 2, 127 (1939).
Greenberg, B., J. Loman and *A. Myerson:* Human autonomic pharmacology; effect of mecholyl and prostigmine on size and tonus of bladder. J. Ur. (Am.) 40, 280 (1938).
Heidler, H.: Neurofibromatosis vesicae urinariae. Ref.: Wien. klin. Wschr. 5, 515 (1950).
Hryntschak, Th. und *E. Spiegel:* Über den Mechanismus der automatischen Blase. Klin. Wschr. 3 (1924).
Ikoma, T.: Experimentelle Analyse des Blasen-Sphinkter-Krampfes. Naunyn-Schmiedebergs Arch. 102, 146 (1920).

Lichtenstern: Über die zentrale Blaseninnervation. Wien. klin. Wschr. 24 (1912).

Müller, L. R.: Klinische und experimentelle Studien über die Innervation der Blase, des Mastdarms und der Genitalorgane. Dtsch. Z. Nervenhk. 21, 86 (1901).

— Die Blaseninnervation. Dtsch. Arch. klin. Med. 128, 81 (1919).

Noguès, P.: Les conditions régulatrices de l'insensibilisation de la vessie. J. Ur. (Am.) 10, 249 (1920).

Pfeiffer, H.: Über kortikale Blasenstörungen und deren Lokalisation bei Hirnverletzten. Z. Neur. 46, 173 (1919).

Schwarz, O. und *A. Brenner:* Untersuchungen über die Physiologie und Pathologie der Blasenfunktion. Z. ur. Chir. 8, 32 (1921).

Entnervung der Blase

Lemoine, G. H.: Le comportement de la vessie après énervation. Ann. Soc. belge Ur. (1923).

Wijen, H. P.: Dénervation et dévascularisation de la vessie urinaire chez le chat et le chien. Arch. néerld. Physiol. 6, 212.

Innervation der Blase

Boeminghaus, H.: Experimentelle Beiträge zur Innervation der Blase. Z. exper. Med. 33, 378 (1923).

Böwing, H.: Zur Pathologie der Innervation der Blase, Mastdarm und Gebärmutter. Dtsch. Z. Nervenhk. 75, 189 (1922).

Hryntschak, Th. und *E. Spiegel:* Über den Mechanismus der automatischen Blase. Klin. Wschr. 3 (1924).

Lichtenstern, R.: Über die zentrale Blaseninnervation. Wien. klin. Wschr. 25, 1248 (1912).

Müller, L. R.: Klinische und experimentelle Studien über die Innervation der Blase, des Mastdarms und der Genitalorgane. Dtsch. Z. Nervenhk. 21, 86 (1902).

Noguès, P.: Les conditions régulatrices de l'insensibilisation de la vessie. J. Ur. (Am.) 10, 249 (1920).

Pfeiffer, H.: Über kortikale Blasenstörungen und deren Lokalisation bei Hirnverletzten. Z. Neur. 46, 173 (1919).

Voncken, J. et *J. Guimy:* Sur un cas de traitement par la sympathectomie périartérielle de troubles trophiques et douloureux du pied, consecutifs à une gelure. Bull. Soc. Chirurgiens, Par. 47, 689 (1921).

Tonus der Blase

Beattie, J. and *A. Kerr:* Effects of diencephalic stimulation on urinary bladder tonus. Brain 59, 302 (1936).

Schwarz, O. und *A. Brenner:* Untersuchungen über die Physiologie und Pathologie der Blasenfunktion. Z. ur. Chir. 8, 32 (1921).

Ductus deferens

Nagel, W. A.: Kontraktilität und Reizbarkeit des Samenleiters. Arch. Physiol. (D.) Suppl. 458 (1905).

Enuresis

Molitch, M. and *S. Poliakoff:* Effect of benzedrine sulfate enuresis. Arch. Pediatr. (Am.) 54, 499 (1937).

Hydrurie

Eckhard, C.: Zur Deutung und Entstehung der vom 4. Ventrikel aus erzeugbaren Hydrurien. Z. Biol. 44, 407 (1903).

Inkontinenz

Chwalla, R.: Harninkontinenz beim Lachen. Wien. med. Wschr. **96, 44** (1946).

Nykturie

Mainzer, F.: Über Nykturie; über die Verteilung der Alkali-Ionen, Natrium und Kalium auf Tag- und Nachtharn beim normalen Menschen und bei neuro-endokriner Nykturie. Acta med. scand. (Dän.) **93**, 15 (1937).

Penis

Lebbin, G.: Über Priapismus und Endarteriitis productiva obliterans penis. Z. ur. Chir. **31**, 185 (1944).
Sachs: Plastische Induration der Corpora cavernosa penis. Handb. d. Geschlechtskrankh. Wien: Hölder. 1911.

Prostata

Blatt, P.: Prostatahypertrophie und Konstitution. Z. ur. Chir. 169 (1926).
— Über die konstitutionelle Disposition zur Prostatahypertrophie. Wien. klin. Wschr. **39**, 914 (1926).
Blum, V. G.: Beitrag zur Anatomie, Physiologie und Pathologie der Prostatadrüse. Wien. klin. Wschr. **61**, 433 (1949).
Hutter, K.: Vasektomie bei Prostatahypertrophie. Münch. med. Wschr. **76**, 176 (1929).
— Erkrankungen des uropoetischen Systems und der Prostata durch Störung der Blutströmung. Wiener Beiträge zur Urologie. Herausg. R. Übelhör, Band 1. Wien: W. Maudrich. 1947.
Moskowicz, P.: Prostatahypertrophie und Intersexualität. Virchows Arch. 284 (1932).
— Die Prostata des Zwitters. Virchows Arch. 295 (1935).
Pussep, L.: Die Innervation der Prostata. Z. Neur. **87**, 428 (1923).

Testes

Doppler, K.: Über den Effekt der chemischen Sympathicusausschaltung der Hodenarterien. Wien. klin. Wschr. **38**, 1327 (1925).

Ureter

Biermann, U.: Die Entnervung des Nierenstiels zur Beseitigung der Ureterenspasmophilie und ihrer sympathikotonischen Fernstörungen. Med. Klin. **44**, 760 (1949).
Boulet, L.: A propos de la survie de l'uretère humain, le rythme est-il une propriété ganglionnaire? C. r. Soc. Biol. **83**, 790.
Hepburn, T. N.: Denervation and displacement of the ureter for exaggerated renal colic. N.Y.J. Med. 1255, 186 (1934).
Latarjet, A. et *P. Bertrand:* Recherches anatomiques sur l'innervation des capsules surrénales, des reins et de la partie supérieure de l'uretère. Lyon chir. **20**, 452 (1923).

Vagusausschaltung

Allgemeines

Adrian, E. D.: Afferent impulses in the vagus, effect on respiration. J. Physiol. (Brit.) **79**, 332 (1933).
Arloing, F. et *A. Tripier:* Contribution à la physiologie des nerves vagues. Arch. Physiol. et Path. gén. **4**, 411 (1871).

Brouha, L. and *St. J. G. Nowak:* Vagus and the cardio-accelerator-action of atropine in sympathectomized dogs. J. Physiol. **95**, 439 (1939).

Gremels, H.: Zur Physiologie und Pharmakologie des Vaguszentrums. Arch. exper. Path. (D.) 188, 1 (1937).

Huang, J. J.: Vagus-post-pituitary reflex; determination of its pathways, with comment on hypothalamic sympathetic mechanism. Chin. J. Physiol. 13, 367 (1938).

Keith, J. D.: Over-stimulation of vagus nerve in rheumatic fever. Quart. J. Med. 7, 29 (1938).

Lohmann, A.: Vasokonstriktorische Nerven für Magen und Darm im Nervus vagus. Z. Biol. 59, 317 (1912).

Luckhardt, A. B. and *A. I. C. Carlson:* Vasomotor fibres in vagus nerve to pulmonary vessels. Amer. J. Physiol. 56, 72 (1921).

Singer, G.: Autonome und Vagusmagenstörungen und ihre Beziehungen zur Lungentuberkulose. Wien. klin. Wschr. 30, 624 (1917).

Swiney, B. A. Mc. and *J. M. Robson:* The response of smooth muscle to stimulation of the Vagus-nerve. J. Physiol. (Brit.) 68, 124 (1929).

Chemisch

Fenz, E. und *F. Zell:* Der Einfluß der Parasympathicushemmung auf die Cholesterinestersenkung nach thyreotropem Hormon, Thyroxin, Dijodthyrosin und Jodthyreopepton. Z. exper. Med. 102, 32 (1937).

Kreislauf

Travi, A. M. e *R. C. Garbiotto:* Determinación de la velocidad circulatoria durante el bloqueo total del vago. An. Inst. Módelo Clin. Méd., B. Air. 17, 273 (1936).

Gastrische Krisen

Exner, A.: Die Vagotomie bei gastrischen Krisen. Verh. Ges. dtsch. Naturforsch. u. Ärzte, Wien 1913.

Operativ

Ahrens, R.: Bauchoperationen mit Vagusblockierung. Zbl. Chir. 51, 1167 (1924).

Alvarez, C.: Behandlung des Magengeschwürs mit Nervenblockierung nach Parker und daraus sich ergebende Folgerungen für die Behandlung der Lungentuberkulose. Rev. méd. Málaga 1, 2 (1921).

Antonini, L.: La resezione intrathoracica del vago nei suoi rapporti con la patogenesi dell'ulcera dello stomaco. Riforma med. 30, 88 (1914).

Bircher, E.: Die Resektion von Ästen des N. vagus zur Behandlung der Ulkuskrankheit. Schweiz. med. Wschr. 50, 519 (1920).

Borchers, E.: Anteil des N. vagus an der motorischen Innervation des Magens im Hinblick auf die operative Therapie von Magenkrankheiten. Bruns' Beitr. 122, 547 (1921).

Eppinger, H. und *W. R. Hess:* Die Vagotonie. Z. klin. Med. 67, 345 (1909) und 68, 205 (1909).

Masumoto, T.: Untersuchungen über die Bedingungen der nach Karotidenabklemmung auftretenden unregelmäßigen Pulse; der Einfluß der Durchschneidung der beiden Nn. vagi oder der Entfernung der beiden Ganglia stellata. Nagasaki Igakkwai Zasshi (Jap.) 14, 1149 (1936).

Neugebauer, F.: Zu dem Aufsatze von Borchers: Motilitätsstörungen des Magens und Vagusresektion. Zbl. Chir. 48, 226 (1921).

Pieri, G.: Contributo alla chirurgia del vagotomia. J. Physiol. et Path. gén. 22, 291 (1924).

Steinthal, C.: Die Ausschaltung des N. sympathicus und des N. vagus nach Stierlin bei Ulcus ventriculi. Zbl. Chir. 47, 1293 (1920).

Vagektomie

Boller, R.: Beschwerden nach Vagektomie und ihre Behandlung. Ref.: Wien. klin. Wschr. **61**, 64 (1949).

Fellinger, K.: Aussprache zu R. Boller: Beschwerden nach Vagektomie. Ref.: Wien. klin. Wschr. **61**, 78 (1949).

Finsterer, H.: Aussprache zu R. Boller: Beschwerden nach Vagektomie. Ref.: Wien. klin. Wschr. **61**, 77 (1949).

Fuchs, G.: Aussprache zu R. Boller: Beschwerden nach Vagektomie. Ref.: Wien. klin. Wschr. **61**, 78 (1949).

Huber, P.: Aussprache zu R. Boller: Beschwerden nach Vagektomie. Ref.: Wien. klin. Wschr. **61**, 78 (1949).

Karnitschnigg, H.: Über das Verhalten der Harndiastase und der Blutzuckerwerte nach Vagektomie wegen Ulkuskrankheit. Wien. klin. Wschr. **61**, 58 (1949).

Mandl, F.: Aussprache zu R. Boller: Beschwerden nach Vagektomie. Ref.: Wien. klin. Wschr. **61**, 78 (1949).

Oppolzer, R.: Aussprache zu R. Boller: Beschwerden nach Vagektomie. Ref.: Wien. klin. Wschr. **61**, 77 (1949).

Schur, H.: Antrumresektion und Vagusresektion. Wien. klin. Wschr. **61**, 846 (1949).

— Aussprache zu R. Boller: Beschwerden nach Vagektomie. Ref.: Wien. klin. Wschr. **61**, 78 (1949).

Thurnher, B. und *M. Wenzl:* Beitrag zum Problem der sogenannten Spätdiarrhöen nach Vagektomie. Wien. klin. Wschr. **61**, 837 (1949).

Vagotomie

Beattie, A. D.: Vagotomy and partial pylorectomy. Lancet CCLVII, Nr. 525, (1950).

Delannoy, E.: Indikationen und Technik der subdiaphragmatischen Vagotomie. J. Chir. (Fr.) **64**, H. 1/2, 17 (1948). Ref.: Dtsch. med. Wschr. **73**, 578 (1948).

Dieulafé, R.: Möglichkeiten der abdominellen Vagotomie. Presse méd. **50**, 566 (1947).

Ebner, E.: Über Erfahrungen mit der dauernden und zeitweiligen Ausschaltung des Nervus vagus (Vagotomie und Vagotrypsie) bei der Ulkuskrankheit. Wien. klin. Wschr. **61**, 296 (1949).

Kostlivy, S.: Influence de la vagotomie sous diaphr. dans le traitement de l'hypertonie et de la spasmodicité de l'estomac. Arch. franco-belg. Chir. (Belg.) **10**, 918 (1924).

Mandl, F.: Die Vagotomie als schmerzstillende Operation beim inoperablen Magenkarzinom. Wien. klin. Wschr. **61**, 209 (1949).

Reiter, C.: Vagotomie, Magenulkus, Tbc. Wien. klin. Wschr. **29**, 621 (1917).

Rubaschow, S.: Beitrag zur Lehre über die Folgen der Vagotomie. Bichels intern. Beitr. Path. u. Ther. Vdgsorg. **3**, 463 (1912).

Ruffin, J. M., K. S. Grimson und *R. C. Smith:* Die Wirkung der transthorakalen Vagotomie auf den klinischen Verlauf bei Patienten mit Ulcus pepticum. Gastroenterology **7**, 599 (1946).

Sulzer, R.: Atmung bei Stenose der Luftwege vor und nach Vagotomie. Pflügers Arch. **217**, 516 (1927).

Thompson, V. C. and *A. H. Hames:* Vagotomy for peptic ulcer. Lancet 44 (1947).

Vagusverletzung

Weber, F. K.: Über die Verletzung des N. vagus bei der Entfernung von Geschwülsten des Halses. Russki Wratsch. 13, 534.

Wood, G. B.: Recurrent paralysis from traumatic compression of vagus (case report). Transact. amer. laryng. Assoc. 59, 52 (1937).

Vergiftungen und vegetatives Nervensystem

Barbitursäure

Freireich, A. W. und *W. S. Landsberg:* Benzedrinsulfat bei Vergiftung mit Barbitursäurederivaten. J. amer. med. Assoc. (1946). Ref.: Med. Wschr. 1, 462 (1947).

Blei

Glaser, A.: Ulzeration am Magen-Darmkanal und chronische Pb-Vergiftung. Berl. klin. Wschr. 58, 152 (1921).
Jores, L.: Über die pathologische Anatomie der Bleivergiftung bei Kaninchen. Zieglers Beitr. 31, 183 (1902).
Schiff, A.: Chronischer Saturnismus, Ulcus ventriculi und vegetatives Nervensystem. Wien. klin. Wschr. 32, 387 (1919).
Vigliani, E.: Über Bleibasedow. Arch. Gewerbepath. 5, 185 (1934).

Gasvergiftung

Tuschinsky: Gasvergiftung und Ulkustod. Russky Wratsch. (1916).
Wyschegorodskaja: Nervöse Veränderungen bei Gasvergiftung. Russky Wratsch. (1915).

Kohlenoxyd

Plath, W.: Parkinsonismus nach CO-Vergiftung. Dtsch. med. Wschr. II, 1543 (1938).
Schulze, E.: Kohlenoxyd und Schilddrüse. Naunyn-Schmiedebergs Arch. 180, 639 (1936).
Staemmler, M. und *G. W. Parade:* Kohlenoxyd und Hypertonie. Klin. Wschr. II, 1049 (1939).
Sturm, A.: Die Bedeutung des Kohlenoxydschadens in der Hirnstammpathologie. Wien. med. Wschr. Nr. 35 (1941).

Orthotrikresylphosphat

Elsaesser, K. H.: Hirnnervenlähmungen bei Orthotrikresylphosphatvergiftung. Z. ges. inn. Med. 2, 749 (1947).

Vitamine und vegetatives Nervensystem

Allgemeines

Steindl, H.: Neue Gesichtspunkte zum Problem des Enterospasmus. Arch. klin. Chir. 139, 245 (1926).
Stephens, G. A.: Hormones and Vitamins. London: G. Newnes Ltd. 1947. Ref.: Wien. klin. Wschr. 61, 334 (1949).

Vitamin B

Doxiades, L.: Das Beriberiherz im Kindesalter. Ärztl. Wschr. 1, 84 (1947).
Mindus, E.: Die therapeutische Bedeutung der B-Vitamine bei neurologisch und psychiatrischen Krankheitszuständen. Sv. Läkartidn. (Schwd.) 2327 (1942).
Ploog, D.: Mitteilung über Vitamin B_1- und C-Behandlung bei trophischen Störungen der Akren. Klinik u. Praxis. 10, 178 (1946).
Urbanitzky, E.: Über die Behandlung von Encephalopathien mit hohen Vitamin B_1-Dosen. Wien. klin. Wschr. 61, 505 (1949).

Vitamin C

Hofmann, H.: Über die Beeinflussung des anaphylaktischen Schocks durch Vitamin C und Nebennierenrindenhormon. Naunyn-Schmiedebergs Arch. 199, 631 (1942).

Ploog, D.: Mitteilung über Vitamin-B_1- und C- Behandlung bei trophischen Störungen der Akren. Klinik u. Praxis 1, 178 (1946).

Vitamin E

Athanassiu, G.: Beziehungen zwischen Vitamin E und Fruchtbarkeit, Fruchtentwicklung und Fehlgeburt. Z. Geburtsh. 127, 2 (1947). Ref.: Dtsch. med. Wschr. 72, 238 (1947).

— Spielt das Vitamin E außer für die Sexualfunktion auch für wichtige Allgemeinfunktionen eine entscheidende Rolle? Dtsch. med. Wschr. 72, 714 (1947).

Heinsen, H. A.: Regulation des Kohlehydratstoffwechsels unter Vitamin E bei diencephalo-hypophysärer Insuffizienz. Dtsch. med. Wschr. 74, 908 (1949).

Zahnheilkunde und vegetatives Nervensystem

Extraktionsschmerz

Dechaume, M.: La douleur après les extractions dentaires; rôle du sympathique; essai de pathogénie et de traitement. Presse méd. 45, 451 (1937).

Herdinfektion

Bircher, W.: Die Interferenz von dentaler Herdinfektion mit tuberkulöser Hyperallergie. Zahnärztl. Rdsch. 52, 685 (1943). Ref.: Z. Rheumaforsch. 6, 486 (1943).

Zwischenhirn und vegetatives Nervensystem

Allgemeines

Bard, Ph. A.: A diencephalic mechanism for the expression of rage with special reference to the sympathetic nervous system. Amer. J. Physiol. 84, 490 (1928).

Beattie, J.: Hypothalamic mechanismus. Canad. med. Assoc. J. 26, 400 (1932).

Beattie, J., M. G. Brow and *D. A. Long:* Physiological and anatomical evidence for existence of nerve tracts connecting hypothal. with spinal sympathetic centres. Proc. roy. Soc. Lond. — Ser. B.: Biol. Sci. — 106, 253 (1930).

Bodechtel, G. und *H. Sack:* Diencephalose und Hirntrauma. Med. Klin. 4, 133 (1947).

Bogaert, L. van: Aspects cliniques et pathologiques des atrophies pallidoles et pallido-Luysiennes progressives. J. Neur. etc. IX, 125 (1946).

Boon, A. A.: Comparative anatomy and physiopathology of autonomic hypothalamic centres. Acta psychiatr. (Dän.) 18, 1 (1938).

Brugger, M.: Freßtrieb als hypothalamisches Symptom. Helvet. Physiol. Acta. 1, 183 (1943).

Christ, J.: Anatomische Untersuchungen über die Beziehungen der Hypophyse zum Zwischenhirn (Mensch). Ref.: Zbl. Neur. 107, 16 (1949).

— Zur Anatomie des Infundibulum und des Tuber cinereum bei erwachsenen Menschen. Dissertation, Marburg, März 1949.

— Infundibulum und Tuber cinereum beim erwachsenen Menschen. Ref.: Anat. Nachr. 1, 75 (1950).

Christ, J.: Über die Beziehungen zwischen Hypophyse und Hypothalamus. I. Mitt. Zur Anatomie des Tuber cinereum bei erwachsenen Menschen. Dtsch. Z. Nervenhk. (1950).

Cushing, H.: Pituitary body. Hypothalamus and parasympathic nervous system. London: Baillière, Tindall & Co. 1932.

Renzi, de: Reporti mielo-ematici nelle diencefalo-ipofisopatie. Policlinico 66, 294 (1939).

Deriabin, V. S.: Der Einfluß einer Schädigung des Thalamus opticus und des Hypothalamus auf die höhere Nerventätigkeit. J. Physiol. (U.d.S.S.R.) 32, 533 (1946). Ref.: Klin. Wschr. 25, 797 (1947).

Drobec, E.: Zwischenhirndiathermie und Zwischenhirnkurzwelle in ihrer Bedeutung für Klinik und Praxis. Wien. klin. Wschr. 61, 26 (1949).

Ectors, L., N. L. Brookens and *W. R. Gerard:* Autonomic and motor localisation in the hypothalamus. Arch. Neur. (Am.) 39, 789 (1938).

Epifanio, G.: Röntgen-Therapie des Zwischenhirns und des extrapyramidalen Systems. Minerva med. 40, 205 (1949/II).

Falkenhausen, M. v. und *M. Gaida:* Das Verhalten des Zwischenhirns bei Gesamt-Hirn-Affektionen. Med. Klin. 44, 353 (1949).

Falta, W. und *E. Fenz:* Bemerkungen zum Problem Schilddrüse-Zwischenhirn. Klin. Wschr. 17, 148 (1938).

Frey, E.: Degenerationsstudien über das optische Gebiet im Hypothalamus des Meerschweinchens. Acta anat. 4, 123 (1947).

Fulton, J. F.: New horizons in physiol. and medicine: hypothalamus and visceral mechanismus. N. Engld. J. med. 207, 60 (1932).

Gagel, O.: Symptomatologie der Erkrankungen des Hypothalamus. Hdb. Neurol. V, 510 (1936).

— Symptomatologie der Erkrankungen des Hypothalamus. In: Hdb. Neurol. von Bumke und Foerster. Berlin. 1936.

— Die Diencephalose. Klin. Wschr. 26, 389 (1947).

— und *W. Mahoney:* Zur Frage des Zwischenhirn-Hypophysensystems. Z. Neur. 156, 594 (1936).

Gaupp, R. und *E. Scharrer:* Die Zwischenhirnsekretion bei Mensch und Tier. Z. Neur. 153, 327 (1935).

Gellhorn, E. and *J. Murphy:* Hypothalamical stimulation; cortically induced movements, action potentials of cortex. J. Neurophysiol. 8, 341 (1945).

Greving, R.: Lage und Tätigkeit der vegetativen Zentren im Zwischenhirn. Z. ges. Neur. 83, 22 (1923).

Griffiths, G. M.: Some aspects of the structure of the hypothalamus. J. neur. (Am.) 2, 154 (1939).

Grosch, H.: Krankheitsbilder mit pathologischen Rhythmen des Zwischenhirns. Dtsch. med. Wschr. 73, 560 (1948).

Guizzetti, P.: Ricerche anatomiche sull'ipofisi e sul sistema ipofisaria diencefalico in casi di adiposità non appartenenti al tipo di Froehlich, con alcune note sullo stato normale del tuber. Parte II. Tuber. Arch. Sci. med. (It.) 58, Nr. 1, 1 (1934).

Hatakose: Über Blutdruck- und Körpertemperaturveränderung durch Zwischenhirnstich. Mitt. med. Ges. Chiba 13, H. 9 (1935).

Hess, W. R.: Vegetative Funktionen und Zwischenhirn. Helvet. physiol. Acta. Supp. IV. (1947).

— Zwischenhirn und Motorik. Helvet. Physiol. Acta. Suppl. V. (1948).

— Das Zwischenhirn. Basel: B. Schwabe. 1949. Ref.: Wien. klin. Wschr. 61, 494 (1949).

Hoff, F., G. Gentzen und *H. Klemm:* Klinische und experimentelle Beiträge zum Problem: Schilddrüse-Zwischenhirn. Klin. Wschr. 16, 1305 (1937).

Hoff, H.: Der Hypothalamus, seine Anatomie, Physiologie und Pathologie. Acta neuroveget. 1, 123 (1950).

— Lehrbuch der speziellen pathologischen Physiologie. 1940.

Hoff, H. und *O. Pötzl:* Über Anomalien der Zwischenhirntätigkeit in Trinkerfamilien. Psychiatr.-neur. Wschr. 373 (1931/II).

Huang, J. J.: Vagus-post-pituitary reflex; determination of its pathways, with comment on hypothalamic sympathetic mechanism. Chin. J. Physiol. 13, 367 (1938).

Huet, J. A.: Zwischenhirn und Halssympathikus. Pflügers Arch. 137, 627 (1911).

Iwanow, G.: Beschädigung des Tuber cin. als ursächliches Moment einer Destruktion der Zellen des oberen sympathischen Halsganglions. Z. exper. Med. 74, 773 (1930).

Karplus, J. P.: Über die Empfindlichkeit des Hypothalamus. Wien. klin. Wschr. 622 (1930/I).

— und *A. Kreidl:* Über die Empfindlichkeit des Hypothalamus. Pflügers Arch. 129, 138 (1909).

— Gehirn und Sympathikus. II. Mitt. Ein Sympathikuszentrum im Zwischenhirn. Pflügers Arch. 135, 401 (1910).

Leschke, E.: Beitrag zur klinischen Pathologie des Zwischenhirns. Z. klin. Med. 87, 200 (1919). Verh. dtsch. Kongr. inn Med. 143 (1920). Bull. Soc. méd. Hôp. Par. 1030 (1908).

— Zur klinischen Pathologie des Zwischenhirns. Verh. dtsch. Ges. inn. Med. 32, 140 (1920).

Lhermitte, J. et *E. L. Peyre:* Les syndromes anatomo-cliniques de l'hypothalamus. Rapport XIV. Reun. Neur. int. Rev. Neur. (1934).

Lunedei, A.: Patologia del diencefalo. In: Ceconi-Micheli, Medicina Interna. Vol. VI. 2ª Ed. Torino: Minerva Medica, 1937.

Magoun, H. W., S. W. Ranson and *A. Hetherington:* Descending connections from the hypothalamus. Arch. neur. (Am.) 39, 1127 (1938).

Marchand, L., P. Petit et *J. Fortineau:* Myxoedème, acromégalie, syndrome infundibulo-tubérien, délire mélancolique, onirisme: thyroidite ligneuse, adénome hypophysaire, encéphalite pédunculoméso diencéphalique. Encéphale 31, 219 (1936).

Matteis, F. de e *G. Boccuzzi:* Elettrocardiogramme, perssione arteriosa e curva glicemica nei diencefalo-ipofisario durante alcune prove farmacologiche. Arch. Sci. med. 67, 101 (1939).

Michelazzi, A. M.: Contributo allo studio dei rapporti tra nefropatie degenerative, alterazioni metaboliche e sistema diencefalo-ipofisario. Rass. Fisiopat. clin. 9, 727 (1937).

Morsier, G. de: Acquisition récents concernant la pathologie du mésodiencephale en oto-neuro-ophthalmologie. (Diskussion Dr. Kenel). Confinia neur. 6, 81 (1944).

— Pathologie du diéncéphale. Le syndrome sensoriomoteur, le syndrome psychologique. Arch. suiss. Neur. 52, 161 (1944).

— et *P. Richard:* Un nouveau syndrome diencéphalique de l'encéphalopathie traumatique: l'adynamie. J. suisse Méd. 75, 151 (1945).

Nathan, M.: Erythémies protopathiques et diéncephale. Presse méd. 39, 403 (1931).

Nowakowski, H.: Infundibulum und Tuber cinereum bei der Katze. Ref.: Anat. Nachr. 1, 74 (1950).

— Zur Auslösung der Ovulation durch elektrische Reizung des Hypothalamus beim Kaninchen und ihre Beeinflussung durch Rückenmarksdurchschneidung. Acta neuroveget. 1, 1 (1950).

Olivera e Silva, J. B. de: Le glande diencephalique. La neuro-hemocrinie. C. r. Soc. Biol. 120, 72 (1935).

Patrassi, G. e *E. Slavich:* La sindrome „Poliuriedemi" come espressione di sofferenza diencefalo-tiroidea. Rass. Neuroveg. 1, 375 (1939).

Pende, N.: I fondamenti patogenetici neuro-endocrini della ipertensione arteriosa solitaria ed il suo nuovo trattamento razionale. Riv. Osped. 26, 531 (1936).

Penfield, W.: Diencephalic autonomic epilepsy. Arch. Neur. (Am.) 22, 358 (1929).
Petresco, M.: Erythrémie et diencéphale. Bull. Acad. méd. Roum. Bucarest (Fr.) 2, 589 (1937).
Raab, W.: Das Hypophysen-Zwischenhirnsystem und seine Störungen. Erg. Inn. Med. u. Kinderhk. 51, 125 (1936).
— Die Wechselbeziehungen von Hypophyse und Zwischenhirn. Wien. klin. Wschr. 49, 218 (1937).
Ranson, S. W. and *H. W. Magoun:* The Hypothalamus. Erg. Physiol. 41, 56 (1939).
Salmon, A.: Le rôle des corrélations cortico-diencéphaliques et diencéphalo-hypophysaires dans la régulation de la veille et du sommeil. Presse méd. 45, 509 (1937).
Scharrer, E. und *B. Scharrer:* Secretory cells within the hypothalamus. Rass. Publ. Assoc. Nerv. ment. Dis. 20, 170 (1940).
Schellong, F.: Über diencephale Syndrome. Dtsch. Arch. klin. Med. 195, 150 (1949).
Schilder, P. und *M. Weissmann:* Muskeldystrophie bei postencephalitischer Zwischenhirnerkrankung. Med. Klin. 25, 748 (1929).
Schrottenbach, H.: Beiträge zur Kenntnis der Übertragung vasovegetativer Funktionen im Zwischenhirn. Z. Neur. 23, 497 (1914).
Severi, L.: Istopatologia de sistema ipotalamico-ipofisario nell'intossicazione proteica cronica sperimentale. Sperimentale 92, 361 (1938).
Spatz, H., K. Diepen und *V. Gaupp:* Zur Anatomie des Infundibulum und des Tuber cinereum beim Kaninchen. Dtsch. Z. Nervenhk. 159, 229 (1948).
Storring, G. E.: Zur Psychopathologie des Zwischenhirns. Arch. Psychiatr. 107, 786 (1938).
Sturm, A.: Die vegetative regulatorische Starre bei Postencephalitis, hypophysärer Kachexie und Nahrungsmangeldystrophie als Ausdruck einer diencephalen Insuffizienz. Med. Klin. 44, 33 (1949).
Villa, L.: Ipotesi e spunti per un riferimento diencefalo-ipofisario nella patogenesi delle sindromo liponefrosiche. Rass. Fisiopat. clin. 9, 257 (1937).
Zülch, K. J.: Vegetative Frühsymptome und interne Spätkrankheiten nach umschriebenen Zwischenhirnschäden. Klin. Wschr. 27, 181 (1949).

Adynamie

Hess, W. R.: Hypothalamische Adynamie. Helvet. Physiol. Acta. 2, 137 (1944).

Atmung

Hess, W. R.: Das Zwischenhirn und die Regulation von Kreislauf und Atmung. (Beitrag zur Physiologie des Hirnstammes, II). Leipzig: Thieme. 1938.
Sturm, A.: Das cerebrale (diencephale) Asthma. Dtsch. Arch. klin. Med. 188, 368 (1942).

Basedowsche Erkrankung

Falta, W.: Basedow und Zwischenhirn. Verh. dtsch. Ges. inn. Med. 49, 284 (1937).
Negri, C.: Considerazioni diagnostiche e terapeutiche sul die una sindrome basedowiana di probabile origine centrale. Gi. clin. med. 19, 1579 (1938).

Blutdruck

Bogaert, L. van: Hypothalamus und Hypertension. Cas. Lék. cesk. 685 (1937).

Buchem, F. S. P.: Das hypertonisch-diencephale Syndrom (Page). Acta med. Scand. (Dän.) 80, 575 (1948).

Clark, G. and *S. C. Wang:* The liberation of a pressor hormone following stimulation of the hypothalamus. Amer. J. Physiol. 127, 579 (1939).

Jaegher, M. de et *A. van Bogaert:* Hypertension hypothalamique expérimentale; sa nature. C. r. Soc. Biol. 188, 546 (1935).

— Régulation de la tension artérielle et hypothalamus. C. r. Soc. Biol. 118, 544 (1935).

Karplus, J. P. und *A. Kreidl:* 7. Mitt. Über Beziehungen des Hypothalamus-Zentrums zu Blutdruck und innerer Sekretion. Pflügers Arch. 215, 667 (1927).

Diabetes

Cahane, M.: Recherches sur l'hyperglycémie provoquée par la piquûre diencephalique chez les rats surrénalectomisées. Echo méd. N. 9, 588 (1938).

Noorden, C. v.: Über neurogenen Diabetes. Med. Klin. 1 (1912).

Ranson, S. W. C. Fischer and *W. R. Ingram:* Adiposity and diabetes mellitus in a monkey with hypothalamic lesions. Endocrinology 23, 175 (1938).

Urechia, C. I. et *I. Nitesco:* Le rôle des novaux du tuber cinereum dans le diabète expérimental. Bull. Acad. méd. Par. 93, 188 (1925).

Experimentelles

Cleveland, D. and *D. Loyal:* Further studies on the effect of hypothalamic lesions upon carbohydrate metabolism. Brain 59, 459 (1936).

Garcin, R. et *M. Kipper:* Syndrome de Claude Bernard-Horner homolatéral dans certaines lésions expérimentales du thalamus opticus; contribution à l'étude descentres et des voies oculo-sympathiques du diencéphale. C. r. Soc. Biol. 126, 864 (1937).

Yoshimura, R.: On the change of constituents of the urine after section of the renal nerve. Tôhoku J. exper. Med. (Jap.) 1, 113.

Hypophyse

Bargmann, W.: Über die neurosekretorische Verknüpfung von Hypothalamus und Hypophyse. Klin. Wschr. 27, 617 (1949).

— Über die neurosekretorische Verknüpfung von Hypothalamus und Neurohypophyse. Z. Zellforsch. 34, 610 (1949).

Bargmann, W., W. Hild, R. Ortmann und *Th. H. Schiebler:* Morphologische und experimentelle Untersuchungen über das hypothalamisch-hypophysäre System. Acta neuroveget. 1, 233 (1950).

Bogaert, L. van: Régulation hypothalamo-hypophysaire de l'appareil circulatoire. Arch. Mal. Coeur etc. 29, 15 und 109 (1936).

Cannavò, L.: Contributo allo studio delle sindromi i ipotalamo-ipofisarie. I. Iperchetonemia permanente in sindrome di Cushing. Clin. med. (It.) 67, Nr. 8 (1936).

Cannavò, L. e *G. Fradà:* Studi sulla magnesiemia nelle affezioni ipotalamo-ipofisarie. Nota I. Comportamento del tasso magnesiemico in alcune sindromi ipofisarie ed ipotalamo-ipofisarie. Comm. Soc. ital. Biol. sper., Palermo (1936).

Carstens, M.: Das Hypophysenzwischenhirnsystem bei Blutkrankheiten. Z. ges. inn. Med. 2, 116 (1947).

Collin, R.: Sur l'existence d'un voie réflexe courte optohypothalamique-pituitaire. C. r. Soc. Biol. 117, 1560 (1935).

Damm, G.: Über Ödeme als Ausdruck diencephal-hypophysärer Regulationsstörung und ihre Beeinflußbarkeit durch Hypophysentransplantation. Z. ges. inn. Med. 2, 729 (1947).

— Störungen des Wasserhaushaltes bei hypophysär-diencephalen Erkrankungen und ihre diagnostische Bedeutung. Dtsch. med. Wschr. 74, 1000 (1949).

Feuchtinger, O.: Entwicklung und Begriffsbestimmung diencephal-hypophysärer Krankheitsbilder. Klinik u. Praxis 1, 5 (1946).

Fisher, C., W. R. Ingram and *S. W. Ranson:* Hypothalamic-hypophyseal and diabetes insipidus. Arch. neur. (Am.) 34, 124 (1935).

Gagel, O.: Die Bedeutung des Hypophysen-Zwischenhirnsystem für den Wasser- und Kohlehydratstoffwechsel. Klin. Wschr. 289 (1947).

— und *O. Foerster:* Die Beziehungen zwischen Hypophyse und Diencephalon. Sonderdruck vom internat. Neur. Kongr. Kopenhagen 73 (1939).

Heinsen, H. A. und *W. v. Massenbach:* Über die Behandlung der Amenorrhoe bei diencephalo-hypophysärer Insuffizienz. Klin. Wschr. 27, 126 (1949).

Herold, L. und *G. Efkemann:* Abhängigkeit der Follikelhormonwirkung auf die Brustdrüse von der nervösen Verbindung der Hypophyse zum Zwischenhirn. Klin. Wschr. 19, 455 (1939).

Karplus, I. P. und *O. Peczenik:* Über die Beeinflussung der Hypophysentätigkeit durch die Erregung des Hypothalamus. Pflügers Arch. 225, 654 (1930).

Korth, C., H. Luedeke und *H. Marx:* Über einen Fall von Erkrankung des Hypophysenzwischenhirnsystems mit Myxödem, Hypoglykämie und Urämie. Virchows Arch. 300, 141 (1937).

Kroll, F. W. und *E. Reiss:* Ergebnisse bei der direkten Reizung des Hypophysen-Hypothalamus-Systems beim Menschen in Beziehung zum Kohlehydratstoffwechsel. (Vorläufige Mitteilung.) Klin. Wschr. 27, 786 (1949).

Marx, H.: Zur Klinik des Hypophysenzwischenhirnsystems. Nervenarzt Nr. 1 (1947).

— Zur Klinik des Hypophysenzwischenhirnsystems. 2. Mitt. Hypophysäre Insuffizienz bei Lichtmangel. Klin. Wschr. 24—25, 18 (1946).

Monguio, I.: Polyglobulie avec leucopenie dans trois cas de syndromes hypophysotubériens. Soc. Neur. Strasbourg, März 1931.

Nowakowski, H.: Anatomische Untersuchungen über die Beziehungen der Hypophyse zum Zwischenhirn (Katze). Ref.: Zbl. Neur. 107, 16 (1949).

— Über die Anatomie des Infundibulum und des Tuber cinereum bei der Katze. Ein Beitrag zum Problem der Verknüpfung von Hypophyse und Hypothalamus. Dtsch. Z. Nervenhk. 165, 261 (1951).

Popa, G. T. and *U. Fielding:* A portal circulat on from the pituitary to the hypothalamic region. J. Anat. (Brit.) 65, 88 (1930).

Rasmussen, A. T. und *W. Gardner:* Effects of hypophysial stalk resection on the hypophysis and hypothalam. of man. Endocrinology 27, 219 (1940).

Stengel, E.: Über den Ursprung der Nervenfasern der Neurohypophyse im Zwischenhirn. Arb. Neur. Inst. Univ. Wien 28, 25 (1926).

Trendelenburg, P.: Anteil der Hypophyse und des Hypothalamus am experimentellen Diabetes insipidus. Klin. Wschr. 7, 1679 (1928).

Tukuriu Takao: Zur Frage des Zwischenhirn-Hypophysen-Problems. Virchows Arch. 262, 124 (1926).

Hypothalamus

Barris, R. W. and *W. R. Ingram:* The effect of experimental hypothalamic lesions upon blood sugar. Amer. J. Physiol. 144, 555 (1936).

Grinker, R. R.: Method of studying and influencing cortico-hypothalamic relations. Science 87, 73 (1938).

Ingram, W. R. and *R. W. Barris:* Evidence of altered carbohydrate metabolism in cat with hypothalamic lesions. Amer. J. Physiol. 114, 562 (1936).

Lhermitte, J.: Les syndromes anatomo-cliniques dépendants de l'appareil végétatif hypothalamique. Rev. neur. (Fr.) 1, 920 (1934).

Lunedei, A.: Centri ipotalamici e post-ipofisi, tiroide e anteipofisi nel diabete insipido. Rass. Neuroveg. 1, 160 (1938).

Magoun, H. W.: Excitability of the hypothalamus after degeneration of corticofugales connections from the frontal lobes. Amer. J. Physiol. 122, 530 (1938).

Mahoney, W. and *D. Sheehan:* The pituitary-hypothalamic mechanism; experimental occlusion of the pituitary stalk. Brain 59, 61 (1936).

Masserman, J. H.: Action of metrazol (pentamethylenetetrazol) on hypothalamus of cat. Arch. neur. (Am.) 41, 504 (1939).

— and *E. W. Hartig:* Influence of hypothalamic stimulation on intestinal activity. J. Neurophysiol. 1, 350 (1938).

Olivera e Silva, J. B. de: Les images alvéolaires de l'hypothalamus. C. r. Soc. Biol. 126, 603 (1937).

Roussy, G. et *M. Mosinger:* Sur les rapports entre les péricaryones et les capillaires dans la région sousthalamique. C. r. Soc. Biol. 122, 719 (1936).

Serota, H. M.: Temperature changes in cortex and hypothalamus during sleep. J. Neurophysiol. 2, 42 (1939).

Severi, L.: L'ipotalamo nelle patogenese dell'acromegalia. Arch. „De Vecchi" 1, 74 (1938). Ref.: Rass. Neuroveg. 1, 596 (1939).

Teauge, R. and *S. W. Ranson:* Role of anterior hypothalamus in temperature regulation. Amer. J. Physiol. 117, 562 (1936).

Walter, W. G., G. M. Griffiths and *S. Nevin:* Electro-encephalogram in case of pathological sleep due to hypothalamic tumor. Brit. med. J. 1, 107 (1939).

Wang, S. C. and *F. Harrison:* Nature of bladder responses following stimulation of anterior hypothalamus. Amer. J. Physiol. 125, 301 (1939).

Infundibulum

Nicolesco, J. et *M. Nicolesco:* Quelques données sur les centres végétatifs de la région infundibulo-tubérienne et de la frontière diencephalotélencéphalique. Rev. neur. (Fr.) 11, 3 (1929).

Ottonello, P.: Alterazioni infundibolari di origine idrodinamica in decorso di tumori frontali. Riv. Pat. nerv. 47, 492 (1936).

Pichard, H. et *O. Trelles:* Syndrome infundibulaire post-encéphalitique. Ann. méd.-psychol. 90, 160 (1932)

Kreislauf

Bogaert, L. van: Régulation hypothalamo-hypophysaire de l'appareil circulatoire. Arch. Mal. Coeur etc. 29, 15 u. 109 (1936).

Hess, W. R.: Das Zwischenhirn und die Regulation von Kreislauf und Atmung. (Beitr. z. Physiol. d. Hirnstammes II). Leipzig: Thieme. 1938.

Stavraky, G. W.: Response of cerebral blood vessels to electric stimulation of thalamus and hypothalamic regions. Arch. neur. (Am.) 35, 1002 (1936).

Magen

Beattie, J. and *D. Sheehan:* The effect of hypothalamic stimulation on gastric motility. J. Physiol. (Brit.) 81, 218 (1934).

Cushing, H.: Peptic ulcers and the interbrain. Surg. etc. 55, 1 (1932).

Heslop, T. S.: The hypothalamus and gastric motility. Quart. J. exper. Physiol. 28, 335 (1938).

Magersucht

Hesse, E.: Kochsalzretention bei cerebraler Magersucht. Klin. Wschr. 24—25, H. 7/10 (1946).

Muskulatur

Antona, L. d': Sulla probabile patogenesi diencefalica di alcune forme di miopatia progressiva. Minerva med. Nr. 11 (1935).

Narkose

Falta, W. und *E. Fenz:* Bemerkungen zum Problem Schilddrüse-Zwischenhirn. Klin. Wschr. 17, 148 (1938).

Schlaf

Futer, D.: Syndrom der Schlafstörung mit Bulimie und Polydypsie (en russe). Zbl. Neur. 101, 168 (1942).
Hoff, H.: Schlaf und Winterschlaf. 2. Teil: Schlaf. Wien. klin. Wschr. 49, Nr. 40 und 41 (1936).
Levin, M.: Periodic somnolence and morbid hunger. A new syndrom. Brain 59, 494 (1936).

Sexualfunktion

Bustamente, M., H. Spatz und *E. Weisschedel:* Das Tuber cinereum des Zwischenhirns und das Zustandekommen der Geschlechtsreife. Dtsch. med. Wschr. 68, 289 (1942).
Spatz, H.: Über das Sexualzentrum im Zwischenhirn. Wien. klin. Wschr. 55, 154 (1943).
— Hypophyse und Hypothalamus mit besonderer Berücksichtigung der Sexualfunktion. Vortragsref. Hess. Ärztebl. H. 8 (1950).
Waidl, E.: Zur Frage eines Sexualzentrums im Zwischenhirn. Arch. Gynäk. 176, H. 6, 811 (1949).

Speichelsekretion

Baum, W.: Speichelfluß als Symptom elektrischer Reizung im Zwischenhirn und den angrenzenden Gebieten. Helvet. Physiol. Acta 3, 21 (1943).

Stoffwechsel

Bloch, W.: Beziehungen des Hypothalamus zum respiratorischen Stoffwechsel. Helvet. physiol. Acta 1, 53 (1943).
— Der Blutzucker nach herdförmiger Ausschaltung im Hypothalamus. Helvet. physiol. Acta. 1, 177 (1943).
Damm, G.: Störungen des Wasserhaushaltes bei hypophysärdiencephalen Erkrankungen und ihre diagnostische Bedeutung. Dtsch. med. Wschr. 74, 1000 (1949).
Gagel, O.: Die Bedeutung des Hypophysen-Zwischenhirnsystems für den Wasser- und Kohlehydratstoffwechsel. Klin. Wschr. 26, 289 (1947).
Grafe, E. und *E. Grünthal:* Über isolierte Beeinflussung des Gesamtstoffwechsels vom Zwischenhirn aus. Klin. Wschr. 8, 1013 (1929).
Grünthal, E., Mulholland und *Strieck:* Einfluß des Zwischenhirns auf den respiratorischen Stoffwechsel. Fschr. Neur. 2, 507 (1930).
Jaegher, M. de et *A. van Bogaert:* Hyperglycémie provoquée par excitation électrique de l'hypothalamus. C. r. Soc. Biol. 118, 1035 (1935).
Lampen, H., P. Kezdi, E. Koppermann und *L. Kaufmann:* Experimenteller Entzügelungshochdruck bei arterieller Hypertonie. Z. Kreisl.forsch. 38, 577 (1949).
Veil, W. H.: Über die Auslösung intermed. NaCl-Verschiebungen vom Zentralnervensystem aus. Arch. exper. Path. (D.) 87, 189 (1920).

Temperatur

Clark, G., H. W. Magoun and *S. W. Ranson:* Hypothalamic regulation of body temperature. J. Neurophysiol. 2, 61 (1939).

Morgan, L. and *A. R. Vonderahe:* The hypothalamic nuclei in heat stroke with note on the central representation of temperature regulation. Arch. neur. (Am.) 42, 83 (1939).

Stoll, W. A.: Hypothalamus, Temperaturregulierung. Helvet. physiol. Acta. 1, 329 (1943).

Teauge, R. and *S. W. Ranson:* Role of anterior hypothalamus in temperature regulation. Amer. J. Physiol. 117, 562 (1936).

Tetanie

Sturm, A.: Tetanie und Zwischenhirn. Zbl. inn. Med. (1942).

Zentren

Cahane, M. et *T. Cahane:* Sur l'existence des centres nerveux infundibulaires réglant la fonction du corps thyroide. Acta med. scand. (Dän.) 94, 320 (1938).

Collin, R.: Sur l'existence d'un voie réflexe courte optohypothalamique-pituitaire. C. r. Soc. Biol. 117, 1560 (1935).

Greving, R.: Lebensnerven und Lebenstriebe. In: L. R. Müller. Physiol. u. Path. d. vegetativen Zentren im Zwischenhirn. Berlin: Julius Springer. 1931.

Hess, W. R.: Hypothalamus und die Zentren des autonomen Nervensystems. Arch. Psychiatr. (D.) 104, 548 (1936).

— Das Schlafsyndrom als Folge diencephaler Reizung. Helvet. physiol. Acta 2, 305 (1944).

Houssay, B. A. und *E. A. Molinelli:* Centre adrénalino-sécréteur hypothalamique. C. r. Soc. Biol. 93, 1454 (1925).

Lunedei, A.: Centri ipotalamici e post-ipofisi, tiroide e anteipofisi nel diabete insipido. Rass. Neuroveg. 1, 160 (1938).

Nicolesco, J. et *M. Nicolesco:* Quelques données sur les centres végétatifs de la région infundibulo-tubérienne et de la frontière diencephalo-télencéphalique. Rev. neur. (Fr.) 11, 3 (1929).

Plique: Traitement des troubles vasomoteurs. J. méd. et chir. prat. 92, 784 (1921).

Ruch, T. C., J. Brobeck et *M. Blum:* Taste disturbances from thalamic lesions in Monkeys. Amer. J. Physiol. 133, 433 (1941).

Salmon, A.: Il ruolo dei nuclei diencefalici nella vita vegetativa e nella vita psichica. Riv. sper. Freniatr. 60, 481 (1936).

Soubeyran, P.: A propos de la stupeur artérielle. Bull. Soc. Chirurgiens Par. 14, 910 (1919).

Spiegel, E.: Die zentrale Lokalisation autonomer Funktionen. Z. ges. Neur. (1920).

Stradyn, P. J.: Über trophische, sekretorische und vasomotorische Störungen an den Extremitäten nach Verletzung der peripheren Nervenstämme. Nowy Chirurgitsch. Arch. 1, 391 (1921).

Trautmann, J.: Über die Sonderstellung des hypothalamischen Genitalzentrums. Z. ges. inn. Med. 4, 206 (1949).

Ward, A. A. und *W. S. McCulloch:* The projection of the lobe on the Hypothalamus. J. Neurophysiol. 10, 309 (1947).

Wittermann, E.: Hypophysengangtumoren und vegetative Zentren des Zwischenhirns. Nervenarzt 9, 441 (1936).

Namenverzeichnis

Frankl, V. E. 248
Frankl-Hochwart, L. v. 52
Freedlaender, S. O. 109
Freeman, W. 51, 248
Freemann, E. M. 37, 120
Freireich, A. W. 216, 311
Fretet, J. 69, 75, 132, 133
Freudinger, A. 164
Freund, E. 244, 290
Freund, H. 235, 236, 246, 294, 295
Freund, P. 305
Frey, E. K. 10, 22, 23, 25, 42, 131, 151, 262, 313
Frey, J. 165
Frey, M. von 282
Frey, W. 37, 91, 99
Freyberg, R. H. 77, 87
Friedberg, E. 133
Friedberg, V. 128, 213
Friedenthal, H. 48
Friedlaender, A. 148, 262
Friedmann, B. 37
Friedmann, E. 8
Friedmann, G. A. 92, 181
Friedmann, H. 100
Friedmann, L. 102, 157
Friedrich, H. 275
Friedrich, L. V. 173, 182, 257
Friesz, J. 186, 225
Fröhlich, A. 52, 76, 207, 228, 241, 305
Fröhlich, F. 53, 259, 265
Fröschels, E. 169
Froewis, J. 127
Froment, R. 146, 157, 196
Fromme, A. 98, 297
Frommel, E. 97, 111, 144, 153, 169, 175, 220, 236, 266, 295
Frontali, G. 152, 155
Fuchs, G. 310
Fuchs, H. K. 32, 286
Fuchsig, P. 106
Fuijnami, A. 114, 152
Fujimori, S. 25
Fulde, E. 43
Full, A. 97
Full, H. 173, 182, 257
Fulton, J. F. 2, 313
Furi, S. R. 185
Fustinoni, O. 55, 61, 68
Futer, D. 319

Gaarde, W. 41, 92
Gänsslen 97
Gaetrelet, J. 218

Gagel, O. 2, 75, 78, 126, 294, 296, 313, 317, 319
Gaida, M. 85, 313
Gaillard, C. 201
Gaillard, P. J. 66, 90, 286
Gaisböck, F. 144
Gajdos, A. 221
Galdston, M. 36, 273
Gale, E. A. 135, 148, 190
Gallardo, B. 115
Gallo, A. G. 100
Gallo, F. N. 212, 221
Galloni, L. 62
Galm, H. 13
Galup, J. 10
Galy, P. 104, 212, 221
Gamaleia 258, 265
Gammon, G. D. 213
Ganter, G. 151, 185
Garbiotto, R. C. 235, 309
Garcin, R. 24, 125, 316
Gardner, W. 75, 79, 317
Gariepy, U. 205, 267, 287, 300
Gask, G. E. 48
Gaskell, W. M. 2
Gasnier, A. 43, 92, 211, 218, 220, 260
Gaspari, F. 129, 211, 214, 220, 224
Gast, W. 37, 222
Gastinel, P. 156, 217, 297
Gaudier, H. 139, 188, 265
Gauer, O. 97, 102, 164
Gaupp, R. jun. 266, 313
Gaupp, V. 315
Gauthier-Villars, P. 155, 281, 283, 297
Gavazenni, A. 41
Gayet, G. 29
Gayet, R. 175, 209
Gaynor, J. S. 297
Gaza, W. von 159, 173, 177, 257, 272
Gehuchten, P. van 170
Gellhorn, E. 2, 33, 61, 92, 160, 163, 211, 249, 313
Generisch, A. v. 10, 42, 262
Genner, J. 152
Gentzen, G. 80, 313
Georgi, F. 2, 5, 249
Georgopoulos, M. 37, 293
Gerard, W. R. 313
Gerbi, C. 37, 191
Gerhartz, H. 85, 176
Gerlach, F. 159, 223
Gerlach, W. 99
Gerlei, F. 61, 80, 84
Gernandt, B. E. 43, 99, 113

Gerner 153, 278
Gerstner, H. 33, 188
Gesell, R. 43
Giannoni, A. 104, 134, 147, 150, 153, 179, 258, 280, 281, 285, 287, 289, 290
Gianoli, A. 110, 160
Gianolla 180, 134
Gibson, C. L. 23, 272
Gibson, T. E. 192, 273
Giedosz, B. 46, 65, 67, 74
Gier, J. 62
Gilbert, N. C. 61, 146, 165
Gilberti 177
Gildemeister, M. 136
Gilding, H. P. 199
Gillmann, J. 254
Gillmann, Th. 254
Ginzberg, R. 131
Giordano, G. B. 118, 306
Giorgini, R. 125
Girgolaff, S. S. 61, 136
Girou, E. 285
Gitsch, E. 130
Glahn, W. C. 115, 254
Glaser, A. 180, 311
Glaser, F. 10, 17, 42, 132, 146, 162, 240, 252, 261, 262
Glaser, W. 104, 108, 199, 200
Glatzel, H. 180, 293
Glauberg, K. W. 88
Glebowitsch 47, 136
Gley, E. 94, 211
Godlowsky, Z. 10, 14
Goecke 63, 128
Goering, D. 140, 161, 292
Goetzl, A. 306
Gohrbrandt, E. 140, 283
Goldberg, I. 66, 134
Goldenberg, C. W. 37, 189, 211
Goldenberg, M. 37, 189, 211
Goldflam, S. 117
Goldmann, J. 188, 224
Goldscheider 29, 252, 289
Goldschlag, F. 252
Goldstein, K. 138, 170, 244
Goldzieher, M. A. 77
Gollwitzer-Meyer, K. 47, 89, 113, 144, 151, 163, 165, 187, 201, 211, 229, 232, 298
Goltz, Fr. 107, 231
Gomez, E. T. 74, 77
Gomoiu, V. 260
Goniard, P. 112, 275

The manufacturer's authorised representative in the EU is Springer
Nature Customer Service Centre GmbH, Europaplatz 3, 69115 Heidelberg,
Germany. If you have any concerns regarding our products, please
contact ProductSafety@springernature.com

Printed and bound by CPI Group (UK) Ltd, Croydon, CR0 4YY

24/04/2026

02096357-0002